神经外科出血与血栓防治

Handbook of Bleeding and Coagulation for Neurosurgery

原　著　[加] Mark G. Hamilton

　　　　[美] John G. Golfinos

　　　　[加] Graham F. Pineo

　　　　[美] William T. Couldwell

主　审　贺世明

主　译　陆　丹　王　宝　杨重飞

译　者　陆　丹　王　宝　杨重飞

　　　　陶　凯　冯达云

U0322777

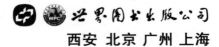
世界图书出版公司

西安 北京 广州 上海

图书在版编目（CIP）数据

神经外科出血与血栓防治／（加）哈密尔顿（Mark G. Hamilton）等著；陆丹，王宝，杨重飞主译 . —西安：世界图书出版西安有限公司，2017.3
书名原文：Handbook of Bleeding and Coagulation for Neurosurgery
ISBN 978-7-5192-2250-5

Ⅰ . ①神… Ⅱ . ①合… ②陆… ③王… ④杨… Ⅲ . ①神经外科手术 – 出血 – 防治 ②神经外科手术 – 血栓栓塞 – 防治
Ⅳ . ① R651

中国版本图书馆 CIP 数据核字（2017）第 035127 号

Copyright © 2015 of the original English language edition by Thieme Medical Publishers, Inc., New York, USA.
（由美国纽约 Thieme Medical 公司 2015 年英文原版授权）
Original title(原书名):Handbook of Bleeding and Coagulation for Neurosurgery
By(原著者) Mark G. Hamilton/John G. Golfinos/Graham F. Pineo/William T. Couldwell

书　　名	**神经外科出血与血栓防治**	
	Shenjing Waike Chuxue yu Xueshuan Fangzhi	
原　　著	Mark G. Hamilton, John G. Golfinos, Graham F. Pineo, William T. Couldwell	
主　　译	陆　丹　王　宝　杨重飞	
责任编辑	杨　菲	
装帧设计	新纪元文化传播	
出版发行	**世界图书出版西安有限公司**	
地　　址	西安市北大街 85 号	
邮　　编	710003	
电　　话	029-87214941　87233647（市场营销部）	
	029-87234767（总编室）	
网　　址	http://www.wpcxa.com	
邮　　箱	xast@wpcxa.com	
经　　销	新华书店	
印　　刷	陕西奇彩印务有限责任公司	
开　　本	889mm×1194mm　1/32	
印　　张	15.5	
字　　数	426 千字	
版　　次	2017 年 3 月第 1 版　2017 年 3 月第 1 次印刷	
版权登记	25-2016-0114	
国际书号	ISBN 978-7-5192-2250-5	
定　　价	95.00 元	

谨以此书献给我们深爱的妻子和儿女，献给信任我们的患者朋友！

序一

于后人言，循证医学无疑是一笔宝贵的财富。通过对各种证据的整合与辨析，我们能梳理出许多临床论断，并将这些成果应用到复杂的临床问题中。循证医学需要"大胆地假设，小心地求证"，并从中汲取经验和教训，进而弘扬人类绵延至今的医学成果。

在神经外科领域，出血和血栓是常见的并发症，给个人、家庭和社会带来了巨大的负担。幸存者也往往要承受躯体感觉运动障碍、认知功能下降和情感人格改变等后遗症的痛苦。因此，寻求有效的防治方法是当代医者面临的一个重大难题。而循证医学可以为我们提供能管窥"医学之豹"的非常珍贵的材料。同时，随着科学技术的进展，现有的循证医学也会不断吐故纳新，我们对出血和血栓的认识也会不断完善和更新。更重要的是，整合现有的相关医学资料，对神经外科领域出血和血栓的叙述也面临着如何更加客观、更加贴切的问题。鉴于此，本书作者开展了大量的考证工作，参考了许多相关文献，含英咀华，汲取了不少前人的真知灼见，从客观的角度对神经外科出血和血栓防治进行了细致周详的描述。同时也要感谢相关领域先贤们的启示和砥砺，促使本书作者以"如临深渊，如履薄冰"的敬畏和谨慎去总结医学结论。

本书并不仅仅是对神经外科出血和血栓简单的文献回顾，而是带着"洞察之眼"和"思辨之脑"，与读者一起去透析神经外科出血和血栓的证据链和因果链，为今日的临床防治提供镜鉴。在阅读本书的过程中，读者若能融进自己的理解和思考，从本书延展开去，则是笔者之幸，也是医学之幸。

高国栋

2017.1.25

序二

在神经外科疾病的治疗过程中，出血和血栓的防治从表面上看似乎是相互矛盾的，但在临床实际中，许多血栓患者依然存在出血风险。找到防治出血和血栓的平衡点，是本书探讨的主要问题。

十九世纪中期 Virchow 提出静脉血栓形成的三大因素：血液滞缓、静脉壁的损伤和高凝状态。静脉血栓多发生于大手术后、严重外伤、急性感染、妊娠、恶性肿瘤和心脏病患者。对于神经外科医生而言，静脉血栓在临床上并不罕见。如何在限制患者术后出血风险的前提下，有效预防和治疗静脉血栓形成，一直是一个的难题。本书慎重、准确、明智地应用当前所能获得的最佳循证医学依据，同时结合医生的个人专业技能和多年临床经验，考虑患者的价值和愿望，将三者完美地结合制订出患者的治疗措施。循证医学是本书成熟稳健睿智理性的心。

本书得以完成，得到了许多朋友的无私支持，其中王宝博士、杨重飞博士、陶凯博士、冯达云博士承担了部分文章的初稿翻译，我负责了本书绝大部分内容的翻译和全书的审校工作。另外，本书的出版过程中，还得到了世界图书出版社的大力帮助，特此表示衷心的谢意。当然，更要感谢多年来一直教育、培养我的恩师高国栋教授和贺世明教授，作为我的启蒙老师，是他们将我领进神经外科这个神圣领域，他们的言传身教使我受益终生，作为学生和晚辈，只有更加努力地学习和工作才能不辜负各位老师的知遇之恩。

最后，作为译者，我希望自己的努力可以为静脉血栓防治的普及起到正面的推动作用，希望读者可以从这本书中受益。本书中若有术语处理不当、对原文意思把握不准确之处，欢迎广大读者指正。

陆　丹

2017.1.15

▍ 原序 ▍

本书所讨论的内容是所有神经外科治疗的基础。神经外科医生每天都面临着如何降低患者出血和血栓形成风险的难题。这一双刃剑性质的难题可能在任何年龄、任何神经外科亚专科的每一例患者中出现，涉及神经外科治疗的各个方面。令人困惑的是，至今没有一本书致力于将以上难题的要素汇总，为神经外科医生提供全面的参考和建议，而本书填补了这一空白。

本书的章节构成可以让读者轻松找到背景知识或直接找到特定的患者治疗相关内容。每个核心章节的作者都列出一系列的"关键点"和一些重要问题来帮助读者评估自己对于本章节知识的理解。除此之外，有四个以临床病例（脑、神经血管、脊柱、儿童神经外科）为基础的章节，为读者提供机会去证实本书关于患者管理相关意见的实际应用价值。

本书第一部分回顾并提醒我们查找有关出血凝血的医学文献时循证方法的重要性。循证方法有利于我们消除潜在偏倚与主观方法，应用有关患者管理的最高质量的信息。这一部分的作者发现，目前仍然缺乏能够产生高等级建议的临床试验。但是，采用循证医学的方法，他们能够给出建议的等级，这些建议可以为读者进一步的理解提供帮助。

本书第二部分提供了用于理解出血凝血的血液学背景知识。本部分的五个章节将指导读者认识凝血系统，学习如何对术前患者进行凝血系统的评估，了解各类能够影响凝血的药物及中药制剂的作用。以上内容对术前、术中及术后患者的管理都有重要影响。

本书第三部分包括三个章节，系统性回顾了失血与扩容的原则。针对这一重要且与临床关联密切的问题，作者提供了全面而实用性强的回顾性分析。

接下来的两个部分全面介绍了神经外科患者出血和血栓形成的知识。第四部分主要讨论了如何预防和处理深静脉血栓、肺栓塞以及脑静脉窦血栓。同时，也探讨了如何在心脏病患者中应用抗血小板与抗凝药物。神经外科医生不仅要评估这些药物对患者神经外科病情的影响，而且也要考虑药效终止或反转对潜在心脏病患者结局的影响。

第五部分共四个章节，讲述了神经外科围术期出血的预防和管理。作者验证了神经外科患者中抗凝与抗血小板药物的应用和撤除策略，提供了预防出血的术前、术中策略。第四和第五部分内容丰富，为我们更好地理解全局性问题提供了必要的实用性证据。

最后一个部分聚焦于前面几章，并将其应用于特定的神经外科病例中。在这一部分，我们讲述了脑肿瘤患者以及神经血管疾病、脑创伤、脊髓手术、脑脊髓置管、儿童神经外科患者中出血和凝血的问题。这一部分提取了之前章节的知识，并将其应用到实际临床病例中，有助于读者理解这些知识如何实际运用于神经外科的特殊病例。除此之外，还有四个基于临床病例的章节，向读者展示了处理出血凝血问题的临床经验。

在编写本书的过程中，涌现了许多新的抗凝药物，我们也一并纳入。虽然将来还会出现更新的抗凝药物，但是本书的知识仍会与其密切相关，因为神经外科患者中血栓和出血的管理原则是不会变的。虽然目前最常用的手术方法和药物已经在临床中应用了数十年，但是，关注新药仍很重要，并且要详细了解药物对神经外科手术的影响，权衡利弊。请谨记，并非所有新事物均优于老事物，必须仔细对其进行深入评估。我们希望本书能够作为您查阅出血凝血相关问题的有价值的参考书。

★ Mark G. Hamilton, John G. Golfinos, Graham F. Pineo, William T. Couldwell 非常感谢 Thieme 出版社编辑团队的信任与支持，特别是，在本书完成过程中，他们的坚持和耐心。

◥ 前言 ◥

自手术诞生之日起，人类止血和促凝的历史就拉开了序幕。如果没有止血与促凝领域的不断成功，神经外科专业就无法得到快速有效的发展。因此，我们必须感激神经外科及其他学科的先驱者——他们帮助我们克服了许多手术中的出血难题，发现了溶栓方法，使我们能够很好地控制促进血栓形成的因素。

我依然记得，当我还是一名神经外科的实习生时，一名67岁转移性脊柱血管外皮细胞瘤的妇女，在进行胸骨椎板减压切除术时发生了大出血，这个病例使我第一次真正认识到局部塞填止血剂的价值。我也记得，神经外科医生需格外注意检查那些手术后小腿痛且抱怨气短的患者，这些患者能否取得良好的预后主要取决于深静脉血栓和肺栓塞的诊断速度以及抗凝药物的应用时机。我曾亲眼见过患者自发性或轻微创伤引起的急性颅内或脊柱内出血，这些患者在术后被诊断为某一凝血因子缺乏综合征。与过去25年甚至更久以前持续战斗在一线的所有神经外科医生一样，我也是手持电凝器的受益者，它在很多棘手的情况下解救了我。我敢说，神经外科医生都痴迷于止血和凝血的话题，因为他们的战场是独特的人类中枢神经系统。

现在，Hamilton及其同事首次为神经外科医生提供了这本综合性手册，在这本书中你可以找到有关神经外科手术中出血凝血各个方面的内容。尽管之前也有一些有关本书中部分话题的书籍或综述，但本手册不仅是对神经外科患者凝血方法最新研究进展的及时更新，而且是一本基于临床病例的实用性非常强的书。本书中每章都设有"关键点"，用于简洁概括作者的主旨，并且设有"回顾性问题"，以一种高度建设性和教育性的方式来检验读者的学习效果。

本手册最大的特点在于其录入信息的逻辑顺序。每个章节均以基础研究、病理生理学、凝血系统的药理学、高度实用性病例的顺利排列，这样的顺序能够帮助所有的神经外科医生更好地治疗他们的患者。在某种意义上，当阅读本书时，我就像沉浸于出血止血的强化培训课堂。神经外科飞速发展，我们现在能做许多以前被认为不可能完成的手术，这要归功于我们在出血凝血领域方面的巨大进步。我非常赞赏本手册的编辑们，因为他们对知识构建方式的理解非常深刻，采用通俗易懂、全面且翔实的方式为读者展示了出血凝血领域的知识。我相信，在相当长的一段时间内，本书将盛行不衰。

James T. Rutka, MD, PhD, FRCSC

RS McLaughlin 教授，主席

多伦多大学神经外科

加拿大多伦多

原书作者

Felipe C.Albuquerque, MD
Assistant Director
Endovascular Surgery
Professor of Neurosurgery
Division of Neurological Surgery
Barrow Neurological Institute
St.Joseph's Hospital and Medical Center
Phoenix, Arizona

Rami O. Almefty, MD
Neurosurgical Resident
Division of Neurological Surgery
Barrow Neurological Institute
St.Joseph's Hospital and Medical Center
Phoenix, Arizona

Amir Assel, MD
Instructor in Medicine
Sloan Kettering Memorial Cancer Center
New York, New York

Christian A. Bowers, MD
Senior Resident
Department of Neurosurgery
University of Utah Health Science Center
Department of Neurosurgery
Clincal Neurosciences Center
   Salt Lake City, Utah

Samuel R. Browd, MD, PhD
Department of Neurosurgery and Oncology
Seattle Children's Hospital
Seattle, Washington

Tsinsue Chen, MD
Neurosurgical Resident
Division of Neurological Surgery
Barrow Neurological Institute
St.Joseph's Hospital and Medical Center
Phoenix, Arizona

William T. Couldwell, MD, PhD
Department of Neurosurgery
University of Utah, School of Medicine
Salt Lake City.Utah

David J. Daniels, MD, PhD
Pediatric Neurosurgeon
Mayo Clinic
Rochester, Minnesota

Andrew Demchuk, MD, FRCPC
Asoociate Professor of Neurosurgery
Director Calgary Stroke Program
Foothills Medical Center
University of Calgary
Calgary, Alberta, Canada

Perry Dhaliwal, MD, FRCSC
Department of Neurosurgery
University of Florida
Gainesville, Florida

William A. Ghali, MD, MPH, FRCPC
Professor
Department of Medicine and
  Community Health Sciences
Alberta Heritage Foundation for
  Medical Research (AHFMR) Health
  Research Scholar
Canada Research Chair in Health Services
University of Calgary, Canada
Calgary, Alberta

John G. Golfinos, MD
Associate Professor of Neurosurgery
  and Chairman
Department of Neurosurgery
New York University Langone Medical
  Center
New York, New York

Gerald A. Grant, MD
Associate Professor of Neurosurgery and
  Neurology
Stanford University Medical Center
Pediatric Neurosurgery Clinic
Palo Alto, California

Mark G. Hamilton, MDCM, FRCSC
Professor of Neurosurgery
Division of Neurosurgery

Department of Clinical Neurosciences
University of Calgary
Foothills Hospital
Calgary, Alberta, Canada

Michael D. Hill, MD, MSc, FRCPC
Professor of Neurology
Department of Clinical Neurosciences
Hotchkiss Brain Institute Heart and
  Stroke Foudation of Alberta/
  Northwest Territories/Nunavut
  Professorship
Foothills Hospital
University of Calgary
Calgary, Alberta, Canada

Aaron Hockley, MD
Neurosurgery Resident
Division of Neurosurgery
Department of Clinical Neurosciences
Foothills Hospital
Calgary, Alberta, Canada

Michael C. Huang, MD
Assistant Clinical Professor
Department of Neurological Surgery
University of California, San Francisco
San Francisco General Hospital and
  Trauma Center
San Francisco, California

Kenneth B. Hymes, MD
Associate Professor
Department of Medicine (Hematology

Division)
New York University Hematology Associates
New York University Langone Medical
Center
New York, New York

W. Bradley Jacobs, MD, FRCSC
Associate Professor
Division of Neurosurgery
University of Calgary
Foothills Medical Centre
Calgary, Alberta, Canada

**John R. W. Kestle, MD, MSc, FRCSC,
FACS**
Professor
Department of Neurosurgery
Division of Pediatric Neurosurgery
University of Utah
Salt Lake City, Utah

Mathieu Laroche, MD, FRCSC
Fellow
Neurotrauma and Neurocritical Care
Neurological Surgeon
University of California, San Francisco
San Francisco, California

Ian Y. Lee MD
Neurological Surgery
Henry Ford West Bloomfield Hospital
West Bloomfield, Michigan

Lewis Leng, MD
Attending Neurosurgeon
California Pacific Medical Center
San Francisco, California

Alexander A. Leung, MD, MPH
Postdoctoral Fellow
Informatics Training
Harvard Medical School
Clinical Associate Professor
Department of Pediatrics
University of Calgary
Pediatric Consultant
Alberta Children's Hospital
Calgary, Alberta, Canada

Nicholas B. Levine, MD
Assistant Professor
Department of Neurosurgery
University of Texas M.D.Anderson
Cancer Center
Houston, Texas

Benjamin W. Y. Lo, MD, MSc, FRCSC
Clinical Associate Staff
Divisions of Neurosurgery & Critical
Care Medicine
St.Michael's Hospital
University of Toronto
Canada

R. Loch Macdonald, MD, PhD, FRCSC
Professor
Surgery/Neurosurgery
University of Toronto

Division Head
Neurosurgery
Keenan Endowed Chair
St. Michael's Hospital
Toronto, Ontario, Canada

Geoffrey T. Manley MD, PhD
Professor of Neurosurgery
Chief of Neurotrauma
San Francisco General Hospital
Co-Director
University of California, San Francisco
    Brain and Spinal Injury Center
San Francisco, California

Cameron G. McDougall, MD, FRCSC
Director of Endovascular Neurosurgery
Division of Neurological Surgery
Barrow Neurlolgical Institute
St. Joseph's Hospital and Medical Center
Phoenix, Arizona

Alim P. Mitha, MD, SM, FRCSC
Assistant Professor
Division of Neurosurgery
Department of Clinical Neurosciences
Foothills Hospital
Calgary, Alberta, Canada

Ryan Morton, MD
Resident
Department of Neurological   Surgery
University of Washington Medical School
Seattle, Washington

Peter Nakaji, MD
Director
Neurosurgery Residency Program
Minimally Invasive Neurosurgery
Barrow Nerological Institute
Phoenix, Arizona

Shahid M. Nimjee, MD, PhD
Assistant Professor of Neurological
    Surgery and Neuroscience
Ohio State University Wexner Medical
    Center
Columbus, Ohio

Ian F. Parney, MD, PhD, FRCSC
Department of Neurological Surgery
Mayo Clinic
Rochester, Minnesota

**Robert C. Pendleton, MD, BSc (Hon.),
    FACP**
Associate Professor of Medicine
University of Utah Healthcare
Salt Lake City, Utah

Graham F. Pineo MD, FRCPC, FAFP
Emeritus Professor of Medicine
University of Calgary
Calgary, Alberta, Canada

Howard A. Riina, MD
Professor and Vice Chairman
Department of Neurosurgery
New York University School of Medicine

New York University Langone Medical
Center
New York, New York

George M. Rodgers, MD, PhD
Professor
Division of Hematology and Hematologic
Malignancies
Department of Internal Medicine
University of Utah School of Medicine
Salt Lake City, Utah

Shaun David Rodgers, MD
New York University Langone Medical
Center
New York , New York

Benjamin A. Rubin, MD
New York University Langone Medical
Center
Bellevue Hospital Center
New York , New York

Venkatesh K. Rudrapatena, MD, MPH
Assistant Professor of Medicine
Division of Hematology, Oncology, and
Transplantation
University of Minnesota
Minneapolis, Minnesota

Alejandro Santillan, MD
Division of Interventional Neuroradiology
Department of Neurosurgery

New York Presbyterian Hospital
Weill Cornell Medical Center
New York , New York

Raymond Sawaya, MD
Professor and Chairman
Department of Neurosurgery
University of Texas M.D.Anderson Cancer
Center
Houston, Texas

Douglas W. Sborov, MD
School of Medicine
University of Utah
Salt Lake City, Utah

Julia Sharma, MD, BSc
Neurosurgery Resident
University of British Columbia
Vancouver, British Columbia, Canada

Ash Singhal, MD, FRCSC
Clinical Assistant Professor
Pediatric Neurosurgery
University of British Columbia
British Columbia Children's Hospital
Vancouver, British Columbia, Canada

Omar Tanweer, MD
Neurosurgery Resident
Department of Neurosurgery
New York University
New York , New York

Justin D. Thomas, MD
Department of Hematology and Oncology
Cancer Treatment Center of St. Peter's
   Hospital
Helena, Montana

Michael K. Tso, MD
Neurosurgery Resident
Division of Neurosurgery
Department of Clinical Neurosciences
Foothills Hospital
Calgary, Aberta, Canada

Jose Andres Venegas-Torres, MD
Stroke Neurologist
Department of Neurology and Stroke
   Clinic
Mexican Institute of Social Security
Torreon Coahuila, Mexico

Jeffrey H. Wisoff, MD
Professor of Neurosurgery and Pediatrics

Director, Division of Pediatric Neurosurgery
New York University Langone Medical
   Center
New York , New York

John H. Wong, MD, MSc, FRCSC
Associate Professor and Division Head
Division of Neurosurgery
Department of Clinical Neurosciences
University of Calgary
Foothills Medical Centre
Calgary, Alberta, Canada

Walter Zink, MD
Department of Neurosurgery
New York University School of Medicine
New York University Langone Medical
   Center
New York , New York

❯❯ 目录 ❯❯

药物的通用名和商标

通用名	商标（美国）	商标（欧盟）
替卡格雷	Brilinta	Possia
普拉格雷	Effient	Efient
阿昔单抗	ReoPro	ReoPro
埃替非巴肽	Integrilin	Integrilin
替罗非班	Aggrastat	Aggrastat
肝素	Heparin	Heparin
依诺肝素	Lovenox	Lovenox
达比加群	Pradaxa	Pradaxa
利伐沙班	Xarelto	Xarelto
阿哌沙班	Eliquis	Eliquis
依度沙班	Savaysa	Savaysa
氯吡格雷	Plavix	Plavix
噻氯匹定	Ticlid	Ticlid
抑肽酶	Trasylol	Trasylol
来匹卢定	Refludan	Refludan
地西卢定	lprivask	Revask
比伐卢定	Angiomax	Angiox
阿加曲班	Acova	Arganova[1]/Argatra[2]/Novastan[3]/Exembol[4]
磺达肝素	Arixtra	Arixtra
达肝素钠	Fragmin	Fragmin
贝伐单抗	Avastin	Avastin

[1] 法国，荷兰，西班牙；[2] 德国，澳大利亚；[3] 丹麦，瑞典，芬兰，挪威，意大利，冰岛；[4] 英国

I

循证医学

第**1**章

循证医学在神经外科患者出血与血栓管理中的作用

Alexander A. Leung, William A. Ghali

在临床实践中，循证医学（EBM）被公认为医学的理想模式 [1-2]。医生需审慎结合最优证据、临床经验以及患者因素，开展最佳治疗 [2-3]。如果不及时纳入最新的证据，临床实践有可能会陈旧和落伍。但是，如果没有临床专业经验，证据也无法安全应用，因为，最佳的研究结果也可能不适用于个体患者或某些临床状况 [2]。因此，正确的临床实践需要整合外部证据、临床经验以及患者因素。

由于未经证实的疗法可能造成不该有的伤害并妨碍更有效的疗法的采用，当代 EBM 行动应运而生 [4]。因此，EBM 早期的倡议者提议通过系统的非偏倚的方法对治疗方法进行评估，并呼吁医生能够不断更新并评估自己的知识。虽然 EBM 的概念由来已久 [2,5]，但直到 20 世纪后期，证据引导下的医疗实践才作为一种理想模式取代单纯权威教学在临床中广为应用 [2,4,6]。

在过去的 20 年中，EBM 已经成为许多本科生、研究生以及医学继续教育项目的基础课程 [7-10]。值得注意的是，将 EBM 引入医学课程是为了提高知识获取、临床治疗和患者预后 [7,10-13]。事实上，EBM 确实对当今医学产生了深远影响。

EBM 的实践及挑战

实践 EBM 包括几个相互关联的步骤，大致分为：提出合适的临床问题，检索相关证据，评估证据质量，将证据转化为实践，评价临床结局（表 1.1）。然而，EBM 的实践也遇到了一些挑战[14]。一些人认为 EBM 不具有可行性。他们的观点仅基于 3 点：①繁忙的临床工作使医生缺乏时间；②外部证据通常是不可信的；③将这些离散的一维证据应用到复杂的临床问题中非常困难。本章节将系统性解决这些问题并提供可行的解决办法来帮助医生有效地获取、评估并应用证据。

表 1.1　循证医学的实践过程

步骤	行动
1	提出一个重点明确的临床问题，考虑受试者(或问题)、干预(或暴露)、对照及结果
2	寻找可及的最佳证据
3	谨慎评价证据的效力、重要性及适用性
4	在临床实践中综合考虑证据、临床专业知识及患者的经济能力
5	评估结局

引　自 Straus SE, McAlister FA. Evidence-based medicine: a commentary on common criticisms. CMAJ, 2000, 163:837-841

信息管理

也许 EBM 实践中最大的困难就是临床医生时间的缺乏[15-17]。而且，就像科学研究结果正在以前所未有的速度增长一样，临床医生所面对的信息量也正在以惊人的速度增长着[18-19]。因此，当务之急就是找到能够快速提供临床问题相关答案的有效且可靠的证据来源。

与传统的书籍（内容会很快过时）不同，理想的证据该既具备基于证据的内容又易于获取[3]。例如，系统回顾（如 Cochrane 回顾），基于证据的文献概要[如美国医师协会（ACP）杂志论坛]，以及一些系统化的证据资源（如临床实践指南和最新的详细列出了倡议证据的循证手册，本书即属于此类）[3]。虽然有时某些信息过于新颖或十分专业，我们需要查阅原始研究论文，但权衡之下，以上这些证据资源仍给我们带来了极大的便利。因此，我们应该认识到图书管理员和医学信息专家的重要作用，因为他们能够辅助我们检索到原始数据和文献。图书馆服务在文献检索、将证据转化为实践以及制定决策方面为我们提供了便利，因此，对于患者的结局有着积极的作用[20-22]。

但是，对于大部分医生而言，查找原始文献来回答每一个临床问题是不切实际的。大部分全职医生，即使对 EBM 很感兴趣，也很少有时间去查找相关的原始文献[23-25]。EBM 的倡导者们很早就认识到了这一问题[23,26]。虽然无法期待所有的医护人员都能够主动寻找并评估原始证据，但至少应该学会使用证据[23]，要达到后一目标，信息管理非常重要[23,26]。令人欣慰的是，查阅原始证据被评估后形成的二手信息的医生依然能够很好地胜任工作并且能够提供基于证据的医疗服务[23]。

综上所述，本手册是纳入了最新和不断更新的信息系统的典范之一，为缺乏时间的医护人员施行询证医疗提供了方便。本书收集了关系最密切的最佳原始研究证据，进行评估、分级并由临床专家进行总结，力求为神经外科手术出血及血栓中的重要问题提供快速可靠的答案。

批判性评估

EBM 的批判者指出研究证据可能是不可靠的或者具有误导性。诚然，有很多这样的例子，大量的研究在后期被证实是不可信的，此外，许多当时有名的循证临床指南也会随着时间而改变。例如，根据一项数十年前的前瞻性队列研究，医生普遍认为手术 8 周内突然戒烟是有害的，会增加术后肺部并发症的风险[27]，原因可能在于戒烟后咳嗽有所减少而痰增多了[28]。因此，医生一般不会在患者术前短时间内劝其戒烟[27-28]。但是，随后的研究得出了相反的结果。两项随机对照研究表明，手术 8 周内停止吸烟不会增加术后肺部并发症的风险，反而会降低围术期整体死亡率[29-30]。同样，最近的综述与荟萃分析得出结论，术前时间内戒烟是有益的[31-33]。这个例子说明，当所谓的"最佳证据"被改变时，临床医生确实非常困惑。

这样的研究结果差异可能与研究的设计或分析中存在的问题（如观察性研究中的混杂与偏倚）有关，或者与对研究结果的不当解读（如仅从显示有关联的数据中推测原因）有关。幸运的是，这样的分歧并非由蓄意的误导或欺骗所致。但我们不能让这些问题阻挡我们前进的步伐，相反，正是这些问题的存在，才显出批判性评估研究的重要性与效度的重要性——即理解每项研究的参数和局限性，说明每项研究结果的意义。此外，批判性评估还包括对研究证据的分级，分级的依据包括研究设计的周密性、可能存在的偏倚以及研究结论是否恰当[34]。

许多临床医生无法理解文献中各种复杂的研究设计。整体而言，原始证据主要来源于试验性研究（如随机对照研究）、观察性研究（如队列研究、病例对照研究，类试验性研究）以及非系统性观察性研究（比如病例报道和病例系列）。由于各比较组之间的基线特征存在差异，所有的观察性研究都不可避免地存在混杂和偏倚，这些偏倚均会影响研究的效度并可能导致错误的结论[35]。为解决这一问题，统计学家们开发出复杂的统计学分析方法来弥补组与组之间的不均衡，这些方法包括配对检验、多变量回归分析、倾向评分和工具变量等。但是，这些统计学分析方法也无法完全保证消除观察性研究中可能的混杂和偏倚。因此，随机对照研究被追捧为研究设计的金标准，因为只要随机对照研究设计恰当并采用了合理的随机化方法，混杂和偏倚是很小的。但是，随机对照研究的缺点是病例纳入标准很窄，限制了其结论的应用范围。即使有缺点，人们也普遍认为开展合理的随机对照研究比观察性或非系统性临床观察研究更加准确有效。

在这种观点之下，许多临床医生常常会查阅证据等级金字塔去定位一个研究的强度。证据等级金字塔首先在 1979 年开始使用，随后经历多次修改，目前在临床指南中大量应用[36-37]。在这个金字塔中，随机对照研究的等级是高于观察性研究的（表1.2）。值得注意的是，随机对照研究是回答诸如治疗效果如何此类问题的关键证据，但对于其他问题就不一定适用了（例如，在暴露因素不可控或不符合伦理的情况下，分析预后或者自然病史的研究）[38]。因此，在随机对照研究无法开展时，可优先选择观察性研究。就这一点而言，对于随机对照研究，注册机制能大幅提升研究质量，促进对研究后期数据的评估分析、医疗护理过程的评估以及少数特异性结局的监督。因此，注册机制和数据库在某些情况下是为设计优良的随机对照研究提供独特优势的两个不可或缺的工具。

此外，虽然随机对照研究在证据等级金字塔上处于较高的位置，但是并非所有的随机对照研究均开展得当，分析谨慎。对于证据质量的分级，不应仅基于研究设计本身[34,39-41]。鉴于此，推荐分级的评估、制定与评价（GRADE）工作组已经意识到仅仅应用证据等级金字塔来评估证据的缺点是不够的，因此，除了研究设计，他们还考虑了其他重要的影响研究质量的因素[42-43]。对于随机对照研究而言，这些影响研究质量的因素包括研究的局限性，结果的不一致性，证据的间接性、不严密性以及报告偏倚。对于观察性研究，也应考虑效应的大小，剂量与反应之间相关性以及潜在偏倚的影响。因此，考虑到这些因素，

表1.2 治疗性研究证据的可能层次

强度	设计
最强	多中心随机试验
	随机试验的综述
	单一的随机试验
	强调患者重要结局的观察性研究的综述
	强调患者重要结局的单一观察性研究
	生理学研究
最弱	非系统性临床观察

引自 Guyatt GH, Haynes RB, Jaeschke PZ, et al; Evidence-Based Medicine Working Group. Users'Guides to the Medical Literature:XXV.Evidence-based medicine:principles for applying the Users'Guides to patient care.JAMA,2000,284:1290–1296

一项研究的强度等级会在金字塔上上下浮动[42-43]。值得注意的是，目前美国胸科医师学会（ACCP）的抗血栓治疗和血栓预防指南就是基于 GRADE 的分级方法提供临床推荐（表 1.3）[43-44]。这些 ACCP 指南，是成熟的临床实践倡议，与本书的内容密切相关[44]。

因此，本书中有关预后、诊断、伤害及治疗的表述后标有明确的证据等级。懂得如何正确地评估证据的质量和强度是实践 EBM 的基石[45]。

表 1.3　美国胸科医师学会（ACCP）指南的证据分级

推荐的等级	收益与风险	证据强度	提示
强烈推荐，高质量证据（1A）	收益明显大于风险及负担，反之亦然	从没有重大限制的随机试验得到的一致性证据或从观察性研究得到的强有力证据	大多数情况下适用于大多数患者。进一步的研究不太可能改变我们对效应的估计
强烈推荐，中等质量的证据（1B）	收益明显大于风险及负担，反之亦然	从有重大限制的随机对照试验得到的证据（结果不一致，方法学上存在缺陷，间接或不精确）或从观察性研究得到的强有力证据	大多数情况下适用于大多数患者。更高质量的研究可能在我们对效应的估计方面产生重要影响，并可能改变估值
强烈推荐，低或非常低质量的证据（1C）	收益明显大于风险及负担，反之亦然	从观察性研究、病例系列或随机对照研究的至少一个关键结局得出的证据（有严重缺陷或间接证据）	很多情况下适用于大多数患者。更高质量的研究可能在我们对效应的估计方面产生重要影响，并可能改变估值
弱推荐，高质量证据（2A）	收益与风险及负担接近平衡	从无重大限制的随机对照试验得到的一致性证据或从观察性研究得到的强有力证据	最佳结局视情况而定，或因患者或社会经济状况不同而不同。进一步的研究不太可能改变我们对效应的估计

推荐的等级	收益与风险	证据强度	提示
弱推荐，中等质量的证据（2B）	收益与风险及负担接近平衡	从有重大限制的随机对照试验得到的证据（结果不一致，方法学上存在缺陷，间接或不精确），或从观察性研究得到的强有力证据	最佳结局视情况而定，或者因患者或社会价值观而不同。更高质量的研究可能提高我们对此证据的信心
弱推荐，低或非常低质量的证据（2C）	收益、风险及负担的估值不确定；收益与风险及负担可能接近均衡	从观察性研究、病例系列或随机对照研究的至少一个关键结局得出的证据（存在缺陷或间接证据）	其他选择可能同样合理。更高质量的研究可能提高我们对此证据的信心，并可能改变估值

RCT= 随机对照试验。引自 Guyatt GH,Norris SL,Schulman S,et al; American College of Chest Physicians. Methodology for the development of antithrombotic therapy and prevention of thrombosis guidelines: Antithrombotic Therapy and Prevention of Thrombosis. 9th ed// American College of Chest Physicians Evidence-Based Clinical Practice Guidelines.Chest, 2012,141(2,suppl):53S–70S

EBM 的临床应用

EBM 的最后一步就是评估证据能否应用到具体的临床病例中。有效性评估解决的是某研究能否回答某个具体问题，普遍性评估解决的是某研究应用的广度。EBM 的临床应用中，必须注重临床医生的经验、患者的需求以及具体临床情况。由于临床病例复杂多变，有时甚至会出现相互矛盾的情况，直接将分散的研究结果用于临床实践是一件很有挑战性的事情。虽然将证据安全恰当地应用到临床中需视具体情况而定，但仍有 4 个主要的原则值得考虑 [3]。

首先，为了确定某一特定研究的结论能否应用到具体病例中，与其全神贯注地阅读研究中的纳入标准和排除标准，不如问自己一个简单的问题："难道目前这例患者的潜在情况如此特殊，这个研究无法提供任何指导性建议吗 [46-48]？"通常而言，如果发病机制、患者生理状况和环境条件相似的话，研究的结论很可能是可以借鉴的 [48]。但是，临床医生在应用 EBM 证据时，往往会限定于那些完全符合研究中的纳入标准和排除标准的"完美患者" [48-49]。虽然具体病例的治疗效果和研究中受试者的治疗效果存在差异，但这种差异通常仅是量的变化（即风险及反应的程度），而并非质的差异（即没有反应或相反的反应） [47]。因此，基于小范围人群得出的研究结果在实际应用中范围通常会更大 [48]。

其次，需要考虑当地的医疗设施和医疗组织。相应的，有必要考虑一项治疗在特殊的医疗环境下是否可行。例如，即使一个药物效果再好，但当地医院如果没有这个药物或者药物价格过高，在临床开具该药物的处方也是没有意义的。同样，即使一个新的手术确实能给患者带来益处，但当地医院如果没有人员或者缺乏设备来实施这个手术，那么，盲目开展这项手术带来的风险会大于其获益，围术期并发症可能会超过手术的获益。这种情况下，可以选择将患者转送到有相关专家和设备的医院。

第三，要从个体患者的角度评估风险效益比。但是，由于各研究中采用的标准不同以及对研究结果的选择性报道，使得这一个体化评估有时颇有挑战性。但是，无论如何，一个患者的基础风险和预期治疗效果都需要进行评估。在研究报道中，虽然既可以采用相对效应值也可以采用绝对效应值，但是，绝对效应值 [例如，需治数（NNT），需害数（NNH），绝对风险差等] 通常更受欢迎，因为，绝对效应值不仅能够提供有用的针对某一治疗方法预期效果（或风险）的评估，而且能够反映出某一时间段内的平均基础风险 [50]。另外，NNT 或者NNH 能够让一线临床医生直观地总结某一治疗方法和对照组之间效果的差异 [50]。需要注意的是，NNT 和 NNH 会因基础风险而变动 [51-52]。因此，如果患者的特点与研究中纳入对象有很大差异，很难可靠地评估实际风险和效益。在这种情况下，应该采用临床判断。

第四，在制定临床决策时考虑患者的价值观是很重要的。当然，如何更好地将患者喜好纳入临床决策仍需开展进一步的研究 [3,48]。但是，研究已经证实，制定临床决策时考虑患者的价值观能提高生活质量和健康结局[53-57]。

结 论

我们应该恰当地结合最佳证据、临床专业知识及患者的经济能力来提供最佳医疗服务[2-3]。高质量医疗服务的基石是与最佳证据一致的医疗实践。作为临床医生，我们应该养成一种习惯，在临床实践中，不断重新审视自己的基础假设并不断更新自己的知识。在不断获取新知识的基础上，深入了解医学，改进实践，不断开创新的治疗典范。如上所述，本手册的目的是提供当前最新的基于证据的信息，指导神经外科手术中出血和血栓的管理。

关键点

· EBM 旨在将相关的外部证据、临床经验、患者的价值观和具体临床情境整合在一起。

· 对文献进行基于证据的预评估总结非常有益。因为，这能够对重要的临床问题提供快速可靠的答案。

· 批判性评估文献在决定某一研究的有效性和重要性时是必需的。

· 在将证据转化为医疗实践过的程中，要考虑证据的适用性，某一治疗方法的可行性，风险效益比以及个体患者的价值观和喜好。

回顾性问题

1. 下列哪一项最不可能提供最新的相关的基于证据的内容？

A. 传统教科书

B. Cochrane Collaboration 发表的系统性回顾

C. ACP 杂志俱乐部的知识摘要

D. 更新的基于证据的手册

2. 以下哪种研究设计混杂因素最少？

A. 前瞻性队列研究

B. 回顾性队列研究

C. 随机对照研究

D. 病例对照研究

3. 以下哪种研究设计混杂因素最多？

A. 前瞻性队列研究

B. 回顾性队列研究

C. 随机对照研究

D. 病例对照研究

4. 以下哪种方法不是计算处理组之间的差异的方法？

A. 治疗意向

B. 配比原则

C. 回归模型

D. 倾向指数

5. 如果正确实施和分析，下列哪种研究能够为治疗提供最强的证据？

A. 队列研究

B. 随机对照研究

C. 针对队列研究的系统评价和荟萃分析

D. 针对随机对照研究的系统评价和荟萃分析

6. 以下哪个指标是对风险绝对值的评估？

A. 比值比

B. 风险比

C. 危险差

D. 危险比

7. 将证据应用于临床患者时，以下哪项考虑是最不重要的？

A. 绝对符合研究证据中的纳入标准

B. 根据临床经验发现复杂棘手的状况

C. 考虑患者的意愿

D. 考虑可行性

致　谢

Alexander A. Leung 受到 Alberta Innovates-Health Solutions 临床奖学金资助和加拿大卫生研究院奖学金资助。William A. Ghali 受到 Alberta Innovates-Health Solutions 高级卫生研究学者基金资助。

参考文献

[1] Sackett DL,Rosenberg WM. On the need for evidence-based medicine.J Public Health Med, 1995,17:330-334

[2] Sackett DL,Rosenberg WM,Gray JA,et al. Evidence based medicine:what it is and what it isn't.BMJ, 1996,312:71-72

[3] Straus SE.Evidence-based:How to Practice and Teach It. 4th ed.Edinburgh: Elsevier Churchill Livingstone,2011

[4] Cochrane AL.Effectiveness and Efficiency:Random Reflections on Health Services,vol 1971. London:Nuffield Provincial Hospitals Trust,1972

[5] Claridge JA,Fabian TC.History and development of evidence-based medicine.World J Surg, 2005,29:547-553

[6] Sackeet DL.The sins of expertness and a proposal for redemption.BMJ, 2000,320:1283

[7] Coomarasamy A,Khan KS.What is the evidence that postgraduate teaching in evidence based medicine changes anything?A systematic review.BMJ, 2004,329:1017

[8] Del Mar C,Glasziou P,Mayer D.Teaching evidence based medicine.BMJ, 2004,329:989-990

[9] Green ML.Graduate medical education training in clinical epidemiology,critical appraisal,and evidence-based medicine:a critical review of curricula.Acad Med, 1999,74:686-694

[10] Lockwood D,Armstrong M,Grant A.Integrating evidence based medicine into routine clinical practice:seven years' experience at the Hospital for Troical Diseases,London. BMJ,2004;329:1020-1023

[11] Straus SE,Jones G.What has evidence based medicine done for us?BMJ, 2004,329:987–988

[12] Banks DE,Shi R,Timm DF,et al.Decreased hospital length of stay associated with presentation of cases at morning report with librarian support.J Med Libr Assoc, 2007, 95: 381–387

[13] Johnson JE,Mosher BD,Morrison CA,et al.A disciplined approach to implementation of evidence-based practices decreases ICU and hospital length of stay in traumatically injured patients.J Surg Res, 2010,163:327–330

[14] Straus SE,McAlister FA.Evidence-based medicine:a commentary on common criticisms. CMAJ, 2000,163:837–841

[15] Ely JW,Osheroff JA,Ebell MH,et al.Obstacles to answering doctors' questions about patient care with evidence:qualitative study.BMJ, 2002,324:710

[16] McColl A,Smith H,White P,et al.General practitioner's perceptions of the route to evidence based medicine:a questionnaire survey.BMJ, 1998,316:361–365

[17] Young JM,Ward JE.Evidence-based medicine in general practice:belidfs and barriers among Australian GPs.J Eval Clin Pract, 2001,7:201–210

[18] Leung AA,Ghali WA.Surveying the medical literature:five notable articles in general internal medicine from 2008 and 2009.Open Med, 2010,4:e181–e186

[19] Leung AA,Ghali WA.Appreciating the medical literature:five notable articles in general internal medicine from 2009 and 2010.Open Med, 2011,5:e49–e54

[20] Marshall JG.The impact of the hospital library on clinical decision making:the Rochester study.Bull Med Libr Assoc, 1992,80:169–178

[21] Mulvaney SA,Bickman L,Giuse NB,et al.A randomized effectiveness trial of a clinical informatics consult service:impact on evidence-based decision-making and knowledge implementation.J Am Med Inform Assoc, 2008,15:203–211

[22] Weightman AL,Williamson J,Library & Knowledge Development Network（LKDN） Quality and Statistics Group.The value and impact of information provided through library services for patient care:a systematic review.Health Info Libr J, 2005;22:4–25

[23] Guyatt GH,Meade MO,Jaeschke RZ,et al.Practitioners of evidence based care: Not all clinicians need to appraise evidence from scratch but all need some skills.BMJ, 2000; 320:954–955

[24] McAlister FA,Graham I,Karr GW,et al.Evidence-based medicine and the practicing clinician.J Gen Intern Med, 1999,14:236–242

[25] Winkler JD,Berry SH,Brook Rh,et al.Physicians' attitudes and information habits. In:Kanouse DE.Association for Health Services R,Program NIHCD,eds.Changing Medical Practice Through Technology Assessment:An Evaluation of the NIH Consensus Development Program.Wshington,DC,Ann Arbor,MI:Association for Health Services Research;Health Administration Press,1989:87–101

[26] Hurwitz SR,Slawson DC.Should we be teaching information management instead of

evidence-based medicine?Clin Orthop Relat Res, 2010,468:2633-2639

[27] Warner MA,Offord KP,Warner ME,et al.Role of preoperative cessation of smoking and other factors in postoperative pulmonary complications: a blinded prospective study of coronary artery bypass patients.mayo Clin Proc, 1989,64:609-616

[28] Bluman LG,Mosca L,Newman N,et al.Preoperative smoking habits and postoperative pulmonary complications.Chest, 1998,113:883-889

[29] Lindström D,Sadr Azodi O,Wladis A,et al.Effects of a perioperative smoking cessation intervention on postoperative complications:a randomized trial.Ann Surg, 2008,248:739-745

[30] Moller AM,Villebro N,Pedersen T,et al.Effect of preoperative smoking intervention on postoperative complications: a randomized clinical trial.Lancet,2002,359:114-117

[31] Myers K,Hajek P,Hinds C,et al.Stopping smoking shortly before surgery and postoperative complications: a systematic review and meta-analysis.Arch Intern Med, 2011,171:983-989

[32] Turan A,Mascha EJ,Roberman D,et al.Smoking and perioperative outcomes.Anesthesiology, 2011,114:837-846

[33] Wong J,Lam DP,Abrishami A,et al.Short-term preoperative smoking cessation and postoperative complications:a systematic review and meta-analysis.Can J Anaesth, 2012,59:268-279

[34] Morris MJ,Fewell AE,Oleszewski RT.Evidence-based medicine:specific skills necessary for developing expertise in critical appraisal.South Med J, 2012,105:114-119

[35] The periodic health examination.Canadian Task Force on the Periodic Health Examination. Can Med Assoc J, 1979,121:1193-1254

[36] Sackett DL.Rules of evidence and clinical recommendations on the use of antithrombotic agents.Chest, 1989,95（2,Suppl）:2S-4S

[37] Guyatt GH,Haynes RB,Jaeschke RZ,et al,Evidence-Based Medicine Woring Group.Users' Guides to the Medical Literature:XXV.Evidence-based medicine:principles for applying the Users' Guides to patient care.JAMA, 2000,284:1290-1296

[38] Ho PM,Peterson PN,Masoudi FA.Evaluating the evidence: is there a rigid hierarchy? Circulation, 2008,118:1675-1684

[39] Concato J.Is it time for medicine-based evidence? JAMA, 2012,307:1641-1643

[40] Rawlins M.De testimonio:on the evidence for decisions about the use of therapeutic interventions.Lancet,2008,372:2152-2161

[41] Glasziou P,Vandenbroucke JP,Chalmers I.Assessing the quality of research.BMJ, 2004,328:39-41

[42] Guyatt GH, Oxman AD, Vist GE, et al, GRADE Working Group. GRADE: an emerging consensus on rating quality of evidence and strength of recommendations.BMJ, 2008, 336: 924-926

[43]　Guyatt GH,Oxman AD,Kunz R,et al,GRADE Working Group.Going from evidence to recommendations.BMJ, 2008,336:1049-1051

[44]　Guyatt GH,Norris SL,Schulman S,et al,American College of Chest Physicians.Methodology for the development of antithrombotic therapy and prevention of thrombosis guidelines: Antithrombotic Therapy and Prevention of Thrombosis,9th ed//American College of Chest Physicians Evidence-Based Clinical Practice Guidelines.Chest, 2012,141（2,Suppl）: 53S-70S

[45]　Wilton NK,Slim AM.Application of the principles of evidence-based medicine to patient care.South Med J, 2012,105:136-143

[46]　Dans AL,Dans LF,Guyatt gh,et al,Evidence-Based Medicine Working Group.Users' guides to the medical literature:XIV.How to decide on the applicability of clinical trial results to your patient.JAMA, 1998,279:545-549

[47]　Glasziou P,Guyatt GH,Dans AL,et al.Applying the results of trials and systematic reviews to individual patients.ACP J Club, 1998,129:A15-A16

[48]　McAlister FA.Applying the results of systematic reviews at the bedside//Egger M,Smith GD,Altman DG,eds.Systematic Reviews in Health Care:Meta-Analysis in Context.2nd ed.London:BMJ,2001:373-385

[49]　McAlister FA,Taylor L,Teo KK,et al.The treatment and prevention of coronary heart disease in Canada:do older patients receive efficacious therapies?The Clinical Quality Improvement Network（CQIN）Investigators. J Am Geriatr Soc, 1999,47:811-818

[50]　McAlister FA.The "number needed to treat"turns 20-and continues to be used and misused. CMAJ, 2008,179:549-553

[51]　Alter DA,Manuel DG,Gunraj N,et al.Age,risk-benefit trade-offs,and the projected effects of evidence-based therapies.Am J Med, 2004,116:540-545

[52]　McAlister FA.Commentary:relative treatment effects are consistent across the spectrum of underlying risks...usually.Int J Epidemiol, 2002,31:76-77

[53]　Greenfield S,Kaplan SH,Ware JE Jr,et al.Patients' participation in medical care: effects on blood sugar control and quality of life in diabetes.J Gen Intern Med, 1988,3:448-457

[54]　Kaplan SH,Greenfield S,Ware JE Jr.Assessing the effects of physician-patient interactions on the outcomes of chronic disease.Med Care, 1989,27（3,Suppl）:S110-S127

[55]　Schulman BA.Active patient orientation and outcoes in hypertensive treatment:application of a socio-organizational perspective.Med Care, 1979,17:267-280

[56]　Stewart MA.Effective physician-patient communication and health outcomes: a review. CMAJ, 1995,152:1423-1433

[57]　Szabo E,Moody H,Hamilton T,et al.Choice of treatment improves quality of life. A study on patients undergoing dialysis. Arch Intern Med, 1997,157:1352-1356

问题答案

1. A
2. C
3. D
4. A
5. D
6. C
7. A

II

止血与凝血

第 2 章
凝血与血小板栓子形成

George M. Rodgers

止血机制能够在血管损伤后防止失血过多，同时也能够阻止过度血栓形成。维持这种平衡需要血管内皮细胞、血小板和凝血蛋白之间的平衡协作。血管损伤启动初级止血机制，包括血小板黏附至损伤的内皮细胞并逐渐聚集。随后，凝血机制（次级止血机制）产生纤维蛋白网加固血小板栓子。纤维蛋白溶解机制可修复血管通畅性。初级止血功能障碍（血小板的数量和功能）或者次级止血功能障碍（凝血因子缺乏）都能够导致过度失血[1]。

初级止血

血管损伤导致血管内皮下成分（如胶原蛋白）暴露，这些成分诱导 von Willebrand 因子（vWF）与血小板结合。这种结合需要血小板上 vWF 受体、糖蛋白（GP）1b 的介导。内皮下成分 –vWF–GP1b 机制导致血小板黏附。随后血小板激活导致血小板聚集，这个过程需要纤维蛋白原和血小板 GPⅡb/Ⅲa 的介导。缺乏 GP1b、GPⅡb/Ⅲa、vWF，以及血小板减少症或血小板功能障碍均可导致初级止血机制障碍和过度失血[1]。

次级止血

加固血小板栓子需要激活凝血机制，凝血机制的激活需要组织因子。正常情况下，组织因子未暴露于血液。但是，血管损伤之后，组织因子活性表达，启动了凝血酶的产生。凝血过程包括一系列酶从其前体（酶原）转换成其活性酶（蛋白酶），并继续激活下游的酶原。这种级联反应导致凝血酶原转换成凝血酶，最终导致血浆中可溶性纤维蛋白原转换成不可溶性纤维蛋白凝块[2]。

血小板的生理特征与功能

血小板是骨髓巨核细胞产生的无核、盘状的细胞。随着巨核细胞的成熟，巨核细胞胞质分化为血小板并进入血液循环。血小板膜上有介导初级止血机制的关键 GP 受体：GPⅠb 和 GPⅡb/Ⅲa。血小板还包含参与初级止血的小颗粒：α – 颗粒包含 vWF 和血小板因子 4，δ – 颗粒包含腺苷二磷酸（ADP）、腺苷三磷酸（ATP）及 5– 羟色胺。血小板释放 5– 羟色胺介导了血管损伤后的血管收缩[1]。

血小板黏附到损伤的血管壁后，血小板随即被激活，释放颗粒并且促进前列腺素的合成。血小板的磷脂产生花生四烯酸，血小板环氧化酶和血栓素合成酶将花生四烯酸转换为血栓素 A_2，血栓素 A_2 是强效血小板激活剂和血管收缩剂。血小板的颗粒释放反应和血栓素 A_2 的合成与 GPⅡb/Ⅲa 受体表达、纤维蛋白原与血小板的结合以及血小板聚集是协调的。以上过程导致快速的延续性血小板栓子的形成和止血[2]。被激活的血小板表面表达凝血蛋白酶受体，这些蛋白酶最终产生纤维蛋白加固血小板栓子。图 2.1 概括了血管损伤后的止血过程。需要注意的是，初级和次级止血过程几乎是同步进行的。

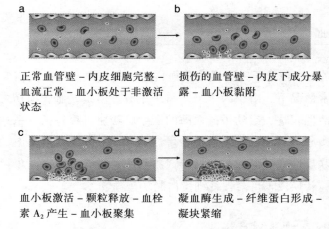

正常血管壁 – 内皮细胞完整 – 血流正常 – 血小板处于非激活状态

损伤的血管壁 – 内皮下成分暴露 – 血小板黏附

血小板激活 – 颗粒释放 – 血栓素 A_2 产生 – 血小板聚集

凝血酶生成 – 纤维蛋白形成 – 凝块紧缩

图 2.1 血管损伤后止血反应概括 a. 正常血管壁内皮是完整的，血流正常，血小板处于非激活状态。b. 血管损伤时，内皮下成分（如胶原蛋白）暴露，导致血小板黏附，这种黏附是由 von Willebrand 因子（vWF）和糖蛋白（GP）1b 介导的。c. 血小板一旦激活，其颗粒内容物 [腺苷二磷酸（ADP），5- 羟色胺] 释放，导致血管收缩及血小板聚集（由纤维蛋白原和血小板 GPIIb/IIIa 介导）。产生的血栓素 A_2 募集更多的血小板形成了血小板栓子。d. 血小板的激活促进了凝血的启动，产生凝血酶导致纤维蛋白的形成，从而加固了血小板栓子，随后栓块紧缩更加牢固。

凝血途径

激活凝血主要通过两个途径。主要途径包括，在VII因子或者活化的VIIa因子存在下，组织因子快速将因子X激活为Xa，将因子IX激活为IXa。在因子Va的存在下，Xa将凝血酶原转换为凝血酶。凝血酶剪切纤维蛋白原产生可溶性纤维蛋白，激活血小板，同时激活因子V、VIII、XI和XIII。在因子XIII作用下，可溶性纤维蛋白互相交联聚合，形成不可溶性纤维蛋白凝块[2]。图 2.2 总结了这些过程。

此外，凝血酶可以通过因子XII途径产生（图 2.2）。异常表面导致因子XII活化为XIIa。因子XII能够将前激肽释放酶转换为激肽释放酶，后者能够增强因子XII的活化。XIIa能够活化因子XI。这些反应需要一个辅助蛋白：高分子量激肽原（HMWK）。因子XIa随后激活因子IX，进而在VIII（VIIIa）的作用下，因子IXa将因子X活化为Xa[2]。

尽管因子Ⅻ途径在体外对凝血酶的产生很重要，但是在体内对凝血酶的产生并没有那么重要，因为缺乏因子Ⅻ、前激肽释放酶和HMWK 不会导致出血性疾病。这表明体内存在其他激活因子Ⅺ的途径，因为因子Ⅺ的缺乏并未导致出血性疾病。现阶段研究表明，组织因子途径产生的凝血酶能够反馈性激活因子Ⅴ、Ⅷ和Ⅺ，从而增强凝血[3]（图 2.2）。

纤维蛋白溶解

在止血性血栓形成和出血停止后，血管即开始修复，首先是纤维

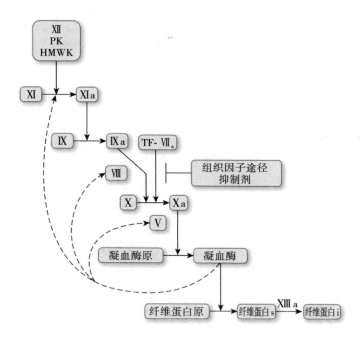

图 2.2 凝血机制 组织因子（TF）促发体内凝血途径。在组织因子途径抑制剂抑制 TF 活性之前，TF-Ⅶ复合物能够激活因子Ⅸ和Ⅹ。最初 TF 产生的凝血酶反馈性激活 因子Ⅴ、Ⅷ及Ⅺ，从而增强凝血。当异常表面存在时，因子Ⅻ启动的凝血非常重要， 但在体内凝血中并不重要。凝血酶剪切纤维蛋白原产生可溶性纤维蛋白，在因子Ⅷ作 用下，可溶性的纤维蛋白互相交联聚合，形成不可溶性纤维蛋白凝块

蛋白块的溶解。凝血酶能够促进内皮细胞分泌组织纤溶酶原激活物
（tPA）。纤溶酶原和 tPA 散布在纤维块内部，tPA 能够促使纤溶酶
原转换为纤溶解酶，导致生理性纤维蛋白溶解。纤溶酶原激活物抑
制剂（PAI）和 α_2- 抗纤溶酶能够将纤维蛋白溶解局限在纤维栓块
内（图 2.3）。

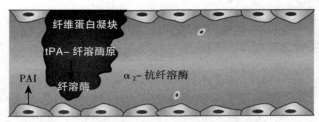

图 2.3　纤维蛋白生理性溶解　*在血管受损和血栓形成后，组织纤溶酶原激活物（tPA）
和纤溶酶原分散到纤维团块中，产生纤溶酶，该酶能够降解血栓。纤溶酶原激活物抑
制剂（PAI）和 α_2- 抗纤溶酶能够分别抑制 tPA 和纤溶酶，从而将纤维溶解过程局限
在纤维栓块内*

凝血调节机制

　　凝血级联反应和血小板功能受调节机制的控制，以此维持血液的
流动性（图 2.4）[4]。这些调节机制多数与血管内皮细胞有关，包括
蛋白 C 通路、抗凝血酶通路、组织因子通路抑制剂及纤维蛋白溶解
（详见上文）。内皮细胞通过至少 3 个途径调控血小板的活化，即：
分泌抗血小板聚集物的前列环素，分泌一氧化氮，表达腺苷二磷酸酶
CD39（具有抗血小板功能）。这些调节机制都具有非常重要的临床意
义，因为调节通路中的重要蛋白（如蛋白 C、蛋白 S 和抗凝血酶）的
缺乏都能够导致高凝状态和血栓形成风险升高。

　　蛋白 C 途径包括 3 个蛋白：蛋白 C、蛋白 S 和血栓调节蛋白。凝
血酶能够结合血栓调节蛋白形成复合物，这个复合物能够活化蛋白 C，
在蛋白 S 的存在下，活化的蛋白 C 能够使活化的因子 Va 和 Ⅷa 失活，
从而抑制凝血酶的产生。这个反馈抑制途径在调节凝血酶功能方面有
着重要作用，可以阻止过度的纤维蛋白积聚。

抗凝血酶通路是另外一个天然的抗凝血机制。血管内皮的管腔面表达硫酸乙酰肝素,能够催化抗凝血酶,从而抑制凝血酶和其他活化的凝血因子。

组织因子在发挥作用后,能够被组织因子途径抑制剂所抑制[3](图2.2)。

止血的实验室检查

1 血小板

血小板计数通常从全血细胞计数(CBC)检查中获取,计数器主

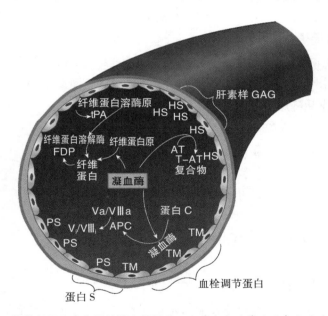

图 2.4 血管横断面示意主要的抗血栓通路 血管内皮的管腔面表达硫酸乙酰肝素(HS)和糖胺聚糖(GAG),从而催化抗凝血酶(AT),抑制凝血酶。凝血酶能够结合血栓调节蛋白(TM)形成复合物,这个复合物能够活化蛋白 C(APC),活化的蛋白 C 与蛋白 S(PS)结合能够使活化的因子 Va 和 Ⅷa 失活,从而抑制凝血酶的产生。内皮细胞分泌 tPA 启动纤维蛋白溶解。内皮细胞的抗血小板功能在图中未显示(FDP= 纤维蛋白降解产物)。此图引自 Rodgers GM. Hemostatic properties of normal and perturbed vascular cells. FASEB J, 1988, 2: 116−123,并经过作者同意后修改

要依据细胞的大小进行计数。目前认为，血小板功能的体内检测（如出血时间）并不可靠，因为它不能准确预测过度出血，也无法区分血小板功能正常和血小板功能异常的人[5]。血小板功能的体外检测 [如血小板功能检测仪（PFA）–100，Siemens Medical Solutions USA，Inc，Malvern，PA] 可能比出血时间更有意义，但是，目前评估血小板功能检测的共识委员会并未推荐 PFA–100 检测在临床中常规应用[6]。

检测血小板功能的金标准是光传输血小板聚集实验[7]。无论柠檬酸抗凝的全血还是血小板含量较高的血浆，均加入了血小板激动剂（如 ADP 和胶原），血小板的聚集程度都可以被定量。目前也出现一些检测血小板功能的新方法（如 VerifyNow™、Accymetrics、San Diego、CA 等），但这些方法在改善临床结局方面仍然缺少足够的实践证据[7]。

2 凝血因子

凝血酶原时间（PT）和部分凝血活酶时间（PTT）是两个检测凝血因子水平的方法。PT 主要检测因子Ⅶ途径和共同途径（因子Ⅹ、Ⅴ，凝血酶原和纤维蛋白原，图 2.4）。PT 时间延长通常表明至少上述一种凝血因子水平降低[7]。

PTT 检测的是因子Ⅻ途径（前激肽释放酶及 HMWK），因子Ⅺ、Ⅸ及Ⅷ，以及共同途径（因子Ⅹ、Ⅴ，凝血酶原和纤维蛋白原，图 2.5）。PTT 时间延长通常表明至少上述一种凝血因子水平降低[7]。

出血性疾病患者中 PT 和 PTT 检测的解读

与血小板计数结果结合，PT 和 PTT 检测能有效评估患者是否存在潜在出血性疾病。需要注意的是，在考虑患者是否有凝血缺陷前，要考虑是否存在血管破损出血和动静脉畸形。鉴于此，术前评估患者的出凝血史意义重大（第 3 章）。

如果怀疑患者止血功能异常，表 2.1 列出了可能的止血障碍和相应的实验室检查[2,7]。例如，如果患者 PT 延长，PTT 和血小板计数均正常，那么，需要检查该患者是否有肝脏疾病，是否正在应用华法林，

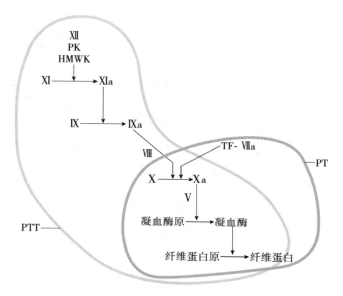

图 2.5　PT 和 PTT 实验检测凝血功能　PT 实验检测因子 VII 途径和共同途径（小圆圈内的部分）。PTT 检测的是因子 XII 途径，因子 XI、IX 及 VIII，以及共同途径（大圆圈内的部分）。PT 和 PTT 都不能反映组织因子和因子 X III 的活性。PT= 凝血酶原时间。PT= 部分凝血活酶时间

是否存在维生素 K 缺乏，以及是否存在弥散性血管内凝血（DIC）。如果患者 PTT 延长，PT 和血小板计数均正常，首先应排除肝素的应用，其次，应该检测因子 VIII、IX 和 XI 水平是否正常。很多出血性疾病患者的 PT、PTT 和血小板计数均正常，在对这些患者做出明确诊断前需开展深入检查。

表 2.1　出血性疾病患者止血筛查检测结果的解读及后续推荐测试

PT	PTT	血小板计数	概率	鉴别诊断	后续测试
↑	N	N	常见	因子Ⅶ缺乏（肝脏疾病，维生素K缺乏，华法林）	肝功能筛查
↑	N	N	罕见	因子Ⅶ抑制剂，遗传性凝血因子Ⅶ缺乏，DIC，超级华法林	因子Ⅶ，D-二聚体，溴鼠灵水平
N	↑	N	常见	因子Ⅷ，Ⅸ，Ⅺ缺乏，vWD，肝素	凝血酶时间，因子Ⅷ，Ⅸ，Ⅺ
↑	↑	N	常见	维生素K缺乏，肝脏疾病，华法林，肝素，超级华法林	凝血酶时间，肝功能筛查，凝血酶时间，溴鼠灵水平
↑	↑	↓	罕见	DIC，因子Ⅹ，Ⅴ，凝血酶原，纤维蛋白原缺乏，原发性纤维蛋白溶解	D-二聚体，因子Ⅹ，Ⅴ，凝血酶原，纤维蛋白原，FDP
↑	↑	N	常见	DIC，肝脏疾病，肝素	D-二聚体，肝功能筛查，凝血酶时间
N	N	N	常见	vWD，获得性血小板功能障碍（药物，尿毒症）	D-二聚体，vWD筛查
N	N	N	罕见	遗传性血小板功能障碍，因子ⅩⅢ缺乏，血管疾病，轻度因子缺乏	血小板聚集，因子ⅩⅢ检测
N	N	↓		血小板破坏增多，血小板生成减少，脾大	考虑所有凝血因子检测
N	N	↑		骨髓增生性疾病	考虑骨髓检查

DIC=弥散性血管内凝血。FDP=纤维蛋白降解产物。vWD=血管性血友病。上述鉴别诊断和后续推荐测试中已排除结构性因素导致的出血。华法林和超级华法林摄入可以通过测定维生素K依赖性凝血因子水平来证实：Ⅶ，Ⅹ，Ⅸ及凝血酶原。此外，具体的药物试验可用来评估华法林和超级华法林摄入。在超级华法林类药物导致的凝血功能障碍病例中，灭鼠剂溴灵水平占绝大多数。样品中肝素的存在可以通过凝血酶时间测试进行评估。血小板聚集试验应用来评估遗传性（而非获得性）患者血小板功能障碍。在PT和PTT检测筛选试验中，轻度因子缺乏可能无法被识别，因此可能导致过度的外科出血，但异常止血仍可导致正常的出血患者开展所有凝血因子水平的检测，以明确诊断

关键点

- 止血由血管内皮细胞、血小板、凝血蛋白以及纤维蛋白溶解机制之间的均衡交互作用而维持
- 初级止血（血小板）和次级止血（凝血）的缺陷都能够导致过度失血
- 天然抗凝机制（蛋白 C、蛋白 S 和抗凝血酶）调节凝血酶的生成，如果蛋白 C、蛋白 S 和抗凝血酶不足，可导致高凝状态
- 血小板功能检测的金标准是光传输血小板聚集实验
- PT 和 PTT 实验用来检测凝血机制，可用于出血患者出血性疾病的鉴别诊断

回顾性问题

1. 以下哪些属于初级止血？

A. 血小板黏附至受损的内皮

B. 血小板聚集

C. 纤维蛋白网形成

D. von Willebrand 因子

E. 纤维蛋白溶解

2. 血小板聚集和以下哪些有关？

A. 血小板释放反应

B. 抑制前列环素合成

C. 血管扩张

D. GP Ⅱb/Ⅲa 受体的表达

E. 纤维蛋白原与血小板的结合

3. 主要的凝血通路包括？

A. 因子Ⅶ

B. 因子Ⅷ

C. 因子Ⅺ

D. 因子 V

E. 凝血酶

4. 纤维蛋白溶解包括?

A. 纤维块的稳定

B. 分泌组织纤维蛋白溶酶原激活物

C. 纤维蛋白溶酶原激活为纤溶酶

D. 纤维蛋白溶酶原激活剂的活性增加

E. α_2- 抗胰蛋白酶活性降低

5. 检测血小板功能的金标准是?

A. VerifyNow^{TM}

B. 血小板功能分析仪

C. 光传输血小板聚集实验

D. 出血时间

E. PTT

6. 检测凝血因子水平的实验包括?

A. 出血时间

B. PT

C. 维生素 K 水平

D. PTT

E. 血小板计数

参考文献

[1] Rodgers GM. Overview of platelet physiology and laboratory evaluation of platelet fuction. Clin Obstet Gynecol,1999,42:349–359

[2] Rodgers GM. Common clinical bleeding disorders//Boldt DH.Update on Hemostasis: Contemporary Management in Internal Medicine:vol 1,number 2.New York:Churchill Livingstone,1990:75–120

[3] Broze GJ Jr.Tissue factor pathway inhibitor and the revised theory of coagulation.Annu Rev Med,1995,46:103–112

[4] Rodger GM. Hemostatic properties of normal and perturbed vascular cells. FASEB J, 1988, 2:116–123

[5] Lehman CM,Blaylock RC,Alexander DP,et al.Discontinuation of the bleeding time test without detectable adverse clinical impact.Clin Chem,2001,47:1204–1211

[6] Hayward CP,Harrison P,Cattaneo M,et al,Platelet Physiology Subcommittee of the Scientific and Standardization Committee of the International Society on Thrombosis and Haemostasis. Platelet function.J Thromb Haemost,2006,4:312–319

[7] Rodgers GM,Lehman CM.Diagnostic approach to the bleeding disorders// Greer JP,Foerster J,Rodgers GM,et al. Wintrobe's Clinical Hematology.12th ed.Philadelphia:Lippincott Williams & Wilkins, 2009:1273–1288

问题答案

1.ABD

2.ADE

3.BDE

4.BCD

5.C

6.BD

第3章

神经外科患者术前凝血评估

Venkatesh K. Rudrapatna, George M. Rodgers

循证背景

血管受损后，血管内皮、血小板、凝血系统和纤溶系统协作，在损伤局部形成血栓，有效阻止失血。上述任一环节出现问题，都会导致失血。整个止血系统是十分复杂的，目前常用的实验室检查尚无法全面准确地反映体内的止血过程[1]。

为了评价出血倾向，常在术前进行常规的凝血检查。在大多数情况下，也可以不用做凝血检查，因为询问患者的出血史是最好的术前筛查[2-5]。常规的术前凝血检查对患者的治疗并无太大益处[6-9]。最近，英国血液学标准委员会发表了术前或者有创检查前评估出血风险的指南[1]。基于文献回顾，该委员会认为术前血液学检查的预测价值并不高，因此，他们推荐，如果患者没有出血史，可以在术前不进行常规凝血检查。但是，该推荐仅基于数项研究结果得出。同样，意大利血液学和血栓协会最近也发表了术前评估出血风险的指南[10]。该指南的宗旨在于减少可预防的出血性并发症，不过度进行不必要的实验室检查。这些指南中的证据（尽管质量不高）包括从进行神经外科手术的成人中采集的证据，这些证据证实了病史、凝血酶原时间（PT）、部分凝血活酶时间（PTT）和血小板计数的临床价值；也包括从进行大手术（比如扁桃体切除术和神经外科手术）的儿童中采集的证据。但是，这些指南都有局限性，其所纳入的研究中的方法学质量比较低，未采用盲法进行评估，因此存在偏倚的可能性较大。而且，不同研究所采用的出血严重程度评价标准不同，实验室检查的正常参考值也不同。

位于澳大利亚维多利亚的皇家墨尔本医院进行的一项纳入 1211 例神经外科手术患者的为期 1 年的回顾性研究显示，许多患者的病史表明有潜在的出血倾向，但是实验室检查仅显示 PTT 延长。这些患者术前仅仅应用抗高血压药和麻醉药，结果出现了术后出血。因此，在大多数患者中，基于临床出血史的 PTT 的延长具有重要的预测价值[11]。

因此，目前仍缺乏有关术前常规凝血检查应用价值的随机研究，而有关神经外科手术术前凝血检查的研究数据更为缺乏。

常规和特殊凝血检查

1 常规检查

1.1 血小板计数

与所有其他的常规实验室检查一样，术前血小板测定的必要性依然存有疑问[8]。然而，有一个相对的共识，对于富含血管的器官的手术，如心脏手术和神经外科手术前有必要进行这种检测。正常的血小板计数消除了对于止血 – 血栓减少症的常规病症的担忧。血小板计数的基线值，可用于回顾性分析术中或术后出血，或者分析肝素诱导的血栓减少症。

1.2 凝血酶原时间（PT）

PT 是由自动分析仪测定的，它被用来评估外源性和共同的凝血途径，包括组织因子、因子Ⅶ以及凝血因子的共同通路 [因子Ⅱ（凝血酶原）、Ⅴ、Ⅹ和纤维蛋白原]。国际标准化比值（INR）只应作为一个对于应用华法林或其他维生素 K 拮抗剂的患者 PT 值的标准化测量。

1.3 部分凝血活酶时间（PTT）

PTT 是由自动化分析仪测定的。它测试凝血的内在完整性和共同途径。它检测内源性凝血（因子Ⅷ、Ⅸ和Ⅺ）的缺陷和抑制以及共同通路因子（包括狼疮抗凝物和治疗性抗凝药物）。它也检测因子Ⅶ、前血管舒缓素和高分子量激肽原的缺陷。因此，PTT能够直接检测血友病（因子Ⅷ和Ⅸ缺陷）和间接检测血管性血友病。它能够检测比较重要的以及常见的凝血疾病。因此，如果仅能开展一项检查以检测凝血疾病，它应该是PTT而非PT[12]。

1.4 凝血酶时间（TT）

TT通过在患者血浆中加入外源性凝血酶，测量纤维蛋白原转化为纤维蛋白的时间，这是凝血的最后步骤。它可能会发现低纤维蛋白原血症、异常纤维蛋白原血症、过多的纤维蛋白溶解及纤维蛋白降解产物（FDP）。延长TT的主要原因之一是肝素。血浆中肝素的存在可以使用巴曲酶时间分析法进行确认。在测定中，采用从蛇毒衍生出的巴曲酶酶来代替凝血酶。巴曲酶具有类似于凝血酶的作用，但与凝血酶不同的是，它不能由肝素抑制。患者应用肝素时，TT将延长，但巴曲酶时间正常。

2 特殊检查

这些检查不应该常规进行，应在咨询血液学家后进行。大多数测试的术前使用价值尚未得到证实。

2.1 外周血涂片

由血液学家或血液病理学家观察评估血涂片，有助于评估血小板减少或血小板增多的病因。

2.2 弥散性血管内凝血（DIC）检查：D-二聚体，纤维蛋白原，FDP

D-二聚体是一种FDP，是一种血块被纤维蛋白酶降解产生的存在于血液中的小蛋白片段。其得名源于其含有纤维蛋白原的两个交叉连接的D结构域。有证据表明，在DIC中D-二聚体和其他的FDP显著升高。由于DIC中大量纤维蛋白的沉积，纤维蛋白原水平通常下降。然而，情况并非总是如此，因为纤维蛋白原是一种急性期反应物，在存在炎症反应时增加，虽然纤维蛋白原在DIC进展时可能会降低，但低纤维蛋白原血症不一定会出现在所有的DIC病例中。诊断DIC的金标准是D-二聚体检测。

2.3　因子活性水平

特定因子水平可被测量，包括因子Ⅷ、Ⅸ和Ⅺ的水平。

2.4　1∶1 混合研究

此试验用于区分凝血因子缺乏和凝血因子的抑制，如狼疮抗凝剂，或特定的因子抑制剂，或针对Ⅷ因子的抗体。混合研究的事实依据是，因子水平达到正常的 50% 就能够得到正常的 PT 或 PTT 结果。该试验将患者的血浆与包含 100% 的所有因子水平的正常血浆按照 1∶1 的比例混合。混合后，PT 或 PTT 得到纠正表明凝血因子缺乏；没有纠正表明存在凝血因子抑制剂。

2.5　血管性血友病

该病的检测包括血管性血友病因子抗原（VWF ∶ Ag）和 vWF 辅因子活性（VWF ∶ RCO）的检测，VWF ∶ Ag 测量 vW 蛋白的数量，VWF ∶ RCO 测量 vW 蛋白的功能。而且，因子Ⅷ也是血管性血友病检测的重要组成部分。

2.6　出血时间

该检测一直被用以预测手术出血情况。虽然出血时间可用于血小板功能的预测，但它并非良好的预测出血风险的筛查试验。一项纳入 13 项将出血时间作为筛查试验的研究（其中 2 项是前瞻性研究）的回顾性分析显示，出血时间和手术出血之间没有相关性[13]。因为出血时间检查不敏感，具有侵入性，比较耗时，并且检测结果多受技术因素影响，所以，它目前在止血测试中意义不大，而且，指南并不支持使用出血时间检测。

2.7　血小板功能分析仪（PFA-100）

作为止血的筛查试验，这个试验已被报道优于出血时间检测，而且它在筛查血管性血友病（血友病）和内在血小板功能减退中已经取代了出血时间检测[14]。然而，由于缺乏确认其效用的研究，血栓与止血的国际协会的共识不推荐使用 PFA-100 测试[15]。

2.8　有关血小板聚集的研究

这个测试有很多技术要求，包括血液样品必须是 1h 之内采集的，而且患者一定要禁食，不能服用某些药物。该测试在评价疑似遗传性血小板质量缺陷的疾病中起到了重要作用。如果血小板数量显著降低（<100 000/μl），这种测试可能不准确。血小板聚集的金标准是血小板功能检测。

2.9 血栓弹力图

半个多世纪以来，血栓弹力图一直被用作一种评估凝血和纤溶的技术。即时检验分析仪的发展重燃了该测试用于评估出血风险的兴趣。该方法通过检测血浆或全血中纤维蛋白的聚合和血凝块强度变化的速率，用于反映血样中黏弹性的变化[16]。一些研究已经证实这一试验在肝脏手术中的应用价值，尤其是在肝脏移植中[17]。一些研究评估了血栓弹力图在儿童和成人神经外科围术期评估凝血的效用[18-20]。在这些研究中，血栓弹力图凝血分析提示了术后的高凝状态。然而，由于这些研究的规模和数量有限，目前不推荐在临床中常规使用血栓弹力图。

凝血测试的局限性

掌握凝血筛查测试的局限性和相关的临床情况，才能更好地诠释它们的临床意义。大多数此类测试是在实验室进行的体外实验，在试管中测量凝块的形成时间，并且需要加入外源试剂。这些测试可能无法准确地反映体内止血反应，而且不同人之间正常生理值存在差别，因此，需谨慎解读测试结果[1]。在实验室检查中，正常范围被定义为落入正常人群结果的平均值 ± 标准差之间的数值。因此，根据定义，5% 的健康人将会出现不正常的凝血测试结果。在没有相关临床信息的情况下，可能会产生不必要的进一步检查，导致延迟诊断、情绪焦虑、成本增加，以及与血液制品的不必要接触。此外，检测中采用的方法技术也存在一定影响，长时间使用止血带、创伤性失血、样本量不足、肝素污染、长期储存及采样均存在影响。病理状态和临床上重要的疾病都可能被生理反应修改或掩盖。例如，因子Ⅷ的水平，在妊娠和创伤应激后显著上升，这会导致 PTT 缩短，可能会掩盖轻度血友病 A 和血管性血友病的检测。

针对普通患者推荐的评估策略

Rapaport[5]在 1983 年发表了一篇名为"止血术前评估：如果可行，该开展何种测试？"的优秀综述，我们一直基于这篇文章推荐检测凝血的方法。针对普外科患者的方法也适用于神经外科的患者。

1　临床评估

重要的临床病史问题如下。

①是否有出血性疾病史（以下患者调查问卷摘自 Rapaport 的综述[5]和 Koscielny 等的综述[21]）？

- 是否曾经出现原因不明的嘴 / 牙龈出血过多或经常流鼻血？

- 是否有过肌肉或关节内出血？是否有过便血？

- 即使在没有明显损伤 / 创伤的情况下，出现大范围瘀伤或"蓝色斑点"（血肿）？是否有过小伤口流血过多？如果是的话，出血或"蓝色斑点"（血肿）的频率是多少：每周 1~2 次或更频繁？

- 你是否在拔牙后长期或严重出血？

- 你经历过哪些手术？包括微小手术，如皮肤活检、结肠镜检查或支气管镜活检。是否有直接或延迟出血？

- 是否存在其他健康问题？是否有肝脏疾病、肾脏疾病或凝血性疾病史？是否曾经输入全血、红细胞、血小板、血浆或血液凝血因子？如果是，请列出相应的操作或原因。

- 你目前应用什么药物吗？你应用抗凝血药物吗？最近 10d 你是否服用过阿司匹林或止痛药？你是否服用过非处方药、补品或替代性药物（如补药或草药制剂）？

- 你月经出血量过多吗？在你的印象中，是否有经期延长（>7d）或卫生棉条更换频率很高的现象？

②如果有出血史，疾病是家族性的还是获得性的？

- 发病年龄

- 症状持续时间

·对既往止血处理的反应

·家族史：是否有任何亲属在术后有出血倾向或出血过多？

③出血性疾病的类型有哪些？

表3.1总结了相应的临床与体格检查特征，用于区分血小板型出血和凝血型出血疾病。

④是否存在潜在的系统性疾病？这些包括：

·肝脏疾病

·可引起血小板减少症（充血性脾大）的疾病

·增加纤维蛋白溶解（缺乏抑制纤维蛋白溶解的肝源性因子，如 α_2-纤溶酶抑制剂）的疾病

·异常纤维蛋白原血症

·肾功能障碍

·甲状腺功能减退症

·淀粉样变

·DIC：感染、外伤、肿瘤、毒素、产科并发症、代谢性疾病

·用药史

·妊娠

表 3.1　血小板型出血和凝血型出血的特征

血小板型出血	凝血型出血
皮肤黏膜	大范围软组织瘀斑
轻微割伤后出血	不常见
瘀斑较小，较浅	瘀斑较大，可扪及
瘀斑和紫癜	血肿
显性遗传家族史	X连锁隐性疾病史
女性居多	男性居多
早期出血（渗出），相对轻度至中度	迟发性出血，相对中度至重度

此表总结了血小板型出血和凝血型出血病史和体格检查的特征，可以帮助区分血小板缺乏（功能障碍）与凝血级联反应障碍引起的出血

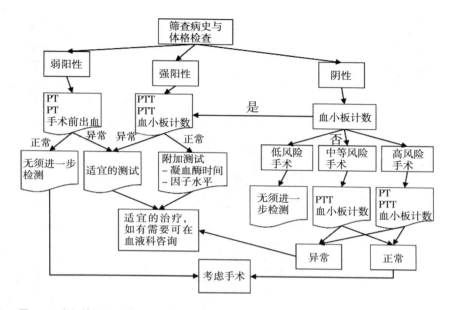

图 3.1　常规神经外科患者术前凝血评估策略　该策略考虑到临床病史和各种实验室检查。PT= 凝血酶原时间。PTT= 部分凝血活酶时间。这一评估策略适用于儿童和成人患者。一般而言，即使小的术后出血也可能是致死性的，因此神经外科手术被归类到中 - 高风险类别。大多数情况下，是否进行检测以及进行何种检测通常由外科医生根据个人的经验和专业知识决定。有关异常检测结果的进一步检查在本章其他部分叙述。对于无法明确判断的病例，应请血液科会诊

2　实验室评估

图 3.1 概括了常规神经外科患者术前凝血评估策略。

常规检查异常值的处理策略

表 3.2 给出了评估止血筛查试验（PT、PTT、血小板计数）的方法、鉴别诊断以及推荐的后续检测。图 3.2 总结了评估 PTT 延长的临床实用方法。

表3.2 出血性疾病患者止血筛查结果的解读与后续测试

血小板计数	PT	PTT	概率	鉴别诊断	后续测试
N	↑	N	常见	因子VII缺乏症（肝脏疾病、维生素K缺乏、华法林）	肝功能测试，尤其是蛋白测试
N	↑	↑	罕见	VII因子抑制剂，遗传性凝血因子VII缺乏，DIC，超级华法林	因子VII，D-二聚体、溴鼠灵灵水平
N	N	↑	常见	1.因子VIII、IX、XI缺乏 2.肝素、血友病	参考图3.2
N	↑	↑	常见	维生素K缺乏症，肝脏疾病、华法林，超级华法林	肝功能，凝血酶时间，溴鼠灵灵水平
N	↑	↑	罕见	DIC，因子V、X、凝血酶原，纤维蛋白原缺乏，原发性纤维蛋白溶解	D-二聚体，因子X、V，凝血酶原，纤维蛋白原，FDP
↓	↑	↑		急性DIC，肝素治疗	肝功能，D-二聚体，凝血酶时间
N	N	N	常见	血友病、获得性血小板功能障碍（药物，尿毒症）	血友病筛查
N	N	N	罕见	遗传性血小板功能障碍，凝血因子XIII缺乏，血管疾病包括遗传性出血性毛细血管扩张，轻度因子缺乏，纤维蛋白溶解异常	血小板聚集的研究，因子XIII，考虑检测所有凝血因子
↓↓	N	N		血小板破坏增多，血小板生成减少，脾大	外周血涂片
↑↑	N	N		骨髓增殖性疾病	外周血涂片，骨髓活检

DIC=弥散性血管内凝血。FDP=纤维蛋白降解产物。Vwd=血管性血友病。PT=凝血酶原时间。PTT=部分凝血酶原时间。上述鉴别诊断和后续测试测试中已排除结构性出血。华法林和超级华法林水平可以通过测定4种维生素K依赖性因子（VII、X、IX和凝血酶原）水平来证实。此外，具体的药物测试可用以评估华法林的摄入。溴鼠灵是超级华法林中导致凝血功能障碍的主要药物。样品中肝素的存在可以通过TT测试进行鉴定。血小板聚集测试能推荐用于评估可能存在遗传性（非获得性）血小板功能障碍的患者。PT和PTT测试是筛查试验，因此轻度因子缺乏可能无法通过这这测试检测到，但筛查正常也不能排除过度这正常可能导致的外科出血。筛查正常的出血性疾病患者可能需要针对所有凝血因子水平的检测，以明确诊断

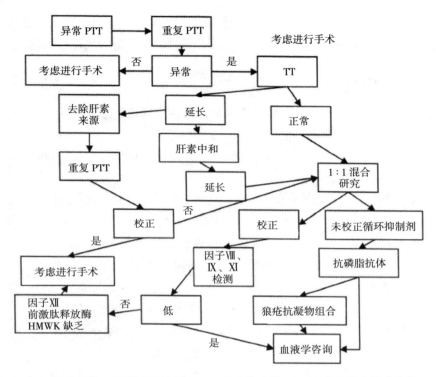

图 3.2 评估术前 PTT 延长的方法 TT= 凝血酶时间。PTT= 部分凝血活酶时间。HMWK= 高分子量激肽原。如果原始样品通过中心静脉线或动脉管路收集, 应重复检测从外周静脉穿刺收集的血样。皮下注射治疗剂量的低分子量肝素偶尔导致 PTT 的延长; 但是, 延长至超过 40s 是非常罕见的。狼疮抗凝测试必须最少两次, 间隔至少 6 周, 并且每次结果都是阳性, 才能诊断为抗磷脂综合征。这是为了防止患者因一过性阳性而被误诊

结 论

在检测即将接受神经外科手术（或者任何手术）的患者潜在止血问题时, 最重要的一步是出血相关的临床病史和体格检查。筛检试验不能代替临床病史或体格检查。令人意外的是, 神经外科领域, 缺乏精心设计的有关术前常规凝血检查的随机试验。目前, 执行一些廉价的检查（血小板计数、PTT、PT）似乎是合适的, 这些检查的主要作

用是为即将进行神经外科手术的患者的神经外科手术提供出血凝血状况的基线值。只有在患者存在临床指征的情况下才进行更专业的测试。

关键点

- 在筛选成人神经外科患者术后出血的风险时，患者的病史、PT、PTT 和血小板计数具有重要的临床价值
- 在成年患者中，血小板计数对于排除血小板减少症具有重要的临床价值
- PT 用于评估凝血的外源性和共同途径，常常用 INR 来表示
- 活化的 PTT 用于测试凝血的内源性和共同途径的完整性
- 对于即将接受手术的神经外科患者，PT 和 PTT 常作为常规筛查。但常规筛查的价值尚未经任何随机试验验证。虽然 PT 和 PTT 被推荐为常规筛查，但它最多只能提供基线值
- DIC 筛查通常不使用，但是，如果存在不受控制的凝血或出血，就需要进行 DIC 筛查。DIC 筛查包括 D- 二聚体（增加）、纤维蛋白原（下降）和 FDP（增加）。血小板计数也降低
- 只有掌握凝血筛查试验的局限性和相关临床状况，才能更有意义地解释其结果

回顾性问题

1. 评估患者手术出血风险的病史应包括以下几个问题？

A. 口腔 / 牙龈出血和经常流鼻血？

B. 术后有无出血过多？

C. 在没有明显的外伤情况下有无青紫发生？

D. 有无关节疼痛的病史？

E. 对阿司匹林是否过敏？

2. 评估患者手术出血风险的用药史应包括？

A. 阿司匹林

B. 乙酰氨基酚

C. 非类固醇抗炎药

D. 皮质类固醇

E. 华法林

3. 评估患者手术出血风险的病史应包括以下几个问题？

A. 出血性疾病的家族史

B. 饮酒

C. 吸烟史

D. 维生素和营养补充剂的使用

E. 糖尿病家族史

4. 下列哪些疾病可能对出血风险存在影响？

A. 淀粉样变

B. 肝脏疾病

C. 肾脏疾病

D. 类风湿关节炎

E. 雷诺病

5. 术前血小板计数：

A. 对所有成年患者至关重要

B. 如果术中需要输血，则不需要此项检查

C. 为术后状态提供有用的基线值

D. 确定是否存在血小板减少问题

E. 对于儿童患者不需要此项检查

6. 术前 PT 和 PTT：

A. 对所有成年患者至关重要

B. 如果术中需要输血，则不需要此项检查

C. 为术后状态提供有用的基线值

D. 可能在高达 5% 的健康受试者中出现异常

E. 对于儿童患者不需要此项检查

参考文献

[1] Chee YL,Crawford JC,Watson HG,et al;British Committee for Standards in Haematology. Guidelines on the assessment of bleeding risk prior to surgery or invasive procedures.Br J Haematol,2008,140:496–504

[2] Watson-Williams EJ. Hematologic and hemostatic considerations before surgery.Med Clin North Am, 1979,63:1165–1189

[3] Borzotta AP, Keeling MM. Value of the preoperative history as an indicator of hemostatic disorders.Ann Surg, 1984,200:648–652

[4] Rohrer MJ,Michelotti MC,Nahrwold DL.A prospective evaluation of the efficacy of preoperative coagulation testing. Ann Surg, 1988,208:554–557

[5] Rapaport SI.Preoperative hemostatic evaluation:which tests, if any? Blood,1983,61:229–231

[6] Robbins JA,Rose SD. Partial thromboplastin time as a screening test.Ann Intern Med, 1979,90:796–797

[7] Eisenberg JM,Clarke JR,Sussman SA.Prothrombin and partial thromboplastin times as preoperative screening tests. Arch Surg, 1982,117:48–51

[8] Kaplan EB, Sheiner LB, Boeckmann AJ, et al. The usefulness of preoperative laboratory screening.JAMA,1985,253:3576–3581

[9] Munro J,Booth A,Nicholl J.Routine preoperative testing:a systematic review of the evidence. Health Technol Assess, 1977,1:i-iv,1–62

[10] Cosmi B,Alatri A,Cattaneo M,et al;Italian Society for Haemostasis and Thrombosis. Assessment of the risk of bleeding in patients undergoing surgery or invasive procedures: guidelines of the Italian Society for Haemostasis and Thrombosis（SISET）.Thromb Res, 2009,124:e6–e12

[11] Schramm B,Leslie K,Myles PS,et al.Coagulation studies in preoperative neurosurgical patients.Anaesth Intensive Care,2001,29:388–392

[12] de Moerloose P. Laboratory evaluation of hemostasis before cardiac operations. Ann Thorac Surg,1996,62:1921–1925

[13] Lind SE.The bleeding time does not predict surgical bleeding.Blood,1991,77:2547–2552

[14] Posan E,McBane RD,Grill DE,et al.Comparison of PFA-100 testing and bleeding time for detecting platelet hypofunction and von Willebrand disease in clinical practice. Thromb Haemost, 2003,90:483–490

[15] Hayward CP,Harrison P,Cattaneo M,et al;Platelet Physiology Subcommittee of the Scientific and Standardization Committee of the International Society on Thrombosis and Haeostasis. Platelet function analyzer（PFA）-100 closure time in the evaluation of platelet disorders and platelet function.J Thromb Haemost,2006,4:312–319

[16] Wstson HG,Greaves M.Can we predict bleeding?Semin Thromb Hemost,2008,34:97-103

[17] McNicol PL,Liu G,Harley ID,et al.Patterns of coagulopathy during liver transplantation: experience with the first 75 cases using thrombelastography.Anaesth Intensive Care, 1994, 22: 659-665

[18] Goobie SM,Soriano SG,Zurakowski D,et al.Hemostatic changes in pediatric neurosurgical patients as evaluated by thrombelastograph.Anesth Analg,2001,93:887-892

[19] Abrahams JM,Torchia MB,McGarvey M,et al.Perioperative assessment of coagulability in neurosurgical patients using thromboelastography.Surg Neurol,2002,58:5-11,discussion 11-12

[20] EI Kady N,Khedr H,Yosry M,et al.Perioperative assessment of coagulation in paediatric neurosurgical patients using thromboelastography. Eur J Anaesthesiol,2009,26:293-297

[21] Koscielny J,Ziemer S,Radtke H,et al. A practical concept for preoperative identification of patients with impaired primary hemostasis. Clin Appl Thromb Hemost,2004,10:195-204

问题答案

1. ABC

2. ACE

3. ABD

4. ABC

5. CD

6. CD

第 **4** 章

与凝血和血小板功能相关的临床疾病

Justin D. Thomas, George M. Rodgers

本章简要总结遗传性和获得性出血和血栓性疾病。出血和血栓形成的获得性病因比遗传性病因更为常见。

血栓形成

血栓是在血管内形成血液凝块的过程，这样，通过循环系统阻碍了血液的流动。最常见的是下肢深静脉血栓。血栓形成的原因可以分为获得性与遗传性。Virchow 提出血栓形成由以下一个或多个原因引起：血流改变，血管内皮损伤，血液成分改变。本章主要讨论静脉血栓栓塞（VTE）。

静脉血栓形成原因概述

1 遗传性血栓形成

遗传性血栓形成是血栓形成的遗传倾向，通常出现于年轻患者（<50 岁）中，具有反复性。最常见的原因是因子 V Leiden 和凝血酶原基因突变，约占病例总数的 40%。表 4.1 总结了遗传状态、患病率以及相关的血栓形成风险。

抗凝治疗和急性血栓形成都可能影响血栓形成倾向的实验室评估。然而，有关因子 V Leiden 和凝血酶原基因突变的 DNA 检测，同型半胱氨酸的水平，均不受抗凝治疗的影响，结果相当可靠。表 4.2 总结了血栓形成倾向的其他遗传因素和潜在影响化验结果的混杂因素。尽管更多的实验室评估可以识别受影响的患者中超过 50% 的遗传性血栓形成倾向，但现有资料表明，阳性的血栓形成倾向测试结果并不会改变患者的治疗方式 [1]。

表 4.1　遗传性高凝状态

危险因素	患病率（白人）	静脉血栓栓塞风险
因子 V Leiden	杂合子 4%	7×
	纯合子 0.1%	80×
凝血酶原突变	2%	2.8×
同型半胱氨酸血症	5%~10%	2.5×
蛋白 C 或 S 缺乏症	0.30%	10×
抗凝血酶缺陷	0.04%	25×

本表显示了白人中 6 种最常见的遗传性血栓形成疾病及其静脉血栓栓塞风险

表 4.2　血栓形成和抗凝治疗对某些罕见的遗传性血栓性疾病检测的影响

高凝症	急性血栓形成	肝素治疗	华法林治疗	最佳检测
抗凝血酶缺陷	可以减小	下降	不变	功能性抗凝血酶检测
因子Ⅷ水平升高	急性期反应物（增加的）	*	*	事件停止治疗后 6 个月进行检测
蛋白 C 缺乏	可以减小	不变	无法衡量	功能性蛋白 C 测定
蛋白 S 缺乏	可以减小	不变	无法衡量	游离蛋白 S 水平

本表列出了血栓形成和抗凝治疗对某些罕见的遗传性血栓性疾病检测的影响。对于每种疾病，最佳检测时间应远离血栓形成事件，并且停止抗凝治疗至少 2 周。* 因子Ⅷ水平是通过凝血的方法来测定，其测量会受到肝素或华法林治疗的影响

2　获得性静脉血栓形成

　　获得性静脉血栓形成的易患因素包括先前的血栓事件、最近大手术或者住院、中央静脉置管、创伤、制动、恶性肿瘤、妊娠、某些药物（他莫昔芬或来那度胺）、骨髓增生性疾病以及抗磷脂抗体。许多静脉血栓患者有多种危险因素。1999 年在马萨诸塞州伍斯特市进行的基于人群的静脉血栓研究证实了这一点，这项研究发现了静脉血栓患

者的 6 项特征 [2]：①上个月制动超过 48h（45％的患者）；②近 3 个月住院治疗（39％）；③在过去的 3 个月接受手术（34％）；④在过去的 3 个月存在恶性肿瘤（34％）；⑤在过去的 3 个月出现感染（34％）；⑥目前住院（26％）。

在这项研究的 587 例静脉血栓中，只有 11％的患者不具备以上 6 点中的任何一点，而 36％的患者具备 1 点或 2 点，53％的患者具有 3 点。

2.1 恶性肿瘤

恶性肿瘤患者血栓事件的风险增加，是由于肿瘤能够表达促凝分子，如组织因子。临床静脉血栓发生在约 5％的癌症患者 [3] 和 12％中央静脉置管的癌症患者 [4]。

2.2 手术

血栓风险在手术中和手术后大大增加了。其他危险因素包括年龄，VTE 史，恶性肿瘤或内科疾病并存，血栓形成遗传倾向，较长时间的手术，麻醉，较长的固定时间 [5]。术后立即进行血栓预防能够大幅降低症状性 VTE 的发病率。对于存在持续 VTE 危险因素的患者，尤其是骨科患者，需要更长时间的血栓预防 [6]。2009 年一项前瞻性研究表明，神经外科患者 VTE 的发病率很高。使用机械预防，37 例患者中 5 例（13.5％）出现经超声证实的无症状深静脉血栓。这 5 例患者，最终 3 例出现了肺栓塞，这表明需要更多的药物预防 [7]。

涅米和阿姆斯特朗近期完成了一篇综述，详述了在血栓形成和颅内出血风险较高的神经外科患者中进行血栓预防管理 [8]。他们的结论是，血栓预防和过渡性治疗应根据个体风险和神经外科手术类型决定。术前使血液凝固功能正常化，术后相对较晚地使用低剂量的低分子量肝素（LMWH），可以使颅内出血风险最小化。

2.3 创伤

创伤显著增加 VTE 风险。一项研究表明，在 54％头部重大创伤、61％骨盆骨折、77％胫骨骨折、80％股骨颈骨折的患者中发现静脉血栓形成 [9]。3~4 周前的小创伤也能增加 VTE 的风险 [10]。

2.4　妊娠

与非妊娠妇女相比,同年龄段的妊娠妇女 VTE 风险增加 5~50 倍,可能原因是增大的子宫阻塞了静脉回流,以及妊娠相关的血液高凝状态。

2.5　药品

口服和透皮避孕药在开始使用的 4 个月内增加 VTE 风险。心脏与雌孕激素替代治疗研究(HERS)与女性健康倡议均表明,激素替代疗法能够使 VTE 的风险增加 2 倍,尤其是开始治疗的第 1 年。

2.6　制动

此类患者包括近期住院治疗的患者,卧床休息的患者, 不能自理的老年患者,卒中、心力衰竭或近期心肌梗死的患者,以及那些近期长途旅行的患者。

2.7　抗磷脂抗体

抗磷脂综合征的特征是存在针对结合阴离子磷脂的血浆蛋白的抗体,这些患者的临床特征常常表现为动脉或静脉血栓形成、妊娠并发症、反复流产、血小板减少。病因既可能是原发性的(特发性疾病),也可能是继发性的(继发于自身免疫综合征,如系统性红斑狼疮、恶性肿瘤、感染或药物反应)。虽然,在此类疾病中,部分凝血活酶时间(PTT)延长,并且与正常血浆混合依然不能纠正 PTT。但是,最理想的检测方法是检测狼疮抗凝物,免疫球蛋白(Ig)G 和 lgM 抗心磷脂抗体, 以及 β_2 糖蛋白 –1 IgG 和 IgM 抗体。抗磷脂抗体阳性能够改变治疗的时间。抗磷脂综合征患者,只要抗磷脂抗体检测结果阳性,就应该持续接受抗凝治疗[11]。

2.8　骨髓增生性肿瘤和阵发性睡眠性血红蛋白尿症

慢性骨髓增生性肿瘤,特别是真性红细胞增多症(PV)和原发性血小板增多症,其特征表现是动脉和静脉的血栓性并发症。阵发性睡眠性血红蛋白尿症(PNH)是一种克隆性骨髓疾病,可导致血管内溶血伴血红蛋白尿发作,偶见白细胞减少和血小板减少症。PNH 与静脉或动脉血栓形成的发生率增加有关。

2.9 肾脏疾病

慢性肾脏疾病、肾病综合征、肾移植均被报道与 VTE 的发病率升高有关。与肾功能正常的患者相比，Ⅲ/Ⅳ期慢性肾脏疾病的患者发生 VTE 的相对风险为 1.7[12]。

2.10 慢性肝病

普遍认为，肝病和肝硬化会导致凝血功能障碍。但是，一项纳入190 例慢性肝病住院患者的回顾性队列研究显示，12 例（6.3%）患者发生 VTE[13]。具体机制可能是获得性蛋白 C 和 S 缺乏。

2.11 血清高黏滞性

血栓形成可以是血清高黏滞相关疾病（瓦氏巨球蛋白血症或多发性骨髓瘤）的表现，红细胞的数量增加（PV），或红细胞变形性降低如镰状细胞病。症状包括由于血小板功能异常导致的出血、视觉障碍、神经系统缺陷、深静脉血栓形成、肺栓塞、门静脉和肝静脉血栓形成。

2.12 同型半胱氨酸血症

这种疾病可能是遗传性或获得性的。遗传性疾病与纯合性的甲基四氢叶酸还原酶的耐热突变体有关，或者与杂合性或纯合性胱硫醚 β 合成酶突变有关。在获得性疾病如维生素 B_6、维生素 B_{12} 及叶酸缺乏中，同型半胱氨酸浓度也可升高。

出血性疾病

1 血小板异常

血小板功能异常，包括常见的遗传性出血性疾病（血管性血友病）、罕见的遗传性疾病以及许多常见的获得性疾病。血小板异常的出血症状包括容易挫伤、皮肤黏膜出血、月经过多。

获得性血小板异常较为常见，最有可能的病因是继发于治疗性抗血小板药物。这些药物包括阿司匹林、其他非阿司匹林的非类固醇抗炎药、双嘧达莫、氯吡格雷以及其他糖蛋白（GP）Ⅱb/Ⅲa 受体拮抗剂（包括阿昔单抗和依替巴肽）。另一个获得性血小板功能障碍是肝脏疾病，慢性肝脏疾病和急性肝损伤都可诱导血小板缺陷。在众多因素的影响下，包括血小板与旁通膜的非生理性表面组分的相互作用、绕行期间低温、激活补体、细胞因子释放、凝血酶的产生，心肺转流术也会造成显著的血小板功能异常[14]。慢性肾衰竭相关的尿毒症由于内在血小板代谢缺陷也与临床出血增加相关。此外，恶性肿瘤、克隆性疾病以及继发于其他疾病的血小板减少症都有可能导致流血过多。

遗传性的血小板功能异常疾病包括最常见的出血性疾病、血管性血友病（vWD）以及罕见的血小板异常疾病，如巨大血小板和血小板无力症、血小板分泌和信号转导异常、Hermansky-Pudlak 综合征、Quebec 血小板异常。这一分类还包括花生四烯酸途径以及血栓素 A_2 的合成信号传导缺陷和异常。另外，细胞骨架调节缺陷包括 wiskottaldrich 综合征。最后，包括血小板促凝功能障碍的斯科特综合征。

2　获得性与遗传性凝血障碍型出血性疾病

凝血障碍的出血症状包括深部软组织血肿、内脏出血及血肿。最常见的获得性凝血障碍与抗凝药物相关，包括抗凝血酶抑制剂（如肝素类产品）、因子 Xa 抑制剂（如聚糖）及维生素 K 拮抗剂（如华法林）。肝病和营养不良导致的维生素 K 缺乏也可导致凝血性疾病。某些获得性抗体，也可以抑制凝血因子活性或增加凝血因子的清除，使患者更容易出血。影响凝血因子活性最常见的抗体是针对因子Ⅷ的抗体，称为获得性血友病 A。该病见于产后、风湿性疾病和某些实体瘤。此外还存在针对其他凝血蛋白的抗体。

遗传性或先天性凝血蛋白疾病包括血管性血友病、血友病 A（凝血因子Ⅷ缺乏）、血友病 B（凝血因子Ⅸ缺乏症）以及不常见的凝血因子缺乏，如纤维蛋白原、凝血酶原和因子 Ⅴ、Ⅶ、Ⅹ、Ⅺ和Ⅷ。凝血功能障碍的实验室评估在第 3 章中讨论。

关键点

- 出血和血栓形成的疾病可分为获得性与遗传
- 临床病史和适当的实验室检查可以确定患者是否具有血小板型或凝血型出血性疾病
- 遗传性血栓形成倾向通常见于年龄小于 50 岁的患者，通常是反复性血栓
- 获得性血栓疾病比遗传性更为常见，并且在具有以下任何状况的患者中都可能出现：血流量的改变（淤滞），血管内皮损伤，血液成分变化（高凝状态）

回顾性问题

在下面的病例中，答案有单选也有多选。

病例 1

B.C. 夫人是一名 65 岁的西班牙裔女子，椎管严重狭窄，行椎板切除术，目前正在进行术前评估。其病史显示 21 岁拔除 1 个第三磨牙后出血显著。患者否认其他手术史，但月经过多，轻微割伤后即出现轻至中度出血。进一步讨论后，发现了一个可能的出血显性遗传模式（数代男性和女性受到影响）。患者的全血细胞计数（CBC）和血小板计数在正常范围内。

1. 其病史更倾向于血小板性出血还是凝血性出血？

A. 凝血性，最有可能是遗传性

B. 凝血性，最有可能是获得性

C. 血小板性，最有可能是遗传性

D. 血小板性，最有可能是获得性

2. 在鉴别诊断中，两个最主要考虑的疾病为？

A. 血管性血友病

B. 遗传性血小板功能障碍

C. 血小板增多

D. 血小板减少

3. 以下哪一种获得性疾病最不可能？

A. 肝、肾功能障碍

B. 药物诱导的血小板功能障碍

C. 长期存在的骨髓增生性疾病

4. 你会开展以下哪些实验室检查？

A. 全血细胞计数排除血小板减少和骨髓增生性疾病

B. 凝血酶水平和 D- 二聚体

C. 血管性血友病测试

病例 2

J.F. 先生，45 岁，没有明显的出血史，最近出现了硬膜下血肿，需行血肿抽取术。手术顺利。但术后第 21 天，患者的右下肢出现红斑、肿胀和疼痛。经超声检查证实了深静脉血栓形成。进一步询问得知，其父亲和叔叔都经历过不明原因的血栓形成。

1. 根据病史及临床表现，推断此例患者为遗传性高凝疾病是否合理？

A. 不合理

B. 合理

2. 如果患者要求进行遗传性血栓形成倾向评价，应在抗凝治疗前进行哪些实验室检查？

A. 因子 V Leiden

B. 凝血酶原基因突变

C. 同型半胱氨酸水平，因为这些测试不受急性血栓影响

D. 抗凝血酶

E. 蛋白 C

F. 蛋白 S

3. 哪些测试应在应用肝素或口服抗凝剂期间进行?

A. 因子 V Leiden

B. 凝血酶原基因突变

C. 同型半胱氨酸水平, 因为这些测试不受急性血栓影响

D. 抗凝血酶

E. 蛋白 C

F. 蛋白 S

4. 哪些测试应在口服抗凝药停药后（1 个月）进行?

A. 因子 V Leiden

B. 凝血酶原基因突变

C. 同型半胱氨酸水平, 因为这些测试将不会受急性血栓影响

D. 抗凝血酶

E. 蛋白 C

F. 蛋白 S

参考文献

[1] Rondina MT,Pendleton RC,Wheeler M,et al.The treatment of venous thromboembolism in special populations.Thromb Res, 2007,119:391–402

[2] Spencer FA,Emery C,Lessard D,et al.The Worcester Venous Thromboembolism study: a population-based study of the clinical epidemiology of venous thromboembolism.J Gen Intern Med, 2006,21:722–727

[3] Stein PD,Beemath A,Meyers FA,et al.Pulmonary embolism as a cause of death in patients who died with cancer. Am J Med, 2006,119:163–165

[4] Cortelezzi A,Moia M,Falanga A,et al;CATHEM Study Group. Incidence of thrombotic complications in patients with hematological malignancies with central venous catheters: a prospective multicentre study. Br J Haematol, 2005,129:811–817

[5] White RH,Gettner S,Newmen JM,et al. Predictors of rehospitalization for symptomatic venous thromboembolism after total hip arthroplasty. N Engl J Med, 2000,343:1758–1764

[6] Leclerc JR,Gent M,Hirsh J,et al;Canadian Collaborative Group.The incidence of symptomatic venous thromboembolism during and after prophylaxis with enoxaprin:a multi-institutional cohort study of patients who underwent hip or knee arthroplasty.Arch Intern

Med, 1998,158:873-878

[7] Taniguchi S,Fukuda I,Daitoku K,et al.Prevalence of venous thromboembolism in neurosurgical patients.Heart Vessels, 2009,24:425-428

[8] Niemi T,Armstrong E.Thromboprophylactic management in the neurosurgical patient with high risk for both thrombosis and intracranial bleeding.Curr Opin Anaesthesiol, 2010;23:558-563

[9] Geerts WH,Code KI,Jay RM,et al.A prospective study of venous thromboembolism after major trauma.N Engl J Med, 1994,331:1601-1606

[10] van Stralen KJ,Rosendaal FR,Doggen CJ.Minor injuries as a risk factor for venous thrombosis.Arch Intern Med, 2008,168:21-26

[11] Derksen RH,de Groot PG,Kater L,et al.Patients with antiphospholipid antibodies and venous thrombosis should receive long term anticoagulant treatment.Ann Rheum Dis, 1993,21:689-692

[12] Wattanakit K,Cushman M,Stehman-Breen C,et al.Chronic kidney disease increases risk for venous thromboembolism.J Am Soc Nephrol, 2008,19:135-140

[13] Dabbagh O,Oza A,Prakash S,et al.Coagulopathy does not protect against venous thromboembolism in hospitalized patients with chronic liver disease.Chest, 2010,137:1145-1149

[14] Weerasinghe A,Taylor KM.The platelet in cardiopulmonary bypass.Ann Thorac Surg, 1998,66:2145-2152

问题答案

病例 1

1. C

2. AB

3. ABC

4. AC（血管性血友病检测，包括血管性血友病因子多聚体、因子Ⅷ活性、血管性血友病因子抗原、瑞斯西丁菌素辅因子活性，如果检测结果均正常，随后开展血小板聚集试验）

病例 2

1. A（这一特殊事件可以简单地由患者近期的手术及术后恢复

期间的制动解释；同样，没有临床资料支持以下观点：鉴定为遗传性血栓形成倾向将改变患者的治疗）

2. ABC（这些检测不受急性血栓形成影响）

3. ABC

4. DEF

第 5 章
影响凝血与血小板功能的药物

Amir Assel, Kenneth B. Hymes

围术期出血的管理对于任何外科医生而言都是非常重要的，应用抗凝和抗血小板治疗使这一问题变得更加重要。神经外科许多需要急诊或择期手术的患者均应用过抗凝药物，为了降低出血风险，有必要逆转抗凝药物的作用。在围术期，抗凝药物治疗的中断与管理并非易事。本章回顾了经典及新型抗凝药物的作用机制，并为围术期抗凝治疗的管理提供了理论基础。

口服抗凝治疗（OAC）在很多疾病中应用，在心房颤动、左心室血栓或心脏瓣膜置换的患者中，可以用于预防卒中。OAC 也可用于治疗深静脉血栓（DVT）、肺栓塞以及各种获得性和遗传性血凝过快。抗血小板治疗用于卒中和冠心病的一级、二级预防。OAC 也可在接受裸金属支架或药物洗脱支架介入治疗的急性冠状动脉综合征患者中预防支架内血栓形成。心房颤动患者存在发生急性冠状动脉综合征的风险，这些患者经常接受"三联疗法"，即应用两种抗血小板药物联合 OAC 进行治疗。最后，低剂量的抗凝治疗也用于住院患者的 DVT 预防。对于即将接受神经外科手术的患者，这些抗凝治疗的应用带来了管理难题。

维生素 K 拮抗剂（VKA）

最常用的 VKA 是华法林[1]。VKA 通过干扰维生素 K 依赖性凝血因子（Ⅱ、Ⅶ、Ⅸ和Ⅹ）的合成发挥其抗凝作用[2]。VKA抑制维生素K环氧化物的还原。还原形式的维生素K对于维生素K依赖性凝血因子的N末端区域谷氨酸残基的γ羧化是必要的。γ羧化能够促进钙结合，产生蛋白质结构的构象变化，促进维生素K依赖性抗凝因子结合到磷脂表面的辅因子，从而发挥促凝剂的作用。

当VKA的抗凝作用需要得到扭转时，需要考虑临床情况的紧急程度（择期手术还是急诊手术）、药物的半衰期以及维生素K依赖性凝血因子的半衰期。

逆转 VKA 的门诊管理

基于国际标准化比值（INR）和出血状态，美国胸科医师学会（ACCP）对VKA的药理学与门诊管理制订了指南[2]。如果INR超标，但小于5，可以停用VKA或调整剂量，更频繁地监测INR，而当INR恢复到正常治疗范围时，可以恢复应用VKA。如果5 ≤ INR<9，需停用VKA，更频繁地监测INR，当INR恢复到正常治疗范围时，可以恢复应用调整剂量的VKA。换言之，该指南要求以下情况应用口服维生素K：如果患者存在出血的风险，停用华法林并口服1~2.5mg的维生素K，或者，对于需要紧急手术的患者，口服5mg以下维生素K，如果INR在24h后仍然处于高值，需要再次补充维生素K。如果INR>9，患者没有严重的出血，停用VKA治疗并口服高剂量的维生素K（2.5~5mg），更频繁地监测INR。如果患者存在严重出血且INR升高，无论INR升高多少，该指南建议停用华法林，慢速静脉注射10mg维生素K，并根据临床情况的紧急性，决定是否合用新鲜冰冻血浆（FFP）、凝血酶原复合物浓缩物（PCC）或重组凝血因子Ⅶa（rFⅦa）。必要时可重复给予维生素K。表5.1总结了这些建议。

表 5.1　美国胸科医师学会（ACCP）对于应用 VKA 患者的药理学与门诊管理指南

临床情况	治疗	参考文献
华法林 INR<5	维持剂量	1，2
华法林 INR 5~9	维持剂量 口服维生素 K 1~2.5mg	1，2
华法林 INR>9，无出血	维持剂量 口服维生素 K 2.5~5mg	1，2
华法林和出血	维持剂量 静脉滴注维生素 K10mg 凝血因子替代（FFP、PCC 或 rFⅦa）	1，2
普通肝素治疗水平之上的 PTT	中断肝素静脉滴注 2~4h；恢复肝素静脉滴注时减少剂量	26，35
普通肝素治疗水平之上的 PTT 和出血	中断肝素静脉滴注 2~4h；恢复肝素静脉滴注时减少剂量；鱼精蛋白	35，36
低分子量肝素和出血	维持剂量鱼精蛋白（部分有效；PCC 或 rFⅦa）	35，36
肝素戊糖	维持剂量 PCC 或 rFⅦa	35，36，39
直接凝血酶抑制剂	维持剂量 PCC 或 rFⅦa（无有效证据）	41，43
口服 Xa 抑制剂	维持剂量 PCC 或 rFⅦa	42，43

INR= 国际标准化比值。PTT= 部分凝血活酶时间。FFP= 新鲜冰冻血浆。PCC= 凝血酶原复合物浓缩物。rFⅦa= 重组凝血因子Ⅶa

紧急逆转 VKA 的作用

维生素 K

口服维生素 K 具有良好的生物利用度，但静脉给药具有起效更快的优势，而且维生素 K 的各种口服制剂的功效不同 [3]。静脉注射确实比皮下注射维生素 K 起效更快，后者在注射后的 72h 才起效 [4]。此外，皮下注射维生素 K 具有不可预测的生物利用度和临床疗效 [5-6]。

当 INR>10 时，研究表明静脉注射维生素 K 起效要快 2h，当 INR 为 6~10，静脉和皮下注射的起效时间几乎是相同的 [7]。因此，存在活动性出血时，静脉注射维生素 K 是首选方案。然而，如果需要快速矫正 INR，静脉注射维生素 K 并不是唯一的方法 [8]。

静脉注射维生素 K 必须缓慢，以预防变态反应的发生。这种反应，虽然比较罕见（估计每 10 万例有 3 例），但可能是致死性的。特别是在神经外科出血病例中，止血的获益大于风险 [9]。推荐的输注速率为 1mg/min，也有人推荐更低的速率，低至 1mg/h[10]。通常的做法是，用 50ml 静脉流体稀释维生素 K，在 30min 内滴注完毕 [11]。

维生素 K 的起效时间取决于凝血因子的半衰期。因子Ⅶ的半衰期为 5h，是半衰期最短的，而因子Ⅱ、Ⅸ和Ⅹ的半衰期分别为 65h、25h 和 40h，将其恢复到止血的水平分别需要 24~72h。因此，应用 FFP、PCC 或 rFⅦa 更换凝血因子，对于快速逆转 VKA 的作用非常必要。

FFP

在美国，FFP 常用于逆转华法林的作用 [12]，常用剂量为 15ml/kg。有数据表明，该剂量可能不足以纠正凝血障碍，因为凝血因子Ⅸ水平可能仍处于低位 [13]。已有人推荐应用 40ml/kg 的高剂量 [14]，而且患者可能需要 2L 的总容量 [15]。应用大容量 FFP 的缺点是存在液体超负荷的风险；此外，FFP 扩展了血浆总容量，从而减少了凝血因子活性的有效增加。FFP 的早期应用增加了 24h 内校正凝血病的可能性 [16]。可以通过实施旨在快速诊断和 FFP 输液的机构协议来减少死亡率和出血进展 [17]。然而，一些研究指出，FFP 给药的困难主要在于准备 FFP 需要较长的时间，而且存在液体超负荷的风险，而接受 OAC 治疗的许多患者都可能有心脏疾病 [16,18-19]。与任何血液制品一样，FFP 具有传播传染病的风险。考虑到以上不足，人们不断研究 FFP 的替代疗法，如 PCC 和 rFⅦa，不久的将来这些可能会纳入治疗指南。

PCC

PCC 是血浆源性产品，包含凝血因子 Ⅱ、Ⅴ、Ⅶ和Ⅸ [20]。食品与药品监督管理局（FDA）批准 PCC 用于因子Ⅸ缺乏的 B 型血友病的治疗，但其药品标签上注明用于因子Ⅸ活性的测量。不同产品在凝血因子组成比例上各有不同，在美国上市的大部分产品，凝血因子Ⅶ的比例比因子Ⅸ小。Schulman 和 Bijsterveld 总结了常用的 PCC [15]。这些产品均源自人类血浆，具有传播传染病的风险。因此，所有这些产品都要进行清除病毒处理。PCC 中凝血因子的浓度比 FFP 中高约 25 倍，因此，有效治疗需要更少量的 PCC 即可达成。基于前面已经叙述的 FFP 的局限性，关于药理学和 VKA 管理的 ACCP 指南强调"立即和全面纠正凝血只能通过应用凝血因子浓缩剂来实现" [2]。

对于 INR ≤ 5 的患者，推荐联合应用 500U 的 PCC 与维生素 K [21]。INR 逆转能够在 10min 内实现，并且持续效果长达 12~24h。对于 INR>5 的患者，推荐应用更高的剂量（可高达 1500U），或基于体重的剂量（26U/kg）[22]。给药剂量也可以应用患者的 INR、目标 INR 和体重进行计算 [15]。采用患者的 INR 和目标 INR 之间的差值，乘以患者的体重（kg），得到的数值就是凝血因子浓缩物的量或 FFP（ml）的量。这个公式往往高估了替代治疗的量，因为凝血因子分布在血浆中，而血浆约占 70% 的体重。

PCC 存在引起静脉和动脉血栓的风险 [20]。由于更长半衰期凝血因子（因子Ⅱ和Ⅹ）的积聚和活化凝血因子在产品中的存在，高剂量的 PCC 可能增加血栓栓塞的风险。不同产品风险各不相同，一些制剂含有不同水平激活的凝血因子，有的产品已包括蛋白 C 和 S，以提供凝血与抗凝血蛋白、抗凝血酶和肝素之间的平衡，以抑制体内血栓因子的活化。

在脑出血的背景下，有人对于 PCC 的应用进行了研究，在校正 INR 方面，与联用 FFP 和维生素 K 或单独应用维生素 K 相比，PCC

在逆转抗凝药物效果上更有优势，可见血肿体积减小和围术期出血减少等改善。84% 的应用 PCC 的患者 INR 得到逆转，然而，在应用 FFP 的患者中这一数据为 39%，在单独应用维生素 K 的患者中这一数据为 0。然而，这些差异对于临床结局没有显著影响。在每项研究中都有数例患者出现血栓并发症。数据的统计学分析并未发现，PCC 较其他药物增加了血栓形成的风险。所有这些研究均为回顾性研究，或者比较治疗组与历史对照组的研究，因此，这些研究结果仍有待随机对照研究进一步证实 [17-21]。

rFⅦa

rFⅦa 最初用于治疗血友病 A（凝血因子Ⅷ缺乏）和血友病 B（凝血因子Ⅸ缺乏）患者的出血 [23]。在美国，FDA 批准它用于血友病 A 和血友病 B 中的出血事件、外科手术患者的出血预防、因子Ⅶ缺乏症以及因子Ⅷ或Ⅸ获得性缺陷的患者。它被广泛用于手术中不可控制的出血。在颅内出血（ICH）方面，rFⅦa 被用于创伤性脑出血、自发性脑出血以及抗凝相关的颅内出血的研究中。

在创伤性脑出血中，研究人员应用随机对照试验，研究了 rFⅦa 在预先未接受抗凝治疗的患者中的疗效 [24]。患者被随机分配至安慰剂组或递增剂量（40~200μg/kg）的 rFⅦa 组。患者的死亡率或不良事件没有显著差异，但 80μg/kg 或更高剂量 rFⅦa 组有血肿体积减小的趋势，同时，深静脉血栓的风险也随之增加。

在自发性脑出血中，Mayer 等采用 4 项随机对照试验研究了 rFⅦa 的疗效 [25-28]。在一项规模较大的试验中，399 例脑出血患者随机接受安慰剂或递增剂量的 rFⅦa（40μg/kg、80μg/kg 或 160μg/kg）治疗 [25]。口服抗凝药物的患者被排除在外。第 90 天，与对照组相比，rFⅦa 治疗组的患者血肿扩大有所减少，死亡率和机体功能有所改善。但 rFⅦa 治疗组发生了更多的血栓栓塞事件（治疗组 7% vs 安慰剂组 2%）。同一研究团队开展了Ⅲ期临床试验 [28]，841 例患者随机接受安慰剂或 20μg/kg 或 80μg/kg 的 rFⅦa。同样，血肿扩大的减少得到了证实，但对照组与研究组在死亡率或不良临床事件发病率方面没有显著差异。在 80μg/kg rFⅦa 组中，动脉血栓事件的发病率有所升高。因此，目前 rFⅦa 仍未被批准用于自发性脑出血的治疗。

也有研究人员对 rFⅦa 在逆转抗凝药物的疗效方面进行了研究。在 13 例患者的系列报道中，给予口服抗凝药物导致明显临床出血或 INR 过高（>10）的患者 rFⅦa 治疗 [29]，剂量为 15~90μg/kg。在所有患者中，INR 立即减小。对因子活性进行了测定，只有Ⅶ因子增加。在一项前瞻性研究中，接受 OAC 的患者出现急性大出血，给予固定剂量的 rFⅦa（1.2mg）用于抗凝的逆转 [30]。结果表明，16 例患者中的 14 例平均 INR 显著降低，止血效果显著。但是，有些患者同时服用了维生素 K 和 FFP。

在一个中枢神经系统出血的系列病例报道中，联合应用 rFⅦa 与 FFP[31]。每例患者接受 1.2mg 的 rFⅦa，所有患者的 INR 均在 2h 内正常化，手术失血量 ≤ 100ml。另一个类似的系列病例报道，除外 FFP 和维生素 K（15~90μg/kg），还应用了 rFⅦa。结果显示，INR 的平均值从 2.7 下降至 1.08。另外一项针对华法林相关脑出血的回顾性对照研究，研究组 12 例患者接受 FFP、维生素 K 以及 rFⅦa 治疗，对照组仅接受 FFP 和维生素 K 治疗 [32]。rFⅦa 组的死亡率较高，但这些患者入院时的格拉斯哥昏迷量表评分也较差。rFⅦa 组纠正 INR 的时间更早（8.8h vs 32.2h），而且 FFP 的用量减半。rFⅦa 组 1 例患者出现弥散性血管内凝血（DIC），但该患者有肾脏疾病且接受过多次 rFⅦa 治疗。在另一项回顾性研究中，对应用华法林和创伤性脑出血的患者紧急应用 1.2mg rFⅦa 的疗效进行了研究 [33]。每个队列纳入了 20 例患者。rFⅦa 组的 INR 正常化时间更早（4.8h vs 12.5h），死亡率或血栓事件的发病率没有组间差异。

根据以上证据，rFⅦa 似乎在颅内出血的治疗中未发挥重要作用，且与是否接受华法林治疗无关。因此，应在其他治疗失败的情况下，应用 rFⅦa。

肝　素

肝素通常用于急性冠状动脉综合征的治疗，用于 DVT 的治疗及预防。在安装了人工心脏瓣膜和心房颤动风险高的患者中，它们也被用作桥接治疗手段。急性冠状动脉综合征的治疗通常是短期的，仅在急性住院期间。对于 DVT，抗凝治疗通常需要较长时间，通常直到 VKA 出现治疗效果才会停用肝素，广泛应用这些药物往往影响神经外科患者的围术期处理 [34]。

1　普通肝素（UFH）

UFH 是从猪肠子衍生的硫酸化糖胺聚糖的非均相混合物 [35]。它通过一个高亲和性的戊糖结合抗凝血酶发挥其抗凝作用。肝素抗凝血酶复合物可以高亲和性地结合因子 Xa，肝素的抗凝活性主要通过凝血因子 Xa 的灭活实现。较大的肝素分子还可以灭活凝血酶（因子 IIa），并提供额外的抗凝作用。

UFH 可以通过全剂量静脉注射用于全身抗凝，或在较低剂量下，用于 DVT 的预防。可以通过部分凝血活酶时间（PTT）来监测静脉 UFH 的治疗效果。接受 UFH 的患者遇到危及生命的出血时，如在颅内出血的情况下，必须迅速应用药物逆转其治疗效果。因为静脉内肝素的半衰期很短（60~90min），中断给药是治疗这种药物引起的出血最常用的手段。

肝素导致的凝血病可通过鱼精蛋白来实现更直接的校正。鱼精蛋白是从鱼精子中提取的基本蛋白，并且可以迅速地结合肝素形成稳定的化合物 [36]。1mg 的鱼精蛋白可以中和约 100U 的 UFH。鱼精蛋白的剂量是通过 3h 前给予 UFH 的量计算的。因此，如果 UFH 的剂量为 1200U/h，12mg 的鱼精蛋白将扭转过去 1h 的剂量，6mg 可以逆转之前 1h 的剂量，3mg 可以逆转更前的 1h 的剂量，所以，总剂量为 21mg。鱼精蛋白的最大剂量为 50mg，它具有约 7min 的短半衰期。鱼精蛋白的效果可以采用 PTT 进行监测。鱼精蛋白可以出现严重的副作用，包括心动过缓和低血压，这可通过缓慢输注来避免。对于接受精蛋白 – 胰岛素的患者，经历了输精管结扎术，或者对鱼过敏的患者，可能会出现过敏反应，包括过敏性休克。对于此类患者，可预先采用皮质类固醇和抗组胺药来预防过敏反应。

2　低分子量肝素（LMWH）

LMWH 由 UFH 通过化学或酶解聚合成[36]。这些 LMWH 包括依诺肝素、达肝素、达那肝素、那屈肝素和亭扎肝素。与凝血酶相比，LMWH 抑制因子 Xa 活性的作用更强。LMWH 通过一个五糖分子结合于凝血酶来发挥抗凝作用。通常情况下，LMWH 的使用剂量基于体重进行计算，并且通过肾脏代谢，所以，肌酐清除率 <30ml/min 的患者应谨慎应用。LMWH 的治疗效果可以通过 Xa 水平进行监测。通常不需要常规监测抗 Xa 水平，然而，对于妊娠期（血浆体积随时间推移而增加）或肾功能处于临界值的患者，可能有必要监测。

3　肝素戊糖

肝素戊糖（磺达肝癸；商品名戊聚糖钠）是人工合成的肝素中与抗凝血酶结合的戊糖序列的类似物[36]。肝素戊糖选择性抑制因子 Xa，具有更长的半衰期，可以每日给一次药。有人研究了磺达肝癸在 DVT 的治疗和预防以及急性冠状动脉综合征的治疗中的作用[37]。在出血并发症方面，类似于 UFH 和 LMWH，肝素戊糖是相对安全的。当患者的肌酐清除率 <30ml/min 时，禁止应用肝素戊糖。它能安全地用于肝素诱导的血小板减少症（HIT）。用于 DVT 的预防和急性冠状动脉综合征的治疗时，剂量为 2.5mg。用于 DVT 的治疗时，需要更大的剂量 7.5mg。有时根据体重调整剂量，当患者的体重 <50kg 时，剂量为 5mg；当患者体重 >100kg 时，剂量为 10mg。

与 UFH 不同，LMWH 和磺达肝癸的半衰期更长（分别为 8~12h 和 17~21h）。因此，如果正在接受这些药物治疗的患者发生出血，中断给药不会导致抗凝活性的快速下降。

鱼精蛋白具有扭转 LMWH 的抗凝作用，但它并非完全有效。鱼精蛋白主要具有结合至更大的肝素分子以及逆转抗凝血酶的效应，它对抗 Xa 因子的作用很小。ACCP 指南推荐用 1mg 硫酸鱼精蛋白来对抗 100U 的 LMWH。对于依诺肝素，1mg 相当于 100U 的抗 Xa。

磺达肝癸目前没有批准的解毒剂，其抗凝作用不能由鱼精蛋白抑制，因为其作用机制是拮抗因子 Xa。在一项纳入 16 例健康志愿者的研究中，受试者被随机分配至以下 3 组：10mg 磺达肝癸和 90μg/kg rFⅦa 组（$n=8$）、聚糖和安慰剂组（$n=4$）、安慰剂和 rFⅦa 组（$n=4$）[38]，测定了凝血酶的生成和活性。磺达肝癸将凝血酶生成时间延长了 1 倍，降低了凝血酶活性，并降低了凝血酶原活化肽片段 1+ 2（F1+2）。所有以上这些变化，可以被 rFⅦa 逆转。此外，磺达肝癸给药后，略微增加了活化部分凝血活酶时间（aPTT）和凝血酶原时间（PT），目前尚无临床研究探讨在出血背景下 rFⅦa 对磺达肝癸的扭转作用。

4 口服 Xa 抑制剂

口服 Xa 抑制剂是与因子 Xa 结合并抑制其酶功能的小分子合成物 [38]。利伐沙班经 FDA 批准，用于骨科手术后 DVT 的预防，剂量为 10mg/d。对于非瓣膜性心房颤动患者，预防动脉栓塞的剂量为 20mg/d[38]。在治疗 DVT 上，它被证明并不劣于依诺肝素，而且，ROCKET AF 临床试验（利伐沙班 Xa 抑制剂 vs VKA 预防心房颤动引起的卒中与栓塞试验，利伐沙班的用药方式为每天一次，口服）结果显示，Xa 抑制剂治疗心房颤动的效果与华法林无显著差异 [39]。与磺达肝癸一样，利伐沙班目前也没有解药，但是，在动物模型中，rFⅦa 已显示出部分逆转利伐沙班诱导的出血时间延长、PT 延长以及产生凝血酶的作用 [38]。

直接凝血酶抑制剂

直接凝血酶抑制剂（DTI）是抑制可溶性以及与纤维蛋白结合的凝血酶的人工合成分子 [40]。有 4 种静脉内应用的 DTI 被 FDA 批准：来匹卢定、地西卢定、比伐卢定和阿加曲班。口服的替代方法也是可用的，达比加群应用最早。

来匹卢定可以用于肝素诱导的 HIT，以 0.15mg/（kg·h）的速率输注。由于抗体的形成会延迟肾清除率，所以药物会在体内累积，因此，要根据 PTT 值调整应用剂量。

地西卢定经 FDA 批准用于髋关节手术患者 DVT 的预防。皮下注射剂量为 15mg，每天两次，其疗效优于 UFH 和依诺肝素。当患者存在严重肾功能障碍时，建议减少剂量并监测 PTT。

比伐卢定是一种合成分子，能够可逆性结合凝血酶，因此，与来匹卢定和地西卢定相比，比伐卢定安全性更佳。比伐卢定的半衰期很短，为 25min，可在 5min 内达到治疗效果。目前，比伐卢定仅用于急性冠状动脉综合征的经皮冠状动脉介入治疗，对于严重肾功能障碍者，比伐卢定是禁用的。

阿加曲班能够可逆性结合凝血酶。在美国，它被批准用于治疗 HIT。阿加曲班的给药方式为静脉输注，速率为 2μg/（kg·h）。阿加曲班由肝脏清除，对于肾衰竭的患者无须调整剂量。治疗效果可通过 aPTT 进行监测。阿加曲班也延长了 PT，因此，当其作为一种过渡性治疗配合华法林应用时，需要较高的 INR，通常大于 4。

达比加群是一种口服 DTI，它有可能替代 VKA。在加拿大和欧洲，达比加群目前已被批准用于接受全髋关节置换术患者的 DVT 预防。在美国，它也被批准用于心房颤动患者卒中的预防。它需要通过肾脏排泄，因此，对于肾功能障碍患者，需要调整剂量。对于有严重肾脏疾病（肌酐清除率 <30ml/min）的患者是禁忌的。预防 DVT 时，达比加群的应用剂量为 150mg 或 220mg，治疗心房颤动时，达比加群的应用剂量为 150mg，每天两次。达比加群的抗凝作用不能通过 PT 或 PTT 进行可靠评估。校正后的 PT 或蝰蛇毒凝血试验可能有益于监测该药；然而，这些测试结果与出血风险之间的相关性还没有被验证。

任何 DTI 都没有特效解毒剂。虽然血液透析可以从血液中除去一些药物，但并未显示这种治疗对临床出血的功效 [41]。

已有研究人员在人类志愿者中开展了有关 PCC 逆转达比加群与利伐沙班的抗凝血作用的研究 [42]。接受利伐沙班的患者的凝血参数（包括 INR、PTT、PT 以及内源性凝血酶潜能）可以被正常化，但是对于接受达比加群的患者，没有什么作用。

在研究中，予 10 例健康志愿者去氨加压素 [43]。结果显示，因子Ⅷ增加，蛋白 C 水平增加，减少了水蛭素诱导的 aPTT 延长。在另一项研究中，对含有比伐卢定和阿加曲班的血液样品进行离体分析，rFⅦa 改善了出血参数 [44]。目前已有数种试验成功的病例报道，包括采用 FFP 治疗阿加曲班过量 [45]，此外，在体外循环后持续出血的患者中，有报道成功应用血液透析结合改良超滤联合 FFP、冷沉淀以及rFⅦa 进行治疗的 [46]。因此，去氨加压素、rFⅦa 或凝血因子均可考虑，但目前缺乏临床研究证实其效果。

对于服用达比加群酯出现出血事件的患者，目前没有可用的逆转方法。因此，在应用时要慎重考虑，尤其是在肾清除率可能已经下降或者跌倒和头部创伤风险较高的患者中应谨慎应用。

抗血小板药物

1 阿司匹林

阿司匹林是最常用的药物之一，它具有抗炎、解热以及抗血小板活性的作用。它通过不可逆灭活环加氧酶（COX）–1 和 COX –2 发挥其抗血小板作用 [47]。这些酶催化前列腺素合成中的第一步。COX–1负责血栓素的合成，前列腺素对于血小板聚集是非常重要的。阿司匹林的半衰期为 15~20min，但血小板没有合成新酶的能力，所以阿司匹林有效地抑制了血小板活性。在最后一次给药后 5~7d，阿司匹林的效果会消散，此时失活的血小板会被新生成的血小板取代。当阿司匹林的抗血小板作用急性逆转时需要输注血小板。

另一种逆转阿司匹林介导的血小板功能障碍的方法是应用去氨加压素。去氨加压素，也称为 1– 脱氨基 –8–D– 精氨酸加压素（DDAVP），用于血友病 A 和血管性血友病的治疗 [48]。它不增加血小板数量，也不增强血小板聚集，但能够提高血小板对血管壁的黏附性，可能通过它来提高因子Ⅷ和血管性血友病因子的浓度。去氨加压素在尿毒症患者中是常规应用的，目的是提高血小板功能。此外，在采用阿司匹林治疗的患者中已经建议应用去氨加压素。在一项随机双盲研究中，健康志愿者接受阿司匹林或安慰剂[49]。通过静脉注射给予一次或两次去氨加压素。在两组中，去氨加压素都增加了血小板的黏附性，在阿司匹林治疗组中，其使血小板黏附能力恢复正常。此外，在阿司匹林治疗组中，它还能够缩短出血时间。这种影响持续了约 3h，第二次注射去氨加压素能够延长效果。常规给予的剂量是 0.3μg/kg。值得注意的是，目前没有研究评估其在临床出血的病例中对阿司匹林介导的血小板功能障碍的效果。

2　噻吩并吡啶类药物

在此类药物中，氯吡格雷应用最为广泛。它通过不可逆地结合于 P2Y12 受体抑制腺苷二磷酸（ADP）介导的血小板活化[50]。氯吡格雷的半衰期为 8h。与阿司匹林一样，药物清除后，氯吡格雷的效果仍然存在，直到具有正常 P2Y12 受体的新的血小板产生。因此，快速逆转氯吡格雷的作用需要输注血小板。在一项针对颅内出血患者的回顾性研究中，对血小板输注的影响进行了研究[51]。许多联用氯吡格雷与阿司匹林或单用氯吡格雷的患者曾经出现血肿扩大，血小板输注对此没有效果，但此类患者的数量很少。同样也观察到院内死亡率增加的趋势。去氨加压素也被认为能够逆转氯吡格雷的抗血小板作用。健康志愿者应用氯吡格雷，然后随机接受去氨加压素或安慰剂[52]。结果显示，血小板反应性和功能得到改善。但目前仍无研究评价出血病例中去氨加压素的效果。

普拉格雷是另一种噻吩并吡啶类药物，用于冠状动脉疾病的治疗。它具有类似于氯吡格雷的作用机制以及较短的半衰期（3.7h）[53]。一项Ⅲ期试验比较了普拉格雷与氯吡格雷的安全性和有效性。结果显示，普拉格雷有增加致死性出血的风险。普拉格雷与氯吡格雷导致的脑出血比较罕见，两者无显著差异[54]。目前尚无有关逆转普拉格雷的研究，但人们推测，其逆转药物可能与逆转氯吡格雷的药物相似。

结　论

抗凝药物具有复杂的药代动力学和狭窄的治疗指数。那些需要抗凝治疗的患者往往疾病较为复杂，有潜在并发症，需要接受择期或急诊神经外科手术。因此，在外科医生与内科医生间均衡中断、逆转以及重新启动抗凝治疗的风险与获益至关重要，这样才能提高高风险患者的治疗效果。

关键点

- 逆转 VKA 介导的抗凝是分为两步。即刻逆转需要通过补充含有凝血因子血浆或凝血因子浓缩物来实现；对抗凝作用的长期校正需要维生素 K
- 在逆转 VKA 介导的抗凝中，PCC 比血浆作用更佳
- 重组 VIIa 因子尚未被证实能够改善脑出血患者的结局
- 抗 Xa 抑制剂（利伐沙班、LMWH 和磺达肝素）的抗凝作用可能用重组 VIIa 因子或 PCC 部分逆转
- 直接凝血酶抑制剂的抗凝作用是非常难以逆转的
- 立即逆转阿司匹林、氯吡格雷和普拉格雷的抗凝效果，需要输注血小板

回顾性问题

1. VKA 抗凝药物包括：

A. UFH

B. LMWH

C. 华法林

D. 氯吡格雷

E. 达比加群

2. 常见的口服抗凝药物的逆转通常应用:

A. 维生素 K

B. FFP

C. 鱼精蛋白

D. rFⅦa

E. 后叶加压素

3. 判断正误:

A. UFH 的半衰期为 60~90min

B. 用 PTT 监测 LMWH 的效果

C. LMWH 的半衰期为 17~21h

D. 鱼精蛋白能有效逆转 UFH 和 LMWH

E. 鱼精蛋白可以逆转磺达肝癸

4. 判断正误:

A. 阿司匹林的半衰期为 6h

B. 阿司匹林激活 COX-1 和 COX-2

C. 阿司匹林对血小板功能的影响是永久性的

D. 血小板的平均寿命为 7~10d

E. 单剂量静脉注射 DDAVP 可将血小板黏附于血管壁的时间延长至 3h

5. 判断正误:

A. 氯吡格雷通过结合于血小板膜的 P2Y12 受体抑制 ADR 介导的血小板活化

B. 氯吡格雷具有 8h 的半衰期

C. 氯吡格雷对血小板功能的影响较小,所以大多数神经外科手术不必停用

D. 氯吡格雷的立即逆转需要输注血小板

E. 单剂量静脉注射 DDAVP 可将血小板黏附于血管壁的时间延长至 3h

参考文献

[1] Levi M.Emergency reversal of antithrombotic treatment.Intern Emerg Med,2009,4:137–145

[2] Ansell J,Hirsh J,Hylek E,et al. American College of Chest Physicians.Pharmacology and Management of the Vitamin K Antagonists:American College of Chest Physicians evidence-based clinical practice guidelines.Chest, 2008,133:160–198

[3] Watson HG,Baglin T,Laidlaw SL,et al. A comparison of the efficacy and rate of response to oral and intravempis Votamin K in reversal of over-anticoagulation with warfarin.Br J Haematol, 2001,115:145–149

[4] Nee R,Doppenschmidt D,Donovan DJ,et al. Intravenous versus subcutaneous vitamin K1 in reversing excessive oral anticoagulation.Am J Cardiol,1999,83:286-288,A6–A7

[5] Whitling AM,Bussey HI,Lyons RM.Comparing different routes and doses of phytonadione for reversing excessive anticoagulation.Arch Intern Med, 1998,158:2136–2140

[6] Crowther MA,Douketis JD,Schunrr T,et al.Oral vitamin K lowers the international normalized ratio more rapidly than subcutaneous vitamin K in the treatment of warfarin-associated coagulopathy.A randomized,controlled trial.Ann Intern Med, 2002,137:251–254

[7] Lubetsky A,Yonath H,Olchovsky D,et al. Comparison of oral vs intravenous phytonadione （vitamin K1） in patients with excessive anticoagulation:a prospective randomized controlled study.Arch Intern Med, 2003,163:2469–2473

[8] Morgenstern LB,Hemphill JC III,Anderson C,et al；American Heart Association Stroke Council and Council on Cardiovascular Nursing.Guidelines for the management of spontaneous intracerebral hemorrhage: a guideline for healthcare professionals from the American Heart Association/American Stroke Association.Stroke,2010,41:2108–2129

[9] Fiore LD,Scola MA,Cantillon CE,et al. Anaphylactoid reactions to vitamin K. J Thromb Thrombolysis, 2001,11:174–183

[10] Riegert-Johnson DL,Volcheck GW.The incidence of anaphylaxis following intavenous phytonadione（vitamin K1）: a 5-year retrospective review.Ann Allergy Asthma Immu-nol, 2002,89:400–406

[11] Dentali F,Ageno W,Crowther M.Treatment of coumarin-associated coagulopathy: a systematic review and proposed treatment algorithms.J Thromb Haemost, 2006,4:1853–1863

[12] Ozgonenel B,O'malley B,Krishen P,et al.Warfarin reversal emerging as the major indication for fresh frozen plasma use at a tertiary care hospital.Am J Hematol,2007,82:1091–1094

[13] Makris M,Greaves M,Phillips WS,et al.Emergency oral anticoagulant reversal:the relative efficacy of infusions of fresh frozen plasma and clotting factor concentrate on correction of the coagulopathy.Thromb Haemost, 1997,77:477–480

[14] The European stroke initiative writing Committee and the Writing Committee for the EUSI

Executive Committee. Recommendations for the management of intracranial haemorrhage. Part 1. Spontaneous Intracerebral haemorrhage. Cerebrovasc Dis, 2006,22:294–316

[15] Schulman S, Bijsterveld NR. Anticoagulants and their reversal. Transfus Med Rev, 2007, 21: 37–48

[16] Goldstein JN,Thomas SH,Frontiero V,et al.Timing of fresh frozen plasma administration and rapid correction of coagulopathy in warfarin-related intracerebral hemorrhage.Stroke, 2006,37:151–155

[17] Ivascu FA,Howells GA,Junn FS,et al. Rapid warfarin reversal in anticoagulated patients with traumatic intracranial hemorrhage reduces hemorrhage progression and mortality.J trauma, 2005, 59:1131–1137,discussion 1137–1139

[18] Fredriksson K,Norrving B,Stromblad LG.Emergency reversal of anticoagulation after intracerebral hemorrhage.Stroke,1992,23:972–977

[19] Lee SB,Manno EM,Layton KF,et al. Progression of warfarin-associated intracerebral hemorrhage after INR normalization with FFP.Neurology,2006,67:1272–1274

[20] Bershad EM,Suarez JI.Prothrombin complex concentrates for oral anticoagulant therapy-related intracranial hemorrhage: a review of the literature.Neurocrit Care, 2010,12:403–413

[21] Yasaka M,Sakata T,Naritomi H,et al. Optimal dose of prothrombin complex concentrate for acute reversal of oral anticoagulation.Thromb Res, 2005,115:455–459

[22] Lubetsky A,Hoffman R,Zimlichman R,et al.Efficacy and safety of a prothrombin complex concentrate (Octaplex) for rapid reversal of oral anticoagulation.Thromb Res, 2004,113:371–378

[23] Logan AC, Goodnough LT. Recombinant factorⅦa: an assessment of evidence regarding its efficacy and safety in the off-label setting Hematology (Am Soc Hematol Educ Program), 2010,2010:153–159

[24] Narayan RK, Maas AI, Marshall LF, et al; rFⅦa Traumatic ICH Study Group. Recombinant factor Ⅶ A in traumatic intracerebral hemorrhage:results of a dose-escalation clinical trial. Neurosurgery, 2008,62:776-786,discussion 786–788

[25] Mayer SA,Brun NC,Begtrup K,et al;Recombinant Activated Factor Ⅶ Intracerebral Hemorrhage Trial Investigators.Recombinant activated factor Ⅶ for acute intracerebral hemorrhage. N Engl J Med, 2005,352:777–785

[26] Mayer SA,Brun NC,Broderick J,et al; Europe/AustralAsia NovoSeven ICH Trial Investigators. Safety and feasibility of recombinant factor Ⅶ a for acute intracerebral hemorrhage. STROKE, 2005,36:74–79

[27] Mayer SA,Brun NC,Broderick J,et al;United States NovoSeven ICH Trial Investigators. Safety and feasibility of recombinant factorⅦ a for acute intracerebral hemorrhage: US phase Ⅱ A trial. Neurocrit Care, 2006,4:206–214

[28] Mayer SA,Brun NC,Begtrup K,et al; FAST Trial Investigators.Efficacy and safety of recombinant activated factor Ⅶ for acute intraccerebral hemorrhage.N Engl J Med, 2008, 258:2127–2137

[29] Deveras RA,Kessler CM.Reversal of warfarin-induced excessive anticoagulation with recombinant human factor Ⅶa concentrate.Ann Intern Med, 2002,137:884–888

[30] Dager WE,King JH,Regalia RC,et al.Reversal of elevated international normalized ratios and bleeding with low dose recombinant activated factor Ⅶ in patients receiving warfarin. Pharmacotherapy, 2006,26:1091–1098

[31] Lin J,Hanigan WC,Tarantino M,et al. The use of recombinant activated factor Ⅶ to reverse warfarin-induced anticoagulation in patients with hemorrhages in the central nervous system: preliminary findings. J Neurosurg, 2003, 98:737–740

[32] Brody DL,Aiyagari V,Shackleford AM,et al. Use of recombinant factor Ⅶa in patients with warfarin-associated intracranial hemorrhage. Neurocrit Care, 2005,2:263–267

[33] Nishijima DK,Dager WE,Schrot RJ,et al. The efficacy of factor Ⅶa in emergency department patients with warfarin use and traumatic intracranial hemorrhage. Acad Emerg Med, 2010,17:244–251

[34] Murphy SA,Gibson CM,Morrow DA,et al. Efficacy and safety of the low-molecular weight heparin enoxaparin compared with unfractionated heparin across the acute coronary syndrome spectrum: a meta-analysis. Eur Heart J, 2007,28:2077–2086

[35] Hirsh J,Anand SS,Halperin JL,et al. Mechanism of action and pharmacology of unfractionated heparin. Arterioscler Thromb Vasc Biol, 2001,21:1094–1096

[36] Hirsh J,Bauer KA,Donati MB,et al. Parenteral Anticoagulants: American College of Chest Physicians evidence-based clinical practice guidelines（8th ed）. Chest,2008,133:141S–159S

[37] Rupprecht HJ,Blank R.Clinical pharmacology of direct and indirect factor Xa inhibitors. Drugs, 2010,70:2153–2170

[38] Bijsterveld NR,Moons AH,Boekholdt SM,et al. Ability of recombinant factor Ⅶa to reverse the anticoagulant effect of the pentasaccharide fondaparinux in healthy volunteers. Circulation, 2002,106:2550–2554

[39] ROCKET AF Study Investigators. Rivaroxaban-once daily,oral, direct factor Xa inhibition compared with vitamin K antagonism for prevention of stroke and Embolism Trial in Atrial Fibrillation: rationale and design of the ROCKET AF study. Am Heart J, 2010,159:340–347,e1

[40] Lee CJ,Ansell JE. Direct thrombin inhibitors. Br J Clin Pharmacol, 2011,72:581-592 [Epub ahead of print]

[41] Stangier J,Rathgen K,Stahle H,et al. Influence of renal impairment on the pharma-cokinetics and pharmacodynamics of oral dabigatran etexilate:an open-label, parallel-group,single-centre study. Clin Pharmacokinet, 2010,49:259–268

[42] Eerenberg ES,Kamphuiser PW,Sijpkens MK,et al. Reversal of rivaroxaban and dabigatran by prothrombin complex concentrate: a randomized, placebo-controlled, crossover study in healthy subjects. Circulation, 2011,124:1573–1579

[43] Ibbotson SH,Grant PJ,Kerry R,et al. The influence of infusions of 1-desamino-8-D-arginine

vasopressin（DDAVP）in vivo on the anticoagulant effect of recombinant hirudin（CGP39393）in vitro. Thromb Haemost, 1991,65:64-66

[44] Young G,Yonekawa KE,Nakagawa PA,et al. Recombinant activated factor Ⅶ effectively reverses the anticoagulant effects of heparin, enoxaparin, fondaparinux, argatroban, and bivalirudin ex vivo as measured using thromboelastography. Blood Coagul Fibrinolysis, 2007,18:547-553

[45] Yee AJ,Kuter DJ. Successful recovery after an overdose of argatroban. Ann Pharmacother, 2006,40:336-339

[46] Stratmann G,desilva AM,Tseng EE,et al. Reversal of direct thrombin inhibition after cardiopulmonary bypass in a patient with heparin-induced thrombocytopenia. Anesth Analg, 2004,98:1635-1639

[47] Patrono C,Baigent C,Hirsh J,et al. Antiplateler drugs: American College of Chest Physicians Evidence-Based Clinical Practice Guidelines（8th ed）. Chest, 2008,133:199S-233S

[48] Mannucci PM.Desmopressin（DDAVP）in the treatment of bleeding disorders: the first 20 years. Blood, 1997,90:2515-2521

[49] Lethagen S,Olofsson L,Frick K,et al. Effect kinetics of desmopressin-induced platelet retention in healthy volunteers treated with aspirin or placebo. Haemophilia, 2000,6:15-20

[50] Mangalpally KK,Kleiman NS. The safety of clopidogrel. Expert Opin Drug Saf, 2011,10:85-95

[51] Ducruet AF,Hickman ZL,Zacharia BE,et al. Impact of platelet transfusion on hematoma expansion in patients receiving antiplatelet agents before intracerebral hemorrhage. Neurol Res, 2010,32:706-710

[52] Leithauser B,Zielske D,Seyfert UT,et al. Effects of desmopressin on platelet membrane glycoproteins and platelet aggregation in volunteers on clopidogrel. Clin Hemorheol Microcirc, 2008,39:293-302

[53] Franchini M,Mannucci PM. New antiplatelet agents: why they are needed. Eur J Intern Med, 2009,20:733-738

[54] Wiviott SD,Braunwald E,McCabe CH,et al; TRITON-TIMI 38 Investigators. Prasugrel versus clopidogrel in patients with acute coronary syndromes. N Engl J Med, 2007, 357: 2001-2015

问题答案

1. C
2. AB
3. A：对；B：错；C：对；D：对；E：错
4. A：错；B：错；C：对；D：对；E：错
5. A：错；B：对；C：错；D：对；E：对

第6章

草药制剂与补品对凝血功能的影响

Omar Tanweer,Shaun David Rodgers,John G. Golfinos

一个神经外科手术，在术前、术中和术后，均需精心策划止血。但一些外界因素的影响可能给患者带来麻烦或直接的危险。这些影响因素包括鱼油、草药补品和维生素E，表6.1总结了本章讨论的物质[1]。患者中草药补品应用的增加值得考虑[2]。神经外科医生必须熟悉这些物质对围术期的潜在影响[3]。最近的一项聚焦于血小板计数、部分凝血活酶时间（PTT）和凝血酶原时间/国际标准化比值（PT/INR）的神经外科围术期患者的评价研究[4]结果显示，某些草药和膳食补充剂可能会影响止血，因为头骨为密闭空间，即使很小的出血也会带来严重后果，所以对于神经外科患者应严格筛选草药和膳食补充剂。

鱼 油

鱼油，鉴于其在一般人群中应用广泛，可能给神经外科患者带来很大风险[5]。鱼油（ω-3脂肪酸）常用于降低三酰甘油和高脂血症。鱼油的推荐剂量为每天1~4g[6]。研究表明，鱼油可能会影响血小板成分并改变血小板功能，延长健康志愿者的出血时间[7]。该机制似乎与抑制腺苷二磷酸（ADP）和血栓素有关[7-8]。一些人低估了鱼油对血小板的作用[6,9-10]。最近一项小样本量研究表明，对于脊柱外科手术，鱼油是安全的[11]。但这个结论似乎是毫无根据的。我们特别关注的是开颅手术，目前没有支持应用或停用鱼油的研究。理论上和传闻中的

表 6.1　补品及其用途

补 品	建议的用途	常规剂量（/d）	出血增多机制	围术期的管理建议
鱼油（二十碳五烯酸）	高脂血症，高三酰甘油	1~4g	抑制环加氧酶，减少血栓素，抑制ADP	术前停用14d
大蒜	高脂血症，高血压，感染	1~2瓣：4g提取：300mg	通过血栓素和ADP抗血小板	术前停用7d
白果（银杏）	早老性痴呆，认知增强，勃起功能障碍，外周血管疾病（PVD）	提取：80mg	通过减少PAF抗血小板	术前停用36h；半衰期为10h
人参	提神	提取：100mg	通过减少PAF和血栓素抗血小板	术前停用7d；对血小板的影响不可逆转
姜（生姜）	恶心，胃肠道紊乱	4g	通过减少血栓素抗血小板	没有证据支持术前何时停用
维生素E	抗氧化剂	100mg（22.4U）	通过降依凝血酶的功效减少血小板聚集	术前停用2~3周

ADP=腺苷二磷酸。PAF=血小板活化因子。出血风险升高，因为摄入量超过推荐的每日用药量

75

风险依然很高。在实践中，直到进一步证据出现之前，我们选择延迟手术 2 周，以允许鱼油的效果消散。图 6.1 为凝血因子和补充物质之间的相互作用的简化图。

大　蒜

大蒜属于洋葱家族，在过去十年的草药治疗中获得了商业普及。2009 年，它是全球第四大草药补充剂，在美国的销售额超过 1700 万美元 [2]。大蒜被宣传的益处包括降低血压和胆固醇，预防感染和心肌梗死 [12]，基本机制涉及其抗血小板活性。在体外和体内研究中证明了其通过阻断 ADP 受体介导的抗血小板活性，减少血栓素，并减少钙动员 [13]。

脊髓硬膜外血肿和术后出血的多个病例报道表明，摄入大蒜增加

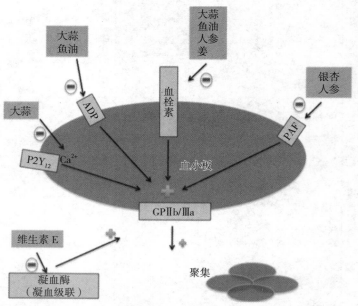

图 6.1　草药补充剂和出血不良反应增加的机制图　ADP= 腺苷二磷酸。Ca^{2+}= 钙。GP= 糖蛋白。U= 国际单位。PAF= 血小板活化因子

了出血的风险。此外，研究表明，大蒜与华法林和阿司匹林存在显著的交互作用，导致抗凝增加和不可预知的药物作用 [14]。虽然这些数据并非来自随机对照试验，但是，目前存在一个共识，建议术前 7d 停止摄入大蒜 [3]。

银　杏

银杏（白果），是从银杏树中获取的草药制剂。在中国历史上，应用这种草药可以追溯到几个世纪前，而在过去十年中它已成为最畅销的美国草药补充剂之一。银杏可以制成片剂、胶囊剂、舌下喷剂、营养棒和能量饮料。它的益处包括预防阿尔茨海默病，提高注意力和信息处理能力，治疗勃起功能障碍和外周间歇性跛行 [15]。增加认知的原理可能是通过直接抗血小板作用增加血流量，并增加脑组织对氧气的提取。体外研究显示，抗血小板活性是通过减少血小板活化因子（PAF）而介导的 [16]。

已有病例报道银杏增加出血的风险，包括自发性脑实质出血、蛛网膜下腔出血（SAH）和硬膜下血肿。但多数情况下，报告提到患者在应用银杏制剂的同时应用了阿司匹林或华法林。虽然尚无研究发现健康志愿者出现出血事件，但目前的共识是术前停用银杏。由于银杏只有 10h 的半衰期，因此建议术前 36h 停用银杏 [3]。

人　参

人参是在中国、韩国和越南发现的一种多年生植物。提取物已被用作兴奋剂，并且能够以片剂形式或者能量饮料服用。零散病例报道人参引起出血，体外研究表明其通过抑制血栓素的产生和 PAF 发挥抗血小板活性 [17]。对于根据每日推荐剂量应用的患者，出血过多情况尚未见报道。但由于其对血小板潜在的不可逆转的影响，目前的建议是术前 7d 停用人参 [3]。

姜

姜是仔姜植物的块茎。它被用于治疗恶心、消化不良和胃肠功能紊乱。没有临床相关的文献报道将出血完全归咎于姜的摄入。然而，体外研究和动物研究已经表明，姜通过抑制血栓素的聚合发挥抗血小板活性。没有证据指导姜在围术期的应用；然而，如果患者每日摄入多于推荐剂量 4g 的量，而且应用时间较长，应给予重视，建议术前停用。

维生素 E

维生素 E 因其抗氧化性能已经得到普及。推荐的每日膳食补充量是 15mg，但市售的补充剂经常为 10~20 倍的量[1]。有报告指出，即使剂量低至每天 50mg，其抗凝状态甚至 SAH 事件也时有发生[18]，但研究结果并不一致。在健康志愿者身上进行研究，结果表明，出血风险的增加主要通过影响凝血酶介导的血小板聚集而产生[19]。没有强有力的证据指导围术期维生素 E 的应用，但是推荐一些外科手术 2~3 周前停止维生素 E[20]。

关键点

· 草药补充剂可能影响患者的凝血状态，术前对于它们的应用必须进行筛选
· 鱼油可能延长出血时间
· 大蒜、人参、生姜、银杏具有抗血小板性能
· 维生素 E 可能会影响凝血酶介导的血小板聚集

回顾性问题

1. 应用鱼油（ω–3 脂肪酸）对开颅手术出血的影响是：

A. 非常危险

B. 负

C. 微不足道

D. 未知，目前没有针对这一事件的明确研究

2. 如果患者经常服用大蒜，推荐应该是：

A. 注入鱼精蛋白

B. 第 2 天进行手术没有风险

C. 手术前等待 24h

D. 术前 7d 停用大蒜

3. 人参已报道通过抑制血小板活化因子来发挥抗血小板活性。当前建议是：

A. 在手术前 1d 停止

B. 不要停用

C. 手术前 7d 停止补充

D. 择期手术前注入血小板

4. 如果患者经常摄入生姜，推荐应该是：

A. 在手术之前停用

B. 在围术期继续生姜摄入

C. 择期手术前注入血小板

D. 在手术前不用停止，因为没有理论上的风险

参考文献

[1] Stanger MJ,Thompson LA,Young AJ,et al. Anticoagulant activity of select dietary supplements. Nutr Rev, 2012,70:107–117

[2] Courtney Cavaliere PR,Lynch ME,Blumenthal M. Herbal supplement sales rise in all channels in 2009. HerbalGram, 2010:3

[3] Ang-Lee MK,Moss J,Yuan CS. Herbal medicines and perioperative care. JAMA, 2001, 286:208–216

[4] Seicean A,Schiltz NK,Seicean S,et al. Use and utility of preoperative hemostatic screening and patient history in adult neurosurgical patients. J Neurosurg, 2012,116:1097–1105

[5] Bays HE. Safety considerations with omega-3 fatty acid therapy. Am J Cardiol, 2007, 99: 35C–43C

[6] Harris WS. Espert opinion: omega-3 fatty acids and bleeding-cause for concern? Am J Cardiol,

2007,99:44C-46C

[7] Goodnight SH Jr,Harris WS,Connor WE. The effects of dietary omega 3 fatty acids on platelet composition and function in man: a prospective,controlled study. Blood, 1981,58: 880-885

[8] Nelson GJ,Schmidt PC,Corash L. The effect of a salmon diet on blood clotting,platelet aggregation and fatty acids in normal adult men. Lipids, 1991,26:87-96

[9] Knapp HR. Dietary fatty acids in human thrombosis and hemostasis. Am J Clin Nutr, 1997, 65（5,Suppl）:1687S-1698S

[10] Salisbury AC,Harris WS,Amin AP,et al. Relation between red blood cell omega-3 fatty acid index and bleeding during acute myocardial infarction. Am J Cardiol, 2012,109:13-18

[11] Kepler CK,Huang RC,Meredith D,et al. Omega-3 and fish oil supplements do not cause increased bleeding during spinal decompression surgery. J Spinal discord Tech, 2011,3:16

[12] Ried K,Frank OR,Stocks NP,et al. Effect of garlic on blood pressure: a systematic review and meta-analysis. BMC Cardiovasc Disord, 2008,8:13

[13] Allison GL,Lowe GM,Rahman K. Aged garlic extract and its constituents inhibit platelet aggregation through multiple mechanisms. J Nutr, 2006,136（3,Suppl）:782S-788S

[14] Saw JT,Bahari MB,Ang HH,et al. Potential drug-herb interaction with antiplatelet/anticoagulant drugs. Complement There Clin Pract, 2006,12:236-241

[15] Birks J,Grimley Evans J. Ginkgo biloba for cognitive impairment and dementia. Cochrane Database Syst Rev, 2009,1:CD003120

[16] Koch E. Inhibition of platelet activating factor（PAF）-induced aggregation of human thrombocytes by ginkgolides: considerations on possible bleeding complications after oral intake of Ginkgo biloba extracts. Phytomedicine, 2005,12:10-16

[17] Teng CM,Kuo SC,Ko FN,et al. Antiplatelet actions of panaxynol and ginsenosides isolated from ginseng. Biochim Biophys Acta, 1989,990:315-320

[18] Leppala JM,Virtamo J,Fogelholm R,et al. Vitamin E and beta carotene supplementation in high risk for stroke: a subgroup analysis of the Alpha-Tocopherol,Beta-Carotene Cancer Prevention Study. Arch Neurol, 2000,57:1503-1509

[19] Wiliams JC,Forster LA,Tull SP,et al. Dietary vitamin E supple-mentation inhibits thrombin-induced platelet aggregation,but not monocyte adhesiveness,in patients with hypercholesterolaemia. Int J Exp Pathol, 1997,78:259-266

[20] Sugumaran M,Cohen JC,Kacker A.Prevalence of over-the-counter and complementary medication use in the otolaryngology preoperative patient: a patient safety initiative. Laryngoscope, 2012,122:1489-1492

问题答案

1. D

2. D

3. C

4. A

III

失血与补血

第 7 章

失血原则

Tsinsue Chen, Rami O. Almefty, Peter Nakaji

失血是手术中普遍存在的问题，只有通过输血才能有所减轻。最好的方法是避免失血，而不是控制失血或输血。理想情况下，细致的手术包括策略和技术，以减少术中出血，维持正常的凝血状态，并在可能的情况下积极止血。遵守这些规则可以减少血液损失，因此，降低了血流动力学改变带来的不良后果并避免了输血。

与手术有关的失血量与手术类型紧密相关。一些神经外科手术，如破裂动脉瘤夹闭术，通常出血量很少，但有时出血量非常大。手术中过度出血可导致血容量减少、低血压、血流动力学不稳定和贫血，并且减少输送到组织中的氧气，从而导致术后死亡率增加[1]。

如何预测和减少术中出血是每一台神经外科手术都应该考虑的问题。异体输血有很多不良反应，包括潜在的感染性疾病、免疫抑制、输血相关的急性肺损伤、输血相关的过敏反应和移植物抗宿主反应。输血本身和输血副作用引起的治疗也增加了患者的经济负担。

历　史

19 世纪末，神经外科专业的早期发展受限于感染并发症、颅内压升高和术中过度出血。这些并发症经常带来 30% ~50% 的死亡率。随着对颅内压升高病理生理机制的更深入了解，以及从威廉·霍尔斯特德学习到的细致的手术技巧，哈维·库欣增加了神经外科手术的安全性，但当时仍处于起步阶段。库欣后来发明的"银夹"以及应用电烧灼技术安全地切除脑肿瘤，这在以前认为是不可能的。动静脉畸形出血、动脉瘤以及某些脑瘤，这些过去不可能手术的疾病变成了常规手术。对解剖和控制失血的深入理解，如近端血管控制，应用临时夹闭，双极电凝，以及血管内栓塞，进一步提高了手术效果。这些关键性的成就为神经外科的发展铺平了道路 [2]。

血量和成分

血液约占体重的 8%，并且密度与水相似。70kg 的男性平均有约 5L 的血容量。其中主要构成血细胞比容的红细胞，在女性中占 40%，在男性中占 45%。血液成分还包括白细胞、血小板和血浆。所有这些成分在失血时都会流失，而它们对于维持正常的健康和生理功能是至关重要的。

影响失血的因素

血液可以从动脉、毛细血管和静脉丢失。手术过程中损伤这些结构是不可避免的。尽管如此，任何手术策略都应包括减少失血量这一目标。不损伤主要血管的结构并以可控的方式暴露它们的手术路径是优选项。手术过程中对动脉管理的预期，包括快速识别、保护或控制，是基本步骤之一。对于动脉和静脉，通常首选保存，而不是牺牲。

动脉出血必须由电凝或结扎来控制，很少自发停止。很小的动脉可能会自发止血，但这种形式的止血应被视为不健康的潜在征兆。在可能的情况下，避免术中或术后早期高血压，可能有助于这些动脉被动止血。控制性降压的前提是脑和脊髓灌注要充足。在适当的循环和组织凝血因子存在时，毛细血管出血能自发停止。

静脉出血往往只能填塞控制，这种方法通常能够保存静脉。简单操作如抬高手术部位也有助于静脉止血。然而，如果抬高太多，使局部静脉压力变成负压，有空气栓塞的风险。尤其对于非塌陷静脉（如主要的颅静脉窦）的区域，这种风险更大 [3]。

患者在接受手术前，凝血功能越接近正常越好。在手术进行中，要注意维护正常的凝血状态。常温下进行手术有助于维持正常的凝血状态，因为低温会影响血小板功能 [4]。通过补液，稀释了血液，血液的凝固性也会受到影响。适度的晶体替代能够加速，而不是抑制血液凝固；然而，过度的晶体置换会影响血液凝固 [5]。应用胶体也可能影响血液凝固，与明胶和血清白蛋白相比，这种效果在羟乙基淀粉中更为明显 [6]。

驱动凝血过程中，血液凝固的底物必须足够多。患者凝血因子的基线水平可能受多种生理和病理因素影响，例如肝病、自身免疫性疾病或血管性血友病。在手术过程中，大量的血液丢失或大面积的创面，可能导致凝血因子的过度消耗，也可导致凝血障碍。弥散性血管内凝血（DIC）也可以消耗大量的凝血因子。

出血的手术控制通常包括出血血管的电灼、夹闭或结扎。电灼使蛋白在血管壁和周围组织凝固，阻塞管腔。这种封闭是相当可靠的。一般而言，动脉比静脉更需要凝结。肿瘤血管或动静脉畸形血管有时比正常血管需要更多的混凝烧灼。较大的血管（直径大于 1~2mm）通常最好用夹子关闭。临时和永久夹闭动脉瘤和动静脉畸形的夹子已经获得了上市批准。钛或其他合金，因为具备与磁共振成像（MRI）兼容的特征，应尽可能地应用。用夹子近端控制出血必须谨慎考虑，因为需要权衡控制血液损失和远端缺血的利弊。

以下部分将讨论失血的生理影响，控制失血的药物，神经外科患者抗凝和抗血小板治疗的紧急逆转，以及特定神经外科情况下失血的控制。

失血的生理影响

对于失血，人体会产生生理代偿，以维持正常血压和关键器官的血流灌注。失血初期，人体出现心动过速，心排出量增加。同时，外围血管收缩，通过降低流向皮肤和肌肉的血液来维持血压。血管收缩减少血液流向其他不必要的器官，如胃肠道和肾，同时保持流向大脑，心脏和肺。在酸中毒和高碳酸血症发生时，血红蛋白的结合曲线会发生移位，以促进氧的释放。失血体积和失血速率的函数决定着失血的影响。目前，神经外科手术失血甚至一般手术失血还没有很好的正式分类。美国外科学院在其先进的创伤生命支持（ATLS）课程中将失血相关出血分为四个等级[7]。

手术出血过程不同，但因手术中积极管理出血，出血发生在麻醉下，一般的分类仍是有用的。Ⅰ类出血，失血占 15% 或更少的循环血液量。血流动力学改变，很少涉及生理代偿，如轻度的血管收缩，这常常表示临床症状不明显。

Ⅱ类出血，失血占 15% ~30% 的循环血液量。会出现心动过速，通过增大心排出量，以补偿容量的损失。脉压可能缩小，而临床上明显的血管收缩，如四肢冷却和热烫皮肤，也许会出现。用晶体液进行液体复苏可能足以扭转这种反应。

Ⅲ类出血，失血占 30% ~40% 的循环血液量。这种程度的失血可以导致心率加快，血压下降，发生更激烈的外周血管收缩。在外围和一些实体器官会发生代偿，如果失血最终没有实现逆转，这种代偿也将无法持续。通过扩容来进行液体复苏是必要的。如果条件允许，此时需要进行输血。

Ⅳ级出血，失血占 40% 或更多循环血液量。生理机制无法弥补失血。如果没有开展积极的复苏与扩容，或者血液成分没有得到有效补充，会发生死亡。相对健康的患者也许能够因为一个更好的代偿能力，增加心率、每搏排出量，或通过血管收缩代偿失血。老年或者或健康状况不佳的患者可能在较低程度的失血时就遭受不利影响，或者他们在较早的阶段就遭受不可逆性损害。

手术期间，这些数字也可以作为粗略的指导。通常情况下，15%或更小量的失血，手术过程中耐受性良好，除晶体液或胶体液外，不需要补充血液。血液损失进一步增加，液体复苏应继续进行，并且应当从胶体升级到血液制品。针对心血管功能不稳定、低血压以及潜在的心血管崩溃，麻醉监测必不可少。如果只应用胶体，因血液被稀释，血细胞比容和血红蛋白浓度开始下降。然而，对于血液置换，没有严格的血细胞比容界值。这个界值取决于多种因素，因人而异。

止血的生理

在神经外科手术中，要争取血液损失最小化，因此患者应该有一个正常的止血系统。止血依赖于凝血和纤溶的平衡。这依赖于血浆蛋白、血小板、血流量和黏度，以及血管内皮之间的复杂交互作用。自发凝血包括在受损血管壁的部位形成初级止血栓子，这是出血控制的第一个事件。血管内皮下膜暴露 von Willebrand 因子（vWF），血小板膜上糖蛋白（GP）Ⅰb 受体与之结合。这个过程使血小板黏附到受损部位。

黏附的血小板被激活，发生构象变化，增加它们与内皮下膜表面区域的接触。活化的血小板也释放腺苷二磷酸（ADP）和血栓素 A_2，与凝血级联得到的凝血酶一起，通过受体介导的代谢过程刺激血小板聚集。ADP、血栓素 A_2 与凝血酶结合各自的血小板膜受体，从而激活血小板表面受体的 GPⅡb/Ⅲa 受体，促使其结合到可溶性细胞外配体如血浆纤维蛋白原和 vWF 上。这些配体同时也连接到邻近的血小板膜 GPⅡb/Ⅲa 受体上，从而提高初始黏合，并允许其他血小板继续连接在一起，从而在损伤部位形成了血小板栓子[8]。

凝血级联反应

凝血涉及通过初级血小板栓子铺设一个强大的血纤维蛋白网，这需要一系列酶原和凝血因子协同工作，以产生最终的凝血酶。凝血酶直接切割纤维蛋白原产生纤维蛋白。参与血液凝固的酶属于丝氨酸蛋

表 7.1　抗凝药物（抗血小板药物）与应急逆转

抗凝药物（抗血小板药物）	逆转	实验室检查	评论
华法林	静脉滴注 5~10mg 维生素 K，三因子 PCC，4000U 低剂量 rFⅦa（1.0mg）	PT/INR	
普通肝素	停止输注鱼精蛋白（每 100U 肝素应用 1mg）	PTT	FFP 禁忌；滴注要慢（< 5mg/min），避免鱼精蛋白引起的支气管收缩或低血压
LMWH	鱼精蛋白（每 1mg LMWH 应用 1mg）；考虑活化的 PCC；考虑 rFⅦa	抗 Xa 试验	鱼精蛋白只能达到部分逆转
DTI	无特殊解毒剂；DDAVP（0.3μg/kg）；考虑 rFⅦa（在 HIT 时要格外小心）	PTT	注意低钠血症、癫痫发作和 DDAVP 引起的 ICP 升高
戊糖	rFⅦa，30~90μg/kg	抗 Xa 试验	
阿司匹林	1U 血小板输注，考虑 DDAVP，0.3μg/kg; 考虑 rFⅦa，30~90μg/kg	考虑 PFA-100 测试	注意低钠血症、癫痫发作和 DDAVP 引起的 ICP 升高
氯吡格雷或噻氯匹定	2U 血小板输注；考虑 DDAVP，0.3μg/kg; 考虑 rFⅦa，30~90μg/kg；12h 后不灭活新的血小板	考虑血小板凝集/氯吡格雷抑制检测	注意低钠血症、癫痫发作和 DDAVP 引起的 ICP 升高

LMWH=低分子量肝素。DDAVP=去氨加压素。DTI=直接凝血酶抑制剂。FFP=新鲜冰冻血浆。HIT=肝素诱导的血小板减少症。ICP=颅内压。INR=国际标准化比值。PCC=凝血酶原复合物浓缩物。PFA=血小板功能分析仪。PT=凝血酶原时间。PTT=部分凝血活酶时间。经 Neurosurgery 杂志许可，引自 Beshay JE,Morgan H,Madden C,et al.Emergency reversal of anticoagulation and antiplatelet therapies in neurosurgical patients.J Neurosurg, 2010,112(2):307-318[10]

白酶家族。这类酶发挥作用需要一个共同的机制，即在活性位点内存在丝氨酸、天冬氨酸和组氨酸的三联氨基酸。激活凝血级联反应同时也引发一些其他生理通路，这些通路用来对抗凝血并将凝血限制在损伤区域。这种平衡是必要的，既可以达到定点凝固，也不影响正常血管内的血流。

1 抗凝和抗血小板治疗的紧急逆转

由于越来越多的患者应用抗凝药物和抗血小板药物，因此，医生需要了解这些药物的作用途径及其对围术期出血量的影响，此外，要认识到如何逆转这些药物的作用以恢复正常止血[9]（表7.1）。应用抗凝药物的患者颅内出血的风险和发病率增加7~10倍以上，而且，抗凝药物诱发的血肿往往体积更大，且更容易扩大[10-13]。

氯吡格雷（商品名波立维）和噻氯匹定（抵克立得）抑制血小板膜上的P2Y12 ADP受体，防止激活GPⅡb/Ⅲa受体途径，从而抑制血小板聚集和凝块形成。这些药物的抗凝作用可以用血小板输注来校正。

另一种常用的抗凝药物——香豆素——是通过消耗维生素K依赖性凝血因子(因子Ⅱ、Ⅶ、Ⅸ和Ⅹ,蛋白C和蛋白S)来发挥抗凝作用的。可通过补充维生素K和其依赖的凝血因子来校正国际标准化比值（第9章）。可用于补充凝血因子的包括FFP、PCC和因子Ⅶa。PCC分为4种因子和2种因子两种形式，其中4种因子形式包括因子Ⅱ、Ⅶ、Ⅸ和Ⅹ，而3种因子形式包括因子Ⅱ、Ⅸ和Ⅹ，因此必须额外补充因子Ⅶ。因为输注的因子半衰期较短，所以必须给予维生素K以促进肝进一步生产凝血因子[9]。达比加群酯是第一个口服直接凝血酶抑制剂，可用于抗凝治疗。但是，目前存在的问题是，典型的逆转剂（FFP、PCC和维生素K）不能扭转其抗凝作用，并且不容易被监测[14]。

2 药物止血剂

围术期用于治疗止血缺陷的药物非常有限。目前，对于围术期出血的发病机制仍缺乏明确认识，其多因素起源也限制了特异型及新型止血剂的发展。虽然数种药物可帮助外科医生控制术中出血，但是控制神经外科出血的高度特异性药物并不存在。

已在手术中应用的一种试剂是去氨加压素。两项研究评估了接受脊柱融合手术的患者应用去氨加压素的效果。Kobrinsky 及其同事[15]报道了在失血和输血需求方面去氨加压素是有益的，而 Guay 及其同事[16]发现，去氨加压素没有任何益处。

ε-己氨基己酸（EACA）、凝血酸、萘莫司他、抑肽酶和凝血因子Ⅶa 等药物在神经外科患者中的安全性和有效性仍需临床试验验证。必须保持纤溶预期和过度减少之间的平衡。例如，在动脉瘤破裂治疗中，应用 EACA 防止再出血可能会导致血管痉挛并发症的增加[17]。然而，Starke 及其同事[18]比较了短期应用EACA[蛛网膜下腔出血（SAH）后，4g 静脉负荷剂量，随后 1g/h，应用 72h]与历史对照组的效果，该用法显著降低了再出血且并未显著增加缺血事件。EACA 短疗程方法降低再出血风险的相对安全性和有效性已通过其他回顾性研究证实[19-20]。但是，仍需要前瞻性对照试验进一步对该结果进行验证。

凝血酸是另一个抗纤溶药物，短期内应用可以减少出血的风险，而且不会引起血管痉挛或缺血事件等并发症[21]。抑肽酶和萘莫司他用于减少动脉瘤再出血的风险。这些药物也可能有助于降低心脏手术围术期失血和死亡率[22]，但在神经外科领域这些药物仍然没有得到很好的研究[23-24]。因子Ⅶa 经食品与药品监督管理局（FDA）批准用于治疗血友病 A 和 B 出血，已经证实其能迅速纠正香豆素类相关凝血病，降低自发血肿患者的出血扩张[22]。目前人们正在研究将其用于防止动脉瘤再出血以及降低高风险动脉瘤破裂的概率[25-26]。

外用止血药

Achneck 等[27]对局部止血剂进行了全面总结，可分为物理药物、可吸收药物、生化药物及合成药物（表 7.2）。这种试剂被广泛应用于脑和脊髓神经外科。每种均可应用到一种或多种特定的止血条件。例如，骨蜡非常适合于覆盖非塌陷通道，诸如那些发生在松质骨或骨中的导静脉出血。泡沫适合填充硬膜外空间。编织纤维素形成直接的支架和屏障，可以促进血液凝固，以覆盖静脉或静脉窦，但并不阻断它们。

表 7.2　神经外科外科用止血药的作用机制、优点（推荐应用）和缺点（注意事项）

止血剂	制剂	作用机制	优点（推荐应用）	缺点（注意事项）
骨蜡	骨蜡	通过闭塞填塞骨内的出血渠道	能有效控制骨面出血	阻碍细菌清除并作为感染病灶；因此，在污染现场应用；可能栓塞，在骨缝合非常关键时不能人体应用，因为它不被人体吸收
ostene	环氧烷共聚物	封堵骨出血渠道	建议用于骨骼表面出血的控制	在有活动性或潜在感染的地方不应用
明胶	明胶海绵，溶胶凝胶膜，可吸收明胶粉剂	为凝血提供物理基质	有效控制小血管出血；用氧化纤维素包裹后作为止血塞；在 4~6 周后被身体吸收；非抗原，中性 pH，与生物制剂兼容性好	在封闭空间显著肿胀，可压迫神经；快速出血的动脉可能导致栓塞移位；在血管内可能导致栓塞
氧化纤维素	氧化纤维素，再生氧化纤维素	为凝血提供物理基质，低 pH 值导致凝固性坏死	低 pH 值具有抗菌效果；非常不错的浆性能（干的时候最好用）；不沾器械；2-6 周后能溶解	由于低 pH 值，不能与其他生物止血剂（凝血酶）合用，这可能会增加周围组织的炎症；靠近脊髓时要谨慎应用，因为肿胀的纤维将通过椎间孔引起脊髓压迫
微纤维胶原蛋白	艾微停粉，艾微停海绵，微原纤维胶原，Instat，胶原止血剂，内源性艾微停	血小板黏附和激活	无显著肿胀；在 <8 周吸收；可以控制大面积的实质出血，肝素在时仍然有效	在血栓性血小板减少症患者中效果不佳；黏附手术者的手套；因为用血液净化系统时要谨慎，因为它可以通过过滤器导致纤维蛋白黏附到引流神经结构中

续表

止血剂	制剂	作用机制	优点（推荐应用）	缺点（注意事项）
凝血酶	凝血酶 JMI（牛），凝血酶（人血浆衍生的），RH-凝血酶（重组人的）凝血酶（重组人的）	纤维蛋白原转化为纤维蛋白形成血栓；激活凝血因子	有效控制毛细血管和小静脉的轻微出血，应用方便，起效迅速	牛凝血酶可引起免疫反应，增加凝血酶和血栓形成的风险
凝血酶明胶	明胶凝血酶凝胶	明胶颗粒交联成基质，起到溶胀填塞效果，凝血酶止血效果	由于明胶颗粒的填塞效果，比纤维蛋白封闭剂能更好地控制适度的动脉出血	需要与血液接触，因为要靠血液提供的纤维蛋白原；应用10min后体积可膨胀20%

经 lippincott williams 与 Wilkins 允许，引自 Achneck HE, Sileshi B, Jamiolkowski RM, et al. A comprehensive review of topical hemostatic agents: efficacy and recommendations for use.Ann Surg, 2010,251:217-228

最大限度减少失血的手术技巧与方案

对典型的开颅手术进行一步步分析，有助于综合一切因素，最大限度地减少失血。外科医生负责预测显著失血并能够在手术过程中及时发现出血。暂停手术，并适时通知麻醉师和团队其他人员，以补充当前的失血，检查凝血或凝血因子缺陷，为额外的失血做准备。当手术失血量特别多时，可能需要采取分期手术，在条件更加有利时完成手术。

在常规开颅手术前，应从患者的病史和体格检查进行凝血异常的风险评估，包括，但不限于：①个人或者家族成员既往异常出血或瘀伤；②肝病；③暴露于抗凝药物（如阿司匹林）或抗血小板药物或其他抗血小板药物（如华法林、肝素、低分子量肝素、分级分离的肝素或者其他试剂）；④存在营养不良、肾脏疾病和遗传性抗血栓或血栓疾病。应采取相应的术前实验室评估，包括血型筛查或交叉凝血实验。

在手术方案设计时，要避免不必要的失血，而且能够被所有团队成员理解，并应包括对预期失血的明确讨论。很多医疗中心都采用这一步骤。另外，应确认血液替代产品或者血制品的供应。

患者采取的体位应尽可能使手术部位升高，同时应考虑颈部静脉的畅通性。皮肤和头皮局部注射完含有肾上腺素溶液的麻醉剂后，立即开始手术，可以减少术中出血。头皮具有丰富的血液供应。头皮切开期间人工按压，头皮切开时夹闭出血血管并迅速电灼凝固出血血管，可减少出血。钻孔和骨边缘可以上蜡。外科医生应查找出血的确切来源。神经外科出血很少呈弥漫性，出血常常来源于特定部位，可以在局部控制。

当硬脑膜从骨瓣切口被切断时要格外谨慎，应防止伤及下方潜在的静脉或静脉窦。硬脑膜悬吊可以减少硬膜外出血，并在一定程度上有利于控制硬膜外出血。应切开硬脑膜，以方便下面的静脉不受损伤。硬膜内清扫时要注意血管结构。

外科医生处理硬脑膜窦时，最容易切到静脉的那一刀要首先执行，这样可以用钉固定到周围骨的牢固区域或者用骨蜡处理。切口应先从窦附近开始，然后逐渐远离窦。当损伤发生时，头部的升高可能减慢出血，但是空气栓塞可能成为一个问题。既抑制进气也抑制出血的位置是理想的。静脉出血几乎总能通过简单的填塞停止。大静脉窦的缺陷可通过滚动相邻硬脑膜上的襟翼和缝合在适当位置被关闭。

应在关颅的每个级别都进行细致的止血。术后维持凝血功能和血压正常（甚至是轻度的低血压），可促进止血。维持正常体温可以促进有效凝血。

结　论

术中控制出血要求外科医生和麻醉师密切合作。两者都应该深刻理解失血的生理学与血液学基本原则。规划得当，排除术前凝血功能障碍，预计显著失血，精心设计患者的手术体位，控制血压，确保细致的手术止血，保持正常体温，纠正凝血因子缺乏症，以上这些都是外科领域有效止血的基本组成部分。

抗凝药物和抗血小板药物的应用日渐增多，并且会持续增多。与这些药物相关的颅内出血，必须迅速得到逆转，以提高功能恢复的可能性。神经外科医生必须熟悉可用于扭转抗凝药物的有效策略。

关于药物止血剂，还需要进一步研究，以确定其在预防失血中的作用。局部止血药物在神经外科发挥着重要作用，新的药物也将不断涌现。

关键点

· 避免失血比纠正失血要容易得多。精心制定手术方案并逐级控制出血来源可大幅减少术中出血

· 仔细监测失血，协助麻醉师按计划进行液体和血液补充，可以防止大多数失血后遗症

- 有些情况，避免失血的最好方法是迅速完成手术目标。例如，某些肿瘤，尽管有失血，最好迅速除去，而不是缓慢地除去并不断试图实现止血，这将导致失血总量更大。对于极度失血，例如脊柱畸形手术，分期手术是一个合理的选择
- 血量大约占人体重的 8%
- 平均体重为 70kg 的男性约有 5L 的血液量
- 血细胞比容表示血中红细胞的组分，女性为 40%，男性为 45%
- 常温手术可以辅助凝血
- 低温可对血小板功能产生不利影响
- 晶体或胶体液过度稀释血液可能会影响凝血功能
- 当大量的血液丢失或存在较大的创伤面积，可能会出现 DIC
- 失血的生理影响可能包括心动过速，血管收缩，低血压，以及减少大脑、心脏和肺血液供应。失血的临床表现包括脑、心脏缺血以及肾衰竭
- 出血的严重程度分级可有助于失血的管理
- 止血的原则包括血管、血小板和凝血级联反应的变化
- 对于抗血小板药物和影响凝血级联反应的药物，是存在逆转方案的
- 常规应用局部止血剂减少手术失血

回顾性问题

1. 异体输血：

A. 来自同一个体的血液

B. 血液来自交叉配对试验的亲属

C. 血液来自交叉配对试验的非亲属

D. 血 O 型 RH 无法比拟的非兼容相

E. 以上所有

2. 潜在的异体输血反应包括：

A. 传染病的传输

B. 输血相关性心肌病

C. 移植物抗宿主反应

D. 免疫抑制

E. 过敏反应

3. 参数提示严重失血包括：

A. 失血量占总血量的 10% ~15%

B. 心动过缓

C. 心动过速

D. 血管扩张，低血压

E. 排尿量减少和高血压

4. 有效的止血系统包括？

A. 形成初级止血塞

B. 血管扩张

C. 血小板膜的 GPIB 受体与 von Willebrand 因子解偶联

D. 凝血酶裂解纤维蛋白原

E. 强烈的凝血酶网

5. 关于抗血小板药物哪些是正确的？

A. 氯吡格雷抑制血小板膜上的 PGY12 ADP 受体。

B. 阿司匹林对血小板的抑制作用是永久性的。

C. 氯吡格雷对血小板的抑制作用是暂时的。

D. 血小板输注可以逆转阿司匹林的作用。

E. 血小板的平均寿命为 3d。

6. 以下哪些通常用于协助外科止血？

A. 骨蜡

B. 骨水泥

C. 氧化明胶

D. 微纤维胶原蛋白

E. 凝血酶

参考文献

[1] Gombotz H,Metzler H,List WF.Methods for reduction of preoperative bleeding.Br J Anaesth, 1988,81（Suppl 1）:62–65

[2] Voorhees JR,Cohen-Gadol AA,Spencer DD.Early evolution of neurological surgery: conquering increased intracranial pressure,infection,and blood loss.Neurosurg Focus, 2005, 18:e2

[3] Schneeberger AG,Schulz RF,Ganz R.Blood loss in total hip arthroplasty.Lateral position combined with preservation of the capsule versus supine position combined with capsulectomy.Arch Orthop Trauma Surg, 1998,117:47–49

[4] Kurz A,Sessler DI,Lenhardt R;Study of Wound Infection and Temperature Group. Perioperative normothermia to reduce the incidence of surgical-wound infection and shorten hospitalization.N Engl J Med, 1996,334:1209–1215

[5] Ruttmann TG,James MF,Aronson I.In vivo investigation into the effects of haemodilution with hydroxyethyl starch（200/0.5）and normal saline on coagulation.Br J Anaesth, 1998,80:612–616

[6] Egli GA,Zollinger A,Seifert B,et al.Effect of progressive haenodilution with hydroxyethyl starch,gelatin and albumin on blood coagulation.Br J Anaesth, 1997,88:684–689

[7] American College of Surgeons.Advanced Trauma Life Support Program for Physicians.7th ed.Chicago:ACS,2004

[8] Platelet adhesion and aggregation. mechanismsinhematology.com.Accessed October 12,2011

[9] Beshay JE,Morgan H,Madden C,et al.Emergency reversal of anticoagulation and antiplatelet therapies in neurosurgical patients.J Neurosurg, 2010,112:307–318

[10] Butler AC,Tait RC.Management of oral anticoagulant-induced intracranial haemorrhage. Blood Rev, 1998,12:35–44

[11] Franke CL,de Jonge J,van Swieten JC,et al.Intracerebral hematomas during anticoagulant treatment.Stroke, 1990,21:726–730

[12] Kase CS,Robinson RK,Stein RW,et al.Anticoagulant-related intracerebral hemorrhage. Neurology, 1985,35:943–948

[13] Rosand J, Eckman MH, Knudsen KA, et al. The effect of warfarin and intensity of anticoagulation on outcome of intracerebral hemorrhage.Arch Intern Med, 2004,164:880–884

[14] Reddy P,Atay JK,Selbovitz LG,et al.Dabigatran:a review of clinical and pharmacoeconomic evidence.Crit Pathw Cardiol, 2011,10:117–127

[15] Kobrinsky NL, Letts RM, Patel LR, et al. 1-Desamino-8-D-arginine vasopressin （desmopressin）decreases operative blood loss in patients having harrington rod spinal fusion surgery. A randomized, double-blinded, controlled trial. Ann Intern Med, 1987, 107: 446–450

[16] Guay J,Reinberg C,Rivard GE,et al.DDAVP does not reduce bleeding during spinal fusion for idiopathic scoliosis.Can J Anaesth, 1990,37（4 Pt 2）:S14

[17] Roos Y,Rinkel G,Vermeulen M,et al.Antifibrinolytic therapy for aneurysmal subarachnoid hemorrhage:a major update of a cochrane review.Stroke, 2003,34:2308–2309

[18] Starke RM,Kim GH,Fernandez A,et al.Impact of a protoclo for acute antifibrinolytic therapy on aneurysm rebeeding after subarachnoid hemorrhage.Stroke, 2008,39:2617–2621

[19] Harrigan MR,Rajneesh KF,Ardelt AA,et al.Short-term antifibrinolytic therapy before early aneurysm treatment in subarachnoid hemorrhage:effects on rehemorrhage,cerebral ischemia,and hydrocephalus.Neurosurgery, 2010,67:935–939,discussion 939–940

[20] Leipzig TJ,Redelman K,Horner TG.Reducing the risk of rebeeding before early aneurysm surgery:a possible role for antifibrinolytic therapy.J Neurosurg, 1997,86:220–225

[21] Hillman J,Fridriksson S,Nilsson O,et al.Immediate administration of tranexamic acid and reduced incidence of early rebeeding after aneurysmal subarachnoid hemorrhage:a prospective randomized study.J Neurosurg, 2002,97:771–778

[22] Spiess BD,Spence RK,Shander A,et al.Perioperative Transfusion Medicine.2nd ed. Philadelphia: Lippincott Williams & Wilkins,2006

[23] Spallone A,Pastore FS,Pizzo A,et al.Low-dose tranexamic acid combined with aprotinin in the pre-operative management of ruptured intracranial aneurysms. Neurochirurgia （Stuttg）,1987,30:172–176

[24] Guidetti B,Spallone A.The role of antifibrinolytic therapy in the preoperative management of recently ruptured intracranial aneurysms.Surg Neurol, 1981,15:239–248

[25] Nussbaum ES,Janjua TM,Defillo A,et al.Perioperative use of recombinant factor Ⅶ to prevent intraoperative aneurysm rupture in high risk patients:a preliminary safety evaluation. Neurocrit Care, 2009,10:55–60

[26] Pickard JD,Kirkpatrick PJ,Melsen T,et al.Potential role of NovoSeven in the prevention of rebeeding following aneurysmal subarachnoid haemorrhage.Blood Coagul Fibrinolysis, 2000,11（Suppl 1）:S117–S120

[27] Achneck HE,Sileshi B,Jamiolkowski RM,et al.A comprehensive review of topical hemostatic agents: efficacy and recommendations for use.Ann Surg, 2010,251:217–228

问题答案

1. BCD
2. ACDE
3. C
4. AD
5. ABD
6. ADE

第8章

血液和容量置换原则

Rami O. Almefty, Tsinsue Chen, Peter Nakaji

彻底了解血液置换的指征对所有神经外科医生而言是必不可少的。鉴于神经外科手术的广度，神经外科患者群体的危重状态，以及脑和脊髓的独特灌注要求，神经外科医生必须综合考虑。本章针对神经外科患者，讨论了血液置换的评估、基本原理、适应证、并发症以及替代品。

术前评估

术前实验室数据可以评估是否需要血液置换或开展血液置换的可能性。术前分析血红蛋白和血细胞比容水平可以分析贫血的情况并为未来的输血建立一个基准。慢性贫血患者能更好地耐受急性失血导致的低血红蛋白浓度。术前意外发现贫血，应积极寻找潜在病因。血小板计数、凝血酶原时间（PT）和部分凝血活酶时间（PPT）血液凝固情况。出现异常应进行原因调查并尽可能纠正。最后，上述任何因素存在缺陷或预期发生大失血，应确保外科医生准备了血液制品（尤其对于自体输血），申请血液回收设备，或修改外科手术方式。

1 凝血的实验室评估

鉴于神经外科患者出血并发症的潜在破坏性后果，完备的术前出血风险评估是至关重要的。评估的最重要的方面是一个详细的出血史。应询问患者是否有出血倾向，容易挫伤，询问与既往手术相关的出血问题，询问出血相关疾病的家族史。一个没有出血问题历史的患者出血并发症的风险非常低。实验室评估包括凝血级联的评价和血小板功能，如下详述。在神经外科，这些实验室检查在术前、术中和术后都是有用的。

2　凝血酶原时间和国际标准化比值（INR）

PT 能够有效地评价凝血的外源性途径，即组织因子和最终共同途径。PT 用于监测接受华法林治疗患者的血液的凝固潜力，维生素 K 缺乏症，肝脏合成的凝血因子是否足够。具体测试过程为，将组织促凝血酶原激酶（组织因子 + 磷脂）和氯化钙的悬浮液加入到去除血小板的血浆中。血纤维蛋白凝块的形成时间即为 PT。

因为组织凝血活酶试剂的敏感性不同导致 PT 会发生波动，因此引入 INR。INR 采用下列公式计算：（患者的 PT/ 平均正常 PT）^{ISI}，其中，ISI 是国际敏感指数，指与世界卫生组织的参考标准相比时分配到 PT 试剂的值。接受慢性华法林治疗患者的血浆的 INR 是正常的，因为华法林只会影响维生素 K 依赖因子（BKDF）Ⅱ、Ⅶ、Ⅸ和 X。

3　部分凝血酶时间

PTT（或活化 PTT）测试评估内源性途径，包括连接因子（因子Ⅻ、高分子量激肽原和前血管舒缓素）和因子Ⅷ、Ⅸ和Ⅺ。具体而言，它计算血浆诱导因子Ⅻ的活化与表面活性剂的凝聚。二氧化硅或高岭土联合应用脑磷脂提取物（缺乏组织因子），因此是部分凝血酶时间。PTT 对于监测肝素治疗和直接凝血酶抑制剂的影响很有用。

4　血小板计数

血液成分的实验室评估应包括血小板计数，其正常范围通常为（150~400）$\times 10^9$/L；然而，一个正常的血小板计数并不能保证正常的血小板功能。一些机构认为，当血小板计数在（60~100）$\times 10^9$/L 时，小的脑外科手术可以安全进行。血小板计数在（20~60）$\times 10^9$/L 可能与手术出血过多有关。血小板计数小于 20×10^9/L 时，可能会发生自发性出血。

考虑到 HIT 对出血可能产生的影响，找到 HIT 的原因非常重要。鉴别诊断包括大量输血、血液透析、血小板破坏（如脾功能亢进）、先天性或获得性贫血导致的血小板生成减少（如再生障碍性贫血、Wiskott-Aldrich 综合征、电离辐射、骨髓抑制药物的应用及营养缺乏）、免疫破坏（如特发性血小板减少性紫癜）或非免疫破坏（如血管性血友病、败血症、血栓性血小板减少性紫癜及烧伤）以及应用肝素。当结果出乎意料时，应重复测试排除假性或人为因素[1]。

5 血小板功能测试

出血时间通常应用 Ivy 的方法进行测量，其中，在上臂用血压计提升组织压至 40mmHg。在前臂皮肤上，做标准的 1mm 深的切口，出血停止需要的时间即为出血时间。正常值为 2~9min。这一测试目前仍在临床上应用，但其可靠性被认为较低，因为重复性较差。

相应地，更规范自动的体外方法如血小板功能分析仪已被引入。在该试验中，一台机器模拟体外出血时间，收集柠檬酸盐抗凝药物全血，形成两个胶原包被的墨盒，这刺激血小板与胶原蛋白和肾上腺素（CEPI）或磷酸腺苷相互作用，来驱动凝血关闭该孔。肾上腺素存在时，如果结束时间小于 180s，血小板功能被认定是正常的。阿司匹林存在时，正常的结果意味着阿司匹林抵抗。如果结束时间 CEPI 长于 180s，胶原蛋白和腺苷二磷酸（CADP）小于 116s，最可能的原因是应用阿司匹林或非类固醇抗炎药。如果结束时间 CEPI 长于 180s，CADP 长于 116s，血小板功能异常。如果出现明显升高的结果，如超过 300s，建议应用一种糖蛋白（GP）Ⅱb／Ⅲa 抑制剂。

所有这些测试均可提供术前评估血液凝固的状况。手术中发生出血时，可以重复测试，以检测哪些凝血成分正在减少至不再起效的临界点。

6 血型和交叉配血

人红细胞的细胞膜估计包含超过 300 个不同的抗原，和至少 20 种不同的血型抗原系统。在大多数输血中，只有 ABO 和 Rh 抗原系统发挥重要作用。血型不符会导致潜在的严重不良反应。几乎所有的人在 1 岁前针对非自我的 AB 等位基因产生抗体，不管他们之前有无接触。对于 Rh 抗原系统，D 抗原至关重要。基于 D 抗原存在与否，患者被分为 Rh 阳性和 Rh 阴性两类。80%~85%的人为 Rh 阳性。Rh 阴性的患者通常只有经过输血或妊娠产生抗体，男性或绝经后妇女输入 Rh 阳性血液很少出现严重后果。这种输血在紧急情况下可以应用，但应尽量避免。

兼容性测试旨在避免输血反应。测试是在筛选和交叉配血的形式下进行的。患者的 ABO 和 Rh 型均通过患者的血液血清针对已知含有抗体为 A、B 和 Rh 进行测试。结果通过测试患者的血清对已知抗原的红细胞进行证实。分型可在 15min 内进行。

抗体筛选是用来检测除了 ABO 反应以外的常见反应，常常通过间接 Coombs 试验来实现。混合患者的血清与已知抗原的红细胞，如果患者存在针对这些抗原的抗体，这些抗体便会包裹红细胞，造成红细胞凝集。抗体筛选常需要花费 45min。在所有的供体血液中，这是一项常规检查，它也许能够取代受体的交叉配型试验。

一项交叉试验模拟了输血的供体细胞混有受血人的血清。一个交叉试验能够确认血型，检测其他抗体，和检测由于低滴度在筛选上不明显的抗体（因为他们没有凝集）。交叉试验提供了最佳的安全性。对于以前经历过输血的患者，预期会多次输血，或已知抗体的患者，应该分配充足的时间和血进行交叉配对试验[2-3]。

输血相关并发症

输血往往是必要的，可以挽救生命。然而，输血应谨慎进行。不良事件是常见的，严重的，并且可能危及生命，并且不恰当地输血与发病率和死亡率增加有关。因此，外科医生应熟悉的不良反应的征兆及其可能造成的后果，并且应当预见不良反应发生的可能性。输血的主要并发症与免疫和感染有关，包括但不限于，急性和延迟溶血反应，感染性疾病的传播，免疫力低下和凝血发展。

急性溶血反应是由 ABO 血型不合引起的，发生率为 1/38 000。典型的病因是血型误认而导致急性血管内溶血。患者表现为发热、寒战、恶心、心动过速、低血压、血红蛋白尿及弥漫性手术渗血。溶血反应可导致 DIC、休克和肾衰竭，死亡率为 1/100 000。该反应的严重程度通常取决于输血量。除非紧急情况，血液制品应始终缓慢输入。迟发性溶血反应发生在输血后 2~21d，此时，体内产生了针对血液产品中不常见抗原的抗体，这些反应通常轻微，并可能导致血管外溶血。非溶血性免疫并发症包括发热、荨麻疹反应、过敏反应、非心源性肺水肿和移植物抗宿主病。过敏反应的发生率为 1/1 150 000，最常发生反应的患者是免疫球蛋白 A（IgA）缺陷的患者。

传播传染性疾病是输血的另一个主要并发症。针对肝炎和人免疫缺陷病毒（HIV）的常规检验能显著降低这些病毒通过血液制品的传输。输血获得性丙型肝炎的发病率为 1/900 000~1/60 000，而 HIV 为 1/1 900 000。巨细胞病毒（CMV）和爱泼斯坦－巴尔病毒，也可以通过输血传播。对于免疫功能低下的患者，CMV 能够引起严重感染，所以这些患者应输注 CMV 阴性或白细胞减少的血液制品。

细菌污染是输血另一个潜在的并发症，也是输血相关死亡的第二大原因。细菌污染的发生率为 1/2000 血小板和 1/7000 袋装红细胞。败血症发生率为 1/25 000 血小板和 1/250 000 袋装红细胞。预防措施包括：对血液制品进行适当存储；从血库取出 4h 内应用完毕以确保适当的温度范围。如果需要较慢的输血，应对血液制品进行分割存储。

输血也被认为可以通过未知的机制引起免疫抑制，因此可能增加严重感染的风险。由于血小板稀释，大量输血通常会导致凝血障碍。经历过输血、免疫功能低下以及接受过多次输血的患者，输血相关并发症风险最高。曾接受过输血的患者出现溶血、发热反应和荨麻疹反应的风险较高。应该分配更多的时间和血给预测试，以确保适当的交叉配血。可以通过应用减少白细胞的袋装红细胞以减少发热反应。减少白细胞有助于降低感染的风险，照射细胞可帮助预防移植物抗宿主病，特别是在免疫功能低下的患者中。大量输血还有独特的风险，包括凝血、低钙血症和体温过低。对于输血量为 1 或 2 倍循环血量的患者，应该考虑输入血小板和新鲜冰冻血浆（FFP），并且所有血液制品和

液体的温度应适中 [2-3]。

术中评估血液的状态和容量补充

　　保持适当的液体平衡在麻醉过程中很关键。应该考虑术前体液缺失，液体需求的维持，以及液体持续丢失的补充。液体需求的维持通常是这么计算的，第一个 10kg 体重，通常估计为 100ml/（kg·d）。第二个 10kg 体重，为 50mg/（kg·d），对于 20kg 以上的体重，为 20mg/（kg·d）。由于术前禁食，手术患者进入手术前存在液体缺乏，这个缺乏必须补充。对于 70kg 的成年人，禁食 8h，相当于 880ml 液体的损失。一旦手术已经开始，外科手术失血、伤口暴露和组织创伤加速液体损失。大多数神经外科手术只有少量的蒸发液体的损失；然而，涉及大伤口和广泛组织损伤的长时间脊髓手术的蒸发损失较为显著。

　　必须评估流体状态和失血，并不断修正。必须密切监测生命体征、尿量，估计失血量，评估实验室检测结果。然而，由于大量丢失的血液可存在手术单和海绵中，另外，手术中所用的冲洗液体导致计算误差，所以，失血量难以准确估计。

　　扩容应先于低血压和心动过速，这是两种液体枯竭的生理体征反应。尿量下降是低血容量的有效标志。一个成年人应保持 0.5~1.0ml/（kg·h）的尿量。尿量减少可以提示血容量不足。血细胞比容也可以评估失血状态。然而，由于血细胞比容水平反映了血细胞与血浆的比值而不是与整个血容量的比例，结果可能受到流体移位和静脉内替换的影响。因此，应该优先考虑应用临床情况估计失血量。

　　补液开始应先用等渗晶体液。在许多专业首选输注的液体是乳酸林格氏液。然而，这种液体实际上是轻度低渗液且含钠量较低。因此，对于神经外科手术，这不是最佳的选择，尤其对于颅内病变或头部创伤。生理盐水因钠含量和相对渗透压均较高，能够降低脑容量和颅内压。大量给予生理盐水会产生高氯代谢性酸中毒，能够导致代偿性呼吸性碱中毒。对于头部创伤，低碳酸血症以及较高的钠含量，可以治疗颅内高压。然而，应谨慎对待 SAH 患者，因为过度低碳酸血症会加剧血管痉挛。应避免在神经外科患者中应用含葡萄糖的液体，因为高血糖可加剧缺血性脑损伤的不良影响。

应用胶体液（如血清白蛋白）的时机和指征尚不明确。通常认为，已经给予 3~4L 的晶体液后才开始给予胶体液。给予胶体液的量通常为失血量的 3~4 倍。胶体液比晶体液纠正水缺乏起效更快，胶体液在血管内的半衰期为 3~6h，且不会导致显著的组织间水肿。胶体液有效渗透压较大，因此，不太可能渗入组织间隙，这是减少组织水肿的原因。组织水肿会影响氧气的输送和组织愈合。预防组织水肿和氧合不佳是神经外科的关键，特别是在头部创伤的情况下，因此，一些神经外科医生倾向于采用胶体液进行补液。

尽管优点突出，但是由于其成本和潜在的并发症，应用胶体也受到了一定的限制。胶体来源于血浆蛋白或者合成的等渗葡萄糖聚合物。来自血液的胶体包括白蛋白和血浆蛋白组分，具有携带传播病毒和过敏反应的风险。合成胶体包括明胶（在美国不可用）和葡萄糖淀粉。葡萄糖淀粉会产生抗血小板效应，导致肾衰竭，引起轻至重度的过敏反应。羟乙基淀粉能够有效扩容血浆，而且很少出现过敏反应或影响凝血状态[3-4]。

血液凝血因子补充

除了大量输血，很少进行全血置换。但是，单独的血液成分常常需要补充和置换。本节回顾总结血液制品输血的通用协议和适应证，重点关注头部和脊柱外科。

1 袋装红血细胞

红细胞可用于提高失血和重度贫血患者的携氧能力。1U 袋装红细胞提供 55% ~80% 的血细胞比容和 250ml 的体积。在体重为 70kg 的男性中，1U 袋装红细胞提高血红蛋白的预期为 1g/dl，提高血细胞比容的预期为 3%。在生理上这个量通常无关紧要，因此，一次至少需要输 2U 的袋装红细胞 [5]。

过度输血或者输血不足都有相当大的风险，人们努力寻求适当的输血指征。因此，由美国麻醉医师成立了一个针对血液成分治疗的特别工作组。工作组得出结论，输血不应该由单一的血红蛋白浓度决定；相反，它应由患者个体因氧合不足导致并发症发生的风险决定。在大多数情况下，工作组发现，当血红蛋白浓度 <6g/dl 时需要输血，当血红蛋白 >10g/dl 时极少需要输血。

Carson 等 [6] 发表了一篇纳入 6 项比较自由输血方案与限制输血方案试验的荟萃分析，他们分析了 1568 例患者的完全输血结局与 30d 死亡率。自由输血组在血红蛋白水平 <9.7mg/dl 时开始输血，平均输入 4.4U 的红细胞，限制输血组在血红蛋白水平 <7.5mg/dl 时开始输血，平均输入 2.3U 的红细胞。自由输血组 120 例（15.2%）死亡，限制输血组 94 例（12%）死亡，这提示限制输血组的不良事件发病率低于自由输血组，但两组心脏事件无显著差异，说明心脏未受影响 [7]。

神经外科病理学类型和患者的类型可以影响输血的决策。SAH 患者，通常需要达到 30mg/dl 的靶细胞比容，以促进充足的氧气到达大脑。与此相反，一名冠状动脉缺血的脊柱手术后患者，其血细胞比容如果处于临界水平，需要保持高度警惕，防止临床重度贫血的发生。

2　血小板

血小板预防性输注，可用于预防出血或治疗有活动性出血的 HIT。血小板可以来源于单一供体，每个单位含有（3~6）× 10^{11} 血小板。它们也可以来源于多个供体，每个单位含有 $7.5 × 10^{10}$ 血小板。单一供体的血小板是优选项，因为它们传播疾病的风险较小，发生过敏反应的概率较低。输注 1U 的单一供体血小板，预计可以提高血小板计数 50 000/mm^3。但是，应该用实验室检测来评估血小板校正的实际数额。

血小板消耗增加，过度血栓形成，存在破坏血小板的抗体，脾功能亢进都可以影响预期的血小板反应。重要的是，决定输血时，HIT 的原因应纳入考虑范畴。在血小板消耗过多的情况下，其剩余可用的血小板通常更年轻，更大，有更好的功能，从而减少了输血的需求。患者血小板发育不全伴发疾病可能更需要输血。

该工作组建议，对于血小板 <50 000/mm^3 的微血管出血手术的患者，或者血小板处于 50 000~100 000/mm^3 的无微血管出血的高风险手术患者，进行预防性血小板输注。对于血小板破坏引起的血小板减少，专案组不推荐常规预防性输注血小板用于小手术和失血不多的手术以及血小板计数 >100 000/mm^3 的情况。他们还指出，对于那些血小板计数正常，但血小板功能障碍和微血管出血的患者，可能需要血小板输注[8]。

3 FFP

1U 的 FFP 包含 200~250ml 的体积，1U 的各凝血因子，包含的纤维蛋白原量为 2mg/ml。1U 的 FFP 的 INR 为 0.9~1.2，最大能够校正的 INR 为 1.2~1.3。FFP 需要 20~40min 来解冻，而且这个过程不能被加速。工作组建议，对于华法林的紧急逆转，已知凝血因子缺乏的患者，PT 或 PTT 超过 1.5 倍的微循环出血的患者，以及接受大量输血（≥ 12U 袋装红细胞）导致微循环出血的患者，需要输注 FFP[8]。

4 开颅手术

鉴于大脑对缺氧的灵敏度和无法控制的出血所带来的严重后果，神经外科手术过程中的输血需要特别注意。Weiskopf 等[9] 发现，当血红蛋白浓度低于 6mg/dl 时，认知功能会受到损害。此研究在健康志愿者中进行；许多人认为，受损的大脑甚至在更高的血红蛋白浓度时就会发生认知功能障碍。动物和人体研究已经表明，遭受创伤性脑损伤的贫血患者临床预后更差[10]。然而，输血未显示能够改善其预后[11]。

遗憾的是，在神经外科领域，没有足够的研究可用于指导输血管理。适用于其他患者的输血策略不一定适合于神经外科患者。中枢神经系统（SNS）疾病患者的输血最佳血红蛋白目标值还需要进一步研究确定。

鉴于神经外科疾病常常伴有出血并发症及凝血障碍，血小板和凝血因子替代对于神经外科患者也很重要。接受神经外科手术或者颅内出血的患者，当其血小板计数 <100 000/mm^3 时，通常会输血。脑创伤患者的血小板功能可能受到影响，因此，尽管血小板计数是正常的，只要存在正在进行的微血管出血应及时考虑输血。

5 脊柱外科手术

脊柱外科手术常常因为创面大而失血严重。预计到这些因素即可考虑到输血保护策略，如细胞保护和等容血液稀释。应密切注意手术过程中的失血，尽可能追求细致的止血。在手术进行过程中，麻醉团队应定期审查失血状态，预估可能产生的失血，这些均可促进积极的策略转换。最后，对于极度失血的情况，应考虑分期手术[12-14]。

6 术中细胞回收

术中细胞保护程序或自体血液回收，通常用于预计手术大量失血以及需要输血时。在神经外科，该方法用于常常大量失血的非肿瘤手术（如大型脊柱手术），而不是用于可能但罕见的大量失血情况（如动脉瘤修复）。该方法规避了异体输血不良反应的风险，并可能用于拒绝异体输血的宗教信仰的患者。

三种类型的细胞回收方法可供选择：红细胞回收、直接输血以及全血超滤。细胞处理器或红细胞回收将术中回收的血液进行离心，洗涤分离红细胞，而血小板、血浆蛋白、凝血因子以及副产物（如细胞因子、过敏毒素以及附加废产物）会被除去。第二种类型——直接输血——通常用于体外循环手术，血液通过体外线路传送、收集，然后重新注入。血液通常较稀（血红蛋白 6~9g/dl），并包含细胞因子以及器官功能障碍和水肿相关废物质。第三种类型——全血超滤——可去除多余的非细胞血浆水、溶质、颗粒物和废物质，并重新注入全血。它包括血小板、凝血因子和血浆蛋白，并且通常保留了血红蛋白的正常水平。在血液回收期间，常需要使用止血剂以防止环路内凝血。对于术中失血的神经外科患者，需要对比各种细胞回收技术的疗效[12-14]。

7 等容血液稀释

等容血液稀释基于减少红细胞的浓度可以减少大量失血过程中丢失的红细胞总数和维持正常血容量可以使心排出量保持正常的原则。

根据术前血细胞比容水平，该过程首先人为除去全血的 1~3U，目标是减少 28% 的血细胞比容。除去的血容量用 3~4 倍体积的晶体或胶体液来替换。需要时可以将人为除去的血液再回输。

一项在青少年进行矫正脊柱侧凸手术中采用等容血液稀释的研究显示，等容血液稀释将异体输血率从 79% 降至 37%。有关腰椎融合术的一项研究显示，等容血液稀释组的异体输血率为 23.5%，而对照组为 40%。鉴于异体输血的各种并发症，显著减少异体输血可能对患者的治疗效果产生深远影响 [15]。再次，对于脊柱畸形矫正手术，重度失血几乎是一定会发生的，这种保护策略意义重大。

8 基督教徒的血液置换

有些患者不会接受输血，因为他们的宗教信仰抵制血液制品输血。在北美地区，最常见的此类群体是基督教徒，他们拒绝输血，一些圣经经文指出，血液是不能吃的"营养"。作为一个群体，基督教徒通常不会接受全血、红细胞、血小板、血浆或储存自体血。个别情况下他们会接受以下产品：血浆蛋白（白蛋白、冷沉淀、免疫球蛋白）、干细胞、保存的自体血液中细胞、凝血因子、骨髓移植、器官移植和体外循环（透析、血浆置换、心脏旁路移植仪器）。

在这些患者中纠正抗凝或控制急性出血是一个挑战。医生必须了解和应用的战略是，尽量减少围术期出血量，优化血流动力学，并增加血液生产。这里所应用的策略，适用于所有神经外科患者。

控制围术期失血可以采取以下措施：仅在必要时进行抽血检查；应用儿童样品管（与传统管材相比，可降低血容量抽出的 40%~45%）；应用适当的药物，以防止出血（如去氨加压素和抑肽酶）。手术前，神经外科医生应认真考虑通过补充维生素 B_{12}、叶酸和铁（静脉内途径更迅速的作用）优化红细胞质量 [16-17]。

促红细胞生成刺激剂，如促红细胞生成素可能会有帮助，这取决于血液损失的急性程度。一些研究显示，急性期给予红细胞生成刺激剂，能减少输血需求 [18-19]。然而，这些药物都不能替代输血 [20]。周密的术前计划包括可能的造影栓塞术、分期手术及择期微创手术。对所有的出血进行警惕凝血，无论多么轻微，对这些患者至关重要 [21]。

血流动力学参数可通过增加氧含量、优化心排出量、降低患者的代谢率得以最大化。研究表明，血红蛋白基氧载体可以作为血液替代品。在急性大出血情况下，没有任何血液替代品获得美国食品药品监督管理局批准。正在开展三种药物（HemAssist、PolyHeme 和 Hemopure）的Ⅲ期试验，结果表明，在手术过程中没有降低输血需求，反而导致显著不良事件发生，包括心肌梗死和死亡的风险增加 [22-24]。对于这些患者，当手术过程中，心排出量减少以及血容量降低时，用晶体液维持循环容量仍是目前的标准疗法 [16]。

结　论

术中血液置换管理要求在术前、术中、术后对患者进行血流动力学和凝血状态的仔细评估。血液制品输血应谨慎应用，并考虑可能造成的灾难性并发症。应注意调查和处理血液成分不足的原因。

必须在手术过程中保持足够的液体容量。胶体液比晶体液能更快地纠正容量不足，而且不太容易诱发组织水肿，但其价格更贵，并且也存在独特的并发症。对于晶体液的应用，生理盐水是首选，因为其等渗液体和较高钠含量的特性有助于防止脑水肿及进一步的脑损伤。

最后，对于预期大量失血的手术（如脊柱手术）或血液制品输注和扩容存在障碍的患者（如基督教徒），必须应用各种血液保护措施。这些措施包括：等容血液稀释，促红细胞生成的刺激剂，营养补充和医疗的优化以减少医源性失血，精心制订手术方案以尽量减少失血。

关键点

· INR 和 PTT 用于临床评估凝血功能及后续抗凝治疗

· 正常的血小板计数并不能保证正常的血小板功能

· 血小板计数 <100 000 × 10^9 提醒医生术中可能出现难以控制

的出血的

· 正常出血时间通常为 2~9min

· 阿司匹林、非类固醇抗炎药和氯吡格雷能够改变血小板功能

· 血型和交叉配血有利于降低患者的输血风险

· 输血相关的并发症包括急性和亚急性溶血反应、过敏症、感染性疾病、细菌污染、免疫抑制、发热反应、移植物抗宿主病、低钙血症、低体温和凝血

· 血容量术中评估需要确定患者的术前血容量状态，监测生理参数，并监测手术过程中失血

· 术中血红细胞比容，由于大量晶体液或胶体液的应用，已不能作为评估失血的可靠指标

· 1U 袋装红细胞将提高血红蛋白约 1g/dl 和血细胞比容 3%

· 应考虑患者在术前、术中、术后输血的诱发因素

· 1U 单个供体的血小板输血会提高血小板计数约 50 000/mm^3

· 1UFFP 的量约为 200~250ml，INR 为 0.9~1.2

· 自体血液回输在预期存在大量失血的择期、非肿瘤手术中具有重要作用

· 等容血液稀释在预期存在大量失血时是一个有益的术前策略

· 在高风险患者择期手术时，优化营养补充和药物应用对促进红细胞的产生具有重要作用

回顾性问题

1. 对或错：

A. 有国际参考标准可用于计算 INR

B. 所有的凝血障碍，INR 都不正常

C. INR 用于监测肝素治疗后的凝血状态

D. INR 1.2 为异常

E. INR 用于评估维生素 K 依赖的凝血因子

2. 对或错：

A. 血小板计数的正常范围为（60~700）×10^9/L

B. 一个正常的血小板计数，可以确保正常的出血时间

C. 血小板计数低于 20×10^9/L 可导致自发性出血

D. 正常出血时间为 9~12min

E. 阿司匹林会增加出血时间

3. 对或错：

A. 血液相容性测试应用抗体 A、B、O 和 Rh

B. 血型检测通常需要不到 5min 即可完成

C. 非 ABO 反应的额外抗体筛选采用间接 Coombs 试验

D. 交叉配型通过混合供体和受体细胞模仿输液

E. 失败的交叉试验是因为混合血型发生凝集

4. 对于急性溶血反应，对与错：

A. 发生率为 1/75 000

B. 是由 Rh 血型不兼容引起的

C. 可引起血管内溶血

D. 死亡率为 1/100 000

E. 患者可出现发热、寒战、恶心、心动过速、低血压和血红蛋白尿

5. 关于术中评估 / 治疗血状态和容量，对与错：

A. 体重为 70kg 的男性禁食 8h 后平均液体损失 500ml

B. 成年人应保持 0.5~1.0ml/（kg·h）的尿量

C. 血细胞比容是一个可靠的反映失血的指标

D. 扩容应先于低血压和心动过速

E. 补液应先以胶体液开始

6. 对或错：

A. 1U 袋装红血细胞提供 55% ~80% 的血细胞比容和 250ml 的血量

B. 在 70kg 的男性，1U 袋装红细胞将提高血红蛋白 2g/dl 和血细胞比容 6%

C. 1U 单供体血小板的血小板计数为（3~6）×10⁶

D. 在 70kg 的男性，1U 单供体血小板提高血小板约 50 000/mm³

E. 1U FFP 的 INR 为 0.9~1.2，需要 20~40min 进行解冻，最大的校正 INR 目标值为 1.2~1.3

参考文献

[1] Beshay JE, Morgan H, Madden C, et al.Emergency reversal of anticoagulation and antiplatelet therapies in neurosurgical patients. J Neurosurg, 2010,112:307–318

[2] Gonzalez EA, Jastrow KM, Holcomb JB, et al.Hemostasis, surgical bleeding, and transfusion//Brunicardi FC, Andersen DK, Billiar TR, et al. Schwartz's Principles of Srugery. 9th ed.New York: McGraw-Hill, 2011

[3] Morgan GE Jr,Mikhail MS,Murray MJ.Fluid management and transfusion//Morgan GE Jr, Mikhail MS, Murray MJ.Clinical Anesthesiology. 4th ed.New York:McGraw-Hill, 2011

[4] Shires G.Fluid and electrolyte management of the surgical patient.In: Brunicardi FC, Andersen DK, Billiar TR, et al.Schwartz's Principles of Surgery. 9th ed. New York:Mcgraw-Hill, 2011

[5] Coil CJ, Santen SA.Transfusion therapy//Tintinalli JE, Stapczynski JS, Cline DM, et al. Tintinalli's Emergency Medicine:A Comprehensive Study Guide. 7th ed. New York: McGraw-Hill, 2011

[6] Carson JL, Hill S, Carless P, et al.Transfusion triggers:a systematic review of the literature. Transfus Med Rev, 2002,16:187–199

[7] Spahn DR.Strategies for transfusion therapy.Best Pract Res Clin Anaesthesiol, 2004,18:661–673

[8] Practice Guidelines for blood component therapy:A report by the American Society of Anesthesiologists Task Force on Blood Component Therapy.Anesthesiology, 1996,84:732–747

[9] Weiskopf RB, Kramer JH, Viele M, et al.Acute severe isovolemic anemia impairs cognitive function and memory in humans.Anesthesiology, 2000,92:1646–1652

[10] Utter GH, Shahlaie K, Zwienenberg-Lee M, et al.Anemia in the setting of traumatic brain injury:the arguments for and against liberal transfusion.J Neurotrauma, 2011,28:155–165

[11] McEwen J, Huttunen KH.Transfusion practice in neuroanesthesia.Curr Opin Anaesthesiol, 2009,22:566–571

[12] Sutton RG, Kratz JM, Spinale FG, et al.Comparison of three blood-processing techniques during and after cardiopulmonary bypass.Ann Thorac Surg, 1993,56:938–943

[13] Eichert I, Isgro F, Kiessling AH, et al.Cell saver, ultrafiltration and direct transfusion: comparative study of three blood processing techniques.Thorac Cardiovasc Surg, 2001, 49: 149–152

[14] Freischlag JA.Intraoperative blood salvage in vascular surgery-worth the effort?Crit Care, 2004,8:（Suppl 2）:S53–S56

[15] Epstein NE.Bloodless spinal surgery:a review of the normovolemic hemodilution technique. Surg Neurol, 2008,70:614–618

[16] Panico ML, Jenq GY, Brewster UC.When a patient refuses life-saving care:issues raised when treating a Jehovah's Witness.Am J Kidney Dis, 2011,58:647–653

[17] Smoller BR, Kruskall MS.Phlebotomy for diagnostic laboratory tests in adults.Pattern of use and effect on transfusion requirements.N Engl J Med, 1986,314:1233–1235

[18] Mann MC, Votto J, Kambe J, et al.Management of the severely anemic patient who refuses transfusion:lessons learned during the care of a Jehovah's Witness.Ann Intern Med, 1992,117:1042–1048

[19] Silver M, Corwin MJ, Bazan A, et al.Efficacy of recombinant human erythropoietin in critically ill patients admitted to a long-term acute care facility:a randomized, double-blind, placebo-controlled trial.Crit Care Med, 2006,34:2310–2316

[20] Corwin HL, Eckardt KU.Erythropoietin in the critically ill:what is the evidence?Nephrol Dial Transplant, 2005,20:2605–2608

[21] Speiss BD, Spence RK, Shander A.Perioperative Transfusion Medicine.2nd ed. Philadelphia: Lippincott Williams & Wilkins, 2006

[22] Weiskopf RB, Viele MK, Feiner J, et al.Human cardiovascular and metabolic response to acute, severe isovolemic anemia.JAMA, 1998,279:217–221

[23] Chen JY, Scerbo M, Kramer G. A review of blood substitutes:examining the history, clinical trial results, and ethics of hemoglobin-based oxygen carriers.Clinics（Sao Paulo）, 2009, 64: 803–813

[24] Natanson C, Kern SJ, Lurie P, et al.Cell-free hemoglobin-based blood substitutes and risk of myocardial infarction and death:a meta-analysis.JAMA, 2008,299:2304–2312

问题答案

1. A：对；B：错；C：错；D：对；E：对
2. A：错；B：错；C：对；D：错；E：对
3. A：错；B：错；C：对；D：对；E：对
4. A：错；B：错；C：对；D：对；E：对
5. A：错；B：对；C：错；D：对；E：错
6. A：对；B：错；C：错；D：对；E：对

第 9 章

血液置换

Kenneth B. Hymes

围术期，为了足够的组织氧合和保持止血，常常需要血液制品的输入[1-3]。但是，需要注意输血带来的风险，包括溶血、发热性输血、容量超负荷、输血相关急性肺损伤（TRALI）、免疫抑制、血管内血栓形成以及传染性病原体的传播。只有充分认识到输血的益处和这些风险，并了解血液制品的收集、准备、储存，以及它们的生物化学性质，才能适当地应用血液制品。

捐献血液的收集、处理和存储

在美国，血液全部来自志愿者的捐献[4]。

捐献血液的人要进行 ABO 和 Rh 分型，并筛选传染性病原体，包括细菌、梅毒、乙型肝炎、丙型肝炎、人类免疫缺陷病毒（HIV）1 和 2、人嗜淋巴细胞病毒（HTLV）1 和 2、西尼罗河病毒、克氏锥虫。在未来，可能需要开展针对其他血源性病原体的检查，排除那些从疟疾和其他血源性感染流行地区入境的捐献者。例如，1980—1996 年在英国居住 3 个月以上的捐献者应该被排除出献血行列，因其有传播疯牛病的理论风险。

红血细胞被储存在 1℃~6℃的柠檬酸盐 – 葡萄糖（ACD）或柠檬酸盐 – 磷酸盐 – 葡萄糖（CPD）溶液，这些溶液中添加了腺嘌呤、葡萄糖和甘露醇。在这些条件下，红血细胞（红细胞）可以用于输血的时间长达 6 周 [5]。时间较旧的红细胞在接受者体内存活期较短，而且氧气交换效率可能较低；但是，关于应用旧的与新的红细胞单位，目前没有明确的建议 [6]。在一些情况下，红细胞可以冻结在甘油溶液中，可以贮存更长的时间。

白细胞清除和血液制品的照射

自 1996 年以来，在收集时进行血液滤过是降低血液制品白细胞污染的一种手段。血液制品的白细胞（主要是淋巴细胞）和它们的产品的污染增加了发热性非溶血输血反应发生的风险。

白细胞污染可以使受血者对人白细胞抗原（HLAS）更为敏感，并产生相应抗体，这将缩短输注血小板的存活时间，导致输注细胞的存活期缩短。此外，含有巨细胞病毒（CMV）的淋巴细胞能使受血者产生严重的肺炎、结肠炎、肝炎或视网膜炎，特别是在受血者的免疫力收到抑制的情况下 [7-8]。

对于严重免疫缺陷患者，如那些接受化学疗法、放射疗法、骨髓和实体器官移植或应用有效的免疫抑制剂的患者，血液制品（通常为红细胞或血小板）中的淋巴细胞可引起致死的移植物抗宿主病（GVHD）。GVHD 的症状包括皮疹、腹泻、发热、血小板减少和肝功能障碍。这种并发症可以通过输血前对血液制品进行照射来预防 [9]。

血小板捐献

如上所述，因为需要过滤白细胞，所以取得血小板浓缩液变得困难。许多输血部门通过自愿捐助机来收集血小板。供体每次可以提供约为 3×10^{11} 血小板。该方法的成本虽然较高，但是它能够减少受血者对多个供体的暴露，降低 HLA 致敏风险，改善血小板的存活 [10]。如果受血者过去没有输血史或过去 3 个月内未孕，通常可以进行电子交叉试验，因为该患者存在临床显著抗体的风险很低。值得注意的是，临床显著输血相关的溶血发作的致死事件，大多数情况下不是由于血型抗原的不相容导致的，相反，而是由于患者识别和标本标签出现错误而导致的 [11]。

红细胞输血

1U 的袋装红细胞，包含约 0.70 的血细胞比容和 225ml 的体积，可以增加 1g/dl 的血红蛋白和 0.03 的血细胞比容。虽然红细胞输血确实能够提高血红蛋白含量，但是围术期袋装红细胞的应用在过去十年中发生了变化，输血指征变得更加严格。接受手术的患者血红蛋白浓度应高于 10g/dl，血细胞比容应高于 0.30，这一传统建议已经受到挑战 [12-16]。一系列评估心脏和骨科手术中有关红细胞输注的风险和获益的研究已经表明，以大于 10g/dl 的血红蛋白浓度接受手术的患者不需要输血，而那些小于 7g/dl 血红蛋白浓度将受益于红细胞输注。布里斯等 [17] 进行的一项随机对照试验，针对 428 例进行冠状动脉旁路移植手术的患者，患者输血时血红蛋白浓度低于 9g/dl 或 7g/dl。更高血红蛋白目标组的那些患者，虽然输血率较高，但两组的结局（包括疲劳评分、发病率和死亡率）相似。本研究还表明，血红蛋白浓度大于 8g/dl 的患者，输血并未减少围术期死亡率。这些研究还表明感染风险升高和住院时间延长与更随意的红细胞输注应用有关。

Hébert 等 [13] 研究 838 例危重非手术的患者，随机分配其中 418 例至限制性输血方案组，该组维持 7~9g/dl 的血红蛋白浓度。对照组血红蛋白浓度维持在 10~12g/dl。该研究的亚组分析结果显示，对于病情轻的患者 [急性生理和慢性健康教育（APACHE）Ⅱ得分 ≤ 20] 和年轻患者，限制性输血组的临床结局更优 [18]。相反，有心绞痛或充血性心力衰竭的患者，限制性输血组的临床结局更差。该研究得出的结论是，不能依赖于一个固定目标的血红蛋白值，而应该整体评估患者的心血管功能，并据此对红细胞输血方案进行调整。有关择期外科手术患者临床试验的荟萃分析也得出了类似结论。

在神经外科患者中，更自由或限制性输血策略的益处尚不明确。Flückiger 等 [19] 观察到，患者的创伤性脑损伤急性复苏时达到 0.28 的血细胞比容与改善预后有关。但是，SAH 和颅内出血患者的最佳输血目标存在差异。Naidech 等 [20] 研究了 103 例 SAH 患者，回顾性地研究了血红蛋白浓度的影响。单因素分析显示，SAH 当天与第 1 天高血红蛋白浓度预示更好的临床结局。血红蛋白浓度的系列测定也表明，在住院期间血红蛋白浓度一贯较高的 SAH 存活者预后更佳。谢斯等 [21] 回顾性分析 546 例非创伤性脑出血后，也得出了类似的结论。这些研究者指出，与非贫血、非输血的患者相比，接受红细胞输注患者的存活期延长了 30d[21]。不幸的是，这些研究中引发输血的血红蛋白浓度并不一致。因此，在脑出血和 SAH 中，最佳的血红蛋白浓度仍然难以确定。

有关神经外科血液应用的多项综述表明，准备的血液制品比实际应用的要多，术前及术中的措施可以进一步减少异体输血 [22-26]。术前对患者选择性应用红细胞生成刺激剂（ESAS、达贝泊汀和促红细胞生成素），已被提议作为提高血红蛋白浓度以及使患者术期应用自体血的方法 [27-28]。虽然这种方法已被广泛应用在整形外科手术（包括脊柱外科手术）中，并已被证明可以减少应用异体输血，但其在神经外科的应用还不太清楚。此外，应用 ESAS 已与血栓形成的风险增加相关，因此，这种方法可能不适用于那些血栓形成风险较高的神经外科患者。

血小板输注

神经外科 HIT 患者由于出血而存在一个独特的问题，这在腹部、心血管或妇科手术中被认为是微不足道的，但是，在神经系统手术中可能是灾难性的。不幸的是，目前没有证据可以确定神经外科手术前血小板计数的"安全"水平 [28-29]。几个共识已经选择 100 000/μl 作为最低血小板计数；但是，患者的出血风险不仅取决于血小板的数量，也取决于血小板的功能 [30]。血小板计数为 200 000/μl 的服用阿司匹林或氯吡格雷的患者的出血风险比血小板计数为 80 000/μl 的免疫性 HIT 的患者更大[31-32]。因此，应基于神经外科患者完整的临床病史决定血小板输注方案。

血小板计数小于 100 000/μl 的神经外科手术患者，通常需要血小板输注。1U 的单采血小板可以将患者的血小板计数增加 40 000~60 000/μl。如果血小板抗体存在（其可能发生于多次输血的患者，如化疗或骨髓衰竭期间需要输血），或因 DIC 或血栓形成导致血管内血小板消耗增多，会减少这种替换的功效。药物引起的 HIT 也可能导致输注的血小板的存活期缩短。即使血小板的存活期是正常的，也应当预见额外的血小板输注需求。神经外科手术前，血小板计数应该保持在大于 100 000/μl，至少 48~72h，并且在接下来的 7d，保持大于 50 000/μl。即使血小板计数正常，术后也要用放射线照相随访手术部位是否出血。

自体定向捐赠

因为 HIV/AIDS 疫情的出现，患者和医生都力求限制暴露于异体的血液。两种常用的方法是定向捐赠和自体捐赠。自体献血，在择期手术前，患者捐赠 1~2U 的全血。如上所述，ESAS 可以采用；然而，它们应用的安全性受到质疑[27,33]。这种方法的优点是，不涉及传输疾病，没有输血反应，或异源免疫的风险[34]。自体捐赠程序给输血服务带来了额外负担，因为它们需要单独的保存记录，以确保被应用到适当的患者身上，另外，需要制定关于手术中没有应用的自体血处理的政策。最后一点是极其复杂的，血库需要肯定的是，在确定供体不再需要它们之前，这些自体血是不能处理的。这些自体血需要与其他供体的血液严格隔离，而且，这些血液制品管理给输血服务带来了额外的行政和医学法律负担。

定向捐赠

患者常常要求血液制品的定向捐赠，因为他们相信从朋友或家庭成员得来的血液比那些来自志愿捐赠者的更安全。流行病学和血清学研究表明，在感染 HIV、乙型和丙型肝炎病毒的风险方面，普通献血人群与定向捐助人群没有显著差异[35]。此外，ABO 或 Rh 血型的不兼容可能使定向捐赠的红细胞没有用。定向捐赠的单供体血小板在补充血液制品的供给上是有用的，特别是对于自身免疫和长期骨髓抑制的患者，这些患者对血小板输注的需求常常较大。在一般情况下，如果定向捐赠是因为患者认为来自其朋友或家人的血液更为安全的话，这种定向捐赠是不鼓励进行的。

针对基督教徒的血液保护策略

由于宗教的规定，基督教徒拒绝输注血液制品。一般情况下，对于基督教徒，拒绝输血导致的后果是比较复杂的。为了避免因严重贫血或出血出现不良后果时，医生承担责任，大多数医疗机构常常会给基督教徒出具拒绝输血的书面保证书[36]。

卡森等[37]已经在接受腹部、骨科、神经外科手术的患者中报道了拒绝输血的危险性。各种外科手术后患者的术后血红蛋白为 7.1~8.0g/dl 时，30d 死亡率为 0。但是，当术后血红蛋白浓度为 3.1~5g/dl 时，这种死亡率上升到 30%，当低于 3g/dl 时，30d 死亡率高达 64%[37]。

休斯等报道了无须应用血液制品的神经外科手术经验[38]，他们报道了接受头部和脊柱神经外科手术的 103 例基督教徒以及 515 例对照组患者。手术止血采用电灼和外用止血药，应用晶体液和胶体液维持血液容量。对于接受脊柱外科手术的患者，34% 应用了血细胞存储方法。有趣的是，103 例基督教徒患者术中出血比对照组少 34.5%，虽然其住院时间比对照组长 15%[38]。

对于拒绝接受输血患者的管理包括提前应用 ESA 提高术前血红蛋白，手术过程中应用血细胞存储和血液替代品。在手术前应用促红细胞生成素的时间可能需要数周，以获得最佳反应。因此，择期手术应提前计划好。促红细胞生成素的术后用药也会有效果的延迟。如前面所指出的，应用这些药物与血栓形成的风险相关，因此在制订治疗计划时要考虑这些风险。

在腹部、胸部和整形外科手术中，已经广泛应用血细胞存储的方法来清除术野的血液 [24,39]。然而，应当指出，只有当血液回路是完全封闭的，且血液制品没有经过血液透析滤过机的处理，基督教徒患者才会接受应用该设备。

血液替代品

血液替代品已经发展超过 80 年，但依然没有真正满意的产品。最初试图应用氟化烃，但结果是不成功的，原因在于这些分子的低携氧能力和血栓形成风险，包括卒中和心肌梗死 [40]。在需要血液复苏的创伤患者中，已经开始研究应用游离血红蛋白 [41-42]。应用这些产品也已经发现血栓形成、血管收缩和高血压风险升高，可能是由血红蛋白拮抗一氧化氮的血管扩张效应介导的 [43]。此外，未修饰的基质游离血红蛋白迅速裂解成二聚物并且由肾小球清除，这可能导致这种形式的血红蛋白肾毒性。因为游离血红蛋白未绑定到 2，3- 二磷酸甘油酸作为一个完整的红细胞，它对氧有较高的亲和力，但是它释放氧到组织的效率低。血红蛋白分子的修饰，包括聚合和内部交联，可减少肾毒性，提高组织氧的输送 [43]。有研究报道镰状细胞性贫血、出血、急性白血病和溶血性贫血的患者应用聚合牛血红蛋白氧载体（HBOC-1，hemopure，BIOPURE 公司，剑桥，马萨诸塞州），目前 8 例患者有 6 例仍存活 [44]。应用这些药物的并发症包括高血压、血栓形成和高铁血红蛋白血症。因此，虽然这些产品在紧急情况下具有一些益处，但其应用仍然需要研究。

血浆成分

1 FFP

FFP 从捐赠的血液中分离，储存在 –30℃ ~–18℃，它有至少 1 年的保质期。本产品的主要用途是在凝血因子浓缩物不可用的情况下替代凝血因子，治疗多凝血因子缺乏（即肝脏疾病）患者，快速扭转华法林抗凝治疗，治疗血栓性血小板减少性紫癜，取代稀有血浆蛋白缺失 [C–1 酯酶抑制剂，先天性血栓性血小板减少性紫癜（TTP）]，并能治疗需要大量输注红细胞和晶体的患者 [45]。因其存在止血需求，因此凝血因子浓度较低，这样就导致 FFP 在替换凝血因子中的作用被限制了 [46]。例如，1ml FFP 含有 1U 凝血因子Ⅷ（F Ⅷ）。1 例重度血友病 A（F Ⅷ水平 <1%）患者需要将因子Ⅷ提高至约 78% ~80% 的水平，才能安全地接受外科手术。患者血浆量的计算公式为 [重量（kg）×70ml/kg]×（1– 血细胞比容）。因此，对于体重为 70kg 血细胞比容为 45% 的患者，血浆体积将是 2695ml，需要用 2156ml 血浆（或 9U）来提供必要的凝血因子活性。然而，这样做时，血浆的体积几乎加倍，从而稀释了凝血因子的活性，循环超负荷的风险也大幅增加。然而，应用剂量约 15ml/kg FFP 就能达到凝血因子水平的最佳增量，增加 10% ~12% 的凝血因子水平 [45]。

FFP 作为凝血因子来源的实用性，还受限于临床上重要凝血因子较短的半衰期 [45]。FFP 常规用于修正华法林导致的凝血酶原时间延长。华法林耗竭维生素 K 依赖性凝血因子Ⅱ、Ⅶ、Ⅸ和 X 的活性；其中，因子Ⅶ枯竭是和其抗凝效应最相关的。然而，因子Ⅶ的半衰期仅为 5h，因此，在这种情况下，FFP 替换只是一个妥协的措施，直到补充维生素 K 才能获得更耐久的逆转华法林抗凝的效果。

Abdel–Wahab 等的研究强调了 FFP 治疗凝血疾病中的不足 [47]。他们分析了 121 例国际标准化比值（INR）从 1.1 升至 1.85 的患者应用 FFP 的数据。输注后 8h，只有 0.8% 患者的 INR 得到充分校正，而且并没有减少失血。这些数据在神经外科患者的术前评估中有特别重要的意义，因为轻度延长的 INR 并不预示着出血风险的升高。Matevosyan 等[46] 在 25 例 INR 从 1.3 升至 1.7 的神经外科患者中检测了凝血因子水平。他们发现凝血因子Ⅱ、Ⅶ和Ⅷ的水平足够止血。INR 和凝血因子水平之间的不一致，可能是由于凝血酶原时间试验中应用的敏感试剂（主要是重组组织因子）不同。基于这些发现，对术前 INR 轻微延长的患者，作者不建议应用 FFP[46-47]。

1.1　PCC

因子Ⅱ、Ⅶ、Ⅸ和Ⅹ的浓缩物通过沉淀阴离子交换层析制备，并且通过去污剂处理或加热消除传染性。这些浓缩物中的凝固因子活性含量是不定的，但是通常用因子Ⅸ的活性量来标准化，因为其主要用途一直是治疗 B 型血友病。这些浓缩物已被建议与维生素 K 一起应用，用于治疗华法林抗凝继发的脑出血[48]。虽然一些研究表明，这种方法能够缩短凝血酶原时间和正常化 INR，但是应该注意的是，并非所有的 PCC 是相同的[48]。具体而言，多数华法林的抗凝效应是通过降低因子Ⅶ的活性产生的。Bebulin 制剂（Baxter, Deerfield, IL）具有非常低的因子Ⅶ水平，而 octaplex 制剂（Octapharma 公司，Hoboken）中因子Ⅶ的水平几乎和因子Ⅸ的活性一样。因此，在应用时，要注意到 PCC 的组合成分的水平。如前面提到的，因子Ⅶ的半衰期很短；因此，可能需要重复给予 PCC，直到补充的维生素 K 发挥作用。

PCC 具有潜在的血栓形成风险，这已被普遍关注[48]。应用 40 年来，多份报道指出其与局部或弥漫性血栓形成相关。旧的制造方法生成的活化凝血因子是导致这些事件的主要原因。当代的制造技术，包括在最终产品中应用低水平的肝素、抗凝血酶、蛋白质 C 和蛋白质 S，降低了这种并发症的发生概率[48]。

1.2　rFⅦa

PCC 的血栓形成，归因于存在活化凝血因子Ⅶa，这种特性使其用于治疗存在因子Ⅷ抑制剂的患者。血友病 A 患者接受因子Ⅷ替代治疗，导致产生了抑制因子Ⅷ活性的抗体，从而使因子Ⅷ在治疗出血事件时失效[49]。PCC 中活化的凝血因子，特别是因子Ⅶ，能够绕过抑制剂，恢复止血。重组活化因子Ⅶ（rFⅦa）被开发以解决因子Ⅷ抑制剂的问题，并避免 PCC 的血栓形成风险和这些血浆衍生产品潜在的病毒污染[49]。剂量为 90μg/kg 的 rFⅦa 在治疗存在抑制剂患者的出血事件中取得了良好的效果。由于该分子能够强烈激活凝血级联反应，它已被提出作为"广谱"止血剂，可能用于治疗脑出血、华法林导致的出血或术后出血。

创伤或自发性颅内出血应用 rFⅦa 的剂量为 40~160μg/kg。这些剂量能够减少颅内血肿的体积，但是，对于 90d 存活率和神经功能影响不显著[50-51]。应用该产品的患者的动脉和静脉血栓形成发病率增加[50]。也有人研究了 rFⅦa 用于治疗华法林抗凝导致的脑出血。虽然 INR 均迅速被纠正，但与应用 FFP 和维生素 K 相比，rFⅦa 对于患者的存活率没有益处。因此，自发性或创伤性脑出血，不推荐应用 rFⅦa[50]。

血液制品的不良反应

输注血液制品的不良事件包括急性溶血性输血反应、发热性非溶血性输血反应、急性肺损伤和延迟性溶血性输血反应。对这些事件病理生理机制的认知已经降低了其发病率，并为进一步的管理提供了指导，但这些潜在的并发症提醒医生输血绝不是医疗和外科治疗的一个微不足道的组成部分。

溶血性输血反应

急性溶血性输血反应发生在 ABO 血型不合的输血中。免疫球蛋白 M（IgM）isohemagglutinins，将结合到血型不合的红细胞中，激活补体，并导致血管内溶血[52]。通过这个过程释放出的血红蛋白会沉淀在肾小管，导致急性肾小管坏死和肾衰竭。红细胞膜间质在血管内的释放会导致 DIC。患者常表现为腰背痛、血红蛋白尿、发热、低血压等。虽然这些反应的严重性可以通过静脉输液，皮质类固醇和碱性利尿治疗来减轻，但结果常常是致死性的。

灾难性的急性溶血性输血反应几乎都是由于临床上的失误，包括患者的误认或样品贴错标签。虽然血库实验室也会出现职员或技术失误，但这种情况非常罕见[11]。因此，对于出入血库的血液制品的识别和审查，机构需要有适当的规范。这些方法包括对于首次采血的患者采集重复的血液样本，对每个血液类型和样本进行标签和签名，回顾输血历史来识别 ABO 和 Rh 信息的不一致，由两个人核实数据信息。但是对于急诊科的患者，存在独特问题，这种情况下，医疗机构应建立一个正式的计划，以减少患者血液样本和血液制品误认的风险[11]。

发热性非溶血性输血反应（FNHTR）

FNHTR 是最常见的输血不良事件，并且它们可能会发生于任何血液产品的应用中[52]。这些反应是由于捐赠的血液制剂的淋巴细胞释放细胞因子引起的。常见的症状包括发热、心动过速、支气管痉挛、低氧血症、低血压等；在罕见情况下，这些反应可能是致死性的。鉴别诊断包括败血症、肺部栓塞、心肌梗死、药物过敏以及输血相关的急性肺损伤。这些反应与溶血或者游离血红蛋白的释放无关。在采集时通过血液滤过清除淋巴细胞已经降低了 FNHTR 的发病率。非溶血性发热输血反应可以用对乙酰氨基酚或抗组胺剂进行处理，在更严重的情况下，用皮质类固醇。此外，预防性应用对乙酰氨基酚或抗组胺药能防止这些事件的发生。

输血相关性急性肺损伤（TRALI）

TRALI 发生在血液制品（通常是 FFP 或血小板）输注后的 6~8h。患者出现呼吸困难和非心源性肺水肿，其可以与输血相关的心脏超负荷、感染、肺栓塞或药物过敏混淆[53]。患者 TRALI 肺部病理组织学检查显示了中性粒细胞的聚集体，以及在肺泡中的蛋白质流体。FFP、血小板或红细胞输注中包含的血浆可以被动转移抗 HLA Ⅰ和Ⅱ的抗体或抗中性抗体，从而激活中性粒细胞[54]。这些抗体结合到驻留在肺循环的中性粒细胞中，导致细胞因子和溶酶体酶的释放[55]。对于此事件的另一种解释是，肺血管中本来就存在活化的中性粒细胞、内毒素或细胞因子能够激活肺血管的内皮细胞，引起白细胞驻留。这些解释的核心都是中性粒细胞在暴露于抗 HLA 或抗中性粒细胞的抗体后，释放其内容物。抗 HLA 抗体和抗中性粒细胞抗体的来源非常重要，因为它们是最有可能在多子女的妇女中被检测到。抗 HLA 抗体在曾经输血与未输血的男性中的检出率分别为 1.0% 和 1.7%（无统计学显著差异），而这些抗体的发生率在具有 4 次或更多次妊娠的妇女中高达 32.2%[55]。此外，已经在一个患者中引起 TRALI 的血液制品在随后的受血者中更容易引起同样的问题。这些发现导致了停止从多子女妇女的献血中生产 FFP，这种策略似乎降低了 TRALI 的发病率。美国红十字会的血液安全监测计划观察到，从男性捐赠者中采集血浆，从 2006 年的 55% 上升到 2008 年的 95%[56]。在相同的时间间隔内，TRALI 的发病率从每 106 血浆单位发生 15.4 例事件下降至每 106 血浆单位发生 4 例事件[56]。

TRALI 非心源性肺水肿采用低潮气量的机械通气、利尿剂和静脉注射糖皮质激素治疗。应在此类患者的血液制品与急性肺损伤相关的献血者中筛查抗 HLA 和抗中性粒细胞抗体，受影响的患者不应该输注来自这些献血者的血液制品。

迟发性溶血性输血反应

那些已经多次输血或妊娠的女性可能会对血液中次要血型抗原产生抗体，这些次要血型抗原包括 Kell、Kidd、Duffy 或 Lutheran。这些抗体在数月或数年的时间内降至检测不到的水平，因此在输血前常规抗体筛查中无法检测出。但是，输注的红细胞如果含有一种以上这些抗原，它们将产生一个回忆性的应答，产生同种抗体，结合到输注的红细胞。患者会出现血红蛋白浓度的亚急性下降，可能被误诊为隐匿性出血。实验室评估将呈现小幅间接胆红素升高，结合珠蛋白减少，直接抗人球蛋白试验阳性。通常情况下，这种贫血是较轻的，并且不需要额外输血。不过，一旦该患者需要再次输注红细胞，应筛查这些不匹配的次要血型抗原。

结　论

输血，使外科医生能够在手术中支持患者的生命并在危及生命的情况下取得良好的临床效果。适当应用血液制品需要认识它们的来源、局限性以及潜在毒性。这方面的知识需要与现有的最佳临床证据相结合，以优化效益并降低应用血液制品的风险。

> **—— 关键点 ——**
>
> · 血液制品的输注需要由临床情况决定，而不是武断地通过血红蛋白、血小板计数或凝血参数决定
> · INR（<1.7）的轻度异常，通常不会存在凝血因子的显著枯竭。此时，凝血因子补充疗法通常是没有必要的
> · 定向供体的血液制品已被确定为无显著优点
> · 严格注意患者身份和样品标签对于血液制品的安全应用管理是必不可少的

> **回顾性问题**
>
> 1. 对或错？
> A. 以标准方式存储的红血细胞适于输血长达 12 个星期
> B. 以标准方式存储的红血细胞适于输血长达 6 个星期
> C. 1U 的袋装红细胞体积为 225ml

D. 1U 的袋装红细胞增加受血者 2g/dl 的血红蛋白浓度以及 0.06 的血细胞比容

E. 在收集部位进行血液过滤，以减少血液制品的白细胞污染

2. 对或错？

A. 患者血小板计数为 100 000/μl，对于手术而言始终是安全的

B. 患者血小板计数 <100 000/μl，总是需要输注血小板

C. 1U 血小板输注通常提高血小板计数 40 000~60 000/μl

D. 神经外科手术后 48~72h，血小板计数至少应保持在 >100 000/μl

E. 神经外科手术后 7d，血小板计数至少应保持在 > 50 000/μl

3. 对或错？

A. 自体输血需要患者在手术前捐献 1~2U 全血

B. 指定献血者输血需要患者的一级亲属在手术前捐献 1~2U 全血

C. 自体血必须与血液供给的剩余部分进行严格隔离

D. 指定献血者输血的输血相关性疾病（如 HIV/AIDS、乙型肝炎或丙型肝炎）发病率较低

E. 来自亲属的指定献血者输血的移植物抗宿主反应的风险增加，并且在血液输入前需进行 γ 照射

4. 根据卡森等人 2002 年关于术后血红蛋白和死亡率的研究，判断这些言论的对错？

A. 如果患者的术后血红蛋白为 7.1~8.0g/dl，30d 死亡率为 0%

B. 如果患者的术后血红蛋白为 7.1~8.0g/dl，30d 死亡率为 5%

C. 如果患者的术后血红蛋白为 3.1~5.0g/dl，30d 死亡率为 16%

D. 如果患者的术后血红蛋白为 3.1~5.0g/dl，30d 死亡率为 30%

E. 如果患者的术后血红蛋白比 3.0g/dl 以下，30d 死亡率为 64%

5. 对于基督教徒患者的血液保护策略包括：

A. 自体输血

B. 术前促红细胞生成素

C. 带有闭合血液回路的血细胞保护程序

D. 等容血液稀释

E. 以上所有

6. 对或错？

A. PCC 中含有的凝血因子为因子Ⅱ、Ⅶ、Ⅸ及Ⅹ

B. 来自不同制造商的 PCC 具有相似的因子浓度

C. PCC 根据因子Ⅶ的活性进行标准化

D. 因子Ⅶ的半衰期足够长，因此，维生素 K 已经应用后，通常不需要重复给予 PCC

E. 应用 PCC 具有局部或弥漫性血栓形成的风险

参考文献

[1] Hoffer A,Selman W.Transfusion.J Neurosurg, 2011,114:1,discussion 2

[2] Lake CL,Moore RA.Blood: hemostasis,transfusion,and alternatives in the preoperative period.New York: Raven Press,1995

[3] Nathoo N, Lautzenheiser FK, Barnett GH. The first direct human blood transfusion: the forgotten legacy of George W. Crile. Neurosurgery, 2009,64（3,Suppl）:ons20-ons26, discusion ons26-ons27

[4] Högman CF,Meryman HT.Red blood cells intended for transfusion: quality criteria revisited. Transfusion, 2006,46:137–142

[5] Hess JR, Hill HR,Oliver CK,et al. Twelve-week RBC storage. Transfusion, 2003,43:867–872

[6] Vamvakas EC,Carven JH.Transfusion and postoperative pneumonia in coronary artery bypass graft surgery:effect of the length of storage of transfused red cells.Transfusion, 1999,39:701–710

[7] Triulzi D,Duquesnoy R,Nichols L,et al. Fatal transfusion-associated graft-versus-host disease in an immunocompetent recipient of a volunteer unit of red cells. Transfusion, 2006,46:885–888

[8] Williamson LM,Stainsby D, Jones H,et al. The impact of universal leukodepletion of the blood supply on hemovigilance reports of posttransfusion purport and transfusion-associated graft-versus-host disease.Transfusion, 2007,47:1455–1467

[9] Góes EG,Borges JC,Covas DT,et al. Quality control of blood irradiation: determination T cells radio sensitivity to cobalt-60 gamma rays. Transfusion, 2006,46:34–40

[10] Heddle NM,Arnold DM,Boye D,et al.Comparing the efficacy and safety of apheresis and

whole blood-derived platelet transfusions: a systematic review. Transfusion, 2008,48:1447–1458

[11] Maclvor D,Triulzi DJ,Yazer MH.Enhanced detection of blood bank sample collection errors with a centralized patient database.Transfusion, 2009,49:40–43

[12] Carless PA, Henry DA, Carson JL, et al. Transfusion thresholds and other strategies for guiding allogeneic red blood cell transfusion.Cochrane Database Syst Rev, 2010, 10:CD002042

[13] Hébert PC,Wells G,Blajchman MA,et al. A multicenter, randomized, controlled clinical trial of transfusion requirements in critical care. Transfusion Requirements in Critical Care Investigators, Canadian Critical Care Trials Group. N Engl J Med, 1999,340:409–417

[14] Marik PE,Corwin HL. Efficacy of red blood cell transfusion in the critically ill: a systematic review of the literature. Crit Care Med,2008,36:2667–2674

[15] Tinmouth A,Macdougall L,Fergusson D,et al. Reducing the amount of blood transfused: a systematic review of behavioral interventions to change physicians' transfusion practices. Arch Intern Med, 2005,165:845–852

[16] Weiskopf RB. Do we know when to transfuse red cells to treat acute anemia? Transfusion, 1998,38:517–521

[17] Bracey AW, Radovancevic R, Riggs SA, et al. Lowering the hemoglobin threshold for transfusion in coronary artery bypass procedures: effect on patient outcome. Transfusion, 1999, 39:1070–1077

[18] Knaus WA,Draper EA,Wagner DP, et al. APACHE Ⅱ : a severity of disease classification system. Crit Care Med, 1985,13:818–829

[19] Flückiger C,Béchir M,Brenni M,et al. Increasing hematocrit above 28% during early resuscitative phase is not associated with decreased mortality following severe traumatic brain injury.Acta Neurochir（Wien）,2010,152:627–636

[20] Naidech AM,Drescher J,Ault ML,et al. Higher hemoglobin is associated with less cerebral infarction, poor outcome, and death after subarachnoid hemorrhage. Neurosurgery, 2006,59:775-779,discussion 779–780

[21] Shen KN,Gilson AJ,Chang Y,et al. Packed red blood cell transfusion and decreased mortality in intracerebral hemorrhage. Neurosurgery, 2011,68:1286–1292

[22] Sarma DP. A rational blood-ordering policy for neurosurgery. J La State Med Soc, 1986,138:47–48,53

[23] Carless PA,Henry DA,Anthony DM.Fibrin sealant use for minimizing perioperative allogeneic blood transfusion.Cochrane Database Syst Rev, 2003,2:CD004171

[24] Carless PA,Henry DA,Moxey AJ,et al. Cell salvage for minimising perioperative allogeneic blood transfusion. [review] [Update in Cochrane Database Syst Rev, 2010,4: CD001888; PMID: 20393932] Cochrane Database Syst Rev, 2010, 3: 001888

[25] Epstein NE,Peller A,Korsh J,et al.Impact of intraoperative normovolemic hemodilution on transfusion requirements for 68 patients undergoing lumbar laminectomies with instrumented posterolateral fusion.Spine, 2006,31:2227-2230,discussion 2231

[26] Epstein NE.Bloodless spinal surgery:a review of the normovolemic hemodilution technique. Surg Neurol, 2008,70:614-18

[27] Goodnough LT,Price TH,Friedman KD,et al.A phase III trial of recombinant human erythropoietin therapy in nonanemic orthopedic patients subjected to aggressive removal of blood for autologous use:dose,response,toxicity,and efficacy.Transfusion, 1994,34:66-71

[28] British Committee for Standards in Haematology,Blood Transfusion Task Force.Guidelines for the use of platelet transfusions.Br J Haematol, 2003,122:10-23

[29] Johansson PI,Stensballe J.Hemostatic resuscitation for massive bleeding:the paradigm of plasma and platelets-a review of the current literature.Transfusion, 2010,50:701-710

[30] Stroncek DF,Rebulla P.Platelet transfusions.Lancet, 2007,270:427-438

[31] Rebulla P.Platelet transfusion trigger in difficult patients Trapsfus Clin Biol, 2001,8:249-254

[32] Slichter SJ. Evidence-based platelet transfusion guidelines. Hematology（Am Soc Hematol Educ Program）, 2007,172-178

[33] Carless P,Moxey A,O'Connell D,et al.Autologous transfusion techniques:a systematic review of their efficacy.Transfus Med, 2004,14:123-144

[34] Henry DA,Carless PA,Moxey AJ,et al.Preoperative autologous donation for minimising perioperative allogeneir blood transfusion.Cochrane Database Syst Rev, 2002,2:CD003602

[35] Starkey JM,MacPherson JL,Bolgiano DC,et al.Markers for transfusion-transmitted disease in different groups of blood donors.JAMA, 1989,262:3452-3454

[36] Hughes DB,Ullery BW,Barie PS.The contemporary approach to the care of Jehovah's witnesses.J Trauma, 2008,65:237-247

[37] Carson JL,Noveck H,Berlin JA,et al.Mortality and morbidity in patients with very low postoperative Hb levels who decline blood transfusion.Transfusion, 2002,42:812-818

[38] Suess S,Suess O,Brock M.Neurosurgical procedures in Jehovah's Witnesses:an increased risk?Neurosurgery, 2001,49:266-272,discussion 272-273

[39] Davies L,Brown TJ,Haynes S,et al.Cost-effectiveness of cell salvage and alternative methods of minimising perioperative allogeneic blood transfusion:a systematic review and economic model.Health Technol Assess, 2006,10:iii-iv,ix-x,1-210

[40] Minowa K,Hayashida Y.Neural activities during replacement of blood with fluorocarbon emulsion.Neurosurgery, 1983,13:402-408

[41] Chang TM.Blood replacement with nanobiotechnologically engineered hemoglobin and hemoglobin nanocapsules.Wiley Interdiscip Rev Nanomed Nanobiotechnol, 2010,2:418-430

[42] Mozzarelli A,Ronda L,Faggiano S,et al. Haemoglobin-based oxygen carriers:research

and reality towards an alternative to blood transfusions.Blood Transfus, 2010,8（Suppl 3）:s59–s68

[43] Silverman TA,Weiskopf RB.Hemoglobin-based oxygen carriers:current status and future directions.Transfusion,2009,49: 2495–2515

[44] Donahue LL,Shapira I,Shander A,et al.Management of acute anemia in a Jehovah's Witness patient with acute lymphoblastic leukemia with polymererized bovine hemoglobin-based oxygen carrier:a case report and review of literature.Transfusion, 2010,50:1561–1567

[45] Roback JD,Caldwell S,Carson J,et al;American Association for the Study of Liver;American Academy of Pediatrics;United States Army;American Society of Hematology.Evidence-based practice guidelines for plasma transfusion.Transfusion, 2010,50:1227–1239

[46] Matevosyan K,Madden C,Barnett SL,et al.Coagulation factor levels in neurosurgical patients with mild prolongation of prothrombin time:effect on plasma transfusion therapy.J Neurosurg, 2011,114:3–7

[47] Abdel-Wahab OI,Healy B,Dzik WH.Effect of fresh-frozen plasma transfusion on prothrombin time and bleeding in patients with mild coagulation abnormalities.Transfusion, 2006, 46:1279–1285

[48] AI-Shahi Salman R.Haemostatic drug therapies for acute spontaneous intracerebral haemorrhage.Cochrane Database Syst Rev, 2009,4:CD005951

[49] Astermark J,Donfield SM,Dimichele DM.et al;FENOC Study Group.A randomized comparison of bypassing agents in hemophilia complicated by an inhibitor:the FEIBA NovoSeven Comparative（FEMPC）Study.Blood, 2007,109:546–551

[50] Mayer SA,Brun NC,Begtrup K,et al;FAST Trial Investigators. Efficacy and safety of recombinant activated factor Ⅶ for acute intracerebral hemorrhage.N Engl J Med, 2008,358:2127–2137

[51] Mayer SA,Brun NC,Broderick J,et al;United States NovoSeven ICH Trial Investigators. Recombinant activated factor Ⅶ for acute intracerebral hemorrhage:US phase Ⅱ A trial. Neurocrit Care, 2006,4:206–214

[52] Alter HJ,Klein HG.The hazards of blood transfusion in historical perspective.Blood, 2008,112:2617–214

[53] Middelburg RA,van Stein D,Briët E,et al.The role of donor antibodies in the pathogenesis of transfusion-related acute lung injury:a systematic review.Transfusion, 2008,48:2167–2626

[54] Triulzi DJ, Kakaiya R, Schreiber G. Donor risk factors for white blood cell antibodies associated with transfusion-associated acute lung injury: REDS- Ⅱ leukocyte antibody prevalence study（LAPS）. Transfusion, 2007,47:563–564

[55] Triulzi DJ,Kleinman S,Kakaiya RM,et al.The effect of previous pregnancy and transfusion on HLA alloimmunization in blood donors:implications for a transfusion-related acute lung

injury risk reduction strategy.Transfusion, 2009,49:1825–1835

[56] Eder AF,Herron RM Jr,Strupp A,et al.Effective reduction of transfusion-related acute lung injury risk with male-predominant plasma strategy in the American Red Cross （2006–2008）. Transfusion, 2010,50:1732–1742

问题答案

1. A：错；B：对；C：对；D：错；E：对
2. A：错；B：错；C：对；D：对；E：对
3. A：对；B：错；C：对；D：错；E：对
4. A：对；B：错；C：错；D：对；E：对
5. BC
6. A：对；B：错；C：错；D：错；E：对

IV

神经外科疾病中静脉血栓的处理

第 10 章
静脉血栓栓塞(深静脉血栓与肺栓塞): 诊断与治疗

Graham F. Pineo, Mark G. Hamilton

定义

深静脉血栓（DVT）通常涉及下肢深静脉[1-3]。小腿静脉血栓或远端 DVT 通常不会产生严重后果[4]。但有 20% 的远端静脉血栓会扩展到腘静脉转变为近端静脉血栓[4]。近端静脉血栓包括腘静脉、股静脉和髂静脉血栓，这些都是肺栓塞（PE）最常见的来源[5]。上肢静脉血栓不常见，但是如果患者有留置血管的装置，可以引起上肢静脉血栓[6-8]。脑静脉窦或者内脏静脉系统内也可以出现血栓，但是不常见[6]。浅静脉血栓，通常被称为血栓性静脉炎，是一种相对良性的疾病，但是一旦扩展到腹股沟或者膝部水平的深静脉，会引起严重后果[9]。

导致 PE 的血栓通常起源于腿部的深静脉系统[5]。其他不常见的来源包括深盆腔静脉，肾静脉或下腔静脉（IVC），右侧心房心室（尤其是心肌病或局部缺血性心脏病的患者），腋静脉（很罕见）[1]。多达 70% 的 PE 患者被证明存在 DVT，超过 50% 的近端 DVT 患者会出现 PE。DVT 和 PE 被统称为静脉血栓栓塞（VTE）[9]。

发病率

由于许多患者无症状，所以 VTE 的发病率很难确定。在术后或其他住院时期的患者中，多达 50% 的 VTE 是无症状的 [1]。随着多层螺旋 CT 检查的应用，PE 的发病率显著升高，其中许多病例是无症状或偶发的，由于现在的检查手段敏感性更强，很多亚段 PE 被发现 [10-11]。但与此同时，致死性 PE 的发病率并未下降。目前对突发性 PE 的处理仍然存在争议。但对于一些小的亚段 PE，普遍建议使用抗凝剂治疗。

VTE 的年发病率约为 117/10 万 [12]。在美国每年 VTE 发病人数介于 35 万 ~ 60 万例 [13]。2003 年美国医院有超过 3800 万例出院患者，根据美国胸科医师学会（ACCP）指南，在这些患者中，无论是内科还是外科患者，有 1200 万例患者存在发生 VTE 的风险 [14]。

针对高风险患者，目前已经制订了可以有效预防 VTE 的方法（第 11 章）[15]。大部分致死性 PE 发生得非常突然，没有任何预警，这恰恰证明预防是减少 PE 死亡率的最关键一环。预防比治疗的成本更低 [16]。许多国家和国际指南（如 ACCP 定期颁布的指南）都可以用于预防 VTE[15]。

VTE 的严重后果

1　致死性 PE

VTE 患者最严重的并发症是致死性 PE[17-19]。PE 是由血栓阻塞以及肺血管收缩而引起的肺血管阻力增加 [18]。这容易导致肺动脉阻力增加，从而导致动脉性低血压、心源性休克、心脏停搏，这时必须通过溶栓或机械手段减轻阻塞才能阻止病情恶化。PE 的患者可以没有症状，也可以出现低血压和右心室功能障碍，如果及时给予抗凝剂阻止进一步的栓塞，患者还有存活的希望 [18-19]。也有一些 PE 患者在出现大栓子栓塞之前会有多次的小栓子栓塞症状，这有助于医生做出诊断[18]。也有一些罕见的病例，DVT 患者和卵圆孔未闭患者可以出现反常性栓塞，导致缺血性卒中 [20-21]。

2　血栓后综合征（PTS）

PTS 是由深静脉瓣膜功能障碍导致的静脉高压，伴或不伴持续性近端静脉阻塞。这可以导致血液从深静脉系统流向浅静脉系统，导致下肢水肿、静脉回流障碍，最终出现静脉性溃疡[22-23]。因此 PTS 一般表现为下肢水肿（晚上较严重）、红肿和色素沉着以及静脉性溃疡。多达 30% 的近端 DVT 患者会出现 PTS[22-23]。治疗早期抗凝不当，同一下肢髂骨部位的血栓复发增加了发生 PTS 的风险[24-25]。如果 DVT 患者早期抗凝治疗不充分，会导致同一条腿反复出现静脉血栓，这增加了发生 PTS 的风险。现已证明如果近端 DVT 患者早期使用加压弹力袜，并且持续使用 2 年，能显著降低 PTS 的发病率[26-27]。

3 慢性栓塞性肺动脉高压（CTPH）

0.5%~1.5% 的 PE 患者会出现 CTPH，还有一些研究估计有更高的发病率[28-30]。CTPH 一般在患者 PE 后数月甚至数年之后才发生。CTPH 的出现与血管阻塞有关，有证据表明患者纤溶反应的异常或纤维蛋白原的异常可能是导致 CTPH 的原因[31]。该病如果没有外科的干预，并发症发病率和死亡率都很高[28-30]。

病因与发病机制

静脉血栓主要是由纤维蛋白、红细胞以及一定数量的白细胞和血小板组成。血栓通常起源于远端静脉的瓣膜，并逐渐向静脉近端扩展[32]。促进血栓形成的因素包括淤血、激活的凝血因子和血管壁损伤[31]。保护机制包括来源于血浆和内皮细胞的纤溶酶引起细胞溶解，肝脏内的单核吞噬细胞清除被激活的凝血因子，循环系统中的抑制剂（抗凝血酶和蛋白 C）灭活被激活的凝血因子[32]。

VTE 的危险因素

目前引起 VTE 的一些后天性和先天性因素已经确定[33-34]。有 VTE 病史、VTE 家族史、特发性 VTE、复发性 VTE 或者多次自然流产史的患者被认为有后天性或先天性的凝血障碍，也就是所谓的高血栓形成倾向[35]。最常见的原因是因子变异、凝血酶原突变和后天的抗磷脂抗体综合征[36]。有抗凝血酶缺乏症或高血栓形成倾向的患者形成血栓的风险最高。口服避孕药和妊娠容易诱使高血栓形成倾向的患者形成血栓[35,37]。

先天性或者自发性 VTE 患者，以及存在 VTE 危险因素的患者（如癌症患者或长期卧床患者）出现复发性 VTE 的风险最高[38-40]。目前出现了许多评估复发性 VTE 风险的测试（如 REVERSE 研究或 DASH），包括 D- 二聚体测试。这种测试也纳入了许多危险因素的评估，如 PTS、年龄、性别、肥胖程度、性激素相关性 VTE[41-43]。已证明这些危险因素对复发性 VTE 有预测价值，但未在临床常规使用。

上肢 DVT 的危险因素包括年龄小、男性、吸烟及血管内留置材料。事实上血管内留置材料引起的上肢 DVT 占总病例的 80%[44-45]。

神经外科患者 VTE 的危险因素

1　脑肿瘤

脑肿瘤患者出现 VTE 的风险很高[46-54]。其危险因素包括恶性肿瘤、高龄、长时间的手术以及轻度瘫痪。在一项研究中，患者在开颅手术后 30d 内出现 VTE 的风险是 3.9%，恶性肿瘤（7.5%）和转移瘤（19%）患者术后出现 VTE 的风险更高。除了手术，放疗和化疗也可以诱使脑瘤患者出现 VTE[52-54]。

2　脊柱手术

患者脊柱手术后发生 VTE 的风险相对较低，但是前后路联合手术，多节段脊柱手术，以及高龄、有 VTE 病史和恶性肿瘤患者的脊柱手术，很容易引起 VTE[55-56]。美国加州医院进行了的一项回顾性分析发现非恶性肿瘤患者在脊柱手术后的 90d 内发生 VTE 的风险为 0.5%，而恶性肿瘤患者在脊柱手术后发生 VTE 的风险是 2.0%。ACCP 将大部分非恶性肿瘤患者的脊柱手术设为低风险，将恶性肿瘤患者的脊柱手术设为中度风险[50]。

3 脊髓外伤

创伤患者发生 VTE 的风险很高，其危险因素包括创伤性炎症、骨折、制动及手术干预[57]。同时，内脏和头颅多发伤患者也有很高的出血风险[57]。在外伤中，脊柱外伤、急性脊髓损伤、创伤性脑损伤的患者发生 VTE 的风险最高[58-60]。重大创伤患者出现 VTE 的风险估计在3.5% 以上，脑或脊髓外伤患者的 VTE 风险更高（8%~10%）[48]。

4 颅内出血

颅内出血或蛛网膜下腔出血患者也有很高的 VTE 风险[61-64]。一项研究结果显示，蛛网膜下腔出血患者发生 VTE 的风险为 7.2%，经超声检查确诊的症状性 DVT 的发病率高达 24%[61]。有严重神经功能障碍和高 D- 二聚体的急性颅内出血患者发生 DVT 的风险增加[62]。一项荟萃分析结果显示，肝素或者类肝素药物的使用可以减少 DVT 和 PE 的发病率。但是与安慰剂组或者机械性方法组相比，肝素或者类肝素药物的使用并没有减少出血性卒中患者的死亡率，也没有增加患者血肿扩大的风险[64]。

5 卒中

急性卒中（缺血性或出血性）患者，特别是有肢体瘫痪的患者，出现 VTE 的风险较高[65-67]。卒中患者特有的危险因素包括肢体活动少，年龄大，多种共病（如心力衰竭或呼吸衰竭），陈旧性心肌梗死或缺血性卒中病史，以及卒中的严重程度 [根据美国国家卫生研究院（NIH）卒中量表得分评估][65-67]。

在这种疾病中，医生需要同时重视颅内或脊柱内的出血风险和致死性 PE 的风险。在神经外科患者中，已证明的预防 VTE 的有效方法包括低分子量肝素（LMWH）、间歇性充气压力治疗和 IVC 过滤器植入。

6 VTE 和妊娠

高血栓形成倾向的患者在妊娠中容易发生 VTE[35,68-70]。引起高血栓形成倾向的危险因素包括抗凝血酶缺乏症、蛋白 C 或 S 缺乏、因子变异或抗磷脂抗体以及联合性缺陷[70]。其他的危险因素包括 VTE 病史、多胎妊娠、高龄产妇以及剖宫产。VTE 在妊娠的 3 个阶段均可发生，但是在晚期妊娠中的风险最高，尤其是剖宫产后[39]。如果患者左侧髂外静脉被髂动脉压迫，血栓形成的风险会进一步增加。在更严重的情况下，会出现 May-Thurner 综合征，这种风险在患者妊娠时会增加[71-72]。由于华法林可能会致畸，一般在妊娠期间皮下注射 LMWH 来预防或治疗 VTE。在产后期华法林可以安全使用[35,73-74]。

VTE 的诊断

明确诊断 DVT 非常困难，因为其他疾病也会引起相同的症状和体征[6,75-76]。DVT 的临床症状通常包括单边小腿或腿部疼痛、压痛、肿胀和浅静脉扩张及变色，在更严重的情况下，会出现发绀[6]。根据患者的临床特征不能预测血栓形成的程度，一些患者腿部症状严重但检测不出严重的血栓形成，也有患者血栓形成很严重却没有临床症状[6]。出于这个原因，患者要确诊 DTV 必须进行相应的客观检测。

1　DVT 患者的筛选

根据前瞻性研究结果，已经制订出筛选可能出现 DVT 的患者的方案。最常用的是 Wells 规则（图 10.1）[13,77-78]：小于等于 2 分的患者为"不易形成 DVT"，大于 2 分的患者为"容易形成 DVT"。根据患者的临床评估结果，先将患者分为 DVT 低风险组、中风险组、高风险组。根据超声检测结果确诊 DVT[78]。D- 二聚体的检测也纳入了 DVT 筛选指标中[13,77-78]。

PE 的临床症状和体征也很难明确，与 DVT 一样，PE 的诊断也必须经过相应的客观检测确认[6,18,79-80]。PE 常见的症状包括短暂性呼吸困难和呼吸急促，胸闷或胸膜痛，咳嗽（咯血少见）。一些次大面积 PE 患者，呼吸困难和呼吸急促的症状会逐渐变重，并伴右心衰竭和心血管并发症（晕厥、低血压、昏迷），在这种情况下，患者的死亡率很高[18-19,81]。在临床实际中，大面积 PE 患者一般在发病后 30~60min 死亡，治疗可能都没来得及开始。因此，PE 的预防尤为重要[18]。

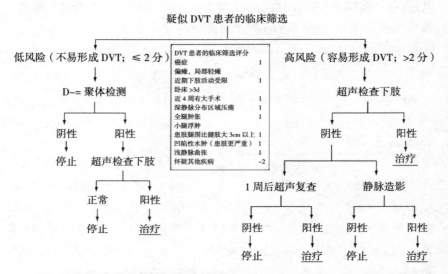

图 10.1　疑似深静脉血栓患者的筛选和处理　经许可，引自 Huisman MV, Klok FA. Diagnostic management of acute deep vein thrombosis and pulmonary embolism. J Thromb Haemost, 2013,11:412−422

2　PE 患者的筛选

　　和 DVT 一样，对 PE 高风险患者也有筛选方案，并通过 CT 扫描或肺通气（肺灌注）确诊[82−85]。两个广泛使用的筛选方案是 Wells 评分[82−83] 和 Geneva 评分[84−85]（图 10.2）。根据筛选方案，评分 ≤ 4 分的患者为"不易出现 PE"，评分 > 4 分的患者为"容易出现 PE"[82−85]。根据前瞻性研究结果，患者可被划分为 PE 低风险组、中风险组和高风险组，也可划分为可能出现 PE 组和不可能出现 PE 组。D− 二聚体的检测也纳入了 PE 筛选指标中。

3　D− 二聚体检测

　　D− 二聚体检测是排除 VTE 的最有效检测[86−89]。D− 二聚体定量检测速度很快。但是 D− 二聚体检测不能确诊 VTE，因为其他的疾病也会引起 D− 二聚体升高，如癌症、感染、妊娠、创伤、手术、脓毒症和高龄[87−89]。D− 二聚体检测对院外人群的 VTE 筛选有重要意义，因为住院人群的 D− 二聚体检测多数是阳性的。D− 二聚体检测已纳入

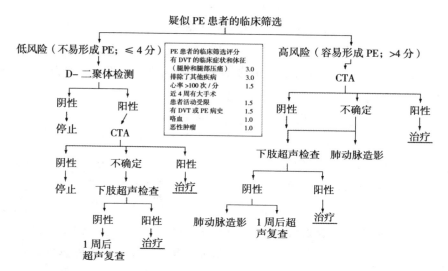

图 10.2　肺栓塞患者的筛选和处理　CTA=CT 血管造影。经许可，引自 Huisman MV, Klok FA. Diagnostic management of acute deep vein thrombosis and pulmonary embolism. J Thromb Haemost, 2013,11:412–422

VTE 筛选指标中 [87-89]。如果患者 VTE 筛选评分低，且 D- 二聚体检测阴性，那么该患者无须进行 VTE 的进一步检查和治疗。

4　其他实验室检查

肌钙蛋白和脑钠肽（BNP）的检测可以为引起心肌功能障碍的 PE 的诊断提供证据，同时也是决定 PE 患者是否需要接受药物溶栓或介入溶栓的有益指标 [90]。

5　DVT 的客观检测

超声检查是诊断和排除 DVT 最常用的检查方法 [32,91-94]，其次为静脉造影术 [98]。这两种方法在许多前瞻性研究中使用，这些研究都是在评估检查结果阴性的患者不接受抗凝治疗的风险 [91-93,95]。

超声检查是无创的，如果需要可以重复检查。超声仪器携带方便，可以在床边进行检查。超声检查对症状性近端 DVT 具有高度的灵敏度和特异性，但是对远端 DVT 的诊断灵敏度欠佳（65%）。因此在患者进行抗凝治疗之前，必须反复进行超声检查，确定血栓是否侵及近端静脉。另外，超声对盆腔 DVT 的诊断灵敏度也很有限[32,78]。

复发性 DVT 的诊断相对困难，除非新静脉段形成血栓，或者原有的血栓扩大[39,94-98]。另外，DVT 患者治疗 1 年后，仍有 30% 的患者超声检查结果依然是异常的。D- 二聚体检测结果呈阴性，对排除 DVT 有一定帮助，但还需要进一步研究[96-97]。顺行性静脉造影对诊断复发性 DVT 或者超声诊断不明确的患者可能有所帮助[98]。

筛选评分低和 D- 二聚体阴性的患者不需要进一步检查，而 D- 二聚体阳性的患者则必须接受超声检查。筛选评分高但没有检测 D- 二聚体的患者可直接进行超声检查。如果超声检查结果呈阴性，那么患者可能需要超声复查或者做静脉造影（图 10.1）[13,32,77-78,97]。

CT 和 MRI 静脉成像可以帮助诊断远端 DVT 和 PE。MRI 盆腔静脉成像对盆腔静脉血栓的诊断很有帮助，如孕妇或者孤立性髂静脉血栓患者。

6 PE 的客观检测

6.1 CT 血管造影（CTA）

CTA 是 PE 诊断的推荐检查方法[6,100-101]，被广泛应用，并具有 82%~100% 的灵敏度和 89%~98% 的特异性[100]。同时进行下肢 CT 静脉造影可以进一步提高检查的灵敏度[100]。CTA 技术很快由单排发展为多排（64 排到 256 排）。与单排 CTA 相比，多排 CTA 提高了对外周血管的分辨率，对亚肺段的 PE 诊断具有更高的灵敏度[11]。如前面提到的，对于小面积 PE 的处理目前存在争议，在某些情况下患者可以不用抗凝治疗[11]。

CTA 已经被纳入疑难 PE 的筛选检查（图 10.2）。一些筛选评分低伴 D- 二聚体阴性的患者可能不需要进一步检查，而那些 D- 二聚体阳性的患者则需要进行 CTA 检查。筛选评分高的患者可直接行 CTA 检查。如果 CTA 无法诊断，则需要进一步做腿部超声检查或者肺血管造影[32,102]。

6.2 肺通气 / 灌注（V/Q）扫描

V/Q 扫描比较通气和灌注可以作为 PE 的诊断检查 [103-106]。灌注检测需要注射同位素标记的人白蛋白微聚体，通气检测需要吸入放射性的气溶胶。发现通气和灌注的失调可怀疑患者存在 PE。V/Q 扫描阴性可以充分排除 PE 的可能性。但是，有 70% 以上的患者 V/Q 扫描结果并不明确，还需要进一步检查，包括下肢超声或 CTA 检查。

V/Q 扫描已经成为筛选 PE 患者的检查方法 [32,102,106]。低筛选评分伴 D− 二聚体阴性的患者不需要进一步检查，而 D− 二聚体阳性的患者可以行 V/Q 扫描。筛选评分高的患者可以直接进行 V/Q 扫描。如果 V/Q 扫描诊断不明确，可以进一步进行下肢超声检查、CTA 或者肺血管造影。对造影剂过敏的患者、严重肾衰竭的患者以及需避免 CTA 辐射的育龄期妇女，可以使用 V/Q 扫描协助诊断 [32]。

6.3 MRI

另一项诊断 PE 的检查是磁共振血管造影（MRA）[107]。在 PE 诊断的前瞻性（PIOPED− Ⅲ）研究中，尽管所有的医疗中心都可以开展这项技术，但 25% 的患者因 MRI 技术不成熟而无法诊断。如果 MRI 技术成熟，则具有 78% 的灵敏度和 99% 的特异性。结合 MRI 静脉造影，诊断的灵敏度可提高到 92%，特异性可提高到 96%，但临床上 52% 的患者因为医疗机构技术条件有限未能优先选择 MRI 检查 [107]。希望未来 MRA 这种无放射性检查方法能在临床诊断中被广泛应用，因为它可以用于妊娠期患者 [108-109]。尽管 MRI 是一种相对安全的检查，但是也有一些对其安全性的质疑，包括造影剂钆的安全性和对胎儿发育的影响 [110]。而且对于肾功能障碍的患者钆可能会导致肾纤维化，同时也可以导致皮肤和其他组织包括胃肠道和外周关节的进行性增生和硬化。因此，对肾功能障碍的患者，用 MRI 诊断 PE 还没有得到广泛认可。

6.4 肺血管造影

肺血管造影是选择性肺动脉导管介入手术，对于经验丰富的医师来说，操作是相对安全的。当其他检查方法都无法开展，或者患者迫切需要明确的诊断时，可以采用肺动脉造影 [80]。

7 超声心动图和生物标志物

虽然超声心动图诊断 PE 的灵敏度不高，但它可以用于诊断 PE 导致的右心功能不全[18]。经胸超声心动图可以用于诊断右心室功能不全，包括右心室扩大、运动减弱、心室壁异常运动、三尖瓣反流和肺动脉高压。肌钙蛋白和 BNP 的升高进一步提示 PE 后心脏受损严重，对于评估哪些患者需要接受溶栓治疗也有很大帮助[90]。

VTE 的治疗

治疗 VTE 的目标是预防 PE 导致的死亡、VTE 的复发和 PTS。常用 VTE 抗凝治疗方法是先给予 LMWH/ 普通肝素（UFH）（静脉 / 皮下注射），随后改为口复抗凝药物。口服抗凝药物通常是维生素 K 拮抗剂（VKA），如华法林或醋硝香豆醇[111-112]。在 VTE 的初期治疗中，UFH 或 LMWH 需持续使用，直至患者 INR 连续 2d 达到治疗水平[111-112]。新型抗凝药物的使用为 VTE 治疗提供了新的途径[111-112]。

肝素治疗

1 LMWH 的初期治疗

LMWH 是 UFH 的衍生物，分子量仅为 4~5kD。LMWH 与 UFH 有很多不同[113-114]，主要包括：LMWH 的生物利用度更高（皮下注射 > 90%），半衰期更长，清除率可预测，允许每天注射 1~2 次。而且，可根据患者体重调整用药剂量，药效可预测。因此患者接受 LMWH 治疗时可以不用监测[113-114]。

很多关于治疗 DVT 和 PE 的临床试验，都在比较皮下注射 LMWH 与静脉注射 UFH 的治疗效果，并长期随访患者预后。很多综述提出 LMWH 与 UFH 同样有效，并且患者的出血风险和死亡率均显著降低[115]。研究还发现与住院患者相比，出院患者使用 LMWH 具有相同的有效性和安全性[116-118]。与 UFH 相比，使用 LMWH 治疗 VTE 成本更低。

因此 LMWH 被 ACCP 推荐作为 VTE 抗血栓治疗的首选药物[111]。

2　LMWH 的长期治疗

在一些 VTE 长期治疗的随机临床试验中，研究人员评估了患者长期使用 LMWH 与长期口服抗凝药物的治疗效果[119-121]。2 项研究结果提出，癌症患者出现血栓时，长期使用 LMWH（3~6 个月）与长期口服华法林相比，能更有效地降低 VTE 的复发[119-120]。一项研究结果显示 LMWH 的出血风险更小[119]。

临床指南在癌症患者长期抗血栓治疗的前 3~6 个月中，推荐使用的是 LMWH 而不是华法林[111]。

3　UFH 治疗

UFH 的抗血栓活性依赖于一种独特的戊多糖，其与抗凝血酶结合显著增强对凝血酶的抑制作用，并激活 X 因子[122-123]。仅有约 1/3 的肝素分子包含这种特殊的戊多糖序列，并发挥内源性抗凝血酶的作用。肝素也可以通过肝素辅因子 2 灭活凝血酶，从而发挥抗凝血酶作用。

UFH 用于不同的患者，其抗血栓效果变异很大，因此需要监测患者的活化部分凝血活酶时间（aPTT）或肝素水平来评估抗血栓效果，并调整肝素的剂量。在前 24h 的治疗中，需根据体重量表应用相应的 UFH 剂量，维持有效的抗血栓作用，这样可以有效降低 VTE 的复发率[124-127]。

针对大部分的 VTE 患者，同时使用 UFH（静脉/皮下注射）与 LMWH（皮下注射）联合 VKA，已经成为抗血栓初期治疗的标准方案[122,126-127]。对于需要即刻手术、出血风险高或者有严重肾功能障碍的患者，禁忌使用。调整剂量的 UFH（皮下注射）与固定剂量的 LMWH 相比，在 VTE 的初期治疗中有着相似的有效性和安全性，但是使用 UFH 时需要监测 aPTT[128]。在 VTE 的初期治疗中，UFH 或 LMWH 需持续使用，直至患者 INR 连续 2d 达到治疗水平。

肝素的主要副作用是出血、血小板减少和骨质疏松。出血风险高的患者包括近期外伤、手术的患者以及其他易出血疾病（消化道溃疡、癌症、肝脏疾病和凝血障碍等）患者[117]。接受肝素治疗的患者一旦出现出血并发症，应根据患者的出血部位、出血严重程度、aPTT 水平及 VTE 复发风险采取个体化处理方案。一旦患者出现出血，应该暂时或者长久地停用肝素，在紧急情况下可以使用鱼精蛋白纠正患者的抗凝状态。VTE 复发风险高的患者可以临时植入 IVC 过滤器，预防 PE[114]。

肝素诱发的血小板减少症（HIT）是一种很容易诊断的 UFH 治疗相关性并发症，HIT 在使用 LMWH 的治疗中较少发生。HIT 通常发生在使用 UFH 后的 4~10d[129]。约 1%~2% 的患者在接受 UFH 治疗后会出现血小板数量降至正常水平以下或在正常范围内降低 50%。这些患者大部分为轻至中度的血小板减少，并且没有临床症状。这被认为是肝素的直接作用[129-131]。但是有约 0.1%~0.2% 的患者接受 UFH 治疗后会出现 IgG 介导的免疫性 HIT。这种 HIT 会伴随致死性或致残性的动脉或静脉血栓形成，导致患者截肢甚至死亡。HIT 的发生和严重程度在不同患者群中存在较大差异，在接受心脏或整形手术的患者更易发生 HIT，而在内科治疗的患者中相对少见[131]。

目前使用 4 T 评分协助临床诊断 HIT[132-134]。4T 评分根据以下 4 个方面进行评分：患者血小板减少程度，肝素治疗与血小板减少的时间差，血栓形成的严重程度，其他致血小板减少的原因。患者一旦诊断为 HIT，必须立即停用所有形式的肝素。很多医院可以通过 ELISA 检测肝素 – 血小板因子 4 复合物进行筛选实验。但是由于 ELISA 经常出现假阳性结果，所以需要进行血清素释放试验来确认结果的可靠性。这两项试验都需要较长的时间才能得出可靠的结果，因此需要根据具体的临床情况制订处理方案。如果 HIT 患者需要继续抗凝，可以选用其他抗凝药物，如阿加曲班或重组水蛭素[136]。最近发现磺达肝素在治疗 HIT 中具有较好的效果[137]。

使用 UFH 治疗的患者可能会出现骨质疏松，尤其是使用时间超过 6 个月的患者。骨质脱钙会引起脊柱骨折或长骨骨折。UFH 的这种副作用是不可逆的[122]。但是在长期使用 LMWH 的患者中，未见患者出现骨质疏松[138]。

4　磺达肝素

磺达肝素不同于 LMWH，它是一种人工合成的 Xa 因子抑制剂，可以显著增加抗凝血酶的活性[114]。磺达肝素可通过皮下注射迅速吸收，半衰期为 17~21h，75 岁以上的患者半衰期延长。77% 的磺达肝素直接通过尿液排泄，肾损伤的患者血药浓度增加[114]。因此，有严重肾功能障碍的患者禁用磺达肝素（肌酐清除率 <30ml/min），轻至中度肾功能障碍的患者需慎用。磺达肝素已被批准作为 UFH 或 LMWH 的替代药物用于 VTE 的初期治疗[139-140]。但是，大多数国家在 VTE 的初始治疗中没有使用磺达肝素替代 LMWH。因为磺达肝素的半衰期较长、不适合肾功能障碍的患者使用，并且没有药物拮抗其抗凝作用。

VKA 华法林的长期治疗

华法林可以抑制维生素 K 参与的凝血因子 Ⅱ、Ⅶ、Ⅸ、Ⅹ 在肝脏的合成，并可以使这些凝血因子以灭活的形式出现，从而发挥抗凝作用[112,141-142]。华法林对上述因子的合成并无直接对抗作用，必须等待这些因子在体内相对耗竭后，才能发挥抗凝效应，所以本药起效缓慢，仅在体内有效，停药后药效持续时间较长（直到维生素 K 依赖性因子逐渐恢复到一定浓度后，抗凝作用才消失）[112]。该药的剂量 - 效应关系在不同患者中存在很大差异，因此使用时需监测 INR[143]。治疗 VTE 时，INR 需达到 2~3。当 INR 低于治疗范围时患者容易血栓复发；当 INR 显著升高时患者容易自发出血[112]。很多药物可以干扰华法林的药效，但是在多数病例中这种干扰作用并没有证据证实[144]。基因遗传的多态性可能是造成患者对华法林的灵敏度存在差异的主要原因，如 *CVP2C9*、*CVP4F2*、*VKORC1*[145]。

患者使用华法林时需要频繁监测 INR，但是一旦患者抗凝状态稳定，INR 只需要监测 2~4 周，许多患者不用多次调整剂量。也有计算图表和电脑软件程序协助调整华法林的剂量[115]。便携式 INR 自测监测仪的使用可以更加方便地控制华法林治疗，很多患者可以自己控制他们的治疗过程。抗凝治疗门诊的成立也可以改善华法林治疗的效果[112]。

抗凝治疗的持续时间与 VTE 复发

很多临床试验评估了 VTE 抗凝治疗的持续时间[111,146–150]。这些试验证明华法林可以有效地减少 VTE 的复发，但也会增加出血风险[146–150]。目前治疗 VTE 常采用 3 个月的口服抗凝药物治疗，抑制患者凝血系统。这 3 个月为初期治疗，根据患者情况可以延长抗凝治疗时间，部分患者需要长期抗凝治疗[111,151]。

继发于手术或外伤的 VTE 患者很少出现 VTE 复发，通常仅需要接受 3 个月的抗凝治疗[111]。首次发病的无特殊诱因或特发性 VTE 患者需要接受 3 个月以上的抗凝治疗，并且这些患者具有较高的出血风险。这些患者中多数人的治疗时间需延长至 6~12 个月[111]。选择延长治疗或长期治疗需要根据患者具体情况制订个体化方案，需同时考虑 VTE 复发和出血的风险，以及患者的依从性和偏好。所有抗凝治疗方法的选择都要考虑疗效和不良反应的风险收益比[111]。

如果自发性 VTE 患者二次发病，通常需要长期抗凝治疗，除非患者出血风险很高才能停药，但是治疗方案应该定期进行调整[111]。

口服抗凝药物的不良反应

出血是口服抗凝治疗最主要的不良反应[111,152–154]。导致出血最相关的因素是 INR，临床上当 INR 升高至 4.5 以上时患者出血风险显著升高。其他危险因素包括出血病史，卒中病史或心肌梗死、高血压，肾功能障碍和糖尿病病史等[151]。患者 INR 在治疗范围内的持续时间与患者出血和血栓复发概率呈负相关关系[154]。老年患者口服抗凝药物时的出血风险更高；癌症、肠息肉和肾功能障碍患者口服抗凝药物时的出血风险亦较高[155]。

过度抗凝的处理

接受 VKA（华法林）治疗的患者 INR 升高发生出血时，应根据患者 INR 的升高程度和临床具体情况进行评估[112,156]。这种情况下可选择停止华法林治疗、输注维生素 K 或新鲜冰冻血浆或凝血酶原复合物。如果患者 INR 轻度升高且无出血，除了减少华法林剂量外没有必要进行其他特殊治疗。如果患者 INR 显著升高且无出血，可以考虑口服或皮下注射小剂量的维生素 K（1mg/d）[112]。如果患者 INR 显著升高并伴有活动性出血时，应立即纠正患者抗凝状态，静脉或皮下注射维生素 K。如果患者出血严重，应立即输注新鲜冰冻血浆；如果患者抗凝状态需要迅速纠正，应立即静脉输注凝血酶原复合物[112]。如果患者出现致死性出血且无法快速获得凝血酶原复合物时，可以使用重组活化因子Ⅶ控制出血[157-159]。

长期口服抗凝药物的患者需要进行外科干预时的处理

长期口服抗凝药的患者进行外科手术或其他侵袭性治疗时需要临时停止抗凝治疗[112]。医生需要谨慎评估患者停止抗凝治疗的 VTE 复发风险和不停止抗凝治疗的手术出血风险[112,160-163]。每例患者治疗方案的选择都需要权衡风险利弊。对于拔牙、皮肤活检或眼科手术，可维持华法林治疗剂量；而对于另一些手术可选择降低华法林剂量，使 INR 维持在治疗范围下限；对于出血风险高的手术，可在术前暂停华法林 3~5d，使 INR 恢复正常，根据患者情况决定是否术前应用 LMWH 进行过渡性抗凝治疗，直至术后恢复华法林用药达到治疗水平为止[160]。

新型口服抗凝药

近期，几种有前景的新型抗血栓药物的出现有可能会代替华法林的使用[112,114,164-168]。最有前景的药物是特异性的活化因子Xa抑制剂或凝血酶抑制剂[114,164-168]。这些药物的优点是可以每天口服1~2次，并且不需要实验室监测，患者的剂量–效应关系差异小。目前可用的药物有活化因子Xa抑制剂：利伐沙班[166]，阿哌沙班[167]，凝血酶抑制剂达比加群[168]。

1 活化因子Xa抑制剂（利伐沙班和阿哌沙班）

利伐沙班、阿哌沙班和达比加群的临床药理作用见表10.1。

利伐沙班是活化因子Xa的直接抑制剂[114,164,166]，有80%以上的生物利用度，2~3h可达到血药浓度峰值[166,169]，半衰期是7~11h，约33%的药物可通过肾脏代谢排除。口服利伐沙班的药效与患者肾

表10.1 阿哌沙班、利伐沙班和达比加群的临床药理作用

	阿哌沙班	利伐沙班	达比加群
抗凝机制	直接抑制活化因子Xa	直接抑制活化因子Xa	直接抑制凝血酶
绝对生物利用度	~50%	~100%	~6.5%
给药途径	口服	口服	口服
药物前体	否	否	是
食物效应	无	无	无
肾清除率	~27%	~33%	85%
半衰期	12h	5~13h	11h（健康人）14~17h（患者）
药效峰值时间	3~4h	2~4h	0.5~2h（健康人）7~9h（患者）

目前尚无研究直接比较阿哌沙班、利伐沙班和达比加群之间的药效。此资料来源于产品专论说明。阿哌沙班产品说明[167]，利伐沙班产品说明[166]，达比加群产品说明[168]

损伤程度有直接的相关性[166]。对于严重肾功能障碍的患者（CrCl<30ml/min），利伐沙班的血药浓度–时间曲线下面积（AUC）增加 1.2~2.2 倍[166]。因此，对于肾功能障碍（CrCl30~49ml/min）的患者应该慎用利伐沙班，CrCl<30ml/min 的患者禁用[166]。利伐沙班的药代动力学 / 药效动力学（PK/PD）呈剂量依赖性，可以预测，且与患者的年龄、性别和体重无关[169]。临床试验证实利伐沙班对肝或其他器官无毒性，不会增加血管不良事件的风险，如心肌梗死、卒中或外周血栓[169]。

　　阿哌沙班也是一种活化因子 Xa 的直接抑制剂，口服利用率约为 50%[112,114,167,170-172]，3~4h 达到血药浓度峰值，半衰期为 8~12h，约 27% 的药物通过肾脏代谢排出。轻至中度的肾损伤患者不需要调整阿哌沙班的使用剂量，但是 CrCl<30ml/min 的患者禁用[167]。阿哌沙班不需要根据患者年龄或体重调整用量，而且临床试验证实对肝脏或其他器官无毒性，也不会增加血管不良事件的风险[167]。

2　凝血酶抑制剂（达比加群）

　　达比加群酯是前体药物，吸收后快速进入肝脏转变为活化形式的达比加群[112,114,164-165,168,173-177]。达比加群的生物利用度为 6.5%，2h 达到血药浓度峰值，半衰期为 14~17h，80% 以原药形式通过肾脏代谢排出。该药的药效与患者肾损伤程度有直接的相关性[168]。中度肾损伤（CrCl<30~50ml/min）患者，达比加群的 AUC 增加 2 倍，而严重的肾损伤（CrCl<30ml/min）患者，达比加群的 AUC 增加 6 倍[168]。达比加群具有可预测的 PK/PD，体重或性别不会影响药效，也不会与食物产生不良反应[112,114,168,174-176]。达比加群的代谢不通过细胞色素 P-4503A4 通路，但是 P- 糖蛋白的抑制剂或诱导剂会影响药物水平。CrCl 30~49ml/min 的患者需慎用达比加群，而 CrCl<30ml/min 的患者需禁用[177]。建议在使用达比加群前需检测患者 CrCl，并且在治疗中定期检测，尤其是肾功能较差的老年患者。在临床试验和实际应用中，达比加群的使用可能导致消化不良，这会导致一些患者无法耐受而终止治疗[168]。同时达比加群会增加下消化道出血风险，这可能与粪便中有高浓度活化的达比加群有关。在 2 项临床试验中，与华法林和依

诺肝素相比，使用达比加群的患者存在较高的心肌梗死风险[178-181]。一项纳入 7 项临床研究的荟萃分析也证实了以上结论[180]。由于达比加群已经广泛使用，因此在医学文献和 FDA 报道中有许多引起严重出血的病例报道。需要注意的是，达比加群的药物作用不能被其他药物阻断，例如肾功能障碍的老年患者使用达比加群一旦出现出血，病情可能会持续恶化[112,165]。

3 新型口服抗凝药物抗凝作用的检测

虽然新型口服抗凝药物的抗凝作用不需要常规监测，但有时也需要检测药效以评估患者的出血或血栓风险。如果患者需要急诊手术干预，或者是出现了严重出血或血栓事件、严重肝肾功能障碍、药物过量或药物相互作用时，进行药效检测是必要的[165]。患者 aPTT 或 PT 的升高可以分别作为达比加群或 Xa 因子抑制剂的药效评价指标，但是这两种检查用于定量评价时灵敏度不足[165,182-184]。

Neoplastin Plus 检测与利伐沙班血药浓度之间具有很好的相关性[165,183]，但是没有研究证明与阿哌沙班存在相关关系。对 Xa 因子抑制剂药效最可靠的检测方法是血浆 Xa 因子发色底物水平检测，这项实验在大多数大型医疗中心都可以开展[165,185]。但是，目前还没有研究证明血浆 Xa 因子水平变化与出血或血栓事件之间的相关性[165]。

评估达比加群药物作用的最优、最可靠的实验室方法是稀释凝血酶时间（DTT），这种方法已被市场化（the Hemoclot test）[165]。正常的 DTT 提示未检测到达比加群，DTT 升高（>200ng/kg）提示出血风险增加。目前还没有研究明确适合外科手术的安全值[165]。

解读这些实验室检测结果时，还需要了解患者的最后用药时间、剂量、肝肾功能和出血风险。

4 紧急情况下需要逆转抗凝作用的处理

如果条件允许，可以推迟手术干预直到抗凝药物药效消失（一般根据肾功能和止血效果停药 12~24h）。在紧急情况下，常规的处理措施包括补液（红细胞、血小板、新鲜冰冻血浆、胶体液）、外科止血或压迫等[165]。紧急情况下可以使用凝血酶原复合物（PCC）或活化的Ⅶ因子[165,186-189]。在健康的志愿者试验中PCC可以有效地阻断利伐沙班的抗凝作用，但没有研究证明PCC可以阻断达比加群的抗凝作用[186]。也没有证据显示PCC对严重出血患者有治疗效果。既往研究证实经催化的灭活Xa因子可以结合Xa因子直接抑制剂，进而逆转利伐沙班或阿哌沙班的抗凝活性[191]。但很少有证据可以证实活化的Ⅶ因子有这样的作用[165]。

对于血液透析的患者，在透析前使用的达比加群，其药物水平在透析后2h会降低60%，有许多文献报道证实了血液透析的这种作用[165,168]。已有研究证据初步证实达比加群抗体和半抗原可有效阻断达比加群的抗凝活性[168]。

5 中断新型口服抗凝药物

当Xa因子或Ⅱ因子抑制剂因为手术、活检或植入起搏器等原因必须停用时，建议术前停用4~5个药物半衰期[165-167]。对于达比加群而言，CrCl>50ml/min的患者需在术前停药3d，CrCl 30~49ml/min的患者则需要停药4~5d[167]。对于利伐沙班和阿哌沙班而言，轻至中度肾功能障碍的患者（CrCl>50ml/min），术前3d应该停药。如果患者抗凝药效仅达到轻至中度水平，可以在术前原则停药时间外，多用药1d[165-166]。如果患者术后需要恢复使用这些抗凝药物，建议在大手术后48h、小手术24h再恢复用药。对于所有患者，医生都需要同时权衡出血和血栓的风险[165-168]。

6 新型口服抗凝药物治疗静脉血栓

在预防卒中和心房颤动以及VTE的治疗效果方面[178,189-190]，有很多研究将这3种新型抗凝药物与标准的VKA进行了比较[179,191-195]。一些国家使用达比加群、利伐沙班和阿哌沙班来预防心房颤动患者的缺血性卒中。一些国家已经批准或者正在审核达比加群和利伐沙班作为DVT和PE的治疗用药，而应用阿哌沙班治疗VTE刚刚出现了临床试验报道。

在DVT和PE的Einstein研究中，利伐沙班的剂量为15mg，每天2次，治疗3周后调整剂量为20mg，每天1次，将INR维持在

2~3[179,193-194]。DVT 的 Einstein 研究结果显示，利伐沙班预防 VTE 复发的效果与 VKA 相同，并具有相同的出血风险[193-194]。在接受利伐沙班治疗 6~12 个月的患者中，与安慰剂相比，利伐沙班可有效预防 VTE 的复发。利伐沙班可以显著降低 VTE 风险，但大出血发病率略有升高（无统计学差异）。PE 的 Einstein 研究结果提示利伐沙班预防 VTE 复发的效果与华法林相同[194]。针对华法林和利伐沙班引起的出血并发症，两组患者的预后相似。但是与华法林相比，利伐沙班可以显著降低大出血的发病率[193-194]。

目前已有 3 项研究评价达比加群治疗 VTE 的效果[182,194-195]。在 RE-COVER 试验中，达比加群 150mg 每天 2 次与标准华法林治疗进行比较，INR 维持在 2~3[191]。VTE 患者在使用达比加群或华法林前先接受 8~10d UFH 或 LMWH 的抗凝治疗（静脉给药）。随后进行 6 个月的达比加群或华法林治疗。结果发现达比加群治疗与标准的 VKA 治疗在预防 VTE 或 VTE 相关性死亡方面没有差异，但是达比加群引起的出血事件相对较少[191]。2 项 VTE 延长治疗的研究结果显示，与华法林相比，达比加群更能降低患者 VTE 的复发风险，同时达比加群的出血风险相对较小[179,192]。但是，也有研究结果提出达比加群与华法林相比，会增加急性冠状动脉综合征的风险[179]。与安慰剂相比，达比加群可以降低 VTE 的复发率，但出血风险增加[179,192]。

使用阿哌沙班 10mg 每天 2 次，持续 7d，然后调整剂量为 5mg，每天 2 次，持续 6 个月，这种治疗方案与常规治疗（先给予低分子肝素随后改为华法林）相比，VTE 和 VTE 相关性死亡事件的发病率没有差异，但是前者的出血风险较小[195]。

当这几种新型口服抗凝药物被广泛用于 VTE 的治疗时，它们将成为 VKA 治疗的替代疗法，为那些 VKA 治疗效果不佳的患者提供选择。在没有更完善的循证医学证据之前，这些新型抗凝药物暂时不会被推荐用于需要外科干预的 VTE 患者，如脑肿瘤、消化道出血、脑外伤、脊髓外伤患者等，但是越来越多的临床试验会为我们提供更有力的证据，促使这些药物在临床上广泛应用。

近端 DVT 和 PE 的溶栓或机械性碎栓治疗

近年来一些临床试验尝试采用直接性导管溶栓技术（CDT）治疗严重髂股静脉血栓，其中也包含机械性碎栓技术，结果提示 CDT 技术可以促进静脉通畅，改善静脉瓣的功能[196-199]。还有一些研究证据证明 CDT 可以降低 PTS 的发病率[111,196-199]，改善患者的生活质量[112,198]。与单纯的药物抗凝治疗相比，外科取栓能及时改善患者静脉通畅情况，并降低患者腿部肿胀和静脉溃疡的发病率[196,200]。对于髂股静脉 DVT 的患者，可以选择这种侵袭性治疗方法。另外 CDT 也可以用于 DVT 病程少于 14d、血栓位置较好、出血风险较小、将要发生静脉坏疽的患者。手术结束后，患者需接受常规的药物抗凝治疗[112,200]。与静脉溶栓治疗相比，CDT 技术更能降低大出血的发病率，特别是颅内出血。目前 ACCP 推荐的治疗包括 CDT、系统性溶栓和静脉取栓[111]。

很多研究和荟萃分析对 PE 患者分别接受系统性溶栓和单纯肝素治疗的效果进行了评估，结果发现系统性溶栓可以改善肺静脉压，但两组患者死亡率没有显著差异[201]。系统性溶栓有很多禁忌证，包括颅内出血、近期有卒中病史、手术、外伤、妊娠、肿瘤、内脏活检、凝血缺陷等[201-202]。采用系统性或局部性溶栓治疗次大面积 PE 时，医生应谨慎评估该方法的风险收益比[201]。机械性碎栓技术可以和溶栓方法结合使用[202]。

IVC 过滤器

急性 VTE 患者，或者有明确抗凝治疗禁忌证的患者，可以选择 IVC 过滤器植入[111, 203-207]。

尽管 IVC 过滤器的使用并没有降低患者的死亡率，但可以有效防止严重的 PE。在使用 IVC 过滤器的随访研究中，虽然 PE 的发病率减少，但 DVT 复发和 IVC 过滤器血栓的发病率增加[204-205]。也有研究表明 IVC 过滤器的使用可能会增加 PTS 的风险[208]。在放置 IVC 过滤器后应尽快开始抗凝治疗，并且在取出 IVC 过滤器后还应继续抗凝治疗[111]。

神经外科患者出现 VTE 的治疗

目前有很多关于神经外科患者如何预防 VTE 的临床试验和荟萃分析[48,209–210]，其中包括脑外伤、脑出血、脑肿瘤开颅术、头外伤和中枢神经系统淋巴瘤的患者。对多数患者而言，推荐使用 LMWH（联合或不联合间歇性充气压力治疗），预防血栓形成[48,209–210]。

关于神经外科患者 VTE 的治疗，目前缺少临床试验和观察性研究。对所有患者，医生必须谨慎权衡颅内出血的风险与 VTE 的风险，特别是 PE 的死亡风险。对于出血风险高的 VTE 患者，ACCP 推荐只进行 3 个月的抗凝治疗[111]。

神经外科患者禁忌系统性溶栓治疗，对活动性颅内出血的患者严禁任何形式的抗凝治疗[209]。对于近期有颅内手术史的患者、凝血障碍患者（如 HIT）、容易摔倒者以及对药物治疗依从性不佳的患者，都要谨慎进行抗凝治疗[48,209–210]。但是，对于没有明确的活动性出血证据的颅内肿瘤 VTE 患者，应进行抗凝治疗，因为这些患者发生致死性 PE 的风险很高[48,209]。抗凝后需要严密监测，避免出血并发症，尤其是对于过度抗凝的患者[209–210]。

目前有很多关于原发性或转移性脑肿瘤患者出现 VTE 后使用抗凝药物或 IVC 过滤器（或者同时使用）的研究[211–217]。大多数研究是回顾性的，而且样本较小；没有随机对照研究，研究的患者群也不存在异质性[210–217]。神经外科疾病患者抗凝治疗时使用不同剂量的 UFH，以及短效或长效的 LMWH。有些病例还联合使用了 VKA[212–213,215]。文献报道神经外科疾病患者接受抗凝治疗后 VTE 的复发率和出血率都很低[49,216]，特别是近年来的报道显示颅内出血的发病率极低[212–213,216]。一项研究结果显示脑肿瘤患者单纯使用 IVC 过滤器发生血栓性并发症的风险很高（VTE 和 IVC 过滤器血栓）[214]。一项非随机对照研究比较了神经外科疾病患者使用 IVC 过滤器或抗凝药物的效果，结果提示两组患者的住院率和总死亡率没有差异[217]。最近的一项回顾性研究分析了并发 VTE 或浅静脉血栓的脑转移瘤患者使用 LMWH 的风险，结果提示没有发现症状性或影像学检查阳性的颅内出血[216]。

已有明确证据证明癌症患者如果出现 VTE，初期治疗推荐使用 LMWH 3~6 个月[111]。初期治疗后，需要根据患者情况决定是否继续应用 LMWH 治疗或改为口服抗凝药。这时不推荐使用新型口服抗凝药。对于病情持续恶化的恶性肿瘤患者，包括脑转移瘤，建议继续应用 LMWH 治疗[111]。对于近端 DVT 患者，如果有活动性出血或出血风险高，可以临时植入 IVC 过滤器，等患者出血风险降低后再将 IVC 过滤器取出，并恢复抗凝治疗[112]。

因为缺少随机对照临床试验数据，脑肿瘤患者合并 VTE 必须针对不同患者采取个体化治疗方案。对于需要积极治疗的有脑肿瘤的 VTE 患者，最可行的方法是采用 LMWH 治疗（联合或不联合 IVC 过滤器植入）。

特殊部位的血栓

DVT 多发于下肢深静脉，但也会出现在一些特殊部位的静脉[7-8,44,218]。上肢 DVT 可见于腋静脉或其他近端静脉。对于上肢 DVT 患者，建议行 LMWH 和 VKA 治疗，不建议行溶栓治疗[44,218]。如果患者上肢 DVT 与中心静脉置管有关，中心静脉导管可以继续留置（如果病情需要），并且进行至少 3 个月的抗凝治疗[111]。对于有恶性肿瘤的上肢 DVT 患者，无论中心静脉导管取出还是继续留置，同样建议进行 3 个月的抗凝治疗[111]。

孤立性髂静脉血栓可以是自发性的，或者是妊娠期间压迫髂静脉造成的，也可见于 May-Thurner 综合征[71-72]。髂静脉血栓的治疗可选择溶栓治疗联合机械性取栓。May-Thurner 综合征患者，可在髂静脉狭窄段植入支架[71-73]。除此之外，还推荐使用 LMWH 和 VKA 治疗。

血栓也可以发生在内脏静脉，如脾静脉和肠系膜静脉。如果此类血栓患者有症状，则需要进行至少 3 个月的抗凝治疗或者持续抗凝治疗直到血栓消失[111]。如果此类患者的血栓是偶然发现的，并且没有症状，不建议进行抗凝治疗[111]。

对于小腿静脉血栓患者（远端静脉至腘静脉），建议进行至少 3 个月的抗凝治疗，或超声复查随访[4,111]。

浅静脉血栓（SVT）被认为是一种相对良性的疾病，常采用非类固醇抗炎药、弹力袜和休息的治疗方案。但已有证据证明 SVT 可以导致更加严重的后果，包括发展成 PE 和近端 DVT[9,219]。如果下肢 SVT 靠近腹股沟，很容易进展为大腿近端 DVT，引起严重后果。对于此类患者，研究证明使用预防剂量的磺达肝素或 LMWH 治疗，与安慰剂组相比，可以显著减少原发性 SVT 的扩展[219]。如果患者 SVT 扩展至钩区，并有 SVT 或 DVT 病史、活动性癌症或近期手术史，可以选择进行 45d 的预防性抗凝治疗。

关键点

· VTE 最严重的后果是发生致死性 PE、PTS、慢性血栓栓塞性高血压和反常性脑栓塞

· PTS 常见于同侧复发性 DVT 患者和早期抗凝治疗不规范的患者。

· 高血栓形成倾向包括 V 因子突变、凝血酶原突变、抗凝血酶缺乏、蛋白 C 或 S 缺乏以及抗磷脂抗体综合征

· 神经外科 VTE 的危险因素：

　☆开颅手术（特别是脑肿瘤）

　☆高级别恶性肿瘤

　☆转移性恶性肿瘤

　☆化疗或放疗

　☆长期制动

　☆多发创伤

　☆高龄

· VTE 的临床体征和症状没有特异性，因此必须通过客观检测

诊断

- DVT 客观检测包括：

☆加压超声是诊断 DVT 的最有效方法，诊断有症状的近端 DVT 具有较高灵敏度和特异性

☆完全加压超声可以发现有症状的远端 DVT

☆怀疑患者存在复发性 DVT 或超声复查不方便或结果不确定时，可以采用静脉造影检查

☆ CT 或 MRI 静脉造影对于诊断腹股沟韧带附近的 DVT 很有效（如孤立性髂静脉血栓形成、妊娠或 May-Thurner 综合征）

- PE 客观检测包括：

☆多排 CT 血管造影是诊断有症状的 PE 的特殊检查方法，具有较高灵敏度和特异性

☆联合 CT 静脉造影可以提高诊断灵敏度

☆ VQ 扫描可以作为一些特殊情况下 PE 的诊断方法，如患者肾功能障碍、对造影剂过敏、年轻妇女担心 CTA 的辐射

☆ MRA 仅限用于对妊娠患者 PE 的诊断，并非常规检测方法

☆偶尔采用肺血管造影（如 ICU 的患者需要立即明确诊断）

· 超声心动图和生物标志物可以用来诊断右心衰竭，并可以帮助评估哪些 PE 患者能够从早期溶栓或机械取栓治疗中获益

- VTE 的治疗：

☆标准治疗：开始采用 LMWH 或 UFH，同时联用华法林治疗。治疗持续至少 5d，或 INR 连续 2d 达到治疗范围。

☆治疗第 3 天开始进行 INR 监测，并持续治疗至少 3 个月，有时可能会延长治疗时间或者改为永久治疗。

☆替代治疗方案：使用治疗剂量 LMWH 每天 1 次或 2 次，持续至少 3 个月（随后可以改用华法林治疗或继续 LMWH 治疗）。

☆ LWMH 是癌症相关性 VTE 和神经外科 VTE 的推荐抗凝用药

- 直接性导管溶栓（CDT），联合或不联合机械性取栓

☆适合于近端 DVT 患者

☆可以用于孤立性新发（7~14d）DVT 患者，并且患者功能状态良好、出血风险较低。

☆可以用于次大面积 PE 患者，并且患者没有其他禁忌证

· D– 二聚体试验排除 VTE：

☆快速定量的 D– 二聚体试验是最有用的

☆ D– 二聚体试验结果阴性高度预示不存在 VTE

☆大多数住院患者 D– 二聚体试验呈阳性，它对于住院患者排除 VTE 没有太大的价值

☆ D– 二聚体试验结合筛选评分对诊断 VTE 有帮助

· IVC 过滤器常被用于对抗凝药物禁忌或在抗凝治疗时出现大出血和新血栓的 VTE 患者。

· 神经外科疾病患者的 VTE 治疗：

☆首先需要谨慎衡量出血风险（尤其是颅内出血）和致死性 PE 的风险

☆在大多数情况下，LMWH 是更优先选择的长期治疗用药

☆神经外科疾病患者不适合采用系统性溶栓治疗

☆磺达肝素或新型抗凝药物不适用于神经外科疾病患者，因为其抗凝作用很难纠正（尤其是磺达肝素和达比加群）

☆推荐使用 IVC 过滤器，联合或不联合抗凝治疗

☆还需要开展前瞻性临床试验进一步研究，明确最有效的治疗方案

回顾性问题

1. 关于 VTE 引起的严重后果，下列哪项是对的，哪项是错的？

A. 致死性 PE 罕见

B. 致死性 PE 发病突然，没有预兆

C. PTS 常见于复发性 DVT 患者

D. 加压弹力袜可以降低 PTS 的风险

E. 5% 的 PE 患者会出现 CTPH

2. 下列哪些是患者高血栓形成倾向的病因：

A. 抗凝血酶缺乏

B. 蛋白 C 或 S 过量

C. Ⅶ因子突变

D. 抗磷脂综合征

E. 凝血酶原突变

3. 神经外科疾病患者发生 VTE 的危险因素是？

A. 开颅手术

B. 腰椎间盘切除

C. 制动

D. 年龄小

E. 外伤

4. 关于 VTE 的诊断，下列哪些是对的，哪些是错的？

A. VTE 的临床症状和体征很明确

B. Wells 评分被用于 DVT 患者的筛选诊断中

C. D - 二聚体测试不是 DVT 筛选诊断的可靠指标

D. 加压超声是诊断 DVT 的可靠检查

E. 胸部 CTA 是诊断症状性 PE 的检查方法

5. 关于 VTE 的治疗，下列哪些是对的，哪些是错的？

A. 开始采用 LMWH 或 UFH，同时联用华法林治疗

B. 采用 LMWH 或 UFH，同时联用华法林治疗。治疗持续至 INR 连续 5d 达到治疗范围

C. 华法林治疗开始时，需要每天检测患者 INR

D. 替代治疗方案包括使用 LMWH 治疗持续 3~12 个月

E. 对于癌症相关性 VTE 患者，建议使用华法林

6. 对错题：

A. 使用 UFH 的主要风险包括：出血、血小板减少、骨质疏松

B. HIT 常出现在开始使用 UFH 的前 4~10d

C. 术前 5d 必须停用华法林，使患者 INR 恢复正常

D. 新型抗凝药物（利伐沙班、阿哌沙班、达比加群）的标准剂量用于肾损伤患者是安全的

E. 新型抗凝药物（利伐沙班、阿哌沙班、达比加群）的抗凝作用可通过输注新鲜冰冻血浆和维生素 K 纠正

7. 关于下腔静脉(IVC)过滤器,下列哪些是对的,哪些是错的？

A. IVC 过滤器常规用于所有神经外科疾病患者对 PE 的预防

B. IVC 过滤器为永久性植入

C. IVC 过滤器用于预防 DVT

D. IVC 过滤器用于有抗凝治疗绝对禁忌证的患者

参考文献

[1] Kearon C. Natural history of venous thromboembolism. Circulation,2003,107 (23, Suppl 1):122–130

[2] White RH. The epidemiology of venous thromboembolism. Circulation,2003,107 (23,Suppl 1):14–18

[3] Heit JA. The epidemiology of venous thromboembolism in the community. Arterioscler Thromb Vasc Biol,2008,28:370–372

[4] Righini M, Paris S, Le Gal G, et al. Clinical relevance of distal deep vein thrombosis. Review of literature data. Thromb Haemost,2006,95:56–64

[5] Moser KM, LeMoine JR. Is embolic risk conditioned by location of deep venous thrombosis? Ann Intern Med,1981,94(4 pt 1):439–444

[6] Fields JM, Goyal M. Venothromboembolism. Emerg Med Clin North Am,2008,26:649–683, viii

[7] Prandoni P, Polistena P, Bernardi E, et al. Upper-extremity deep vein thrombosis:Risk factors, diagnosis, and complications. Arch Intern Med,1997,157:57–62

[8] Martinelli I, Battaglioli T, Bucciarelli P,et al. Risk factors and recurrence rate of primary deep vein thrombosis of the upper extremities. Circulation,2004,110:566–570

[9] Kalodiki E, Stvrtinova V, Allegra C, et al. Superficial vein thrombosis: a consensus statement. Int Angiol,2012,31:203–216

[10] Stein PD, Matta F,Musani MH,et al. Silent pulmonary embolism in patients with deep venous thrombosis: a systematic review. Am J Med,2010,123:426–431

[11] Carrier M, Righini M, Le Gal G. Symptomatic subsegmental pulmonary embolism: what is the next step? J Thromb Haemost,2012,10:1486–1490

[12] Silverstein MD, Heit JA, Mohr DN, et al.Trends in the incidence of deep vein thrombosis and pulmonary embolism: a 25-year population-based study. Arch Intern Med,1998,158:585–593

[13] Anderson FA Jr, Wheeler HB, Goldberg RJ, et al. A population-based perspective of the hospital incidence and case-fatality rates of deep vein thrombosis and pulmonary embolism. The Worcester DVT Study. Arch Intern Med,1991,151:933–938

[14] Anderson FA Jr, Zayaruzny M, Heit JA, et al. Estimated annual numbers of US acute-care hospital patients at risk for venous thromboembolism. Am J Hematol,2007,82:777–782

[15] Geerts WH, Bergqvist D, Pineo GE,et al. Prevention of venous thromboembolism: American College of Chest Physicians evidence-based clinical practice guidelines (8th ed). Chest,2008,133:3815

[16] Hull RD, Hirsh J, Sackett DL,et al. Cost-effectiveness of primary and secondary prevention of fatal pulmonary embolism in high-risk surgical patients. Can Med Assoc J, 1982, 127: 990–995

[17] Kasper W, Konstantinides S, Geibel A, et al. Management strategies and determinants of outcome in acute major pulmonary embolism: results of a multicenter registry. J Am Coll Cardiol,1997,30:1165–1171

[18] Piazza G, Goldhaber SZ. Venous Thromboembolism Guidebook: fifth edition. Crit Pathw Cardiol,2006,5:211–227

[19] Geersing GJ, Oudega R, Hoes AW,et al. Managing pulmonary embolism using prognostic models: future concepts for primary care. CMAJ,2012,184:305–310

[20] Di Tullio M, Sacco RL, Gopal A,et al. Patent foramen ovale as a risk factor for cryptogenic stroke. Ann Intern Med,1992,117:461–465

[21] Rigatelli G, Ronco F.Patent foramen ovale: a comprehensive review for pulmonologists. Curr Opin Pulm Med,2010,16:442–447

[22] Kahn SR.The post-thrombotic syndrome: progress and pitfalls. Br J Haematol,2006,134: 357–365

[23] Kahn SR, Ginsberg JS. Relationship between deep venous thrombosis and the post-thrombotic syndrome. Arch Intern Med, 2004, 164:17–26

[24] van Dongen CJJ, Prandoni P, Frulla M, et al. Relation between quality of anticoagulant treatment and the development of the postthrombotic syndrome. J Thromb Haemost, 2005, 3:939–942

[25] Partsch H, Kaulich M, Mayer W. Immediate mobilisation in acute vein thrombosis reduces

post-thrombotic syndrome. Int Angiol 2004,23:206–212

[26] Brandjes DP, Büller HR, Heijboer H, et al. Randomised trial of effect of compression stockings in patients with symptomatic proximal-vein thrombosis. Lancet, 1997, 349: 759–762

[27] Prandoni P, Lensing AW, Prins MH, et al. Below-knee elastic compression stockings to prevent the post-thrombotic syndrome: a randomized, controlled trial. Ann Intern Med, 2004, 141:249–256

[28] Fedullo PF, Auger WR, Kerr KM, et al. Chronic thromboembolic pulmonary hypertension. N Engl J Med,2001,345:1465–1472

[29] Tapson VF, Humbert M. Incidence and prevalence of chronic thromboembolic pulmonary hypertension: from acute to chronic pulmonary embolism. Proc Am Thorac Soc, 2006,3:564–567

[30] Pengo V, Lensing AW, Prins Mil, et al; Thromboembolic Pulmonary Hypertension Study Group. Incidence of chronic thromboembolic pulmonary hypertension after pulmonary embolism. N Engl J Med,2004,350:2257–2264

[31] Virchow RLK. Gesammelte Abhandlungen zur wissenschafflichen Medicin. Frankfurt am Main, Germany: Von Medinger & Sohn: 1856 English translation: Matzdorff AC, Bell WR. Thrombosis and Emboli. Canton, MA: Science History Publications, 1998

[32] Raskob GE, Hull RD, Pineo GE.Venous thrombosis. In: Kaushansky K, Lichtman M, Beutler E, et al, eds. William's Hematology. 8th ed. New York: McGraw Hill Medical, 2013

[33] Rosendaal FR. Venous thrombosis: a multicausal disease. Lancet, 1999,353:1167–1173

[34] Christiansen SC, Cannegieter SC, Koster T, et al. Thrombo-philia, clinical factors, and recurrent venous thrombotic events. JAMA, 2005,293:2352–2361

[35] Bates SM, Greer IA, Middleldorp S, et al. VTE, Thrombophilia, Antithronlbotic Therapy, and Pregnancy: Antithrombotic Therapy and Prevention of Thrombosis. 9th ed. American College of Chest Physicians Evidence-Based Clinical Practice Guidelines. Chest,2012,141:e691S–e736S

[36] Middeldorp S. Is thrombophilia testing useful?Hematology Am Soc Hematol Educ Program, 2011,2011:150–155

[37] Nelson HD, Walker M, Zakher B,et al. Menopausal hormone therapy for the primary prevention of chronic conditions: a systematic review to update the U.S. Preventive Services Task Force recommendations. Ann Intern Med,2012,157:104–113

[38] Douketis JD, Foster GA, Crowther MA, et al. Clinical risk factors and timing of recurrent venous thromboernbolism during the initial 3 months of anticoagulant therapy. Arch Intern Med,2000,160:3431–3436

[39] Prandoni P, Noventa F, Ghirarduzzi A, et al. The risk of recurrent venous thromboembolism after discontinuing anticoagulation in patients with acute proximal deep vein thrombosis or pulmonary embolism. A prospective cohort study in 1,626 patients. Haematologica, 2007, 92:199–205

[40] Khorana AA, Streiff MB, Farge D, et al. Venous thromboembolism prophylaxis and treatment in cancer: a consensus statement of major guidelines panels and call to action. J Clin Oncol, 2009,27:4919–4926

[41] Kyrle PA, Eichinger S. Clinical scores to predict recurrence risk of venous thromboembolism. Thromb Haemost,2012,108:1061–1064

[42] Rodger MA, Kahn SR, Wells PS, et al. Identifying unprovoked thromboembolism patients at low risk for recurrence who can discontinue anticoagulant therapy. CMAJ,2008,179:417–426

[43] LE Gal G, Carrier M, Kovacs MJ, et al. Residual vein obstruction as a predictor for recurrent thromboembolic events after a first unprovoked episode: data from the REVERSE cohort study. J Thromb Haemost,2011,9:1126–1132

[44] Tosetto A, Iorio A, Marcucci M, et al. Predicting disease recurrence in patients with previous unprovoked venous thromboembolism: a proposed prediction score (DASH). J Thromb Haemost,2012,10:1019–1025

[45] Grant JD, Stevens SM, Woller SC, et al. Diagnosis and management of upper extremity deep-vein thrombosis in adults. Thromb Haemost,2012,108:1097–1108

[46] Hamilton MG, Hull RD, Pineo GF.Venous thromboembolism in neurosurgery and neurology patients:a review. Neurosurgery,1994,34:280–296, discussion 296

[47] Chan AT, Atiemo A, Diran LK, et al. Venous thromboembolism occurs frequently in patients undergoing brain tumor surgery despite prophylaxis. J Thromb Thrombolysis, 1999, 8:139–142

[48] Gould MK, Garcia DA, Wren SM, et al. Prevention of VTE in Nonorthopedic Surgical Patients: Antithrombotic Therapy and Prevention of Thrombosis. 9th ed. American College of Chest Physicians Evidence-Based Clinical Practice Guidelines. Chest, 2012,141:e227S–e277S

[49] Pan E, Tsai JS, Mitchell SB. Retrospective study of venous thromboembolic and intracerebral hemorrhagic events in glioblastoma patients. Anticancer Res,2009,29:4309–4313

[50] Goldschmidt N, Linetsky E, Shalom E, et al. High incidence of thromboembolism in patients with central nervous system lymphoma. Cancer,2003,98:1239–1242

[51] Marras LC, Geerts WH, Perry JR. The risk of venous thromboembolism is increased throughout the course of malignant glioma: an evidence-based review. Cancer,2000,89:640–646

[52] Simanek R, Vormittag R, Hassler M, et al. Venous thromboembolism and survival in patients with high-grade glioma. Neuro-oncol,2007,9:89–95

[53] Ruff RL, Posner JB. Incidence and treatment of peripheral venous thrombosis in patients with glioma. Ann Neurol,1983,13:334–336

[54] Semrad TJ, O'Donnell R, Wun T, et al. Epidemiology of venous thromboembolism in 9489 patients with malignant glioma.J Neurosurg,2007,106:601–608

[55] Sansone JM, del Rio AM, Anderson PA. The prevalence of and specific risk factors for

venous thromboembolic disease following elective spine surgery. J Bone Joint Surg Am,2010,92:304-313

[56] Teasell RW, Hsieh JT, Aubt JA, et al;Spinal Cord Injury Rehabilitation Evidence Review Research Team. Venous thrombosis after spinal cord injury. Arch Phys Med Rehabil, 2009,90:232-245

[57] Geerts WH,Code KI, Jay RM,et al. A prospective study of venous thromboembolism after major trauma. N Engl J Med,1994,331:1601-1606

[58] Chung SB, Lee SH, Kim ES, et al. Incidence of deep vein thrombosis after spinal cord injury: a prospective study in 37 consecutive patients with traumatic or nontraumatic spinal cord injury treated by mechanical prophylaxis. J Trauma,2011,71:867-870, discussion 870-871

[59] lnci S, Erbengi A, Berker M. Pulmonary embolism in neurosurgical patients. Surg Neurol, 1995, 43: 123-128, discussion 128-129

[60] Yablon SA, Rock WA Jr, Nick TG,et al. Deep vein thrombosis: prevalence and risk factors in rehabilitation admissions with brain injury. Neurology,2004,63:485-491

[61] Goldstein JN, Fazen LE, Wendell L, et al. Risk of thromboembolism following acute intracerebral hemorrhage. Neurocrit Care,2009,10:28-34

[62] Ogata T, Yasaka M, Wakugawa Y, et al. Deep venous thrombosis after acute intracerebral hemorrhage. J Neurol Sci,2008,272:83-86

[63] Ray WZ, Strom RG, Blackburn SL,et al. Incidence of deep venous thrombosis after subarachnoid hemorrhage. J Neurosurg,2009,110:1010-1014

[64] Geeganage CM, Sprigg N, Bath MW, et al. Balance of symptomatic pulmonary embolism and symptomatic intracerebral hemorrhage with low-dose anticoagulation in recent ischemic stroke: a systematic review and meta-analysis of randomizied controlled trials. J Stroke Cerebrovasc Dis, 2013,22:1018-1027

[65] Tong X, Kuklina EV, Gillespie C,et al. Medical complications among hospitalizations for ischemic stroke in the United States from 1998 to 2007. Stroke,2010,41:980-986

[66] Bembenek J, Karlinski M, Kobayashi A, et al. Early stroke-related deep venous thrombosis: risk factors and influence on outcome. J Thromb Thrombolysis, 2011,32:96-102

[67] Sherman DG, Albers GW, Bladin C, et al; PREVAIL Investigators. The efficacy and safety of enoxaparin versus unfractionated heparin for the prevention of venous thromboembolism after acute ischaemic stroke (PREVAIL Study): an open-label randomised comparison. Lancet, 2007,369:1347-1355

[68] Lindqvist P, Dahlbäick B, Maršál K. Thrombotic risk during pregnancy: a population study. Obstet Gynecol,1999,94:595-599

[69] James AH, Jamison MG, Brancazio LR,et al. Venous thromboembolism during pregnancy and the postpartum period: incidence, risk factors, and mortality. Am J Obstet Gynecol, 2006,194:1311-1315

[70] Robertson L, Wu O, Langhorne P, et al. Thrombosis Risk and Economic Assessment of

Thrombophilia Screening (TREATS) Study. Thrombophilia in pregnancy: a systematic review. Br J Haematol, 2005, 132:171–196

[71] Gil MA, Carreras AM, Arrieta Al, et al. Cockett's syndrome, May-Thurner syndrome, or iliac vein compression syndrome. Radiologia,2012,[Epub ahead of print]

[72] Zander KD, Staat B, Galan H. May-Thurner syndrome resulting in acute iliofemoral deep vein thrombosis in the postpartum period. Obstet Gynecol,2008,111(2 Pt 2):565–569

[73] James AH, Brancazio LR, Gehrig TR, et al. Low-molecular-weight heparin for thromboprophylaxis in pregnant women with mechanical heart valves.] Matern Fetal Neonatal Med, 2006, 19:543–549

[74] Pettilä V, Kaaja R, Leinonen P, et al. Thromboprophylaxis with Iow molecular weight heparin (dalteparin) in pregnancy. Thromb Res, 1999,96:275–282

[75] Pineo GF, Hull RD//Hull TD, Raskob GF, Pineo GF, eds. Venous Thromboembolism: An Evidence-Based Atlas. Armonk, NY: Futura Publishing, 1996:87–91

[76] Qaseem A, Snow V, Barry R, et al; Joint American Academy of Family Physicians/ American College of Physicians Panel on Deep Venous Thrombosis/Pulmonary Embolism. Current diagnosis of venous thromboembolism in primary care: a clinical practice guideline from the American Academy of Family Physicians and the American College of Physicians. Ann Faro Med, 2007,5:57–62

[77] Wells PS, Anderson DR, Bormanis J, et al. Value of assessment of pretest probability of deep-vein thrombosis in clinical management. Lancet,1997,350:1795–1798

[78] Goodacre S, Sutton AJ, Sampson FC. Meta-analysis: The value of clinical assessment in the diagnosis of deep venous thrombosis. Ann Intern Med, 2005,143:129–139

[79] Miniati M, Prediletto R, Formichi B, et al. Accuracy of clinical assessment in the diagnosis of pulmonary embolism. Am J Respir Crit Care Med,1999,159:864–871

[80] Kearon C. Diagnosis of pulmonary embolism. CMAJ, 2003,168:183–194

[81] Penaloza A, Roy PM, Kline J. Risk stratification and treatment strategy of pulmonary embolism. Curr Opin Crit Care, 2012,18:318–325 [Epub ahead of print]

[82] Wells PS, Ginsberg JS, Anderson DR, et al. Use of a clinical model for safe management of patients with suspected pulmonary embolism. Ann Intern Med, 1998, 129:997–1005

[83] Wells PS, Anderson DR, Rodger M, et al. Excluding pulmonary embolism at the bedside without diagnostic imaging: management of patients with suspected pulmonary embolism presenting to the emergency department by using a simple clinical model and D-dimer. Ann Intern Med, 2001, 135:98–107

[84] Klok FA, Mos IC, Nijkeuter M, et al. Simplification of the revised Geneva score for assessing clinical probability of pulmonary embolism. Arch Intern Med, 2008,168:2131–2136

[85] Klok FA, Kruisman E, Spaan J, et al. Comparison of the revised Geneva score with the Wells rule for assessing clinical probability of pulmonary embolism. J Thromb Haemost, 2008,6:40–44

[86] Stein PD, Hull RD, Patel KC, et al. D-dimer for the exclusion of acute venous thrombosis and pulmonary embolism: a systematic review. Ann Intern Med, 2004, 140:589–602

[87] Bernardi E, Camporese G, Büller HR, et al; Erasmus Study Group. Serial 2-point ultrasonography plus D-dimer vs whole-leg color-coded Doppler ultrasonography for diagnosing suspected symptomatic deep vein thrombosis: a randomized controlled trial. JAMA, 2008,300:1653–1659

[88] Ten Cate-Hoek AJ, Prins MH. Management studies using a combination of D-dimer test result and clinical probability to rule out venous thromboembolism: a systematic review. J Thromb Haemost, 2005, 3:2465–2470

[89] Schutgens RE, Ackermark P, Haas FJ, et al. Combination of a normal D-dimer concentration and a non-high pretest clinical probability score is a safe strategy to exclude deep venous thrombosis. Circulation, 2003, 107:593–597

[90] Vuilleumier N, Righini M, Perrier A, et al. Correlation between cardiac biomarkers and right ventricular enlargement on chest CT in non massive pulmonary embolism. Thromb Res, 2008, 121:617–624

[91] Birdwell BG, Raskob GE, Whitsett TL, et al. The clinical validity of normal compression ultrasonography in outpatients suspected of having deep venous thrombosis. Ann Intern Med, 1998, 128:1–7

[92] Stevens SM, Elliott CG, Chan KJ, et al. Withholding anticoagulation after a negative result on duplex ultrasonography for suspected symptomatic deep venous thrombosis. Ann Intern Med, 2004, 140:985–991

[93] Bernardi E, Prandoni P, Lensing AW, et al; The Multicentre Italian D-direct Ultrasound Study Investigators Group. D-dimer testing as an adjunct to ultrasonography in patients with clinically suspected deep vein thrombosis: prospective cohort study. BMJ, 1998, 317: 1037–1040

[94] Orbell JH, Smith A, Burnand KG, et al. Imaging of deep vein thrombosis. BrJ Surg, 2008, 95:137–146

[95] Lensing AWA, Büller HR, Prandoni P, et al. Contrast venography, the gold standard for the diagnosis of deep-vein thrombosis: improvement in observer agreement. Thromb Haemost, 1992,67:8–12

[96] Rathbun S, Whitsett T, Raskob G. Negative D-dimer to exclude recurrent deep-vein thrombosis in symptomactic patients. Ann Intern Med, 2004, 141:839–845

[97] Ageno W, Cosmi B, Ghirarduzzi A, et al. The negative predictive value of D-dimer on the risk of recurrent venous thromboembolism in patients with multiple previous events: a prospective cohort study (the PROLONG PLUS study). Am J Hematol, 2012, 87:713–715

[98] Louzada ML, Carrier M, Lazo-Langner A, et al. Development of a clinical prediction rule for risk stratification of recurrent venous thromboembolism in patients with cancer-associated venous thromboembolism. Circulation, 2012, 126:448–454

[99] Wolpert LM, Rahmani O, Stein B, et al. Magnetic resonance venography in the diagnosis

and management of May-Thurner syndrome. Vasc Endovascular Surg, 2002, 36:51–57

[100] Stein PD, Fowler SE, Goodman LR, et al; PIOPED II Investigators. Multidetector computed tomography for acute pulmonary embolism. N Engl J Med, 2006, 354:2317–2327

[101] Stein PD, Woodard PK, Weg JG, et al; PIOPED II Investigators. Diagnostic pathways in acute pulmonary embolism: recommendations of the PIOPED II Investigators. Radiology, 2007,242:15–21

[102] Perrier A, Roy PM, Aujesky D, et al. Diagnosing pulmonary embolism in outpatients with clinical assessment, plasma D-dimer, complete lower limb venous ultrasound and helical computed tomography of pulmonary arteries. A multicentre clinical outcome study. Thromb Haemost, 2005, 93:982–988

[103] PIOPED hwestigators. Value of the ventilation/perfusion scan in acute pulmonary embolism. Results of the prospective investigation of pulmonary embolism diagnosis (PIOPED). JAMA, 1990,263:2753–2759

[104] Costello P, Gupta KB. Pulmonary embolism: imaging modalities-V/Qscan, spiral (helical) CT, and MRI. Semin Vasc Med, 2001, 1:155–164

[105] Anderson DR, Kahn SR, Rodger MA, et al. Computed tomographic pulmonary angiography vs ventilation-perfusion lung scanning in patients with suspected pulmonary embolism: a randomized controlled trial. JAMA, 2007, 298:2743–2753

[106] Huisman MV, Klok FA. Diagnostic management of acute deep vein thrombosis and pulmonary embolism. J Thromb Haemost, 2013,11:412–422

[107] Stein PD, Chenevert TL, Fowler SE, et al; PIOPED III(Prospective Investigation of Pulmonary Embolism Diagnosis III) Investigators. Gadolinium-enhanced magnetic resonance angiography for pulmonary embolism: a multicenter prospective study (PIOPED III). Ann Intern Med, 2010,152:434-443,W142–3

[108] Chen MM, Coakley FV, Kaimal A,et al. Guidelines for computed tomography and magnetic resonance imaging use during pregnancy and lactation. Obstet Gynecol, 2008, 112 (2 Pt 1): 333–340

[109] Webb JA, Thomsen HS, Morcos SK. Members of Contrast Media Safety Committee of European Society of Urogenital Radiology (ESUR.). Eur Radiol, 2005,15:1234–1240

[110] Bhave G, Lewis JB, Chang SS. Association of gadolinium based magnetic resonance imaging contrast agents and nephrogenic systemic fibrosis. J Urol, 2008, 180: 830-835, discussion 835

[111] Kearon C, Akl EA, Comerota AJ, et al. Antithrombotic therapy for VTE disease: antithrombotic therapy and prevention of thrombosis, 9th ed: American College of Chest Physicians Evidence-Based Clinical Practice Guidelines. Chest, 2012, 141(2 Suppl): e419S–494S

[112] Ageno W, Gallus AS, Wittkowsky A, et al. Oral anticoagulant therapy: Antithrombotic therapy and prevention of thrombosis. 9th ed. American College of Chest Physicians

Evidence-based Clinical Practice Guidelines. Chest, 2012, 141:e44S–e88S

[113] Hirsh J, Bauer KA, Donati MB, et al; American College of Chest Physicians. Parenteral anticoagulants: American College of Chest Physicians Evidence-Based Clinical Practice Guidelines (8th ed). Chest, 2008, 133(6,Suppl):141S–159S

[114] Weitz JI, Eikelboom JW. Samama MM New antithrombotic drugs: Antithrombotic therapy and prevention of thrombosis.9th ed. American College of Chest Physicians evidence-based clinical practice guidelines. Chest, 2012, 141:e120S–e151S

[115] Gould MK, Dembitzer AD, Doyle RL, et al. Low-molecular-weight heparins compared with unfractionated heparin for treatment of acute deep venous thrombosis. A meta-analysis of randomized, controlled trials. Ann Intern Med, 1999, 130:800–809

[116] Levine M, Gent M, Hirsh J, et al. A comparison of Iow-molecular-weight heparin administered primarily at home with unfractionated heparin administered in the hospital for proximal deep-vein thrombosis. N Engl J Med, 1996, 334:677–681

[117] Koopman MMW, Prandoni P, Piovella E, et al; Tile Tasman Study Group. Treatment of venous thrombosis with intravenous unfractionated heparin administered in the hospital as compared with subcutaneous low-molecular-weight heparin administered at home. N Engl J Med, 1996,334:682–687

[118] The Columbus Investigators. Low-molecular-weight heparin in the treatment of patients with venous thromboembolism. N Engl J Med, 1997, 337:657–662

[119] Lee AY, Levine MN, Baker RI, et al; Randomized Comparison of Low-Molecular-Weight Heparin versus Oral Anticoagulant Therapy for the Prevention of Recurrent Venous Thromboembolism in Patients with Cancer (CLOT) Investigators. Low-molecular-weight heparin versus a coumarin for the prevention of recurrent venous thromboembolism in patients with cancer. N Engl J Med, 2003, 349:146–153

[120] Hull RD, Pineo GF, Brant RF, et al; LITE Trial Investigators. Long-term low-molecular-weight heparin versus usual care in proximal-vein thrombosis patients with cancer.Ami Med, 2006,119:1062–1072

[121] van der Heijden JF, Hutten BA, Büller HR, et al. Vitamin K antagonists or low-molecular-weight heparin for the long term treatment of symptomatic venous thromboembolism. Cochrane Database Syst Rev, 2002,1 :CD002001

[122] Lane DA. Heparin binding and neutralizing protein//Lane DA, Lindahl U, eds. Heparin, Chemical and Biological Properties, Clinical Applications. London: Edward Arnold, 1989: 363–391

[123] Rosenberg RD, Lam L. Correlation between structure and function of heparin. Proc Natl Acad Sci U S A, 1979,76:1218–1222

[124] Hull RD, Raskob GE, Rosenbloom D, et al. Heparin for 5 days as compared with 10 days in the initial treatment of proximal venous thrombosis. N Engl J Med,1990, 322:1260–1264

[125] Hull RD, Raskob GE, Brant RF, et al. Relation between the time to achieve the lower limit

of the APTT therapeutic range and recurrent venous thromboembolism during heparin treatment for deep vein thrombosis. Arch Intern Med, 1997, 157:2562–2568

[126] Raschke RA, Reilly BM, Guidry JR, et al. The weight-based heparin dosing nomogram compared with a "standard care" nomogram. A randomized controlled trial. Ann Intern Med, 1993, 119:874–881

[127] Raschke RA, Gollihare B, Peirce JC. The effectiveness of implementing the weight-based heparin nomogram as a practice guideline. Arch Intern Med, 1996,156:1645–1649

[128] Writing Committee for the Galilei Investigators. Subcutaneous adjusted-dose UFH vs fixed-dose Iow-molecular-weight heparin in the initial treatment of venous thromboembolism. Arch Intern Med, 2004,164:1077–1083

[129] Warkentin TE. Heparin-induced thrombocytopenia: pathogenesis and management.Br J Haematol, 2003,121:535–555

[130] Amiral J, Peynaud-Debayle E, Wolf M,et al. Generation of antibodies to heparin-PF4 complexes without thrombocytopenia in patients treated with unfractionated or Iow-molecular-weight heparin. Alu J Hematol, 1996, 52:90–95

[131] Gruel Y, Pouplard C, Nguyen P, et al; French Heparin-Induced Thrombocytopenia Study Group. Biological and clinical features of low-molecular-weight heparin-induced thrombocytopenia. Br J Haematol, 2003,121:786–792

[132] Warkentin TE, Greinacher A, Koster A, et al. Treatment and prevention of heparin induced thrombocytopenia: American College of chest Physicians Evidence-Based Clinical Practice Guidelines (8th ed). Chest, 2008,133:340S–380S

[133] Lo GK, Juhl D, Warkentin TE,et al. Evaluation of pretest clinical score (4 T's) for the diagnosis of heparin-induced thrombocytopenia in two clinical settings. J Thromb Haemost, 2006, 4:759–765

[134] Hirsh J, Heddle N, Kelton JG. Treatment of heparin-induced th rombocytopenia: a critical review. Arch Intern Med, 2004, 164:361–369

[135] Lewis BE, Wallis DE, Leya F, et al; Argatroban-915 Investigators. Argatroban anticoagulation in patients with heparin-induced thrombocytopenia. Arch Intern Med, 2003,163:1849–1856

[136] Greinacher A, Eichler P, Lubenow N, et al. Heparin-induced thrombocytopenia with thromboembolic complications: meta-analysis of 2 prospective trials to assess the value of parenteral treatment with lepirudin and its therapeutic aPTT range. Blood, 2000, 96:846–851

[137] Warkentin TE, Pal M, Sheppard JI, et al. Fondaparinux treatment of acute heparin-induced thrombocytopenia confirmed by the serotonin-release assay: a 30-month, 16-patient case series. J Thromb Haemost, 2011, 9:2389–2396

[138] Shaughnessy SG, Young E, Deschamps P, et al. The effects of low molecular weight and standard heparin on calcium loss from fetal rat calvaria. Blood, 1995,86:1368–1373

[139] Büller HR, Davidson BL, Decousus H, et al; Matisse Investigators. Fondaparinux or

enoxaparin for the initial treatment of symptomatic deep venous thrombosis: a randomized trial. Ann Intern Med, 2004,140:867–873

[140] Büller HR, Davidson BL, Decousus H, et al; Matisse Investigators. Subcutaneous fondaparinux versus intravenous unfractionated heparin in the initial treatment of pulmonary embolism. N Engl J Med, 2003, 349:1695–1702

[141] Freedman MD. Oral anticoagulants: pharmacodynamics, clinical indications and adverse effects. J Clin Pharmacol, 1992, 32:196–209

[142] Wessler S, Gitel SN. Warfarin:From bedside to bench. N Engl J Med, 1984, 311:645–652

[143] O'Donnell M, Hirsh J. Establishing an optimal therapeutic range for coumarins: filling in the gaps. Arch Intern Med, 2004, 164:588–590

[144] Holbrook AM, Pereira JA, Labiris R, et al. Systematic overview of warfarin and its drug and food interactions. Arch Intern Med, 2005, 165:1095–1106

[145] Rosove MH, Grody WW. Should we be applying warfarin pharmacogenetics to clinical practice? No, not now. Ann Intern Med, 2009, 151:270–273, W95

[146] Research Committee of the British Thoracic Society. Optimum duration of anticoagulation for deep-vein thrombosis and pulmonary embolism. Lancet, 1992, 340:873–876

[147] Schulman S, Rhedin A-S, Lindmarker P, et al; Duration of Anticoagulation Trial Study Group. A comparison of six weeks with six months of oral anticoagulant therapy after a first episode of venous thromboembolism. N Engl J Med, 1995, 332:1661–1665

[148] Levine MN, Hirsh J, Gent M, et al. Optimal duration of oral anticoagulant therapy: a randomized trial comparing four weeks with three months of warfarin in patients with proximal deep vein thrombosis. Thromb Haemost, 1995, 74:606–611

[149] Agnelli G, Prandoni P, Santamaria MG, et al; Warfarin Optimal Duration Italian Trial Investigators. Three months versus one year of oral anticoagulant therapy for idiopathic deep venous thrombosis. N EnglJ Med, 2001, 34S:165–169

[150] Campbell IA, Bentley DP, Prescott RJ, et al. Anticoagulation for three versus six months in patients with deep vein thrombosis or pulmonary embolism, or both: randomised trial. BMJ, 2007,334:674 [Epub 2007]

[151] Kearon C. A conceptual framework for two phases of anticoagulant treatment of venous thromboembolism. J Thromb Haemost, 2012, 10:507–511

[152] Beyth RJ, Quinn L, Landefeld CS. A multicomponent intervention to prevent major bleeding complications in older patients receiving warfarin. A randomized, controlled trial. Ann Intern Med, 2000, 133:687–695

[153] Hylek EM, Regan S, Go AS, et al. Clinical predictors of prolonged delay in return of the international normalized ratio to within the therapeutic range after excessive anticoagulation with warfarin. Ann Intern Med, 2001, 135:393–400

[154] Cannegieter SC, Rosendaal FR, Wintzen AR,et al. Optimal oral anticoagulant therapy in patients with mechanical heart valves. N Engl J Med, 1995, 333:11–17

[155] Henderson MC, White RH. Anticoagulation in the elderly. Curr Opin Pulm Med, 2001, 7:

365–370

[156] Crowther MA, Julian J, McCarty D, et al. Treatment of warfarin-associated coagulopathy with oral vitamin K: a randomised controlled trial. Lancet, 2000, 356:1551–1553

[157] Nee R, Doppenschmidt D, Donovan DJ, et al. Intravenous versus subcutaneous vitamin K1 in reversing excessive oral anticoagulation. Am J Cardiol, 1999, 83:286–288, A6–A7

[158] Leissinger CA, Blatt PM, Hoots WK, et al. Role of prothrombin complex concentrates in reversing warfarin anticoagulation: a review of the literature. Am J Hematol, 2008, 83:137–143

[159] Rosovsky RP, Crowther MA. What is the evidence for the off-label use of recombinant factor VIIa (rFVIIa) in the acute reversal of warfarin? ASH evidence-based review 2008. Hematology (Am Soc Hematol Educ Program) ,2008,36–38

[160] Kovacs MJ, Kearon C, Rodger M, et al. Single-arm study of bridging therapy with low-molecular-weight heparin for patients at risk of arterial embolism who require temporary interruption of warfarin. Circulation, 2004, 110:1658–1663

[161] Spyropoulos AC, Turpie AG, Dunn AS, et al; REGIMEN Investigators. Clinical outcomes with unfractionated heparin or low-molecular-weight heparin as bridging therapy in patients on long-term oral anticoagulants: the REGIMEN registry. J Thromb Haemost, 2006, 4:1246–1252

[162] Garcia DA, Regan S, Henault LE, et al. Risk of thromboembolism with short-term interruption of warfarin therapy. Arch Intern Med, 2008, 168:63–69

[163] Douketis JD, Spyropoulos AC, Spencer FA, et al. The Perioperative Management of Antithrombotic therapy: American College of Chest Physicians Evidence-Based Clinical Practice Guidelines (9th ed). Chest, 2010, 141:e326S–e350S

[164] Eerenberg ES, van Es J, Sijpkens MK, et al. New anticoagulants: moving on from scientific results to clinical implementation. Ann Med, 2011, 43:606–616

[165] Heidbuchel H, Verhamme P, Alings M, et al; European Heart Rhythm Association. European Heart Rhythm Association Practical Guide on the use of new oral anticoagulants in patients with non-valvular atrial fibrillation. Europace, 2013, 15:625–651

[166] Product monograph: Xarelto (rivaroxaban) tablets, http://www.bayer, ca

[167] Product monograph: Eliquis (apixaban) tablets, www.bmscanada.ca

[168] Product monograph: Pradax/Pradaxa (dabigatran etexilate) tablets, www. Boehringer-Ingelheim.ca

[169] Mueck W, Lensing AWA, Agnelli G, et al. Population pharmacokinetics in patients treated with acute deep-vein thrombosis and exposure simulations in patients with atrial fibrillation. Clin Pharmacokinet, 2011, 50:675–686

[170] Wong PC, Pinto DJ, Zhang D. Preclinical discovery of apixaban, a direct and orally bioavailable factor Xa inhibitor. J Thromb Thrombolysis, 2011, 31:478–492

[171] Raghavan N, Frost CE, Yu Z, et al. Apixaban metabolism and pharmacokinetics after oral administration to humans. Drug Metab Dispos, 2009, 37:74–81

[172] Wang L, Zhang D, Raghavan N, et al. In vitro assessment of metabolic drug-drug interaction potential of apixaban through cytochrome P450 phenotyping, inhibition, and induction studies. Drug Metab Dispos, 2010, 38:448-458

[173] van Ryn J, Stangier J, Haertter S, et al. Dabigatran etexilate-a novel, reversible, oral direct thrombin inhibitor: interpretation of coagulation assays and reversal of anticoagulant activity. Thromb Haemost, 2010, 103:1116-1127

[174] Sorbera LA, Bozzo J, Castaner J. Dabigatran/Dabigatran etexilate. Drugs Future, 2005,30:877-885

[175] Stangier J, Rathgen K, Stähle H, et al. The pharmacokinetics, pharmacodynamics and tolerability of dabigatran etexilate, a new oral direct thrombin inhibitor, in healthy male subjects. Br J Clin Pharmacol, 2007, 64:292-303

[176] Stangier J. Clinical pharmacokinetics and pharmacodynamics of the oral direct thrombin inhibitor dabigatran etexilate. Clin Pharmacokinet, 2008, 47:285-295

[177] Stangier J, Rathgen K, Stähle H, et al. Influence of renal impairment on the pharmacokinetics and pharmacodynamics of oral dabigatran etexilate: an open-label, parallel-group, single-centre study. Clin Pharmacokinet, 2010,49:259-268

[178] Connolly SJ, Ezekowitz MD, Yusuf S, et al; RE-LY Steering Committee and Investigators. Dabigatran versus warfarin in patients with atrial fibrillation. N Engl J Med, 2009, 361: 1139-1151

[179] Schulman S, Kearon C, Kakkar AK, et al; RE-MEDY Trial Investigators; RE-SONATE Trial Investigators. Extended use of dabigatran, warfarin, or placebo in venous thromboembolism. N Engl J Med, 2013, 368:709-718

[180] Uchino K, Hernandez AV. Dabigatran association with higher risk of acute coronary events: meta-analysis of noninferiority randomized controlled trials. Arch Intern Med, 2012, 172:397-402

[181] Hohnloser SH, Oldgren J, Yang S, et al. Myocardial ischemic events in patients with atrial fibrillation treated with dabigatran or warfarin in the RE-LY (Randomized Evaluation of Long-Term Anticoagulation Therapy) trial. Circulation, 2012, 125:669-676

[182] Hillarp A, Baghaei F, Fagerberg Blixter I, et al. Effects of the oral, direct factor Xa inhibitor rivaroxaban on commonly used coagulation assays. J Thromb Haemost, 2011, 9:133-139

[183] Samama MM, Martinoli JL, LeFlem L, et al. Assessment of laboratory assays to measure rivaroxaban-an oral, direct factor Xa inhibitor. Thromb Haemost, 2010, 103:815-825

[184] Lindahl TL, Baghaei E Blixter IF, et al; Expert Group on Coagulation of the External Quality Assurance in Laboratory Medicine in Sweden. Effects of the oral, direct thrombin inhibitor dabigatran on five common coagulation assays, Thromb Haemost, 2011, 105: 371-378

[185] Becket RC, Yang H, Barrett Y, et al. Chromogenic laboratory assays to measure the factor Xa-inhibiting properties of apixaban-an oral, direct and selective factor Xa inhibitor. J

Thromb Thrombolysis, 2011, 32:183-187

[186] Eerenberg ES, Kamphuisen PW, Sijpkens MK, et al. Reversal of rivaroxaban and dabigatran by prothrombin complex concentrate: a randomized,placebo-controlled, crossover study in healthy subjects. Circulation, 2011, 124:1573-1579

[187] Kaatz S, Kouides PA, Garcia DA, et al. Guidance on the emergent reversal of oral thrombin and factor Xa inhibitors. Am J Hematol,2012,87(Suppl 1):S141-S145

[188] Ansell J. Blocking bleeding: reversing anticoagulant therapy. Nat Med, 2013, 19:402-404

[189] Patel MR, Mahaffey KW, Garg J, et al; ROCKET AF Investigators. Rivaroxaban versus warfarin in nonvalvular atrial fibrillation. N Engl J Med, 2011, 365:883-891

[190] Granger CB, Alexander JH, McMurray JJV, et al; ARISTOTLE Committees and Investigators. Apixaban versus warfarin in patients with atrial fibrillation. N Engl J Med, 2011, 365: 981-992

[191] Schulman S, Kearon C, Kakkar AK, et al; RE-COVER Study Group. Dabigatran versus warfarin in the treatment of acute venous thromboembolism. N Engl J Med, 2009,361: 2342-2352

[192] Schuhnan S, Baanstra D, Eriksson BI, et al. Dabigatran vs. placebo for extended maintenance therapy of venous thromboembolism. J Thromb Haemost, 2011, 9:22

[193] Bauersachs R, Berkowitz SD, Brenner B, et al; EINSTEIN Investigators. Oral rivaroxaban for symptomatic venous thromboembolism. N Engl J Med, 2010, 363:2499-2510

[194] Büiller HR, Prins MH, Lensin AW, et al; EINSTEIN-PE Investigators. Oral rivaroxaban for the treatment of symptomatic pulmonary embolism. N Engl J Med, 2012, 366:1287-1297

[195] Agnelli G, Bullet HR, Cohen A, et al; AMPLIFY Investigators. Oral apixaban for the treatment of acute venous thromboembotism. N Engl J Med, 2013, 369:799-808

[196] Jackson LS, Wang XJ, Dudrick SJ,et al. Catheterw-directed thrombolysis and/or thrombectomy with selective endovascular stenting as alternatives to systemic anticoagulation for treatment of acute deep vein thrombosis. AmJ Surg, 2005,190:864-868

[197] Enden T, Haig Y, Kløw NE, et al; CaVenT Study Group. Long-term outcome after additional catheter-directed thrombolysis versus standard treatment for acute iliofemoral deep vein thrombosis (the CaVenT study): a randomised controlled trial. Lancet, 2012, 379:31-38

[198] Wormald JR, Lane TR, Herbert PE, et al. Total preservation of patency and valve function after percutaneous pharmacomechanical thrombolysis using the Trellis-8 system for an acute, extensive deep vein thrombosis. Ann R Coil Surg Engl, 2012, 94:e103-105

[199] Sharifi M, Bay C, Mehdipour M, et al; TORPEDO Investigators. Thrombus obliteration by rapid percutaneous endovenous intervention in deep venous occlusion (TORPEDO) trial. J Endovasc Ther, 2012, 19:273-280

[200] Meissner MH, Gloviczki h Comerota AJ, et al. Early thrombus removal strategies for

acute venous thrombosis: clinical practice guidelines of the Society for Vascular Surgery and the American Venous Forum. J Vasc Surg, 2012, 55:1449–1462

[201] Meyer G. Thrombolysis. In: Konstantinides SV, ed. Management of Acute Pulmonary Embolism. Totowa, NJ: Humana Press, 2007

[202] Kucher N. Interventional approaches to the treatment of acute massive pulmonary embolism. In: Konstantinides SV, ed. Management of Acute Pulmonary Embolism. Totowa, NJ: Humana Press, 2007

[203] Decousus H, Leizorovicz A, Parent F, et al. A clinical trial of vena cava filters in the prevention of pulmonary embolism in patients with proximal deepwein thrombosis.N Engl J Med, 1998, 338:409–415

[204] Mismetti P, Rivron-Guillot K, Quenet S, et al. A prospective long-term study of 220 patients with a retrievable vena cava filter for secondary prevention of venous thromboembolism. Chest, 2007,131:223–229

[205] Young T, Tang H, Hughes R. Vena caval filters for the prevention of pulmonary embolism. Cochrane Database Syst Rev, 2010,CD006212

[206] Tschoe M, Kim HS, Brotman DJ, et al. Retrievable vena cava filters: a clinical review. J Hosp Med, 2009,4:441–448

[207] Streiff MB. Vena caval filters: a comprehensive review. Blood, 2000, 95:3669–3677

[208] Fox MA, Kahn SR. Postthrombotic syndrome in relation to vena cava filter placement:a systematic review. J Vasc Interv Radiol, 2008, 19:981–985

[209] Lyman GH, Khorana AA, Falanga A, et al; American Society of Clinical Oncology. American Society of Clinical Oncology guideline: recommendations for venous thromboembolism prophylaxis and treatment in patients with cancer. J Clin Oncol, 2007, 25: 5490–5505

[210] Farge D, Debourdeau P, Beckets M, et al. International clinical practice guidelines for the treatment and prophylaxis of venous thromboembolism in patients with cancer.J Thromb Haemost, 2013, 11:56–70

[211] Olin JW, Young JR, Graor RA, et al. Treatment of deep vein thrombosis and pulmonary emboli in patients with primary and metastatic brain tumors. Anticoagulants or inferior vena cava filter? Arch Intern Med, 1987, 147:2177–2179

[212] Altschuler E, Moosa H, Selker RG, et al. The risk and efficacy of anticoagulant therapy in the treatment of thromboembolic complications in patients with primary malignant brain tumors. Neurosurgery, 1990,27:74–76, discussion 77

[213] Choucair AK, Silver P, Levin VA. Risk of intracranial hemorrhage in glioma patients receiving anticoagulant therapy for venous thromboembolism. J Neurosurg, 1987,66:357–358

[214] Levin JM, Schiff D, Loeffler JS, et al. Complications of therapy for venous thromboembolic disease in patients with brain tumors. Neurology, 1993, 43: 1111–1114

[215] Schiff D, DeAngelis LM. Therapy of venous thromboembolism in patients with brain

metastases. Cancer, 1994, 73:493–498

[216] Vitale FV, Rotondo S, Sessa E, et al. Low molecular weight heparin administration in cancer patients with hypercoagulability-related complications and carrying brain metastases: a case series study. J Oncol Pharm Pract, 2012, 18:10–16

[217] Ghanim AJ, Daskalakis C, Eschelman DJ, et al. A five-year, retrospective, comparison review of survival in neurosurgical patients diagnosed with venous thromboembolism and treated with either inferior vena cava filters or anticoagulants. J Thromb Thrombolysis, 2007, 24:247–254

[218] lsma N, Svensson PJ, Gottsäter A, et al. Upper extremity deep venous thrombosis in the population-based Maim6 thrombophilia study (MATS). Epidemiology, risk factors, recunrrence risk, and mortality. Thromb Res, 2010, 125:e335–e338

[219] Galanaud JR, Bosson JL, Genty C, et al. Superficial vein thrombosis and recurrent venous thromboembolism: a pooled analysis of two observational studies. J Thromb Haemost, 2012, 10:1004–1011

问题答案

1. A. 错误；B. 正确；C. 正确；D. 正确；E. 错误
2. A D E
3. A C E
4. A. 错误；B. 正确；C. 错误；D. 正确；E. 正确
5. A. 正确；B. 错误；C. 错误；D. 正确；E. 错误
6. A. 正确；B. 正确；C. 正确；D. 错误；E. 错误
7. A. 错误；B. 错误；C. 错误；D. 正确

第 11 章

静脉血栓栓塞（深静脉血栓与肺栓塞）：预防

Ryan Morton, Samuel R. Browd

神经外科患者使用机械性和化学性方法预防深静脉血栓（DVT）的原理

静脉血栓栓塞（VTE）是一类疾病，其中包括 DVT 和肺栓塞（PE）。VTE 会导致神经外科疾病患者出现严重的并发症甚至死亡。神经外科疾病患者出现 VTE 具有特殊性，主要体现在以下两个方面。

第一，很多神经外科疾病患者发生 VTE 的风险很高，可能仅次于骨科疾病患者。长期制动、高凝状态和血管内皮损伤，这是 Virchow 提出的静脉血栓形成的三大因素。昏迷或肢体瘫痪导致的活动受限在神经外科疾病患者中十分常见（如高级别的蛛网膜下腔出血、严重脑外伤、脑积水、脊髓外伤或肿瘤等）。高凝状态也可见于神经肿瘤患者，尤其是恶性脑肿瘤患者。血管内皮损伤可能由脑外伤或神经外科手术本身引起。

第二，神经外科疾病患者使用药物预防 VTE 可能引发颅内出血或椎管内硬膜外血肿，这可能导致患者出现严重症状甚至死亡。这种高出血风险需要神经外科医生慎重使用抗栓药物，非神经外科医生处理此类患者会存在很大的风险。

机械性预防方法包括使用弹力袜或压力抗栓泵（SCD），这两种方法被一致推荐用于所有神经外科患者预防 VTE。使用弹力袜或 SCD

能降低患者 VTE 的风险，患者可以从中获得巨大收益。尽管缺乏评估 SCD 预防效果的随机对照研究，但目前已有研究分析神经外科患者单纯使用机械性方法预防 VTE 的效果。根据研究结果，只采用机械性预防的神经外科疾病患者 DVT 的发病率在 3.2%~43%，可见 DVT 的发病率根据筛选检测方法的不同，存在很大差异[1-11]。在常规筛选检测中，神经外科疾病患者 DVT 的发病率为 25% 左右。同样，DVT 发展为 PE 的准确转化率尚不清楚，根据筛选检测方法的不同也存在很大差异，估计为 0.5%~5%。PE 的死亡率大约为 18%~60%[8,12-14]。进行全身抗凝治疗的患者同时存在其他疾病风险，包括消化道出血、皮肤坏死、全身过敏反应和肾衰竭。

最新的指南建议外科手术患者一旦度过出血风险期，应使用药物预防 DVT[15]。因此，关键是准确估计患者 VTE 风险超过出血风险的时间。我们回顾分析了临床中常见的多种神经外科疾病患者，并总结了不同疾病的 VTE 预防方案（总结内容见表 11.1）。

成人开颅手术患者的 DVT 预防

1 DVT 的发病率

Browd 等[16] 回顾性分析了几项大样本量研究，这些研究均在开颅手术患者接受 DVT 预防治疗后，评估其 VTE 和颅内出血的发病率。随后又有一项大样本量研究[8] 发表，其结果证明与单纯接受机械性预防的神经外科疾病患者相比，接受药物预防的患者 VTE 的发病率显著降低（0~18.7%），采用双功彩超检查的神经外科疾病患者 VTE 的平均发病率约为 15%。因此，使用药物皮下注射的神经外科疾病患者 DVT 的相对风险会降低 18%~82%，平均降低 40%[1-11]。另外，在未进行药物预防的神经外科疾病患者组中，颅内出血的发病率为 0~4.3%；在接受药物预防的患者组中，颅内出血的发病率为 0~10.9%。当排除术前使用抗凝药物的患者后，颅内出血发病率降低至 0~2.6%。神经外科疾病患者的这种颅内出血风险，给医生用药带来巨大困难。一项

表 11.1 深静脉血栓预防方案概述

神经外科疾病患者预防 DVT 常规指南	
患者类型	DVT 预防方案
开颅手术 （成人）	·立即进行机械性预防 ·术后 24~48h 皮下注射 UFH。如果患者存在高危因素[*]，考虑使用 LMWH
外伤性脑损伤 （成人）	·立即进行机械性预防 ·入院后 48h 内皮下注射 UFH ·如果患者存在抗凝禁忌证，建议使用 IVC 过滤器
脊髓外伤 （成人）	·立即进行机械性预防 ·入院后 72h 内给予 LMWH，并持续 12 周 ·如果患者存在抗凝禁忌证，建议使用 IVC 过滤器
简单脊柱手术 （成人）	·立即进行机械性预防 ·如果患者存在高危因素[*]，考虑在术后 24~48h 内使用 UFH 或 LMWH
复杂脊柱手术 （成人）	·立即进行机械性预防 ·术者权衡患者风险收益比后，决定是否进行抗凝治疗 ·如果患者存在复杂脊柱手术高危险因素^{**}，考虑围术期使用 IVC 过滤器
小儿患者	·不建议使用机械性或药物预防 ·如果患儿存在高危因素[*]，可以考虑使用压力设备抗栓

*高危因素：手术时间大于 6h，恶性肿瘤，长期制动。**复杂脊柱手术高危因素：VTE 病史，恶性肿瘤，高凝状态，制动时间大于 2 周，手术区域大于 5 个脊椎节段，脊柱前后路联合手术，髂腰肌区域手术波及髂腔静脉，麻醉时间大于 8h。DVT= 深静脉血栓。IVC= 下腔静脉。LMWH= 低分子量肝素。SCI= 脊髓外伤。TBI= 脑外伤。UFH= 普通肝素。VTE= 静脉血栓栓塞

采用灵敏度分析和 Monte Carlo 模拟的研究得出了不同结论，结果提出在接受开颅手术的患者中，与 UFH 或 LMWH 治疗相比，机械性预防更能改善患者预后。但是，该研究对 DVT、PE 和颅内出血患者的生活质量的分级不明确，所以其研究结论具有争议性。

2　预防 DVT 的用药时间和用药类型

开颅手术患者使用药物预防 DVT 的时间和用药种类（UFH 或 LMWH）目前仍存在争议。与其他外科不同，神经外科患者术前不推荐常规使用药物预防 DVT，因为这会诱发严重的颅内出血[14]。很多医疗机构在开颅手术后 12~48h 才开始使用药物预防 DVT。这种术后"等

待时期"是想减少患者的出血风险，在患者度过出血风险期后再开始 DVT 药物预防治疗。如果患者术后 CT 发现颅内出血，提示等待期需要进一步延长。

仅有少数研究评价了开颅手术后 DVT 药物预防的时间和用药种类。与 UFH 相比，LMWH 具有更强的抗 Xa 因子和 II a 因子的作用，更高的生物利用度，更易控制的抗凝作用，以及更长的药效时间。LMWH 的不同药品之间抗凝作用差异小，在普通外科和内科已成为 DVT 预防用药的首选。但在神经外科，UFH 依然常被用于开颅术后 DVT 的预防，因为早期研究发现 LMWH 可能会增加颅内出血的发病率。

2000 年，Iorio 和 Agnelli 发表了一篇关于神经外科患者使用 LMWH 的风险 – 获益的荟萃分析 [18]。他们发现 LMWH 使术后 DVT 发病率平均降低了的 38%，这与既往的研究结果一致，颅内出血的发病率为 2.2%。作者提出神经外科使用 LMWH 每预防 11 例血栓事件，会发生 1 例非致死性颅内出血。

Khaldi 等研究了神经外科患者在术后 24h 或 48h 接受 UFH 治疗，其出血和 DVT 的发病率 [8]。结果发现 24h 组和 48h 组患者 VTE 或颅内出血的发病率没有统计学差异，DVT 的发病率为 16%。另外，结果还发现 92% 的 DVT 事件发生在术后前 2 周内，并且发病率和手术持续时间呈正相关，手术超过 6h 的患者 PE 的发病率显著升高。

3　推荐方案

开颅手术患者不能在术前皮下注射肝素。所有神经外科患者应在术中和术后接受机械性 DVT 预防。应在术后 24~48h 开始皮下注射 UFH 进行药物预防，DVT 的风险可以降低 40%。如果手术时间超过 6h 或者患者存在其他危险因素（恶性肿瘤或长期制动），在衡量患者出血风险后，可以考虑皮下注射 LMWH 进行预防性治疗。

脑外伤患者的 DVT 预防

1　脑外伤后 DVT 的发病率

严重的脑外伤是 DVT 的独立的危险因素，中至重度的脑外伤患者

DVT 的发病率高达 33%[19-23]。此种情况下 DVT 的发病原因尚不明确，可能与循环血组织因子升高和 von Willebrand 因子升高有关。有趣的是，即使给予了正规的药物预防，严重脑外伤患者 DVT 的发病率依然是对照组的 3~4 倍 [23]。Norwood 等研究发现接受开颅手术的脑外伤（TBI）患者在术后 24h 内接受依诺肝素治疗，其颅内出血的发病率为 9.1%[24]。

2 预防 DVT 的用药时间和用药类型

医生很难确定 TBI 患者启动药物预防的最佳时间，同样对用药的选择也存在困难。必须谨慎权衡 DVT 风险和出血风险。但对于一些关键问题，已有研究得出明确结论。首先，TBI 患者伤后超过 48h 再开始使用药物预防 DVT，将使患者 DVT 的发病率升高 5 倍 [23]。其次，一项大样本量回顾性研究综合分析了所有外伤患者的临床结果，证明每隔 8h 给予一次 UFH 与每隔 12h 给予一次 LMWH 的预防效果没有显著差异 [25]。将这些结果与 Norwood 等的研究结果结合后，推荐所有脑外伤患者需在入院后 48h 内开始接受 UFH 治疗。另外，脑外伤患者接受药物预防后，DVT 的发生风险依然很高，需要每周复查多普勒超声。如果脑外伤患者有抗凝禁忌证，还可以考虑使用 IVC 过滤器。TBI 患者住院康复期间可以持续进行 DVT 药物预防。出院后患者新发 DVT 的发病率仅有 2%~5%[26]。

3 推荐方案

所有 TBI 患者需在入院后 48h 内开始 UFH 预防治疗，每隔 8h 一次。并且每周需复查一次多普勒超声。如果患者不能及时进行药物预防，强烈建议植入 IVC 过滤器。

脊髓外伤（SCI）患者 DVT 的预防

1 DVT 的发病率

由于检测手段的不同，文献报道的 SCI 患者 DVT 的发病率差异很大（9%~100%）[27]。在伤后第 1 年死亡的 SCI 患者中，约 10% 的患者的死亡原因为 VTE。很多因素可以升高患者 VTE 风险，但是主要原因还是 Virchow 提出的制动、高凝和血管内皮损伤三大因素。其病理生理机制也已经被阐明，包括凝血功能异常、血小板功能异常和纤溶功能异常 [28]。

2 预防 DVT 的用药时间和用药类型

早期的系统性回顾研究提出 SCI 患者使用 LMWH 预防 DVT 的效果是 UFH 的 3 倍 [29-30]，但对 PE 的预防效果却不明显。另外，仅有少数的研究评估 SCI 患者早期（晚期）预防 DVT 的效果。其中一项研究发现当 SCI 患者伤后超过 72h 再开始给予 LMWH 预防治疗时，患者 DVT 的风险会增加 10 倍 [31]。关于 SCI 患者预防治疗的持续时间，有Ⅲ级证据证明几乎 90% 的 DVT 事件都发生在 SCI 患者伤后的前 3 个月内，因此在这个时间范围内进行药物预防是有效的 [32]。如果患者有 VTE 病史，需考虑持续进行 6 个月的药物预防。

3 推荐方案

在神经外科疾病患者中，SCI 患者是 VTE 风险最高的人群。SCI 患者应在伤后 72h 内尽早开始使用 LMWH 预防 VTE，并且持续用药至少 12 周。如果患者无法使用 LMWH 药物预防，建议置入 IVC 过滤器。药物预防应在 SCI 患者手术前 24h 停止并在术后 24h 重新恢复使用。

成人择期脊柱手术患者 DVT 的预防

1 DVT 的发病率

一项大样本量的荟萃分析对择期脊柱手术患者进行了研究 [33]。与头部手术研究一样，各研究中脊柱手术患者 DVT 检测方案和方法不同，因此很难得出明确结论。但是该项荟萃分析提出，脊柱手术患者如果术后不进行任何 DVT 预防，患者 DVT 的发病率为 6%；如果采用机械性方法预防，患者 DVT 的发病率是 2%；如果同时使用机械性方法和 LMWH 预防，患者 DVT 的发病率 <0.01%。这一结果在颈、胸、腰段不同部位的脊柱手术中基本一致。前后路联合脊柱重建手术患者 DVT 的发病率最高（14%~18%），但因为相关研究的病例数较

少，尚无法得出准确数据[34]。目前报道的择期脊柱手术患者 PE 的发病率非常低（0.06%）。在不使用任何抗凝药物的脊柱手术患者组中，术后椎管内硬膜外血肿的发病率为 0；而 LMWH 组为 0.4%，在这些椎管内硬膜外血肿患者中有 38% 的患者会遗留永久性神经功能障碍。最近其他研究也得出了类似的结果[35]。也有人对脊柱手术患者术前植入 IVC 过滤器的预防效果进行了研究，一些重要的结论和推荐意见在下文有详细的讨论。

2　推荐方案

对择期脊柱手术（不包括大型的脊柱重建手术）患者而言，单纯使用机械性方法可以充分有效地预防 DVT。如果患者存在其他危险因素（恶性肿瘤或长期制动）并且没有禁忌证，应在术后 24~48h 开始进行药物预防 DVT。脊柱重建手术患者 VTE 风险较高，下面将对其进行详细讨论。

小儿神经外科患者 DVT 的预防

1　小儿 DVT 的发病率

小儿住院患者 DVT 的发病率非常低，但近年在持续升高；在北美地区的发病率为 0.2%[36]。由于在重症监护病房的患儿需要长期留置中心静脉导管，DVT 的发病率也会相应增加。

2　推荐方案

小儿 VTE 的平均发病率很低，有Ⅲ级证据建议只对有症状的患儿或存在多种 VTE 危险因素的患儿（长期制动、恶性肿瘤、败血症、长期留置中心静脉置管）进行检查；术后不给予抗凝药物预防 VTE，除非患儿有明确的 VTE 病史。

神经外科血管疾病患者 DVT 的预防：脑室外引流

神经外科血管疾病是由颅内血管畸形（动脉瘤、动静脉畸形、硬脑膜动静脉瘘、海绵状血管瘤）导致的自发性颅内出血（蛛网膜下腔、脑室内出血、脑实质内出血）。通常不推荐使此类患者用药物预防 DVT，除非患者的出血原因被处理（弹簧圈、夹闭或切除）。当此类患者的出血被完全控制后，对其采取的 DVT 预防方案与开颅手术患者相同，除非患者还需要放置或拔除脑室外引流管（EVD）。

　　脑室外引流通常可以在 ICU 床旁或手术室内进行。脑室外引流引起的颅内出血发病率约为 5%~41%[37-41]，但只有 0.5%~2% 的患者会出现相应症状。脑室外引流常在颅内血管手术之前进行，因此不影响患者术后的 DVT 药物预防。但是，有文献报道动脉瘤栓塞术后患者使用 LMWH 和阿司匹林，拔除脑室外引流管时引起了症状性颅内出血[41]。尽管相关病例报道较少，但提示进行 DVT 药物预防的患者在 24h 内置入或拔除脑室外引流管，会增加颅内出血的风险。但是，也有相当一部分研究得出了相反的结果。Hoh 等报道动脉瘤栓塞患者在脑室穿刺置管 24h 内进行全剂量的肝素抗凝，EVD 相关性出血的发病率为 9.2%[39]。这些出血病例中仅有 1 例（0.8%）患者有症状。如果患者的活化部分凝血活酶时间（aPTT）值控制在 90 以下，那么全身肝素化治疗导致的 EVD 相关性出血的发病率为 0。因此，如果患者可耐受 aPTT 达到 90，且在 24h 内没有增加出血风险，那么脑室外引流后 24h 使用 UFH 或 LMWH 预防 DVT 不会增加患者颅内出血的发病率。另一些研究分析了支架辅助的弹簧圈栓塞术后患者接受双联抗血小板治疗后，EVD 相关性出血的发病率为 32%，其中约 1/4 的出血是有症状的[42]。因此，如果 EVD 患者因为支架植入而需进行双联抗血小板治疗，应停止皮下注射抗凝药物预防 DVT。

神经外科患者 IVC 过滤器的应用

　　理论上，IVC 过滤器植入是用来预防 PE 的；但是，这种装置的使用不是没有风险的，并发症包括植入部位血肿（1%）、IVC 过滤器血栓形成（18%，通常是无症状的）[43]、PTS（7%~40%）、IVC 过滤器漂移到上腔静脉或右心室（2%~3%）、IVC壁溃烂并侵及十二指肠或肾脏[43-44]。如果IVC过滤器永久性植入，则预防PE的效果会降低，实际上还会进一步增加DVT的复发率。基于这些结论，现已开发出可回收性IVC过滤器，这种IVC过滤器在短期预防PE方面更具优势，并且不会对患者造成长期不良影响[44]。患者植入可回收性IVC过滤器后，必须跟踪随访，因为IVC过滤器植入6周以上的患者很少有机会取出滤器。

1 IVC过滤器在神经外科患者中的应用

可回收性IVC过滤器在神经外科中一般用于两种特殊情况，第一种是患者刚刚诊断为DVT，但因为考虑到出血风险而不能接受抗凝治疗，采用IVC过滤器可使其受益。全身抗凝的绝对禁忌证有些争议，但已确定包括近期的（≤48h）颅内出血或脊柱手术、活动性消化道出血、严重的HIT、严重的高血压或其他已知的出血因素。应该尽早为这些患者植入IVC过滤器预防PE。

第二种情况是有抗凝禁忌的VTE高风险患者可以预防性地植入IVC过滤器，但目前还存在争议。属于这两种情况的神经外科患者包括进行复杂脊柱重建手术同时又存在多种DVT危险因素的患者，以及发生急性多发性创伤或脑外伤的患者。这两种情况会在下文详细讨论。

2 成人脊柱重建手术患者采用IVC过滤器预防VTE

成人大型脊柱重建手术是抗凝治疗的禁忌证，但是，脊柱重建手术又是已被证明的VTE的高危因素[45-48]。Rosner等对22例大型脊柱重建手术患者开展了初步研究，结果发现患者术前植入IVC过滤器，可以降低死亡率，减少VTE的发病率[48]。McClendon等又开展了一项大样本量（219例）研究[46]，这项研究纳入的是VTE高风险的大型脊柱重建手术患者。VTE高危因素包括：DVT和PE病史、恶性肿瘤、高凝状态、长期制动（术前卧床>2周）、手术范围超过5个脊柱节段、脊柱前后路联合手术、术中涉及髂腔静脉、麻醉时间超过8h。术后早期需采用双功彩超对所有患者进行下肢静脉监测，以后改为每周复查1次。大型脊柱重建手术患者的下肢DVT发病率为7.8%（41/219），

CTA 诊断明确的 PE 发病率为 3.7%（8/219）。麻醉超过 8h 的患者 VTE（DVT 或 PE）的发病率较高。有研究将同样风险等级的住院患者分为植入过滤器组和未植入过滤器组，评估两组患者 DVT 转变为 PE 的发病率，结果显示 IVC 过滤器植入可以显著降低患者 PE 的发病率，比值比为 3.7[47]。

3　脑外伤或多发性创伤患者采用 IVC 过滤器预防 VTE

PE 是患者创伤后出现并发症甚至死亡的常见原因，发病率为 1.5%~9%[44]。对于 VTE 风险高的创伤患者，包括严重的闭合性脑颅外伤和脊髓外伤伴截瘫或全瘫，有Ⅲ级证据建议使用 IVC 过滤器预防 PE[49]。在一项大型荟萃分析研究中，结果证明使用 IVC 过滤器可以显著降低 PE 的发病率（0~9%）和 PE 相关性死亡率（0~0.8%）。

4　神经外科患者应用 IVC 过滤器的推荐方案

为了预防 PE，任何已确诊 DVT 的神经外科患者如果存在抗凝禁忌，都应植入 IVC 过滤器。未确诊 DVT 的 TBI 或 SCI 患者如果存在抗凝禁忌，不能使用药物预防 DVT，建议使用 IVC 过滤器预防 PE。此外，存在高危因素（有 DVT 和 PE 病史、并发恶性肿瘤、高凝血症、长期制动）需行大型脊柱重建手术的患者，尤其是在麻醉时间超过 8h 的情况下，也应考虑术前植入 IVC 过滤器预防 PE。

关键点

- 在各个研究中，神经外科患者 DVT 的发病率因为使用检测方法的不同而存在很大差异，但单纯使用机械性预防的患者平均 DVT 发病率为 25%。再联合抗凝药物预防，DVT 发病率会下降至 15%

- 针对神经外科患者使用药物预防 VTE 必须制订个体化方案，文献建议术后 24~48h 可开始皮下注射肝素治疗。恶性肿瘤、长期制动或手术时间超过 6h 的患者更应积极进行抗凝治疗

- 考虑到患者的出血风险，任何开颅或脊髓手术患者都不应在术前使用药物预防 DVT。如果患者术前已经使用了 DVT 预

防药物，应在术前 24h 停药
- 脑外伤 / 脊髓外伤是 VTE 的高发人群，脑外伤患者应在入院后 72h 内进行 DVT 预防，每 8h 使用一次 UFH。脊髓外伤患者使用 LMWH 预防，每 12h 一次。如果患者存在其他危险因素，可以考虑临时植入 IVC 过滤器
- 放置脑室外引流管时会引起颅内出血，但是没有证据证明放置脑室外引流管后 12~24h 开始药物预防 DVT 是不安全的
- 对于确诊 DVT 和有抗凝禁忌的神经外科患者，可以使用 IVC 过滤器预防 PE；对于未确诊 DVT 的 VTE 高危患者，如果手术时间超过 6h，也应考虑使用 IVC 过滤器预防 PE

回顾性问题

1. VTE 的危险因素包括：

A. 手术时间 <60min

B. 高凝血症

C. 恶性肿瘤

D. 蛋白 C 或 S 不足

E. 脊髓外伤和瘫痪

2. 以下正确的是：

A. 机械性小腿加压是 VTE 的一线预防方法

B. 机械性小腿加压患者颅内出血的发病率为 5%

C. 术后使用药物预防 VTE 的患者颅内出血的发病率为 3%

D. LMWH 是所有神经外科患者预防 VTE 的首选药物

E. 术后使用药物预防 VTE 比术前使用更有效

3. 以下正确的是：

A. 低剂量 UFH 通常在术后 24h 开始给药

B. 低剂量 UFH 通常在术中开始给药

C. 与低剂量 UFH 相比，使用 LMWH 导致颅内出血的风险更低

D. 机械性预防通常在术中开始进行

E. 低剂量 UFH 可以将患者 DVT 的风险降低 40%

4. 以下正确的是：

A. 中至重度脑外伤（TBI）的 DVT 发病率高达 33%

B. TBI 患者开颅手术后使用 LMWH 24h 颅内出血的发病率为 25%

C. TBI 患者伤后超过 48h 再使用药物预防 DVT，会使患者的 DVT 风险增加 5 倍

D. VTE 高危患者可以使用 IVC 过滤器预防 PE

E. 中至重度 TBI 患者使用药物预防 DVT，应每周复查多普勒超声

5. 以下正确的是：

A. 脊髓外伤患者是 VTE 的高发人群

B. 患者创伤后 12h 内，发生 VTE 的风险最高

C. 在 SCI 后第 1 年死亡的患者中，5% 的死亡原因是 VTE

D. 患者 SCI 后超过 72h 再开始使用药物预防 VTE，则患者 DVT 风险将升高 10 倍

E. SCI 患者应该使用 LMWH 预防 VTE，并最少持续 12 周

6. 以下正确的是：

A. 北美小儿住院患者 DVT 的发病率为 0~0.2%

B. 放置脑室外引流发生症状性出血的风险为 2%

C. 脑室外引流的患者使用药物预防 VTE（低剂量 UFH 或 LMWH）是安全的

D. 脑室外引流的患者在使用药物预防 VTE 时（低剂量 UFH 或 LMWH），可以安全的拔除脑室外引流管

E. IVC 过滤器植入导致严重并发症的风险 <3%

参考文献

[1] Agnelli G, Piovella F, Buoncristiani P, et al. Enoxaparin plus compression stockings

compared with compression stockings alone in the prevention of venous thromboembolism after elective neurosurgery. N Engl J Med, 1998, 339:80–85

[2] Boström S, Holmgren E, Jonsson O, et al. Post-operative thromboembolism in neurosurgery. A study on the prophylactic effect of calf muscle stimulation plus dextran compared to low-dose heparin. Acta Neurochir, 1986, 80:83–89

[3] Cerrato D, Ariano C, Fiacchino F. Deep vein thrombosis and Iow-dose heparin prophylaxis in neurosurgical patients. J Neurosurg, 1978, 49:378–381

[4] Chung SB, Lee SH, Kim ES,et al. Incidence of deep vein thrombosis after spinal cordinjury: a prospective study in 37 consecutive patients with traumatic or nontraumaticspinal cord injury treated by mechanical prophylaxis. J Trauma, 2011, 71:867–870, discussion 870–871

[5] Dickinson ED, Miller ED, Patel CP, et al. Enoxaparin increases the incidence of postoperative intracranial hemorrhage when initiated preoperatively for deep venous thrombosis prophylaxis in patients with brain tumors. Neurosurgery, 1998, 43:1074–1081

[6] Frim DM, Barker FG II, Poletti CE, et al. Postoperative low-dose heparin decreases thromboembolic complications in neurosurgical patients. Neurosurgery, 1992, 30:830–832, discussion 832–833

[7] Goldhaber SZ, Dunn K, Gerhard-Herman M,et al. Low rate of venous thromboembolism after craniotomy for brain tumor using multimodality prophylaxis.Chest, 2002,122:1933–1937

[8] Khaldi A, Helo N, Schneck MJ, et al.enous thromboembolism: deep venous thrombosis and pulmonary embolism in a neurosurgical population. J Neurosurg,2011,114:40–46

[9] Macdonald RL, Amidei C, Baron J, et al. Randomized, pilot study of intermittent pneumatic compression devices plus dalteparin versus intermittent pneumatic compression devices plus heparin for prevention of venous thromboembolism in patients undergoing craniotomy. Surg Neurol, 2003,59:363–372, discussion 372–374

[10] Nurmohamed MT, van Riel AM, Henkens CM, et al. Low molecular weight heparin and compression stockings in the prevention of venous thromboembolism in neurosurgery. Thromb Haemost,1996,5:233–238

[11] Raabe A, Gerlach R, Zimmermann M, et al. The risk of haemorrhage associated with early postoperative heparin administration after intracranial surgery. Acta Neurochir, 2001, 143:1–7

[12] Hamilton MG, Hull RD, Pineo GF. Venous thromboembolism in neurosurgery and neurology patients: a review. Neurosurgery,1994,4:280–296, discussion 296

[13] Sherman DG, Albers GW, Bladin C, et al; PREVAIL Investigators. The efficacy and safety of enoxaparin versus unfractionated heparin for the prevention of venous thromboembolism after acute ischaemic stroke (PREVAIL Study): an open-label randomised comparison. Lancet ,2007,369:1347–1355

[14] Wen DY, Hall WA. Complications of subcutaneous low-dose heparin therapy in neurosurgical

patients. Surg Neurol, 1998,50:521–525

[15] Gould MK, Garcia DA, Wren SM, et al; American College of Chest Physicians. Prevention of VTE in nonorthopedic surgical patients: Antithrombotic Therapy and Prevention of Thrombosis, 9th ed: American College of Chest Physicians Evidence-Based Clinical Practice Guidelines. Chest,2012,141(2, Suppl):e227S–e277S

[16] Browd SR, Ragel BT, Davis GE,et al. Prophylaxis for deep venous thrombosis in neurosurgery: a review of the literature. Neurosurg Focus, 2004,17:E1

[17] Danish SE, Burnett MG, Ong JG,et al. Prophylaxis for deep venous thrombosis in craniotomy patients: a decision analysis. Neurosurgery, 2005,56:1286-1292, discussion 1292–1294

[18] Iorio A, Agnelli G. Low-molecular-weight and unfractionated heparin for prevention of venous thromboembolism in neurosurgery: a meta-analysis. Arch Intern Med, 2000, 160:2327–2332

[19] Denson K, Morgan D, Cunningham R, et al. Incidence of venous thromboembolism in patients with traumatic brain injury. Am J Surg, 2007, 193:380–383, discussion 383–384

[20] Geerts WH. Prevention of venous thromboembolism in high-risk patients. Hematology Am Soc Flematol Educ Program, 2006

[21] Geerts WFI, Code KI, Jay RM,et al. A prospective study of venous thrombo embolism after major trauma. N Engl J Med, 1994,331:1601–1606

[22] Knudson MM, Ikossi DG, Khaw L, et al. Thromboembolism after trauma: an analysis of 1602 episodes from the American College of Surgeons National Trauma Data Bank. Ann Surg, 2004,240:490–496, discussion 496–498

[23] Reiff DA, Haricharan RN, Bullington NM, et al. Traumatic brain injury is associated with the development of deep vein thrombosis independent of pharmacological prophylaxis. J Trauma, 2009,66:1436–1440

[24] Norwood SH, McAuley CE, Berne JD, et al, Prospective evaluation of the safety of enoxaparin prophylaxis for venous thromboembolism in patients with intracranial hemorrhagic injuries. Arch Surg, 2002,137:696–701, discussion 701–702

[25] Arnold JD, Dart BW, Barker DE, et al;Gold Medal Forum Winner. Unfractionated heparin three times a day versus enoxaparin in the prevention of deep vein thrombosis in trauma patients. Am Surg, 2010,76:563–570

[26] Carlile M, Nicewander D, Yablon SA, et al. Prophylaxis for venous thromboembolism during rehabilitation for traumatic brain injury: a multicenter observational study. J Trauma, 2010,68:916–923

[27] Christie S, Thibault-Halman G, Casha S. Acute pharmacological DVT prophylaxis after spinal cord injury. J Neurotrauma, 2011,28:1509–1514

[28] Iversen PO, Groot PD, Hjeltnes N, et al. Impaired circadian variations of haemostatic and fibrinolytic parameters in tetraplegia. Br J Haematol, 2002,119:1011–1016

[29] Teasell RW, Hsieh JT, Aubut JA,et al; Spinal Cord Injury Rehabilitation Evidence Review Research Team. Venous thromboembolism after spinal cord injury. Arch Phys Med Rehabil, 2009,90:232–245

[30] Winemiller MH, Stolp-Smith KA, Silverstein MD,et al. Prevention of venous thromboembolism in patients with spinal cord injury: effects of sequential pneumatic compression and heparin. J Spinal Cord Med, 1999,22:182–191

[31] Alto S, Pieri A, D'Andrea M,et al. Primary prevention of deep venous thrombosis and pulmonary embolism in acute spinal cord injured patients. Spinal Cord, 2002,40:300–303

[32] Ploumis A, Ponnappan RK, Maltenfort MG, et al. Thromboprophylaxis in patients with acute spinal injuries: an evidence-based analysis. J Bone Joint Surg Am, 2009,91:2568–2576

[33] Sansone JM, del Rio AM, Anderson PA. The prevalence of and specific risk factors for venous thromboembolic disease following elective spine surgery. J Bone Joint Surg Am, 2010,92:304–313

[34] Piasecki DP, Poynton AR, Mintz DN, et al. Thromboembolic disease after combined anterior/posterior reconstruction for adult spinal deformity: a prospective cohort study using magnetic resonance venography. Spine, 2008,33:668–672

[35] Takahashi H, Yokoyama Y, Iida Y, et al. Incidence of venous thromboembolism after Spine surgery. J Orthop Sci, 2012,17:114–117

[36] Levy ML, Granville RC, Hart D, et al. Deep venous thrombosis in children and adolescents. J Neurosurg, 2004, 101(1, Suppl):32–37

[37] Binz DD, Toussaint LG III, Friedman JA. Hemorrhagic complications of ventriculostomy placement: a meta-analysis. Neurocrit Care, 2009, 10:253–256

[38] gardner PA, Engh J, Atteberry D, et al. Hemorrhage rates after external ventricular drain placement. J Neurosurg, 2009, 110:1021–1025

[39] Hoh BL, Nogueira RG, Ledezma CJ, et al. S. Safety of heparinization for cerebral aneurysm coiling soon after external ventriculostomy drain placement. Neurosurgery, 2005,57:845-849, discussion 845–849

[40] Kakarla UK, Kim LJ, Chang SW, et al.Safety and accuracy of bedside external ventricular drain placement. Neurosurery, 2008,63(1, Suppl 1):ONS162-0NS166, discussion ONS166-ONS167

[41] Ross IB, Dhillon GS. Ventriculostomy-related cerebral hemorrhages after endovascular aneurysm treatment. AJNR, 2003,24:1528–1531

[42] Kung DK, Policeni BA, Capuano AW, et al. Risk of ventriculostomy-related hemorrhage in patients with acutely ruptured aneurysms treated using stent-assisted coiling. J Neurosurg, 2011,114:1021–1027

[43] Ahmad I, Yeddula K, Wicky S, et al. Clinical sequelae of thrombus in an inferior vena cava filter. Cardiovasc Intervent Radiol, 2010,33:285–289

[44] Velmahos GC, Kern J, Chan LS, et al. Prevention of venous thromboembolism after injury: an evidence-based report-part I: analysis of risk factors and evaluation of the role of vena caval filters. J Trauma, 2000,49:132–138, discussion 139

[45] gosin JS, Graham AM, Ciocca RG, et al. Efficacy of prophylactic vena cava filters in high-risk trauma patients. Ann Vasc Surg, 1997,11:100–105

[46] McClendon J Jr, O'Shaughnessy BA, Smith TR, et al. Comprehensive assessment of prophylactic preoperative inferior vena cava filters for major spinal reconstruction in adults. Spine, 2012,37:1122–1129

[47] Rogers FB, Shackford SR, Ricci MA, et al. Routine prophylactic vena cava filter insertion in severely injured trauma patients decreases the incidence of pulmonary embolism. J Am Coll Surg, 1995,180:641–647

[48] Rosner MK, Kuklo TR, Tawk R, et al. Prophylactic placement of an inferior vena cava filter in high-risk patients undergoing spinal reconstruction. Neurosurg Focus, 2004,17:E6

[49] Kidane B, Madani AM, Vogt K, et al. The use of prophylactic inferior vena cava filters in trauma patients: a systematic review. Injury, 2012,43:542–547

问题答案

1. BCDE
2. AC
3. ADE
4. ACDE
5. ADE
6. ABC

第12章
抗凝药物在其他常见疾病中的应用

Christian A. Bowers, Robert C. Pendleton

在发达国家，动脉性和静脉性血栓事件 [急性冠状动脉综合征、卒中、外周动脉血栓、深静脉血栓（DVT）和肺栓塞（PE）] 已经是导致患者发病，甚至死亡的主要原因。治疗这些血栓不良事件的常用方法是使用抗栓药物。抗栓药物包括抗血小板药物、抗凝药物、溶栓药物。使用这些药物可以预防血栓形成以及相关并发症的发生，恢复血管通畅，预防患者出现组织、器官、肢体的功能性障碍。虽然抗栓药物挽救了许多患者的生命，但是针对神经外科疾病患者，抗栓治疗还面临着许多挑战。尤其是有冠心病、心房颤动或者有机械性心脏瓣膜的患者长期服用抗血小板或抗凝药物时，如果此类患者发生神经外科疾病，神经外科医生会面临用药的两难选择。另外，新型口服抗凝药物被广泛应用的同时也给医生带来了巨大的挑战。

心血管疾病与抗血小板药物

在美国，长期服用抗血小板药物的患者中，40% 是为了预防心脑血管疾病。很多研究已经证明服用抗血小板药物可以预防心血管疾病[1]。一级预防（患者无心血管病史）、二级预防（患者有心血管病史）的患者以及有冠状动脉支架的患者，一旦中断抗血小板治疗，停药风险有很大差异[1]。研究表明，对于一级预防的患者，抗血小板药物可以降低男性患者心肌梗死的风险，降低女性患者缺血性卒中的风险，但同时会增加其他疾病的风险（如溃疡 / 消化道出血和出血性卒中）[2]。因此使用抗血小板药物进行一级预防，仅仅针对于有明确的心血管疾病危险因素的患者 [1]。美国预防保健工作组（USPSTF）建议，如果患者服用阿司匹林的收益大于其引起消化道出血的风险，那么阿司匹林可以用于男性患者（45~80 岁）预防心肌梗死；用于女性患者（55~80 岁）预防缺血性卒中。许多研究证明，对于二级预防的患者，使用抗血小板药物预防复发性心肌梗死，其预防效果优于抗凝药物；另外与安慰剂相比，抗血小板药物可以显著降低稳定性心绞痛患者心肌梗死、突发性死亡以及渐进性加重的发病率 [1]。对心血管疾病一级预防和二级预防的患者，合适的抗血小板治疗可以为此类患者带来巨大收益。但是如果此类患者接受高出血风险的手术（神经外科手术），那么抗血小板治疗对患者的益处会大幅降低，医生需要在患者围术期谨慎用药。

　　由于一级预防的患者血栓风险相对较小，因此此类患者可以在术前 5~7d 停止服用抗血小板药物，当患者度过出血危险期后可以恢复抗血小板治疗 [1]。对于二级预防的患者而言，停止服用抗血小板药物会明显升高心血管病的风险 [1,3]。但在围术期服用阿司匹林会增加50% 的出血概率，尤其对于神经外科手术患者 [4-5]。因此建议对于二级预防的患者，如果需要进行高出血风险的手术，必须在术前 5~7d 停用抗血小板药物，术后 24h 恢复用药（或者医生根据患者具体出血风险适当调整时间）[1]。如果长期服用抗血小板药物的患者需要急诊手术，ACCP 建议立即输注血小板或者其他止血剂，预防术中大出血 [6]。

1　冠状动脉支架患者

　　对于近期植入过冠状动脉支架或者近期有心肌梗死病史，并且持续接受抗栓治疗的患者，一旦需要神经外科手术干预，医生将面临很大的治疗挑战。在美国有 6 000 000 患者有冠状动脉支架，其中有 5%的患者在支架植入后 1 年内因其他疾病需要外科手术干预，外科医生需要全面了解患者停药的风险，并且需要与患者以及家属全面沟通 [7-9]。患者植入支架后，会出现一段时期的高凝状态，植入裸金属支架的患者术后高凝状态会持续 1.5~3 个月，植入药物涂层支架的患者会持续 12 个月。抗血小板双联治疗（阿司匹林 + 噻吩并吡啶类药物）可以显著降低患者心血管不良事件的风险，其效果优于单独使用阿司匹林[7-9]。对于急性冠状动脉综合征或心肌梗死的患者，如果没有进行支架植入，建议抗血小板双联治疗持续 1 年，预防心脏缺血的复发[1]。

　　许多风险统计表明，近期支架植入的患者停用抗血小板药物，会明显增加心血管并发症的风险（OR 89.8）[3,8]。进一步讲，支架血栓形成的最主要危险因素是支架植入后早期停用抗血小板药物（OR 14~57），其中有 30%~40% 的患者是由于手术原因停药[1,8,10]。如果患者在支架植入后 30d 内停用抗血小板药物，那么与支架植入 90d 后停药的患者相比，前者发生心血管不良事件的风险是后者的 2 倍多[7]。很多研究证明冠状动脉支架植入的患者，如果在支架植入术后第 1 个月因其他疾病需要外科手术，并且停用抗血小板药物，那么该患者的心源性死亡率可达 86%；而一直持续双联抗血小板治疗的患者，心源性死亡率仅为 5%。有药物涂层支架植入的患者如果停用阿司匹林和氯吡格雷，支架血栓发病率为 31%；而持续服用阿司匹林和氯吡格雷的患者，支架血栓发病率为 0[8]。但患者在围术期接受双联抗血小板治疗时，会增加 50% 的出血风险（与单独应用阿司匹林相比），同时增加患者的输血概率[4-6]。

　　近期植入冠状动脉支架的患者如果出现神经外科疾病并且需要手术干预，那么围术期的处理是神经外科医生面临的巨大挑战。医生需要全面权衡患者用药的风险收益比，并且考虑以下三条建议。第一，请心脏科医生会诊，共同制订用药方案；第二，如果条件允许，可以推迟手术，直到患者的高凝状态缓解（裸金属支架：3 个月，药物洗脱支架：12 个月）；第三，如果患者围术期发生心血管不良事件风险较高，必须在排除出血风险后继续服用阿司匹林[9]。病例 1 中陈述了一位近期植入冠状动脉支架的患者发生外伤性颅内出血的治疗过程，并讨论了相关治疗经验。

2　病例 1

一位 83 岁男性，既往有冠心病史并行冠状动脉旁路移植术，有糖尿病、高血压史，有前列腺癌病史，近期因非 ST 段抬高型心肌梗死在冠状动脉植入了 3 个药物涂层支架。支架植入后患者不慎摔倒，并伴有轻度思维混乱，格拉斯哥昏迷评分为 14 分，检查未发现有明显神经功能障碍。头部 CT 提示：左侧急性硬膜下血肿（图 12.1a）；伴右侧肱骨头骨折（图 12.1b）。患者转入神经外科监护室，复查头部 CT 无变化。患者未停用阿司匹林和氯吡格雷，规定一旦患者出现病情恶化并且需要进行硬膜下血肿清除术，则停用氯吡格雷。每 8h 监测一次心电图。但是患者随后出现胸痛，并且心电图出现缺血异常。每 3~4d 复查头部 CT，硬膜下血肿无变化（图 12.1c）。住院第 7 天患者出现轻度面瘫，复查头颅 CT 显示左侧小脑后下动脉供血区域亚急性缺血改变（图 12.1d）。住院第 13 天患者接受右侧肱骨头骨折复位和内固定手术，随后出现大面积心肌梗死导致死亡。

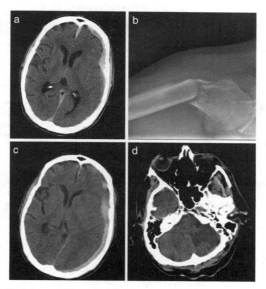

图 12.1　病例 1 的头部 CT 表现　a. 最初的头颅 CT 显示左侧急性硬膜下血肿。b. 右侧肩关节 X 线片显示肱骨头骨折。c. 头颅 CT 复查显示硬膜下血肿无变化。d. 患者住院第 7 天出现轻度面瘫，复查头部 CT 发现左侧小脑后下动脉供血区域缺血性改变

3 治疗讨论

最近有一项针对心脏介入医生的调查，结果再次证明了处理近期支架植入患者的复杂性和不确定性。48%的心脏介入医生认为，如果此类患者需要外科手术，会建议继续进行双联抗血小板治疗。而50%的心脏介入医生认为，可以在围术期静脉给予糖蛋白 IIb/IIIa 抑制剂，进行过渡性抗凝治疗（目前还没有明确证据支持这一治疗方案，尤其是对于高出血风险的开颅手术患者）[11]。针对药物涂层支架植入术后1年以上的患者，如果需要外科手术，48%的心脏介入医生认为手术期间需继续服用阿司匹林，可停用氯吡格雷；41%的心脏介入医生认为手术期间需继续进行双联抗血小板治疗；仅11%的心脏介入医生认为可以停用阿司匹林和氯吡格雷[11]。此类患者最终的治疗方案需要外科医生、心脏科医生共同讨论制订，并需要与患者及其家属沟通。图12.2提出了一些针对此类患者围术期的治疗方案。

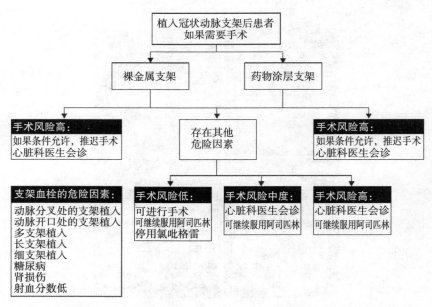

图 12.2 植入冠状动脉支架患者进行外科手术的风险分级和治疗方案 引自 Vinik 等 [4] 和 Riddell 等 [38] 的文献

心房颤动患者的抗凝治疗

在美国，心房颤动是最常见的心律失常，并且每年有 100 000 例心房颤动患者会发生缺血性卒中。心房颤动相关性缺血性卒中有 25% 的死亡率和 35% 的致残率 [2,12-14]。由于心房颤动比较常见，并且引起缺血性卒中的风险较高，因此心房颤动患者需要长期服用抗凝药物（常用 VKA）。在美国平均每年有 100 万例心房颤动患者长期服用华法林。到 2050 年，服药人数可达 600 万 ~1000 万 [15]。

心房颤动是导致患者死亡最主要的危险因素之一，因为心房颤动会诱发缺血性卒中，破坏心脏功能，增加心肌梗死的死亡率 [16]。不服用抗栓药物的心房颤动患者平均每年发生缺血性卒中的风险为 5%。值得注意的是，不同的心房颤动患者发生缺血性卒中的风险存在很大差异，这一点对于患者围术期的治疗十分重要。基于各种危险因素的统计，评估每例患者发生缺血性卒中的风险。常用的心房颤动患者发生缺血性卒中的风险分级为 $CHADS_2$ 评分（表 12.1）。在 $CHADS_2$ 评分中，将心房颤动患者分为高风险组（每年缺血性卒中的发病率 >10%）、中风险组（每年缺血性卒中的发病率为 4%~10%）、低风险组（每年缺血性卒中的发病率 <4%）[4,6]。大部分心房颤动患者需要进行抗栓治疗预防缺血性卒中。华法林是心房颤动患者最常用的抗凝

表 12.1 $CHADS_2$ 心房颤动患者发生缺血性卒中的风险分级 [37]

	评分
C= 充血性心力衰竭	1
H= 高血压	1
A= 年龄 ≥ 75 岁	1
D= 糖尿病	1
S_2= 卒中 / 缺血性卒中	2

0 分患者每年缺血性卒中的发病率为 <2%。评分 ≥ 3 分的患者每年缺血性卒中的发病率为 >4%

药物，它可以减少60%的缺血性卒中的发生[16]。抗血小板治疗（但是服用阿司匹林或者阿司匹林＋氯吡格雷双联治疗）对部分心房颤动患者有预防效果[16-17]。

长期服用抗凝药物的患者如果需要手术，一般建议在术前停用抗凝药物以避免术中大出血（除非手术出血风险小，可不停药）。所以针对这种情况需要制订围术期的用药方案，如果患者需要在停用华法林期间进行过渡性抗凝治疗（肝素或LMWH），那么何时停用华法林，何时恢复华法林治疗需要医生重点考虑。根据简单的数学计算，因为心房颤动患者平均每年发生缺血性卒中的风险为5%，所以如果患者在8d的围术期停用华法林，每天发生缺血性卒中的风险为0.013%，8d内发生缺血性卒中的风险为0.1%[4,6]。但临床实际观察研究发现，如果心房颤动患者围术期不接受过渡性抗凝治疗，其缺血性卒中/TIA的发病率在1%以上[4,6]。由此可见，外科手术患者更容易出现血栓栓塞并发症[4,6]。一项纳入了700例心房颤动患者的大样本量研究结果显示，心房颤动患者进行手术的总血栓栓塞并发症发病率为0.6%，其中仅有2.5%的心房颤动患者围术期接受了过渡性抗凝治疗[18]。

在临床中，对手术患者的缺血性卒中风险和出血风险的评估需要个体化。对于低风险组的心房颤动患者（CHADS2评分≤2），围术期可以不接受过渡性抗凝治疗[4]。此类患者需在术前5~6d停止服用华法林，并且需在术前24h监测INR，确保患者抗凝状态已纠正[4]。如果患者术前INR没有达到目标值（<1.3），应立即给予2.5mg的维生素K口服，确保患者INR在术前达到目标值。对于中或高风险组的心房颤动患者（CHADS2评分为3~4或5~6；近期有缺血性卒中/TIA病史或风湿性瓣膜病史），华法林需在术前5~6d停用，并在围术期使用肝素或LMWH进行过渡性抗凝治疗。对于大部分患者而言，术前进行过渡性抗凝治疗是安全的；由于患者术后出血风险较高，进行过渡性抗凝治疗时需要谨慎。全剂量的过渡性抗凝治疗导致术后严重出血的发病率高达20%[4,19]。

2012年的ACCP指南建议：过渡性抗凝治疗应优先选择LMWH

而不是肝素。因为 LMWH 与肝素的成本和效果均相同，但是 LMWH
更易于给药，并且用药时不需要实验室监测[6]。使用 LMWH 时，术前
最后一次用药剂量应为之前用药剂量的一半。如果使用肝素进行过渡
性抗凝治疗，需要在术前 4~6h 停药[6]。术后进行过渡性抗凝治疗的
时间需要根据不同患者的出血风险而定。如果术后 4~8h 使用预防剂
量的肝素，患者术后的出血风险加倍，而术后 12~24h 使用预防剂量
的肝素则不会增加患者的出血风险[6,20]。另外，在患者术后 24h 内使
用治疗剂量的肝素，则大出血的发病率为 10%~20%[4,6,20]。术后的出
血风险也会随着患者年龄的增加而升高[21]。如果患者术后出血风险较
高，则建议在术后至少 48~72h 再恢复抗凝治疗[4,6]。再次强调，医生
需要根据不同患者的情况，评估出血和血栓栓塞的风险，制定个体化
治疗方案[4]。表 12.2 列举了一些长期进行抗凝治疗的患者在围术期的
用药方案。

人工心脏瓣膜患者的抗凝治疗

这 50 年来，人工心脏瓣膜置换手术每年能挽救 5 万 ~10 万例患者
的生命。人工心脏瓣膜患者也需要长期使用抗凝药物，预防缺血性卒
中或其他血栓栓塞不良事件的发生。

围术期治疗

人工心脏瓣膜患者在围术期使用抗凝药物的策略与心房颤动患者
相似（表 12.2）[4,6]。低风险组患者是指人工主动脉瓣膜置换的患者，
并且无心房颤动、无卒中的危险因素（缺血性卒中 /TIA 发病史、高血压、
糖尿病、充血性心力衰竭、年龄 >75 岁）。这类患者一般不需要进行
过渡性抗凝治疗，但如果需要，可以皮下注射小剂量的 LMWH[4,6]。中
风险组的患者是指人工主动脉瓣膜置换的患者，并伴有一项卒中危险
因素[4,6]。中风险组的人工心脏瓣膜患者在围术期使用抗凝药物的策略
和中风险组的心房颤动患者一样（CHADS2 评分 3~4 分），但用药还
需根据患者不同情况制定个体化方案。如果患者术后 24h 内使用治

表 12.2　神经外科手术患者围术期使用华法林的常规方案 [6]

风险分级	VKA 治疗指征		过渡性抗凝治疗方案
	人工心脏瓣膜	心房颤动	
高	· 二尖瓣 · 老年人 · 近期有缺血性脑卒中/TIA 发病史	· CHADS₂ 评分 5~6 分 · 过去 3 个月有缺血性卒中/TIA 发病史；有风湿性心脏瓣膜疾病	· 术前 5d 停用华法林 · 术前 3d 开始使用肝素或 LMWH 进行过渡性抗凝治疗（使用 LMWH 持续至术前 24h） · 术后恢复使用 LMWH 或 UFH 的时间不固定，需个体化考虑患者术后的出血风险和止血效果 · 如果患者的过渡性抗凝治疗风险较高，建议在术后至少 48~72h 再使用过渡性抗凝治疗。如果患者术后 >72h 出血风险仍较高，可以选择依剂量的肝素进行过渡性抗凝治疗，或者不进行过渡性抗凝治疗，直接开始 VKA 治疗
中	· 主动脉瓣 · 存在卒中危险因素	· CHADS₂ 评分 3~4 分	· 术前 5d 停用华法林 · 术前 3d 开始使用肝素或 LMWH 进行过渡性抗凝治疗（使用 LMWH 持续至术前 24h） · 术后恢复使用 LMWH 或 UFH 的时间不固定，需个体化考虑患者术后的出血风险和止血效果 · 如果患者术后出血风险较高，建议在术后至少 48~72h 再使用过渡性抗凝治疗。如果患者术后 >72h 出血风险仍较高，可以选择依剂量的肝素进行过渡性抗凝治疗，直接开始 VKA 治疗
低	· 主动脉瓣 · 不存在卒中危险因素	· CHADS₂ 评分 0~2 分 · 无缺血性卒中/TIA 发病史	· 不需要过渡性抗凝治疗 · 术前 5d 停用华法林 · 患者术后止血效果良好，可恢复服用华法林

LMWH= 低分子量肝素。TIA= 短暂性脑缺血发作。UFH= 普通肝素。VKA= 维生素 K 拮抗剂

剂量的抗凝药物，则大出血的发病率为 10%~20%，因此建议在患者术后至少 48~72h 再使用治疗剂量的抗凝药物[6]。高风险组患者的围术期处理与中风险组患者相同[6]。

新型抗栓药物

近年来，长期服用抗栓药物的患者在围术期的处理越来越复杂，因为近年来出现了许多新型抗凝药物和抗血小板药物，它们有着强大的抗栓效果，并且没有拮抗剂。医生有必要了解这些药物的适应证、疗效以及可逆性。长期服用华法林的患者每年大出血的发病率为 1%~2%，其中 3500 例为颅内出血。与其他药物相比，华法林导致患者发生药物相关性死亡的风险较高[15]。新型抗凝药物改进了华法林的许多缺陷：新型抗凝药物起效迅速，不需要进行过渡性抗凝治疗；新型抗凝药物的抗凝作用稳定性高，具有可预测性，服药期间不需要频繁监测 INR；新型抗凝药物很少会与食物和其他药物产生反应；新型抗凝药物的目标蛋白非常明确，药物的副作用少[22]。目前一些新型抗凝药物（凝血酶抑制剂和活化因子 Xa 抑制剂）已经在临床上使用。

凝血酶抑制剂

达比加群是一种口服的直接性凝血酶抑制剂，服用后 2h 可达到血药浓度高峰。该药的半衰期为 17h，患者每天仅服用一次（此药主要经肾脏排泄，因此肾功能障碍的患者慎用）[6]。达比加群可以直接抑制与纤维蛋白结合的凝血酶，而肝素和 LMWH 不能直接抑制凝血酶[23]。达比加群改进了华法林的许多缺陷。许多随机对照研究证明，与华法林相比，服用达比加群的患者出血风险相对较小；达比加群可以有效降低患者骨关节置换术后血栓栓塞并发症的发病率和死亡率，其效果与华法林相同，甚至优于华法林[24-26]。另外，达比加群可有效降低心房颤动患者缺血性卒中/TIA 的发病率，其效果优于华法林；同时达比加群导致的颅内出血和其他大出血并发症的发病率相对较低 [24-26]。

达比加群有许多优点，服用该药的患者越来越多，但是达比加群相关性出血的发病率依然在 1.3%~5.3%。值得注意的是，达比加群没有拮抗剂，这一点与华法林不同。输注凝血因子也不能纠正达比加群的抗凝作用，因为达比加群直接抑制凝血酶 [26-27]。对于少量外伤性颅内出血的患者，使用达比加群可能会诱发致死性颅内出血 [27]。血液透析能在 2~3h 内清除患者体内 35%~60% 的达比加群，但是血液透析难以在短时间内实施，不适用于大出血患者 [24]。服用达比加群的患者的活化部分凝血活酶时间（aPTT）和 INR 检测是不可靠的，因为这两种指标不能准确估计患者抗凝程度。凝血酶时间（TT）和蛇静脉酶凝结时间（ECT）能提供相对准确的估计，但这些检查仍未被广泛使用 [28]。

长期服用达比加群的患者如果需要进行高出血风险的手术（颅内手术），必须在术前至少 2d 停药（在患者肾功能正常的情况下）[29]，并且在术前检测 TT 和 ECT，确保患者抗凝状态已被纠正，降低出血风险。如果患者所在医院没有开展 TT 和 ECT 检测，也可以通过检测 aPTT 粗略评估患者凝血状态（如果患者 aPTT 正常提示抗凝效应残余较少）。患者术后 48~72h 可恢复达比加群用药，如果患者术中止血不充分或者手术出血风险很高，可以推迟用药 [29]。

活化因子 Xa 抑制剂

活化因子 Xa 抑制剂（利伐沙班、阿哌沙班）可以选择性地阻断 Xa 因子的活性位点，间接抑制凝血酶 [23]。阿哌沙班是一种口服药，半衰期为 12h，体内 25% 的阿哌沙班经肾脏排出，同时也经粪便排出 [23]。一项大样本研究证明膝关节置换术后患者服用阿哌沙班可以显著降低 VTE 的发病率和死亡率，其效果优于 LMWH 和华法林 [30]。阿哌沙班也可用于不能耐受 VKA 治疗的心房颤动患者，其效果优于阿司匹林，但是阿哌沙班引起颅内出血的发病率相对降低[31]。利伐沙班的半衰期是 9h，可通过肾脏排出，也可通过粪便途径排出[23]。一项大样本研究（>2500 例）证明膝关节置换术后患者服用利伐沙班可以显著降低 DVT、非致死性 PE 的发病率和死亡率，其效果优于皮下注射 LMWH[23,32]。对于 DVT/PE 患者，利伐沙班可以达到与 LMWH 和 VKA 相同的效果[33]；利伐沙班也用于心房颤动患者预防缺血性卒中或其他器官栓塞，其效果与华法林相似[34]。

2012 年 12 月，美国 FDA 批准利伐沙班用于外科手术后患者 VTE 并发症的预防，也可用于心房颤动患者缺血性卒中的预防，以及 VTE 患者的治疗。目前活化因子 Xa 抑制剂没有拮抗药物。另外，目前常用的实验室检查不能准确估计长期服用活化因子 Xa 抑制剂的患者的抗凝程度。因此，围术期患者需慎用活化因子 Xa 抑制剂。与达比加群一样，长期服用活化因子 Xa 抑制剂（利伐沙班、阿哌沙班）的患者必须在术前 2d 停药（肾功能障碍的患者需在术前 3~4d 停药）[29]。术后如果患者止血效果良好，并且不需要长期置管（腰大池外引流，硬膜外置管），可以在术后 48~72h 恢复抗凝用药[29]。

P2Y12 受体拮抗剂

普拉格雷是新一代噻吩并吡啶类抗血小板药物（第 5 章），药效与氯吡格雷相似。与氯吡格雷一样，普拉格雷能更有效地被人体吸收，在服用后 30min 就能达到血药浓度峰值，并且在人群中基因耐药的相对较少[23,35]。此药半衰期为 7h。通过观察普拉格雷在冠状动脉综合征介入手术中的应用，发现其比氯吡格雷有更快更强更持久的抗血小板作用，能显著降低支架血栓的发病率，但其出血的发病率达到 32%，并且明显增加了颅内出血的风险[8,23,36]。与氯吡格雷相比，普拉格雷导致的致死性出血并发症的发病率更高[23]。关于围术期患者使用抗血小板药物的方案在前文已有叙述。普拉格雷与氯吡格雷都没有拮抗剂，并且血液透析无效。因此建议在患者术前 7d 停用。输注血小板是唯一建议的纠正普拉格雷抗血小板作用的方法，但是其效果并没有得到广泛认可。如果条件允许，可以将手术推迟 24~48h，为患者代谢体内的普拉格雷提供时间。下面介绍 1 例长期服用普拉格雷的患者发生致死性颅内出血的病例。

病例 2

65 岁男性患者，睡前突发呕吐、头痛、构音困难，数小时后出现意识障碍。送至医院后，格拉斯哥昏迷评分为 7 分，给予气管插管。行头部 CT 检查显示左侧小脑大面积出血（4cm×2cm），第四脑室受压，梗阻性脑积水，扁桃体下疝，颞叶钩回疝（图 12.3a，b）。患者于 4 周前因心脏病植入冠状动脉支架，并长期服用华法林和普拉格雷。患者服药时 INR 维持在 3.0，此次入院复查 INR 为 1.7。给予患者新鲜冰冻血浆和血小板输注后，急诊下先行脑室穿刺外引流术，随后立即进行小脑出血清除减压术。脑室穿刺外引流术进行顺利，但是术后

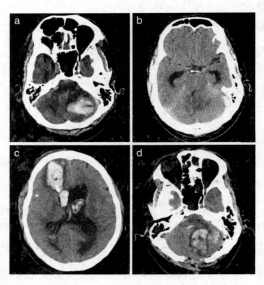

图 12.3　病例 2 的头部 CT 表现　a. 头部 CT 显示左侧小脑大面积出血。b. 第四脑室受压，梗阻性脑积水，小脑扁桃体下疝，颞叶钩回疝。c. 术后头部 CT 提示脑室外引流管导致右侧额叶脑实质内和脑室内出血。d. 术后头部 CT 提示左侧小脑术区再出血，术中止血不充分

患者出现大面积帽状腱膜下血肿。行小脑出血清除减压术过程中，术区止血较困难。术后复查头部 CT 显示脑室外引流管导致右侧额叶实质内和脑室内出血，小脑术区再出血（图 12.3c，d）。与患者家属沟通后，患者家属要求放弃治疗。

总　结

许多心脏病患者（冠心病、心房颤动、人工心脏瓣膜）需要长期服用抗栓药物，但是患者在围术期使用这些药物需要慎重，因为可能会导致难以控制的大出血。患者围术期使用抗栓药物需要制订个体化方案。医生需要权衡不同患者的血栓风险和出血风险来制定手术方案和用药策略，以确保患者预后最佳。

关键点

- 对于长期应用抗血小板药物的一级预防患者（无心血管病史），建议在术前 5~7d 停药，术后患者只要度过出血风险期，就可恢复抗血小板药物的应用
- 对于长期应用抗血小板药物的二级预防患者（有心血管病史），建议在术前 5~7d 停药，术后术者需要根据患者的止血情况谨慎权衡出血风险，如果患者出血风险很低，可在术后 24h 恢复用药
- 有冠状动脉支架的患者如果需要进行神经外科手术，需要谨慎评估风险收益比：

  ☆ 必须经高年资的心脏科医生会诊，共同制订用药方案

  ☆ 尽量在患者度过支架血栓高风险期以后再进行手术（药物涂层支架：1 年；裸金属支架：3 个月）

  ☆ 脊柱手术的患者在围术期可以不必停用阿司匹林。如果进行出血风险较高的手术（开颅手术），术者需要根据患者止血情况恢复使用阿司匹林

- CHADS2 评分可以用来估计心房颤动患者每年发生缺血性卒中的风险
  - ☆ 低风险组患者不需要进行过渡性抗凝治疗。但术前 INR 必须恢复至 1.3 以下
  - ☆ 对于中风险和高风险组患者，需要根据不同患者的出血风险决定是否可以进行过渡性抗凝治疗
  - ☆ 患者术后只要度过出血高风险期，必须尽快进行过渡性抗凝治疗（一般情况下，在术后 48~72h 可行过渡性抗凝治疗）
- 人工心脏瓣膜 / 心房颤动患者需要根据患者的不同风险分级，制定不同的围术期用药方案（表 12.2）
- 直接性凝血酶抑制剂（达比加群）没有拮抗剂。因此必须在术前 2~3d 停用。aPTT 和 INR 检测不能准确估计患者的抗凝程度
- 活化因子 Xa 抑制剂（利伐沙班）也没有拮抗剂。目前的实验室检查不能准确估计长期服用活化因子 Xa 抑制剂的患者的抗凝程度。患者在围术期应慎用此药。必须在术前 2d 停药，肾功能障碍的患者需延长术前停药时间
- P2Y12 受体拮抗剂（普拉格雷）须在术前 7d 停药。冠状动脉支架患者的停药方案需要参考相关指南。如果条件允许，可以将手术推迟 24~48h，为患者恢复血小板功能提供时间

回顾性问题

1. 58 岁女性患者，患有心房颤动并长期服用达比加群，有高血压、糖尿病史。因脑膜瘤导致头痛加重，决定进行开颅脑膜瘤切除术。在围术期应如何使用达比加群，如何进行过渡性抗凝治疗？

A. 术前 7d 停用达比加群，使用 LMWH 进行过渡性抗凝治疗直到术前

B. 术前 7d 停用达比加群，术前不用进行过渡性抗凝治疗

C. 术前 2d 停用达比加群，术前 2d 使用 LMWH 进行过渡性抗凝治疗

D. 术前 2d 停用达比加群，术前不用进行过渡性抗凝治疗

2. 长期服用利伐沙班或阿哌沙班的患者，评估其抗凝程度的最可靠的检查是（　　　）

A. PT/INR

B. PTT

C. 以上都是

D. 以上都不是

3. 对错题：对长期服用达比加群的患者进行血液透析，能在 2~3h 内清除患者体内 60% 的达比加群。

4. 新型抗凝药物（达比加群、利伐沙班）改进了华法林的许多缺陷，除了（　　　）

A. 华法林起效慢，常需要进行过渡性抗凝治疗

B. 华法林抗凝作用难以预测，需要监测 INR

C. 华法林抗凝作用难以纠正

D. 华法林抑制的凝血因子较为广泛

5. 70 岁男性患者，因车祸导致头颅外伤，急诊下行急性硬膜下血肿清除术。下列哪种情况患者术后出现心脏血栓并发症的风险最高？

A. 患者 9 个月前在心脏植入了药物涂层支架，并长期进行双联抗血小板治疗

B. 患者 2 周前在心脏植入了药物涂层支架，并长期进行双联抗血小板治疗

C. 患者 11 个月前在心脏植入了裸金属支架，并长期进行双联抗血小板治疗

D. 患者 4 个月前在心脏植入了裸金属支架，并长期进行双联抗血小板治疗

6. 67岁男性患者,植入过人工二尖瓣瓣膜,并长期服用华法林。突发癫痫大发作,行影像学检查发现右侧额叶高级别星形细胞瘤。INR 为 2.6,有高血压病史。拟进行开颅手术,术前 7d 停用华法林。该患者围术期如何进行过渡性抗凝治疗?

A. 使用 LMWH 进行过渡性抗凝治疗,直到术前前一天晚上停药(术前 12h)

B. 使用 LMWH 进行过渡性抗凝治疗,直到术前前一天早上停药(术前 24h)

C. 使用 LMWH 进行过渡性抗凝治疗,直到术前 2d 停药(术前 24~48h)

D. 术前不用进行过渡性抗凝治疗

参考文献

[1] Korte W, Cattaneo M, Chassot PG, et al. Peri-operative management of antiplatelet therapy in patients with coronary artery disease: joint position paper by members of the working group on Perioperative Haemostasis of the Society on Thrombosis and Haemostasis Research (GTH), the working group on Perioperative Coagulation of the Austrian Society for Anesthesiology, Resuscitation and Intensive Care (ÖGARI) and the Working Group Thrombosis of the European Society for Cardiology (ESC). Thromb Haemost,2011,105:743–749

[2] Roger VL, Go AS, Lloyd-Jones DM, et al: American Heart Association Statistics Committee and Stroke Statistics Subcommittee. Heart disease and stroke statistics-2012 update:a report from the American Heart Association. Circulation,2012,125:e2–e220

[3] Biondi-Zoccai GG, Lotrionte M, Agostoni P, et al. A systematic review and meta-analysis on the hazards of discontinuing or not adhering to aspirin among 50,279 patients at risk for coronary artery disease. Eur Heart J,2006,27:2667–2674

[4] Vinik R, Wanner N, Pendleton RC. Periprocedural antithrombotic management: a review of the literature and practical approach for the hospitalist physician. J Hosp Med,2009,4:551–559

[5] Burger W, Chemnitius JM, Kneissl GD, et al. Low-dose aspirin for secondary cardio vascular prevention—cardiovascular risks after its perioperative withdrawal versus bleeding risks with its continuation-review and meta—analysis. J Intern Med,2005,257:399–414

[6] Douketis JD, Spyropoulos AC, Spencer FA, et al. Perioperative management of antithrombotic therapy: Antithrombotic Therapy and Prevention of Thrombosis.9th ed.American College of Chest Physicians Evidence-Based Clinical Practice Guidelines.Chest,2012,141(2 Suppl):e326S–350S

[7] Barash P, Akhtar S. Coronary stents: factors contributing to perioperative major adverse cardiovascular events. Br J Anaesth,2010,105(Suppl 1):i3–i5

[8] Eberli D, Chassot PG, Sulser T, et al. Urological surgery and antiplatelet drugs after cardiac and cerebrovascular accidents.J Urol,2010,183:2128–2136

[9] Chassot PG, Marcucci C, Delabays A, et al. Perioperative antiplatelet therapy. Am Fam Physician,2010,82:1484–1489

[10] lakovou I, Schmidt T, Bonizzoni E, et al. Incidence, predictors, and outcome of thrombosis after successful implantation of drug-eluting stents. JAMA,2005,293:2126–2130

[11] Khair T, Garcia B, Banerjee S, et al. Contemporary approaches to perioperative management of coronary stents and to preoperative coronary revascularization: a survey of 374 interventional cardiologists. Cardiovasc Revasc Med,2011,12:99–104

[12] Alberts MJ, Bernstein RA, Naccarelli GV, et al. Using dabigatran in patients with stroke: a practical guide for clinicians. Stroke,2012,43:271–279

[13] Miller PS, Andersson FL, Kalra L. Are cost benefits of anticoagulation for stroke prevention in atrial fibrillation underestimated? Stroke,2005,36:360–366

[14] Wolf PA, Abbott RD, Kannel WB. Atrial fibrillation as an independent risk factor for stroke: the Framingham Study. Stroke,1991,22:983–988

[15] Rosand J, Eckman MH, Knudsen KA,et al. The effect of warfarin and intensity of anticoagulation on outcome of intracerebral hemorrhage. Arch Intern Med,2004,164:880–884

[16] Gutierrez C, Blanchard DG. Atrial fibrillation: diagnosis and treatment. Am Fam Physician, 2011,83:61–68

[17] Connolly S, Pogue J, Hart R, et al; ACTIVE Writing Group of the ACTIVE Investigators. Clopidogrel plus aspirin versus oral anticoagulation for atrial fibrillation in the Atrial Fibrillation Clopidogrel Trial with Irbesartan for prevention of Vascular Events (ACTIVEW): a randomised controlled trial. Lancet,2006,367:1903–1912

[18] Garcia DA, Regan S, Henault LE, et al. Risk of thromboembolism with short-term interruption of warfarin therapy. Arch Intern Med,2008,168:63–69

[19] Dunn AS, Spyropoulos AC, Turpie AG. Bridging therapy in patients on long-term oral anticoagulants who require surgery: the Prospective Peri-operative Enoxaparin Cohort Trial(PROSPECT). J Thromb Haemost, 2007, 5: 2211–2218

[20] Hull RD, Pineo GE,Stein PD, et al. Timing of initial administration of low-molecular-weight heparin prophylaxis against deep vein thrombosis in patients following elective hip arthroplasty: a systematic review. Arch Intern Med, 2001,161:1952–1960

[21] Hammerstingl C, Schmitz A, Fimmers R, et al. Bridging of chronic oral anticoagulation with enoxaparin in patients with atrial fibrillation: results from the prospective BRAVE registry. Cardiovasc Ther, 2009,27:230–238

[22] Eriksson BI, Quinlan DJ, Eikelboom JW. Novel oral factor Xa and thrombin inhibitors in the management of thromboembolism. Annu Rev Med, 2011, 62:41–57

[23] Weitz JI, Hirsh J, Samama MM. New antithrombotic drugs: American College of Chest Physicians Evidence-Based Clinical Practice Guidelines.8th ed. Chest, 2008, 133(6Suppl):234S–256S

[24] Connolly SJ, Ezekowitz MD, Yusuf S, et al; RE-LY Steering Committee and Investigators. Dabigatran versus warfarin in patients with atrial fibrillation. N Engl J Med,2009,361:1139–1151

[25] Schulman S, Kearon C, Kakkar AK, et al; RE-COVER Study Group. Dabigatran versus warfarin in the treatment of acute venous thromboembolism. N Engl J Med,2009,361:2342–2352

[26] Wolowacz SE, Roskell NS, Plumb JM, et al. Efficacy and safety of dabigatran etexilate for the prevention of venous thromboembolism following total hip or knee arthroplasty:A meta-analysis. Thromb Haemost,2009,101:77–85

[27] Garber ST, Sivakumar W, Schmidt RH. Neurosurgical complications of direct thrombin inhibitors—catastrophic hemorrhage after mild traumatic brain injury in a patient receiving dabigatran. J Neurosurg, 2012, 116:1093–1096

[28] van Ryn J, Stangier J, Haertter S, et al. Dabigatran etexilate—a novel, reversible, oral direct thrombin inhibitor: interpretation of coagulation assays and reversal of anticoagulant activity. Thromb Haemost,2010,103:1116–1127

[29] Douketis JD. Pharmacologic properties of the new oral anticoagulants: a clinician-oriented review with a focus on perioperative management. Curr Pharm Des,2010,16:3436–3441

[30] Lassen MR, Raskob GE, Gallus A, et al. Apixaban or enoxaparin for thromboprophylaxis after knee replacement. N Engl J Med,2009,361:594–604

[31] Flaker GC, Eikelboom JW, Shestakovska O, et al. Bleeding during treatment with aspirin versus apixaban in patients with atrial fibrillation unsuitable for warfarin: the apixaban versus acetylsalicylic acid to prevent stroke in atrial fibrillation patients who have failed or are unsuitable for vitamin K antagonist treatment (AVERROES) trial. Stroke, 2012, 43:3291–3297

[32] Lassen MR, Ageno W, Borris LC, et al; RECORD3 Investigators. Rivaroxaban versus enoxaparin for thromboprophylaxis after total knee arthroplasty. N Engl J Med, 2008, 358:2776–2786

[33] Bauersachs R, Berkowitz SD, Brenner B, et al; EINSTEIN Investigators. Oral rivaroxaban for symptomatic venous thromboembolism. N Engl J Med,2010,363:2499–2510

[34] Patel MR, Mahaffey KW, GargJ, et al; ROCKET AF Investigators. Rivaroxaban versus

warfarin in nonvalvular atrial fibrillation. N Engl J Med,2011,365:883–891

[35] Angiolillo DJ. The evolution of antiplatelet therapy in the treatment of acute coronary syndromes: from aspirin to the present day. Drugs,2012,72:2087–2116

[36] Wiviott SD, Braunwald E, McCabe CH, et al; TRITON-TIMI 38 Investigators. Prasugrel versus clopidogrel in patients with acute coronary syndromes. N Engl J Med, 2007, 357:2001–2015

[37] Gage BF, Waterman AD, Shannon W,et al. Validation of clinical classification schemes for predicting stroke: results from the National Registry of Atrial Fibrillation.JAMA, 2001,285:2864–2870

[38] Riddell JW, Chiche L, Plaud B, et al. Coronary stents and noncardiac surgery. Circulation, 2007,116:e378–e382

问题答案

1. D
2. D
3. 正确
4. C
5. B
6. B

第 **13** 章

颅内静脉窦血栓的诊断与处理

Andrew Demchuk, Jose Andres Venegas-Torres

颅内静脉窦血栓（CVST）是一种多种原因导致的罕见病，占卒中发病率的 1%。CVST 在妊娠、产后和使用口服避孕药的女性中较为多发，由于 CVST 临床症状没有特异性且常呈亚急性发病，因此常被忽视或延误。因其病因复杂、表现多样，临床医生可能会遇到各种病因的 CVST。肝素是首选治疗药物。CVST 患者一般预后良好，但如果诊断不清或治疗不及时，患者也会出现一些严重的后遗症，如出血、脑疝甚至死亡。

历史和定义

CVST 是一类罕见的脑血管疾病，早在 150 年前就被发现[1]。最初认为 CVST 是一种感染性疾病，一般累及上矢状窦，导致双侧或单侧神经障碍、癫痫和昏迷，并经常导致死亡。过去 CVST 一般通过尸检才能明确诊断，因此被认为致死性的[2]。在出现血管造影后的早期阶段，死亡率仍维持在 30%~50%，随着现代化成像技术的进步，目前可以发现更早期的 CVST，死亡率已降低至 10% 以下。过去 25 年间，基于对 CVST 更深入的认识及先进神经影像技术的使用（MRI），大大提高了 CVST 的诊断率[1,3]。

由于皮质静脉之间存在广泛吻合，因此脑静脉引流区域没有脑动脉供血区域明确。这就促进了在发生脑静脉闭塞时侧支循环的建立。

CVST 的常见颅内静脉窦是上矢状窦（72%）和横窦（70%）。约 1/3 的病例会累及多个静脉窦，30%~40% 病例同时累及窦和脑（小脑）静脉 [3]。

流行病学

成人 CVST 的发病率尚不明确，但肯定比以前基于尸检诊断的发病率要高很多，每百万人可有 30~40 例 [4]。一项加拿大的研究报道了 18 岁以下儿童的发病率为 0.67/10 万，其中 43% 是新生儿。成人发病高峰期在 20~30 岁，男女患者比为 3 : 10。这种性别差异可能是因为妊娠、产后和口服避孕药（激素）会增加 CVST 的风险。女性 CVST 好发于年轻的成年女性，而并非儿童或老年人 [5-6]。国际上对脑静脉和静脉窦血栓的报道中 75% 是女性患者，通常女性的发病年龄小于男性（女性平均 34 岁，男性平均 42 岁），且预后较好。在女性 CVST 患者中，有 65% 的患者存在性别特异性的危险因素，如口服避孕药、妊娠、产后和激素替代治疗 [6]。

病因学

CVST 是一种严重的但可治愈的疾病，好发于年轻成人，与动脉卒中不同，它的发病更具有年龄相关性。一般将 CVST 分为两组：感染性和非感染性的，近年来非感染的病例较为常见 [7]。这种疾病是一个动态发展过程，实质上是凝血和溶栓系统的失衡，并导致静脉血栓的反复形成和扩大 [3]。一些疾病会导致或促进患者发展为 CVST，目前发现超过 100 种病因和危险因素与 CVST 形成有关，在一个患者身上经常可以发现至少 1 种病因。尽管做了深入的调查研究，仍有 15%~35% 的病例病因不明确 [2,8]。在儿童 CVST 病例中，98% 的病例仅存在一个危险因素 [3,9]。表 13.1 概括了大多数常见的病因。

表 13.1 大脑静脉窦血栓形成的原因和危险因素 [1,5,7,10]

凝血状态	抗凝血酶Ⅲ缺乏 蛋白 C 和蛋白 S 缺乏 凝血因子 V 基因突变 凝血素基因突变 高同型半胱氨酸血症：由亚甲基四氢叶酸脱氢酶基因突变引起 **妊娠期和产褥期** 抗磷脂抗体 狼疮抗凝物 肾病综合征 红细胞增多症，阵发性血红蛋白尿 血小板减少症 缺铁性贫血
药物	**口服避孕药** 激素替代治疗 左旋天冬酰胺酶 类固醇激素 6- 氨基己酸 毒品
恶性肿瘤	内脏肿瘤，淋巴瘤，白血病，骨髓增生性疾病
感染	乳突炎，鼻窦炎，面部蜂窝织炎，骨髓炎，扁桃体炎，脓肿，积脓症，脑膜炎
炎性疾病	白塞病，系统性红斑狼疮，韦氏肉芽肿，肉状瘤病，颞动脉炎，溃疡性结肠炎 / 克罗恩病
头部创伤和机械沉淀剂	头部损伤，神经外科手术，颈内静脉置管，腰椎穿刺，静脉注射吸毒，血管成形术或颈内静脉和奇静脉支架植入

主要原因以黑体字标注

病理学

与深静脉血栓（DVT）一样，CVST 是由纤维蛋白丰富的红色血栓开始，如果没有再通就会逐渐纤维化。静脉血栓形成会引起静脉流空延迟、毛细血管灌注压降低和颅内血流量升高，从而导致静脉压升高。

颅内静脉血栓对脑组织的影响与静脉侧支循环和血栓延伸扩大有关。脉络丛有充分的静脉引流，因此脉络丛静脉血栓可能只会导致头痛或其他与颅内压升高相关的症状。如果静脉引流不充分，血栓处脑区的静脉和毛细血管灌注压会升高，并造成血脑屏障的破坏，血浆渗漏到细胞间隙进而出现血管性脑水肿 [5,7]。CVST 患者可以没有脑损伤的影像学表现，或者仅表现为血管性水肿。在显微镜下，静脉血栓的脑区皮质和临近的白质会出现苍白和水肿，以及脑梗死的表现。此外，尤其在白质，会出现许多点状出血并融合成片。脑静脉性梗死与脑动脉性梗死具有显著差异，前者表现为水肿较重和坏死较轻，这提示组织修复的可能性很大 [5]。最近一项研究显示，在 CVST 的动物模型中，当堵塞上矢状窦后，细胞凋亡在 CVST 的进展中发挥重要作用 [10]。在更严重的情况下，CVST 会导致单侧或双侧脑出血，称为出血性静脉梗死。

诊　　断

由于 CVST 临床症状没有特异性，临床表现呈亚急性，因此诊断经常被忽视或延误 [9]。大部分患者出现症状时已经是发病几天或几周后了。CVST 临床特点的多样性取决于几个因素，如血栓形成的部位和程度，静脉闭塞的速度，患者年龄和基础疾病 [5]。

头痛是 CVST 最常见的临床症状，并且出现在 90% 的 CVST 患者中 [1-5]。头痛也是最常见的起始症状，70%~75% 的 CVST 患者会在出现其他神经系统症状之前表现为头痛。CVST 引起的头痛没有特异性。CVST 引起的头痛会持续几天，但是一般起病突然并且头痛剧烈，与蛛网膜下腔出血或爆裂性头痛相似。头痛可能是 CVST 患者唯一的临床症状。这类患者诊断 CVST 特别困难，尤其在 CT 和脑脊液（CSF）的结果是正常的情况下，诊断更加困难 [2,5-6]。表 13.2 总结了 CVST 的不同症状和概率。

35%~50% 的 CVST 患者会出现癫痫小发作（大发作），并且比卒中更为常见。CVST 在患者围生期的发病率非常高（76%）[8]。

表 13.2　脑静脉血栓形成的症状和概率

症状	概率
头痛	80%~98%
视神经盘水肿	27%~80%
癫痫	10%~61%
运动或感觉缺失	34%~37%
精神状态改变	10%~64%
言语障碍	12%
脑神经麻痹	12%
小脑共济失调	3%
双侧或交替性皮质功能障碍	3%
眼球震颤	2%
听力丧失	2%

每例 CVST 患者可以同时出现多种症状，参考 Guenther、Poon 等的研究资料 [7,11]

40%~60% 的 CVST 患者会出现局灶性神经功能障碍。如果患者出现局灶性神经功能障碍，并伴有头痛、癫痫或者精神状态改变，应考虑 CVST 的可能 [6]。

15%~19% 的 CVST 患者在入院时会出现昏睡或昏迷，常见于多静脉窦的 CVST 或者脑 DVT 导致双侧丘脑水肿的患者。在所有 CVST 的临床表现中，昏迷提示患者预后不良 [3,6]。

根据 Bousser 和 Ferro 的研究 [2]，CVST 发病的 4 个主要病征已明确。

①孤立性颅内高压：表现为头痛、恶心、呕吐、视神经盘水肿、一过性视觉缺损，最终出现第Ⅵ脑神经麻痹。这是 CVST 最常见的病征，占到 CVST 病例的 20%~40%。

②局灶性神经功能障碍或癫痫局灶性发作："局灶"性病征，如果联合头痛或者精神状态改变，就应考虑 CVST 的诊断。

③亚急性弥漫性脑病：这种类型的病征表现为精神状态低迷，无法定位的癫痫发作，与脑炎或代谢性脑病相似。

④疼痛性眼肌麻痹（Tolosa-Hunt 综合征）：这一病征表现为第Ⅲ、

Ⅳ、Ⅵ脑神经的损伤症状，并且伴有球结膜水肿和眼球突出，提示海绵窦 CVST。通常由于抗生素使用不当引起。海绵窦 CVST 很少引起头痛，患者可仅出现第Ⅵ脑神经麻痹症状，伴轻微的球结膜水肿和眼球突出 [2-5]。

CVST 也会引起其他罕见的临床表现：短暂性脑缺血发作，有预兆的偏头痛，单纯性精神紊乱，耳鸣，单根或多根的脑神经麻痹和蛛网膜下腔出血。

神经影像学检查

鉴于 CVST 临床表现多种多样，一旦怀疑颅内静脉窦 CVST，均应立即行适当的神经影像学检查 [1]。诊断的关键是脑静脉系统成像，它能显示闭塞的血管和血管内的血栓 [2]。普通 CT 可以作为没有特殊临床表现和轻度怀疑脑静脉窦血栓的患者的筛选检查。增强 CT 可以提供更准确的 CVST 诊断。MRI 和 MR 静脉造影是无创性影像学检查，常被用于可疑患者的最初诊断。CT 静脉造影检查方便实用，可用于急诊诊断 [11]。

CVST 有直接性和间接性的放射影像学特征。直接性特征只见于 1/3 的 CVST 患者 [11-12]，即肉眼可见静脉或静脉窦中的血栓。CVST 经典的 CT 表现是空三角征或空 delta 征、条索征和高密度的三角征。空 delta 征是注入造影剂后在 CT 窦汇区出现的充盈缺损（图 13.1a）。如果上矢状窦后部没有扫描到或在患者起病 5d 内进行 CT 扫描，这种现象是看不到的。高密度的三角征是上矢状窦后部新鲜血栓的普通 CT 表现，然而条索征的出现提示皮质静脉血栓（图 13.1b）[13]。通常，非增强 CT 可显示 CVST 的间接特征，是静脉梗阻导致的大脑实质损伤。这些特征通常是非特异性的。患者也会出现弥漫性脑水肿，造成了大脑低密度影（见于 20%~50% 的病例）。静脉性脑梗死是非增强 CT 诊断 CVST 的间接征象。与动脉性脑梗死区域不同，静脉性脑梗死常涉及皮质下区域，而皮质梗死不明显，同时会出现多个孤立性脑损伤灶。静脉性脑梗死可以是出血性的，也可以是非出血性的

（图 13.1c），可以根据患者脑梗死区域，结合相关脑区引流静脉的解剖，初步判断 CVST 的位置。

以前 CVST 诊断的金标准是 DSA，但是现在很少有患者通过 DSA 检查诊断 CVST。目前 CVST 诊断通常由 MRI 和 MR 静脉造影提供。MRI 可检测出大脑实质的改变，血凝块的形成，点状出血和血液流动情况 [7]。T1 和 T2 自旋回波成像能够检测出血栓。MR 静脉造影会呈现出充盈缺损。T2 回波平面易感性加权成像对于急性期血栓诊断有很大帮助，对检测皮质静脉血栓很敏感。当 T1 和 T2 成像的灵敏度降低时，可使用 FLAIR 检测孤立性血管阻塞。DWI 可显示不同的表现的脑水肿、脑出血和脑梗死。总的来说，大多数 CVST 病例都可以通过多种 MRI 图像，FLAIR 和 DWI 检测出（见病例 1）[12]。

实验室检查

妊娠期或产褥期出现自发性 CVST 的患者，需要进行高凝状态的相关检查，指导后续治疗。但是在 CVST 急性期，没有简单的实验室检查可以明确排除 CVST。多项研究证明 D 二聚体水平可以作为一项诊断指标。低 D– 二聚体水平（<500μg/L）在下肢 DVT 检测中有很高的阴性预测价值。患者如果近期有 CVST 病史，D– 二聚体含量通常会升高，因此 D 二聚体含量测定为阴性，可能提示患者没有 CVST。但是如果患者近期有头痛症状，阴性的 D– 二聚体含量测定不能排除 CVST。

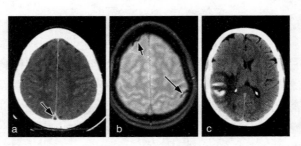

图 13.1 CVST 的 CT 和 MRI 表现 a. 空 delta 征。b. 条索征。c. 静脉性脑梗死

腰椎穿刺可以排除细菌性脑膜炎，也可以测定脑脊液压力，并释放脑脊液降低脑脊液压力。CVST 导致的脑脊液成分异常通常有蛋白水平升高（50%），红细胞增多（60%）或白细胞增多（30%）[6,8]。

预　后

多项荟萃分析发现 CVST 存在 5% 的死亡率。在 CVST 急性期，死亡率大约有 4%[2]。一项纳入了 3488 例患者的最新研究发现死亡率超过了 4.4%[14]。在 CVST 患者中，75% 的患者可以完全恢复。CVST 患者较差的预后可能与以下几个原因有关：比如发病年龄的两端（婴儿和老年），快速昏迷和局灶性神经功能障碍，和脑 DVT（见病例 2）。脓毒症和恶性肿瘤会对患者预后产生负面影响[3,14]。12% 的 CVST 患者会复发，14% 的患者会伴发其他部位的静脉血栓。

治　疗

1　抗生素

怀疑细菌感染的 CVST 患者应在最佳时间接受适当的抗生素治疗，并行感染源的外科引流术，收集脓液（Ⅰ级，C 类证据）[15]。

2　肝素治疗

调整剂量的肝素静脉内注射可以预防新的静脉性脑梗死，神经功能恶化和 PE[16]。有限的研究证据显示，CVST 患者进行抗凝治疗是安全的，抗凝治疗可以降低 CVST 患者死亡风险，但差异无统计学意义[16]。CVST 患者应使用 LMWH 或肝素进行抗凝，并根据体重进行剂量调节，使患者 aPTT 时间延长至少 2 倍（Ⅱa 级，B 类证据）。CVST 相关性颅内出血不是肝素治疗的禁忌证。没有并发症的 CVST 患者首选 LMWH，随后改用 VKA[6,15]。

3　溶栓治疗

介入血管内溶栓通常是指在阻塞的静脉窦内注入溶栓药，来溶解血栓。同时也会联合机械性溶栓技术，例如碎栓、吸栓和利用球囊导管移除血栓[17]。但是，目前还没有充分的证据支持系统性或局部性溶栓用于 CVST 患者。如果患者在抗凝治疗的情况下，神经功能依然持续恶化，并且排除了其他导致恶化的原因，介入血管内溶栓可以是一个治疗选择。不建议对颅内出血患者或有脑疝风险的大面积出血性脑梗死患者进行介入血管内溶栓治疗（Ⅱb 级，C 类证据）。关于血管内溶栓的用药方案目前并不明确[6,15]。

4 口服抗凝

除非有明确的禁忌证，维生素 K 拮抗剂可以用于所有 CVST 患者急性期后 19。关于 CVST 患者口服抗凝药的持续时间，目前还没有明确的证据。如果 CVST 继发于高危因素（比如感染或创伤），口服抗凝药物可以使用约 3 个月。自发性 CVST 并伴有轻度高血栓形成倾向的患者推荐使用口服抗凝药物 6~12 个月。对于有两次以上 CVST 发作的患者或有一次发作并伴有严重高血栓形成倾向的患者，建议永久性服用抗凝药物（Ⅱb 级，C 类证据）[6,15]。INR 的目标范围和下肢 DVT 治疗的 INR 目标范围（2.0~3.0）相同[19]。

5 抗癫痫药

没有癫痫发作的 CVST 患者，不推荐常规使用抗癫痫药（Ⅲ级，C类证据）。对于因脑实质损伤而引起单次癫痫发作的 CVST 患者，建议早期开始使用抗癫痫药防止再次发作。CVST 患者服用抗癫痫药的最佳持续时间目前并不清楚[6,15]，一些研究者建议持续使用抗癫痫药 1 年，直到患者没有癫痫发作，脑出血灶消失；对于无危险因素的患者，在急性期后可逐渐减少抗癫痫药的剂量[8,19]。

6 颅内高压的治疗

关于 CVST 患者降低颅内高压的治疗，目前还没有对照研究分析相关治疗方法的风险和收益。但是根据有限的研究证据，不建议使用类固醇类药物（Ⅲ级，B 类）。可以使用乙酰唑胺缓解颅内高压症状。如果患者出现渐进性视力下降，选择其他的治疗（如腰穿、眼神经减压或分流）也有一定疗效（Ⅱa 级，C 类证据）。如果患者由于严重的占位效应或颅内出血造成神经功能持续恶化，需考虑进行开颅减压治疗（Ⅱb 级，C 类）。及时的开颅减压手术（降压性颅骨切除术，血肿清除）可以挽救患者生命，改善濒临脑疝的 CVST 患者的预后。但目前仍需更多的关于开颅减压手术效果的研究数据[19-21]。

病例 1

一名 25 岁女性患者，持续服用口服避孕药 5 年，持续头痛 5d，渐进性加重，并伴有恶心、呕吐和复视。患者自 15 岁起，有视觉先兆的典型性偏头痛病史。查体发现两侧有第Ⅵ脑神经麻痹，困倦，双侧眼底静脉搏动缺失，双侧瞳孔等大，深反射亢进，不发热（图 13.2、图 13.3）。治疗后，患者的神经症状完全恢复。

病例 2

一名 36 岁女性患者，既往体健，长期服用口服避孕药，因出现精神错乱症状就诊急诊科，患者 5d 前出现头痛、恶心，但不呕吐。CT 和 MRI 发现 CVST（图 13.4）。高血栓形成倾向检测为阴性。治疗后，这位患者完全恢复，但随后几年内有焦虑、抑郁、和紧张性头痛症状。

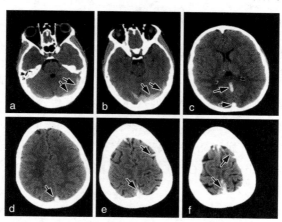

图 13.2　病例 1 的头部 CT 表现　a, b. 病例 1 早期 CT 扫描显示左侧横窦。c. 直窦血栓。d~f. 矢状窦血栓

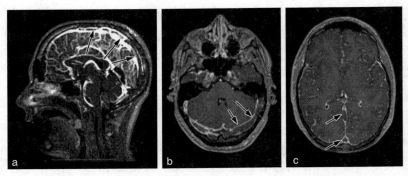

图 13.3　病例 1 的头部 MRI 表现　a. 病例 1 MRI 静脉造影可以看到矢状窦内的血栓。b. 轴位 MRI 显示左侧横窦血栓。c. 轴位 MRI 显示直窦血栓

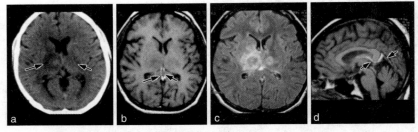

图 13.4　病例 2 的 CT 与 MRI 显示出大脑内静脉血栓　a. 双侧丘脑水肿，右侧丘脑点状出血。b. T1 加权 MRI 显示大脑内静脉血栓扩展至大脑大静脉和直窦（高信号）。c. FLAIR 序列显示双侧丘脑水肿。d. 矢状位 T1 加强成像显示大脑内静脉血栓扩展至大脑大静脉和直窦（高信号）

── 关键点 ──

- CVST 比较罕见（约占所有卒中的 1%），脑静脉窦血栓的发病年龄和临床表现存在很大差异
- CVST 症状包括：头痛，癫痫，神经功能障碍和意识状态改变
- CVST 患者发病特征具有高度差异性：可突发也可逐渐加重
- 一旦怀疑患者存在 CVST，需及时检查诊断，并及时进行有效的治疗
- 现在诊断 CVST 的金标准不再是 DSA，而是 MRI 和 MR 静脉造影或者 CT 静脉造影

- 肝素是治疗 CVST 的首选药物
- 静脉性脑梗死常常被忽视，因为 CVST 比较罕见。静脉性脑梗死导致的血管性脑水肿常跨多个动脉供血区域，很少累及脑皮质。静脉性脑梗死的程度和范围与患者神经功能障碍存在差异。动脉性脑梗死会造成的更严重的神经功能缺损
- CVST 如果早期确诊和早期治疗，患者一般预后良好：75% 的患者会完全恢复，致死率较低（0~5%）
- 抗凝治疗可以使脑静脉窦血栓溶解
- 对于严重的 CVST 患者，需要采取积极的治疗措施。如开颅减压术或者血管内介入溶栓术
- 如果不能及时诊断和早期治疗，脑深部静脉血栓可导致患者意识障碍。双侧丘脑水肿是脑深部静脉血栓的典型表现，但水肿是可逆的。及时给予临床干预可改善患者预后

回顾性问题

1. CVST 的主要治疗方法是？

A. 肝素抗凝

B. 阿司匹林

C. 介入治疗

D. 高渗盐水

2. 下列哪项预示 CVST 患者的不良预后？

A. 昏迷

B. 局灶性神经功能缺损

C. 眼肌麻痹

D. 癫痫

3. 目前诊断 CVST 最简便的方法是？

A. 颅脑超声

B. CT 静脉造影

C. 诊断性血管造影

D. 血浆 D- 二聚体检测

4. CVST 明确诊断后最适合的初始治疗是？

A. 阿司匹林

B. 介入溶栓

C. 肝素注射

D. 口服抗凝剂（华法林）

5. 女性患者，40 岁，出现头痛和颅内压升高症状。MR 静脉造影显示右侧横窦和乙状窦窦内血栓。患者 2 年前有 PE 病史，口服抗凝剂治疗了 6 个月。现在最合适的治疗方法是？

A. 注射肝素，随后终生口服抗凝剂

B. 注射肝素，随后口服抗凝剂 3 个月

C. 注射肝素，随后应用阿司匹林治疗

D. 低分子量肝素治疗 3 个月

6 对于颅内压升高的 CVST 患者，不推荐下列哪项治疗？

A. 乙酰唑胺

B. 脑室外引流

C. 腰大池引流

D. 视神经鞘开窗术

E. 类固醇

参考文献

[1] Ehtisham A, Stern BJ. Cerebral venous thrombosis: a review. Neurologist,2006,12:32–38

[2] Bousser MG, Ferro JM. Cerebral venous thrombosis: an update. Lancet Neurol, 2007, 6: 162–170

[3] Cohen JE, Boitsova S, Itshayek E. Cerebral venous sinus thrombosis. Isr Med Assoc J, 2009,11:685–688

[4] Agnelli G, Verso M. Epidemiology of cerebral vein and sinus thrombosis. Front Neurol Neurosci,2008,23:16–22

[5]　Crassard I, Bousser MG. Cerebral venous thrombosis. J Neuroophthalmol,2004,24:156–163

[6]　Einhäupl K, Stam J, Bousser MG, et al; European Federation of Neurological Societies. EFNS guideline on the treatment of cerebral venous and sinus thrombosis in adult patients. Eur J Neurol,2010,17:1229–1235

[7]　Guenther G, Arauz A. Cerebral venous thrombosis: a diagnostic and treatment update. Neurologia,2011,26:488–498

[8]　Masuhr F, Mehraein S, Einhäupl K. Cerebral venous and sinus thrombosis. J Neurol, 2004,251:11–23

[9]　Stam J. Cerebral venous and sinus thrombosis: incidence and causes//Barnett HJM, BogousslavskyJ, Meldrum H, eds. lschemic Stroke: Advances in Neurology, vol 92. Philadelphia: Lippincott Williams & Wilkins, 2003

[10]　Yang H, Meng Z, Zhang C, et al. Establishing a new rat model of central venous sinus thrombosis and analyzing its pathophysiological and apoptotic changes.J Neurosci Methods,2012,203:130–135

[11]　Pooh CS, Chang JK, Swarnkar A,et al. Radiologic diagnosis of cerebral venous thrombosis: pictorial review. AJR Am J Roentgenol,2007,189(6, Suppl):S64–S75

[12]　Bentley JN, Figueroa RE, Vender JR. From presentation to follow-up: diagnosis and treatment of cerebral venous thrombosis. Neurosurg Focus,2009,27:E4

[13]　Filippidis A, Kapsalaki E, Patramani G, et al. Cerebral venous sinus thrombosis:review of the demographics, pathophysiology, current diagnosis, and treament. Neurosurg Focus,2009,27:E3

[14]　Borhani Haghighi A, Edgell RC, Cruz-Flores S, et al. Mortality of cerebral venous-sinus thrombosis in a large national sample. Stroke,2012,43:262–264

[15]　Saposnik G, Barinagarrementeria F, Brown RD Jr, et al; American Heart Association Stroke Council and the Council on Epidemiology and Prevention. Diagnosis and management of cerebral venous thrombosis: a statement for healthcare professionals from the American Heart Association/American Stroke Association. Stroke,2011,42:1158–1192

[16]　Coutinho J, de Bruijn SF, Deveber G, et al. Anticoagulation for cerebral venous sinus thrombosis. Cochrane Database Syst Rev,2011,8:CD002005

[17]　Stam J, Majoie CB, van Delden OM,et al. Endovascular thrombectomy and thrombolysis for severe cerebral sinus thrombosis: a prospective study. Stroke, 2008,39:1487–1490

[18]　Kim SY, Suh JH. Direct endovascular thrombolytic therapy for dural sinus thrombosis: infusion of alteplase. AJNR Am J Neuroradiol,1997,18:639–645

[19]　Coutinho JM, Stam J. How to treat cerebral venous and sinus thrombosis. J Thromb Haemost, 2010,8:877–883

[20]　Zuurbier SM, Coutinho JM, Majoie CB,et al. van den Munckhof E Stare J. Decompressive hemicraniectomy in severe cerebral venous thrombosis: a prospective case series. J Neurol, 2012,259:1099–1105

[21] Ferro JM, Crassard I, Coutinho JM, et al; Second International Study on Cerebral Vein and Dural Sinus Thrombosis (ISCVT 2) Investigators. Decompressive surgery in cerebrovenous thrombosis: a multicenter registry and a systematic review of individual patient data. Stroke, 2011,42:2825–2831

问题答案

1. A
2. A
3. B
4. C
5. A
6. E

V

神经外科患者围术期出血
与凝血的管理

第14章
神经外科拮抗抗凝与抗血小板药物的策略

Shahid M. Nimjee, Gerald A. Grant

1916年，一位名叫Jay Mclean的医学生偶然间发现一种可以抑制血液凝固的物质[1]。大约20年后，人们才提取出这种物质用于临床治疗，这就是肝素[2]。此后，更多的抗凝药物和抗血小板药物被开发出来，在临床上用于治疗病理性血栓。

抗凝药物和抗血小板药物可用于治疗神经外科患者的静脉窦血栓、缺血性卒中、颅内支架、颈动脉或椎动脉夹层。临床上神经外科医生常将抗凝药物和抗血小板药物用于冠状动脉及外周血管疾病，或者将抗凝药物用于预防骨科手术后的静脉血栓栓塞。所以神经外科医生需要了解如何在短时间内消除这些药物的作用？哪种方法最恰当？患者应该继续观察还是立即进行手术？

本章简要介绍了近年来使用的抗凝药物和抗血小板药物，以及这些药物的拮抗剂，并对其作用机制、剂量、注意事项进行了探讨（表14.1、表14.2）。

抗凝药物

1 肝素和低分子量肝素（LMWH）

肝素/普通肝素（UFH）是神经系统疾病患者最常用到的抗凝药物。该药是一种黏多糖硫酸脂，能够结合于凝血因子Ⅱa（FⅡa），对凝血因子 Xa（FXa）亦有一定的结合能力。这种能力与其 15~30kD 的分子量密切相关。肝素的抗凝作用常以活化部分凝血活酶时间（aPTT）进行测量。UFH 的半衰期相对较短，为 1~2h，因此在停药后 3~4h，凝血功能即可恢复正常。鱼精蛋白可用于拮抗肝素的抗凝作用，其正电荷可与肝素的负电荷耦合，阻止肝素与凝血酶原的结合。1mg 鱼精蛋白可对抗 100U 肝素。鱼精蛋白的用量应根据循环中的活性肝素计算，例如患者 2h 前使用了 1000U 肝素，则现在给予 2mg 鱼精蛋白就可以完全拮抗肝素的抗凝作用。

LMWH 是 UFH 解聚制备而成的一类分子量较低的肝素的总称，其分子量为 8~15kD[3]。LMWH 可抑制凝血因子 Xa 的活性，对凝血酶及其他凝血因子影响不大。LMWH 的半衰期约为 4h，因此该药的抗凝作用在数小时后才能完全消失。鱼精蛋白亦可拮抗 LMWH 的药效，但只能拮抗 LMWH 50% 的抑制凝血因子 Xa 的能力[4]。6~8h 前注入

表 14.1　抗凝药物及其拮抗剂

抗凝药物	作用机制	拮抗剂	剂量
肝素 / 普通肝素 低分子量肝素	抗因子 IIa 作用强，抗因子 Xa 作用弱 抗因子 Xa 作用强，抗因子 IIa 作用弱	鱼精蛋白	1mg 鱼精蛋白拮抗 100U 肝素
磺达肝癸 利伐沙班	抑制因子 Xa	重组因子 VII 凝血酶原复合物	PT 或抗 Xa 检测之后输注 80μg/kg
阿加曲班 达比加群	抑制因子 IIa	无	血液透析
比伐卢定 来匹卢定 地西卢定	二价的抑制因子 IIa 的活性区域	无 停止静脉给药	
华法林 醋硝香豆素 苯丙香豆素 茴茚二酮	抑制维生素 K 依赖性凝血因子 II、VII、IX、X	维生素 K 新鲜冰冻血浆 重组因子 VIIa	每 12h 皮下注射 1~2mg 测 INR 后输注 80μg/kg

表 14.2　抗血小板药物及其拮抗剂

抗血小板药物	作用机制	拮抗剂	剂量
阿司匹林	抑制血小板 COX-1，遏制 TXA2，尤其是在血小板活化过程中	血小板 DDAVP	初始 1U，行 PFA 后 0.3μg/kg
氯吡格雷普拉格雷	抑制 P2Y12（血小板活化所需的一种 ADP 受体）	血小板 DDAVP	初始 1U，行 PFA 后 0.3μg/kg
阿昔单抗依替巴肽	抑制糖蛋白 IIb/IIIa（血小板活化的最终通路）	血小板 FFP 或 PCC	初始可给予 FFP 1U 随后可使用浓缩血小板和 PCC

COX= 环加氧酶。DDAVP= 去氨基 –D– 精氨酸血管加压素。FFP= 新鲜冰冻血浆。LMWH= 低分子量肝素。PCC= 凝血酶原复合物。PFA= 血小板功能检测。TXA= 血栓素 A

1mg 的 LMWH 需用 1mg 的鱼精蛋白拮抗 [5]。

2　凝血因子 Xa 抑制剂

凝血因子 Xa 抑制剂有两种类型：戊多糖类和可口服的因子 Xa 直接抑制剂类。戊多糖类包括磺达肝癸和艾卓肝素。磺达肝癸的半衰期为 17h[6]，而艾卓肝素的半衰期较长，达 80h[7]。这些药物唯一有效的拮抗剂是重组因子 VIIa（rFVIIa），其初始使用剂量为 80μg/kg[8-9]。

利伐沙班是可口服的因子 Xa 直接抑制剂类药物，半衰期为 7~11h[10]。该药的抗凝作用无需监测，可延长凝血酶原时间（PT）。凝血酶原复合物可作为利伐沙班的拮抗剂，但患者需行 PT 检测或抗因子 Xa 检测 [11]。

3　直接凝血酶抑制剂

这种药物可结合于凝血酶的活性位点，有口服药物和静脉输注药物，有单价体药物和二价体药物。阿加曲班是一种静脉输注的单价体药物，半衰期为 50min[12]。达比加群是一种口服药物，半衰期为 12~17h[13]。比伐卢定、来匹卢定（重组水蛭素）及地西卢定（水蛭素）为静脉注射的二价体药物，半衰期为 25~75min[14]。

此类药物无任何拮抗剂，rFⅦa 和凝血酶原复合物均不能拮抗其抗凝作用[11,15]。二价体类药物的抗凝作用可在停药后立即消失，并可通过 PT 检测评估。血液透析可以消除达比加群的抗凝作用[16]。

4　维生素 K 依赖性凝血因子抑制剂

此种抗凝药物的发现可追溯至 20 世纪 30 年代，当时的科学家发现牛食用一种特殊的三叶草就会死于出血性疾病[17]。随后，人们从中分离出了可抑制血液凝固的香豆素。如今，华法林已经成为临床上最常用的口服抗凝药物，但其可能会增加颅内出血（ICH）的发病率和死亡率。华法林能够抑制肝脏中维生素 K 依赖性凝血因子，包括因子Ⅱ、Ⅶ、Ⅸ、Ⅹ以及蛋白 C 和蛋白 S。华法林属于一种 4- 羟基香豆素，可以抑制维生 K 环加氧还原酶，进而抑制了上述凝血因子。此类药物还包括醋硝香豆素、苯丙香豆素及茴茚二酮。它们的半衰期为 18h 至 10d[18]。香豆素药效水平可通过 INR 评估。

拮抗香豆素抗凝作用的策略依患者病情的紧急性而定。在非紧急情况下，可选择皮下注射维生素 K（1~2mg），每 12h 1 次，拮抗香豆素抗凝作用。除在严重出血患者中外，没有证据表明静脉给药更具优越性。一般维生素 K 的拮抗作用在初次注射 2h 内起效，并在 12~16h 内达到拮抗效果[19]。口服维生素 K 可在 24h 内达到拮抗香豆素的作用。

在紧急情况下，使用新鲜冰冻血浆（FFP）或凝血酶原复合物（PCC）可以达到很好的快速拮抗作用。PCC 中的凝血因子浓度比 FFP 高 60 倍，可以起到更持久的拮抗作用[20]。PCC 包含了失活的血源性因子Ⅸ、Ⅱ、Ⅶ、Ⅹ以及蛋白 C 和蛋白 S，它们可以通过替代维生素 K 依赖性凝血因子，达到快速逆转抗凝血药物的作用。PCC 的缺点在于其可导致高凝状态，使患者处于动脉血栓或静脉血栓的高危状态。即使维生素 K 和 FFP 常规用于逆转抗凝血，但二者均不能快速逆转患者 INR。因此，可以在适当的情况下选择应用 PCC 和 rFⅦa 等其他替代产品。

如果患者需要紧急手术，可以使用 rFⅦa 快速逆转患者的抗凝状态。rFⅦa 是一种维生素 K 依赖性糖蛋白，可通过激活外源性凝血途径而达到止血作用。rFⅦa 可以快速起效，半衰期为 2~3h[21]。颅内出血患者使用 rFⅦa 剂量的研究结果显示，建议初始给药剂量为 80μg/kg[22]。使用 rFⅦa 后，需联合使用 FFP 或 PCC 以及维生素 K，这一点十分重要。因为 rFⅦa 的拮抗作用不会持续太久，rFⅦa 不能替代被华法林抑制的凝血因子。目前还没有研究明确 rFⅦa 的给药频率。但需要注意的是 rFⅦa 可能会导致急性血栓。Mayer 等发现 80μg/kg 的 rFⅦa 会使患者动脉血栓的发生率提高 5%[22]。

抗血小板药物

1 非类固醇类抗炎药物

阿司匹林是 Bayer 于 1899 年为治疗风湿病合成的水杨酸类药物[23]。其抗血小板特性是由于与环加氧酶（COX）-1 结合，继而抑制血栓塞（TXA）$_2$，TXA$_2$ 是血小板活化过程中重要的催化剂。阿司匹林在吸收后数分钟内起效，半衰期接近 3h，但因其特殊的药代动力学特点导致对血小板抑制作用可达 7~10d。

通过血小板功能分析——PFA-100——进行血小板抑制效果的评估。这是一种离体全血分析，通过采集血液计算凝血时间。根据是否使用胶原质肾上腺素试剂盒或 ADP，正常凝血时间为 60~120s[24]。

如果条件允许，最好在择期手术前 7~10d 避免使用阿司匹林，除非临床状况要求持续使用。为了逆转阿司匹林的药效，有两种方法可以采用。第一种方法是输注血小板。最近的研究发现，给长期服用阿司匹林的脑创伤患者输注血小板，可有效逆转抗血小板作用，并且该作用呈剂量依赖性[25]。第二种方法是使用 DDAVP，可以促进释放因子Ⅷ和 von Willebrand 因子（vWF）以增加血小板的黏附性，因子Ⅷ和 vWF 是血小板重要的黏附因子[26]。DDAVP 的使用剂量为 0.3μg/kg，使用时溶于生理盐水中，输注时间必须大于 30min。

2 噻吩吡啶类药物

氯吡格雷和普拉格雷都是噻吩吡啶类药物，通过与 ADP 受体 P2Y12 结合，抑制血小板功能。使用 ADP 试剂盒进行 PFA-100 检测，可以评估血小板抑制效果。

这种药物的拮抗方法与阿司匹林相似，都是输注血小板和 0.3μg/kg 的 DDAVP[27-28]。

3　糖蛋白（GP）Ⅱb/Ⅲa 抑制剂

GPⅡb/Ⅲa 是血小板表面的一种整合蛋白，一旦被激活，可与纤维蛋白原结合，导致血小板聚集[29-30]。

阿昔单抗，是一种人鼠嵌合单克隆抗体，可以抑制 GPⅡb/Ⅲa。依替巴肽，是一种小肽，可与 GPⅡb/Ⅲa 的 β$_3$ 亚基相结合并抑制其功能。这一亚基能特异性识别 vWF 和纤维蛋白原上精氨酸 - 甘氨酸 - 天冬氨酸（AGD）残端，与之结合促进血小板聚集[31]。阿昔单抗半衰期短，但对 GPⅡb/Ⅲa 有强亲和力，因此对血小板的抑制作用长达 4~5d。依替巴肽对其靶点亲和力弱，因此抗血小板作用会在停止静脉输注数小时内消失（患者肾功能正常的情况下）。

GPⅡb/Ⅲa 抑制剂的拮抗方法包括停止给药、输注血小板和 FFP/PPC[32]。PFA-100 检测可用来评估血小板功能。

结　论

病理性血栓导致的心血管、脑血管和外周血管疾病，是欧美国家的常见疾病。抗凝药物和抗血小板药物的出现改善了这些患者的预后[33]，但使用这些药物有许多风险，首要风险是出血风险[34]。当患者出现出血或需要其他紧急的神经外科治疗时，通常需要快速纠正患者的抗凝或抗血小板状态。

使用这些逆转抗凝和抗血小板作用的药物同样具有风险，包括静脉血栓、缺血性卒中和心肌梗死。对于长期接受阿司匹林联合波立维治疗的心脑血管支架患者，用药方案更加复杂。神经外科医生必须慎重权衡拮抗患者抗凝和抗血小板状态的风险收益比。

关键点

- 评估成年神经外科患者术后出血风险需要关注患者的病史、PT、PTT 和血小板计数
- 血小板计数检测用于排除血小板减少症的患者
- 凝血酶原时间（PT）可评估外源性和共同凝血途径，并且常以 INR 形式表示
- 部分活化凝血时间（aPTT）可评估内源性和共同凝血途径
- 建议神经外科手术患者术后常规进行 PT 和 PTT 检测，评估凝血能力，但许多随机对照研究证明 PT 和 PTT 检测的指导意义不强，只能用作患者的基本评估手段
- 弥散性血管内凝血（DIC）检测系列并不经常使用，但当患者出现难以控制的凝血功能障碍时需要检测。DIC 系列包括 D- 二聚体（增加）、纤维蛋白原水平（下降）、纤维蛋白原降解产物（FDP，增加）。血小板计数减少
- 凝血筛查试验必须与患者临床表现相结合，才有指导意义

回顾性问题

1. 逆转华法林抗凝作用的方法包括：

A. 维生素 K10mg 静脉注射

B. 维生素 K1~2mg 皮下注射

C. FFP 输注

D. 血小板输注

E. 凝血酶原复合物

2. 择期手术前几天应停用阿司匹林和氯吡格雷？

A. 1~2　　　　　　B. 2~3　　　　　　C. 3~4

D. 4~5　　　　　　E. 5~10

3. 逆转肝素抗凝作用最有效的方法是：

A. 血小板输注

B. DDAVP

C. 鱼精蛋白 0.1mg/100U 肝素

D. 鱼精蛋白 1mg/100U 肝素

E. FFP 输注

4. 下列哪个为因子 Xa 抑制剂：

A. 磺达肝癸　　　　　　　B. 利伐沙班

C. 艾卓肝素　　　　　　　D. 达比加群

E. 比伐卢定

5. 下列哪项为直接凝血酶抑制剂：

A. 磺达肝癸　　　　　　　B. 利伐沙班

C. 艾卓肝素　　　　　　　D. 达比加群

E. 比伐卢定

6. 快速逆转阿司匹林作用的有效方法包括：

A. 凝血酶原复合物

B. 输注血小板

C. 维生素 K 1~2mg 皮下注射

D. DDAVP 静脉注射

E. FFP 输注

参考文献

[1] McLean J. The discovery of heparin. Circulation,1959,19:75–78

[2] Rutty C. Miracle blood lubricant: Connaught and the story of heparin, 1928–1937. CONNTACT, 1996,9(4)

[3] Hirsh J, Warkentin TE, Shaughnessy SG, et al. Heparin and low-molecular-weight heparin: mechanisms of action, pharmacokinetics, dosing, monitoring, efficacy, and safety.Chest, 2001,119(1, Suppl):64S–94S

[4] Adler BK. Unfractionated heparin and other antithrombin mediated anticoagulants. Clin Lab Sci,2004,17:113–117

[5] Warkentin TE, Crowther MA. Reversing anticoagulants both old and new. Can J Anaesth,2002,49:S11–S25

[6] Yusuf S, Mehta SR, Chrolavicius S, et al; Fifth Organization to Assess Strategies in Acute lschemic Syndromes Investigators. Comparison of fondaparinux and enoxaparin in acute coronary syndromes. N Engl J Med,2006,354:1464–1476

[7] Buller HR, Cohen AT, Davidson B, et al; van Gogh Investigators. Idraparinux versus standard therapy for venous thromboembolic disease. N Engl J Med,2007,357:1094–1104

[8] Bijsterveld NR, Moons AH, Boekholdt SM, et al. Ability of recombinant factor VIIa to reverse the anticoagulant effect of the pentasaccharide fondaparinux in healthy volunteers. Circulation, 2002,106:2550–2554

[9] Bijsterveld NR, Vink R, van Aken BE, et al. Recombinant factor VIIa reverses the anticoagulant effect of the long-acting pentasaccharide idraparinux in healthy volunteers. Br J Haematol, 2004, 124:653–658

[10] Roehrig S, Straub A, Pohlmann J, et al. Discovery of the novel antithrombotic agent 5-chloro-N-((5S)-2-oxo-3-[4-(3-oxomorpholin-4-yl)phenyl]-1,3-oxazolidin-5-ylmethyl) thiophene-2-carboxamide (BAY 59-7939): an oral, direct factor Xa inhibitor. J Med Chem, 2005,48:5900–5908

[11] Eerenberg ES, Kamphuisen PW, Sijpkens MK, et al. Reversal of rivaroxaban and dabigatran by prothrombin complex concentrate: a randomized,placebo-controlled, crossover study in healthy subjects. Circulation,2011,124:1573–1579

[12] Di Nisio M, Middeldorp S, Büller HR. Direct thrombin inhibitors. N Engl J Med, 2005, 353:1028–1040

[13] Connolly SJ, Ezekowitz MD, Yusuf S, et al; RE-LY Steering Committee and Investigators. Dabigatran versus warfarin in patients with atrial fibrillation. N Engl J Med, 2009,361: 1139–1151

[14] Stone GW, McLaurin BT, Cox DA, et al; ACUITY Investigators. Bivalirudin for patients with acute coronary syndromes. N Engl J Med,2006,355:2203–2216

[15] Wolzt M, Levi M, Sarich TC, et al. Effect of recombinant factor VIIa on melagatran-induced inhibition of thrombin generation and platelet activation in healthy volunteers. Thromb Haemost,2004,91:1090–1096

[16] Strangier J, et al. Clin Pharmacokinet,2010,49:259–268

[17] Francis CW. Warfarin: an historical perspective. Hematology (Am Soc Hematol Educ Program) ,2008,1:251

[18] Ansell J, Hirsh J, et al. Pharmacology and management of the vitamin K antagonists: American College of Chest Physicians Evidence-Based Clinical Practice Guidelines. 8th ed. Chest,2008,133(6 Suppl): 160S–198S

[19] Lubetsky A, Yonath H, Olchovsky D, et al. Comparison of oral vs intravenous phytonadione (vitamin KI) in patients with excessive anticoagulation: a prospective randomized controlled study. Arch Intern Med,2003,163:2469–2473

[20] Makris M, Greaves M, Phillips WS, et al. Emergency oral anticoagulant reversal: the relative efficacy of infusions of fresh frozen plasma and clotting factor concentrate on correction of the coagulopathy. Thromb Haemost,1997,77:477–480

[21] Levi M, Peters M, Biiller HR. Efficacy and safety of recombinant factor VIIa for treatment of severe bleeding: a systematic review. Crit Care Med,2005,33:883–890

[22] Mayer SA, Brun NC, Begtrup K, et al; FAST Trial Investigators. Efficacy and safety of recombinant activated factor VII for acute intracerebral hemorrhage. N Engl J Med, 2008, 358:2127–2137

[23] Vane JR, Flower RJ, Botting RM. History of aspirin and its mechanism of action. Stroke, 1990, 21 (12, Suppl):IVl2–IV23

[24] Ortel TL, James AH, Thames EH, et al. Assessment of primary hemostasis by PFA-100 analysis in a tertiary care center. Thromb Haemost, 2000,84:93–97

[25] Bachelani AM, Bautz JT, Sperry JL, et al. Assessment of platelet transfusion for reversal of aspirin after traumatic brain injury. Surgery, 2011,150:836–843

[26] Mannucci PM. Desmopressin (DDAVP) in the treatment of bleeding disorders: the first 20 years. Blood, 1997,90:2515–2521

[27] Vilahur G, Choi BG, Zafar MU, et al. Normalization of platelet reactivity in clopidogrel-treated subjects. J Thromb Haemost, 2007,5:82–90

[28] Leithäiuser B, Zielske D, Seyfert UT,et al. Effects of desmopressin on platelet membrane glycoproteins and platelet aggregation in volunteers on clopidogrel. Clin Hemorheol Microcirc, 2008,39:293–302

[29] Shattil SJ, Kashiwagi H, Pampori N. Integrin signaling: the platelet paradigm. Blood, 1998, 91:2645–2657

[30] French DL, Seligsohn U. Platelet glycoprotein IIb/IIIa receptors and Glanzmann's thrombasthenia. Arterioscler Thromb Vasc Biol,2000,20:607–610

[31] Dangas G, Colombo A. Platelet glycoprotein IIb/IIIa antagonists in percutaneous coronary revascularization. Am Heart J, 1999,138(1 Pt 2):S16–S23

[32] Li YE Spencer FA, Becker RC. Comparative efficacy of fibrinogen and platelet supplementation on the in vitro reversibility of competitive glycoprotein IIb/IIIa receptor-directed platelet inhibition. Am Heart J,2002,143:725–732

[33] Mackman N. Triggers, targets and treatments for thrombosis. Nature,2008,451:914-918

[34] Jackson SP, Schoenwaelder SM. Antiplatelet therapy: in search of the'magic bullet'. Nat Rev Drug Discov,2003,2:775–789

问题答案

1. BCE

2. E

3. D

4. ABC

5. DE

6. BD

第 **15** 章

神经外科手术患者术后恢复抗凝与抗血小板用药的策略

Douglas W. Sborov,George M. Rodgers

颅内手术和脊柱手术术后出现出血性并发症的风险较高。因此，治疗一些长期口服抗凝或抗血小板药物的患者对于神经外科医生而言是一种挑战[1]。这些患者术后常常需要过渡性抗凝治疗并调整抗血小板用药，使术后出现并发症的风险最小化。但目前依然仅有很少的研究证据明确指导神经外科手术的患者术后如何恢复抗凝和抗血小板用药。因此医生只有借鉴非神经外科手术患者术后的抗凝和抗血小板用药建议来指导神经外科手术患者术后的用药。2008 年美国胸科医师学会（ACCP）指南为神经外科医生提供了治疗依据[2]。与 2008 年指南相比，最近的 2012 年 ACCP 指南在证据的质量和等级上稍有变化，但没有实质性改变[3]。

抗血小板药物和抗凝药物

抗血小板药物可以减少血小板聚集、预防动脉内血栓形成。临床上应用的抗血小板药物包括环加氧酶抑制剂（阿司匹林）、腺苷二磷酸受体抑制剂（氯吡格雷、普拉格雷、噻氯匹定）、非类固醇抗炎药（NSAID）、GPⅡb/Ⅲa 抑制剂（阿昔单抗、埃替非巴肽、盐酸替罗非班）、腺苷脱氨酶和磷酸二酯酶抑制剂（双嘧达莫）。阿司匹林和氯吡格雷是最常用的抗血小板药物，用于预防心脑血管血栓性疾病的发生。有关阿司匹林和氯吡格雷的研究较多，目前已经建立了相关指南指导术后如何恢复这两种药物治疗，并将在下文中详述。其他抗血小板药物大部分被用于急性心血管疾病的治疗，围术期的用药需要在心脏科医生的指导下进行。

有下列四种疾病的患者可能需要长期口服抗凝药物（AC，如华法林）：①心血管疾病；②脑血管疾病（CVD）；③静脉血栓栓塞（VTE）；④外周血管疾病（PVD）。PVD包括动脉狭窄和动脉旁路移植。VTE包括上下肢深静脉血栓（DVT）和肺栓塞（PE）。CVD包括心源性血栓或动脉粥样硬化导致的卒中和颈动脉夹层。需要服用抗凝药物的心血管病包括心脏瓣膜病（有或无人工瓣膜）、扩张型心肌病、心腔内血栓和心房颤动[1]。此类患者出现血栓栓塞性并发症的风险较高，在围术期需要过渡性抗凝治疗。ACCP指南提出如果这些患者术后不恢复抗凝治疗，那么每年出现血栓栓塞性并发症的风险大于 4%。

上述患者需要在术前和围术期进行过渡性抗凝治疗早已明确，值得注意的是过渡性抗凝治疗常用药物为普通肝素（UFH）和低分子量肝素（LMWH）。术后是否给予 UFH 或 LMWH，需要医生根据不同患者权衡其出血和血栓栓塞的风险。在神经外科疾病患者中，医生常常需要精确掌握患者围术期出血和血栓栓塞风险的平衡。确保患者的安全需要医务工作者分析手术类型、风险分级，悉心照顾，逐个评估患者术后出血的风险（表 15.1）。

抗凝和抗血小板治疗的术后应用

2008 年和 2012 年的 ACCP 指南是患者术后抗凝和抗血小板用药的权威参考[2-3]。这些指南建议的收益风险比通过分级系统评估分为 1 级和 2 级，方法学证明力度评估分级为 A~C。具体而言，1 级代表强烈建议（收益大于风险）；2 级代表收益和风险的权衡不明确。方法学证明力度 A 级代表从随机对照试验中得到的高质量证据；B 级代表从随机对照试验中得到的中等质量证据（方法有缺陷）；C 级代表仅

表 15.1 常用的抗凝和抗血小板药物特点

	药理作用	抗凝作用峰值时间	半衰期	治疗剂量	推荐的术前停药时间
普通肝素	增强抗凝血酶活性，加速凝血酶和因子 IXa、Xa、XIa 的失活	2~4h	90min	15~18U/kg，根据 aPTT 值再调整剂量	4h
低分子量肝素	与普通肝素相似，倾向抑制因子 Xa 的活性	3~5h	6h	1mg/kg，每天 2 次	24h
华法林	抑制维生素 K 参与合成凝血因子 II、VII、IX、X；阻止抗凝蛋白 C 和 S 的合成。	48h INR 升至 1.5	36~42h	2~10mg/d	5~6d
阿司匹林	通过与环加氧酶 1/2 发生不可逆的乙酰化，抑制血小板聚集	数分钟至数小时	剂量依赖性（15min 至 10h）	81~325mg/d	7~10d
氯吡格雷	选择性抑制血小板表面的 ADP 受体，抑制 ADP 介导的糖蛋白 IIb/IIIa 复合物的活化，从而抑制血小板聚集	3~7d	6h	75mg/d±速效剂量	7~10d
双嘧达莫	抑制血小板聚集	数分钟至数小时（联合阿司匹林）	10h	双嘧达莫 200mg/d + 阿司匹林 25mg/d	7~10d

ADP= 腺苷二磷酸。INR= 国际标准化比值。aPTT= 活化部分凝血活酶时间

从观察结果中得到的低质量证据[2]。

迄今，所有关于患者术后抗凝和抗血小板治疗的指南建议都是 1B/C 级和 2C 级的。众所周知，这个领域的数据资料证明力度有限，因此患者术后抗凝和抗血小板治疗的风险可能比数据资料估计的更高。这就导致医生需要根据每例患者的不同情况，制定个体化治疗方案。而治疗方案必须基于对患者术后出血风险和血栓栓塞风险的权衡而制订。

神经外科手术患者围术期出血风险较高，医生需要根据患者术后止血的程度决定什么时候开始抗凝和抗血小板治疗。患者在一期止血不充分的情况下不可恢复抗凝用药。术后患者需要常规检查凝血指标（PT、PTT），并且血小板计数必须大于 100 000/μl。如果患者术后存在凝血异常，需要及时评估和纠正（第 14 章）。

在患者术后恢复抗凝和抗血小板用药之前，医生还需评估该患者血栓栓塞的相关风险。这种风险评估必须在术前患者伴随疾病的情况上进行（表 15.2）。术前患者的伴随疾病和依赖口服抗凝药物的程度决定术后患者恢复抗凝治疗的用药剂量。目前很多关于患者血栓栓塞的风险分级尚未得到有力验证，但是 ACCP 根据患者最初接受抗血栓治疗时的疾病状态将患者分为高风险组、中风险组、低风险组。高风险组和中风险组的患者需要过渡性抗凝治疗。

对于出血风险较高的术后患者（如所有神经外科手术后患者），部分患者需要过渡性抗凝治疗。ACCP 指南针对这些患者提出了一些 1C 级推荐，其中包括：①在患者术中充分止血的情况下，LMWH/UFH 用药应推迟至术后 48h 或 72h 后给予；②在患者术中充分止血的情况下，LMWH/UFH 的用药剂量应为低剂量；③术后过渡性抗凝治疗可仅使用华法林，不可同时使用 LMWH 或 UFH。另一条 1C 级推荐提出患者术后进行过渡性抗凝治疗没有固定时间，应根据不同患者的预计出血风险和术后止血效果来决定患者术后 LMWH 或 UFH 开始用药的时间。

Vinik 等人提出了一种评价标准，指导患者术后 LMWH/UFH 用药[4]

（图 15.1）。这种评价标准只在患者手术中充分止血的情况下提供参考。对于神经外科手术术后患者（出血高风险），神经外科医生可以借鉴这项评价标准。高出血风险伴随高或中等血栓栓塞风险组的患者应在手术 24h 以后考虑抗凝治疗，LMWH/UFH 的最初用药剂量应为低剂量或者暂不使用抗凝药物[1,4]。术后 2~3d 可以重新评估患者 LMWH/UFH 的使用剂量。未给予抗凝治疗的患者，如果没有出血并发症，可在术后 2~3d 给予低剂量的 LMWH/UFH。已经接受低剂量 LMWH/UFH 治疗的患者，如果没有出血并发症，可在术后 2~3d 追加至治疗剂量。

表 15.2　术前患者出现血栓栓塞的 ACCP 风险分级

长期抗凝治疗的指征			
风险	人工瓣膜	心房颤动	静脉血栓栓塞（VTE）
高风险	·人工二尖瓣膜 ·（二尖瓣/主动脉瓣）笼球瓣膜或者斜碟瓣膜 ·近期（<6 个月）有缺血性卒中或 TIA 症状	·CHADS$_2$ 评分为 5 或 6 分 ·近期（<3 个月）有缺血性卒中或 TIA 症状 ·风湿性心脏病	·近期（<3 个月）出现 VTE ·高血栓形成倾向 ·蛋白 C/S 缺乏，抗凝血酶缺乏 ·抗磷脂抗体综合征 ·多发性血栓形成
中等风险	·双叶瓣（主动脉瓣置换）+ 存在缺血性卒中主要危险因素	·CHADS$_2$ 评分为 3 或 4 分	·3~12 个月出现 VTE ·复发性 VTE ·轻度血栓形成倾向 ·恶性肿瘤
低风险	·双叶瓣（主动脉瓣置换）+ 不存在缺血性卒中主要危险因素	·CHADS$_2$ 评分为 0~2 分，无缺血性卒中或 TIA 病史	·12 个月前出现 VTE

高风险：动脉血栓栓塞风险（每年 >10%）或静脉血栓栓塞风险（每月 >10%）。中等风险：动脉血栓栓塞风险（每年 4%~10%）或静脉血栓栓塞风险（每月 4%~10%）。低风险：动脉血栓栓塞风险（每年 <4%）或静脉血栓栓塞风险（每年 <2%）。表格来源于 2008 年 ACCP 围手术期抗栓治疗指南。此表格以血栓栓塞风险的分级（高、中、低）为依据，为抗凝治疗提供依据。每一风险分级均罗列了相关条件。ACCP= 美国胸科医师学会

血栓栓塞风险 \ 出血风险		高*	低
	高	低剂量抗凝药物或暂不使用抗凝药	全剂量抗凝药物
	中	低剂量抗凝药物或暂不使用抗凝药	低剂量或全剂量抗凝药物

* 对于高出血风险伴高血栓栓塞风险的患者，可以考虑给予下腔静脉过滤器植入

图 15.1　术后恢复使用 LMWH/UFH 抗凝治疗的影响因素　术后恢复使用 LMWH/UFH 抗凝治疗基于对两个影响因素的估计，即血栓栓塞风险和出血风险。在患者术中充分止血的情况下，如果该患者出血风险高并且有高或中等的血栓栓塞风险，则需要在术后 ≥ 24h 考虑给予低剂量的 LMWH/UFH，也可以暂不给予抗凝治疗。另外，对于高出血风险伴高血栓栓塞风险的患者，可以考虑给予下腔静脉过滤器植入。对于低出血风险伴高血栓栓塞风险的患者，则需要在术后 ≥ 24h 考虑给予全剂量的 LMWH/UFH。对于低出血风险伴中等血栓栓塞风险的患者，可考虑在术后 ≥ 24h 给予低剂量或者全剂量的 LMWH/UFH。引自 Vinik R,Wanner N,Pendleton RC. Periprocedural antithrombotic management: a review of the literature and practical approach for the hospitalist physician. J Hosp Med,2009,4:551-559

由于华法林抗凝起效慢，术后过渡性抗凝治疗的主要目的是在华法林起效前，加用 LMWH/UFH，使患者血栓栓塞不良事件的风险降至最低。根据表 15.1，华法林使用 2d 才能达到部分效力的抗凝效果（INR ≥ 1.5）。因此 ACCP 指南提出 1B 级推荐：可在手术当晚或者术后第 1 天开始恢复华法林用药，或者在患者术中充分止血的情况下及时恢复华法林用药。可惜的是，这些推荐并不是基于神经外科手术患者的数据资料，因此不是神经外科手术患者用药的金标准。许多神经外科医生在患者术后 3~4d 甚至术后 1 周才考虑抗凝治疗，因为这时候的患者出血风险最低。

当患者恢复华法林用药时，其剂量可以是患者术前的用药剂量，也可以在恢复用药的前 2d 给予双倍基础剂量。大量的研究证明要达到治疗性的 INR（2.0~3.0），需要持续 4~7d 的过渡性抗凝治疗。指

南同时提出，一旦达到治疗性 INR 可以停用 LMWH/UFH，继续应用华法林。重要的是，所有患者住院期间在达到治疗性 INR 前需要每天监测 INR，达到治疗性 INR 后还需要每周监测 2 次 [5]。

许多患者需长期服用抗血小板药物，术后需要及时恢复用药，例如：裸金属支架植入 6 周内的患者或药物涂层支架植入 12 个月内的患者。对于围术期出血风险较高的手术，建议在手术前 7~10d 停止服用抗血小板药物 [6]。ACCP 指南 2C 级推荐提出在患者术中止血充分的情况下，可在术后 24h 恢复应用阿司匹林和氯吡格雷。再次强调，这些推荐并不是基于神经外科手术患者的数据资料，许多神经外科医生一般在患者术后 3~4d，甚至 1 周后才开始给予抗血小板治疗，因为这时候的患者出血风险最低。决定是否恢复抗血小板治疗还需要神经外科医生权衡不同患者的血栓风险和出血风险。

对于一些血栓栓塞风险较高的患者（例如近期支架植入或者心肌梗死的患者），建议术后先给予过渡性抗血小板治疗。在使用口服抗血小板药物之前，这些患者的过渡性抗血小板治疗可以使用短效 GPⅡb/Ⅲa 拮抗剂（埃替非巴肽、替罗非班）。值得注意的是，短效 GPⅡb/Ⅲa 拮抗剂的这种使用是药品说明书之外的用法，制定抗血小板治疗的方案需要参考心脏病科医生的意见及多学科的会诊意见 [6]。目前还没有关注其他抗血小板药物的相关指南。过渡性抗血小板药物必须在患者术中充分止血的前提下使用。ACCP 不推荐患者恢复抗血小板用药时，使用血小板功能检测。

治疗剂量的抗凝治疗可以引起多达 10%~20% 的患者出现出血并发症 [4]。患者术后是否恢复抗凝治疗，医生需要根据患者术中的止血情况，患者术前伴随疾病导致血栓栓塞的风险，以及引起出血风险增加的因素（老年人、长期服用抗血小板药物、肾损伤、脊髓或硬膜外导管的应用、肝脏疾病或癌症）来制订个体化的治疗方案 [4]。医生需要仔细权衡患者进行过渡性抗凝治疗和抗血小板治疗的风险。

神经外科相关问题

神经外科手术后的患者如果出现出血或者血栓栓塞的并发症，可能危及患者生命，医生需要格外注意。但是在神经外科领域，关于抗凝和抗血小板治疗的相关文献很少，也没有相关指南。

众所周知，华法林、UFH、LMWH、氯吡格雷和阿司匹林会增加神经外科手术后患者的出血风险。神经外科手术后患者如果出现出血并发症，可能导致二次手术和永久性神经功能障碍。目前研究最多的出血并发症是硬膜外血肿，进展型硬膜外血肿会引起严重后果。术后有症状的硬膜外血肿的准确发病率尚不明确，但是推测在 0.1%~1.0%（无论患者术后是否接受抗栓治疗）。如果患者因为术前伴随疾病长期接受抗凝治疗，那么术后有症状的硬膜外血肿的发病率高达22%[7-8]。最近的神经外科相关综述提出预防剂量和治疗剂量的抗凝治疗都会增加硬膜外血肿形成的风险，但是其精确的发病率尚不明确。如前所述，硬膜外血肿的形成可以导致患者长期和永久性的神经功能障碍。因此，大量神经外科相关建议提出如果患者术后需要抗凝治疗，建议使用 UFH 替代 LMWH，因为 UFH 更容易控制，作用时间更短，鱼精蛋白更容易拮抗其抗凝作用[9-10]。

脊柱或者颅内手术后患者一旦出现静脉血栓栓塞，会影响患者神经功能的恢复。对于那些术前就存在高血栓栓塞风险的患者，由于术后需要长期卧床和活动限制，患者术后出现血栓栓塞的风险更高。但是这些患者术后是否需要恢复抗凝或抗血小板治疗，医生还应根据患者术后的止血效果进行评判。

如果患者术前就存在深静脉血栓或肺栓塞病史，但是脊柱或者颅内手术后止血效果又不佳，医生应格外重视。对于这些患者，建议术后给予下腔静脉过滤器植入，替代术后使用 UFH 或 LMWH 的过渡性抗凝治疗[7-8]。但是对于一些需要长期服用抗凝药物的心房颤动患者、机械性心脏瓣膜患者以及术后脑血管意外高风险患者（缺血性卒中和

TIA），医生需要个体化分析患者的风险收益比，决定术后是否开始或推迟抗凝治疗。

长期服用抗凝药物的患者会引起高 INR，出现颅内出血和硬膜下血肿（合并或不合并外伤）。神经外科医生在临床上经常遇到一个问题，如果长期服用抗凝药物的患者出现颅内出血，那么停用抗凝药物多长时间是安全的。Wijdicks 等于 1998 年对这个问题进行了相关研究。他们观察了一些血栓栓塞风险较高的患者（人工心脏瓣膜合并心房颤动患者或球笼瓣膜患者），分别停用抗凝药物 2~22d，并没有出现血栓栓塞并发症。虽然这项回顾性分析只纳入了 9 例患者，但是作者提出如果长期服用抗凝药物的患者出现颅内出血，需行动脉瘤夹闭或栓塞术，或者需要在不增加血栓栓塞风险的前提下治疗颅内血肿，可以停用抗凝药物 1~2 周 [11]。

对于脊柱和头颅手术术后患者，神经外科医生需要根据患者不同情况个体化分析其风险收益比。如果患者术中和术后止血效果良好，可以考虑术后恢复抗凝治疗，但是医生需要时刻评估抗凝治疗的风险。最终需要强调的是，在患者术后出血未控制之前，不可进行过渡性抗凝治疗。

病例 1

C.K.，女，45 岁，以急性右侧胸部疼痛症状入急诊科就诊。患者 1 个月前由于多发性骨髓瘤继发溶骨性病变，导致病理性骨折，并随后进行左右侧全髋关节置换术。患者术后持续性的接受预防剂量的依诺肝素治疗。患者此次入院行胸部 CTA 检查结果提示双侧肺栓塞，右侧栓塞较为严重。住院期间将患者依诺肝素剂量加大至治疗剂量（每天 2 次）。1 周后，患者突然出现弥漫性头痛、谵妄、言语含糊不清等症状，并再次入急诊科就诊。头部 CT 提示急性颅内出血。医生及时纠正患者抗凝状态，并进行手术干预。问题：患者术后什么时候可以恢复抗凝治疗？哪一种抗凝药物可以在患者术后早期使用？以下几条建议可供医生参考。

· 患者近期有深静脉血栓和肺栓塞病史，但是如果术后过早恢复抗凝治疗，患者出现症状性颅内出血的风险很高。建议先给予暂时性的下腔静脉过滤器植入，并且推迟术后抗凝治疗的时间。几周后，如果患者一般情况良好，可以给予治疗剂量的抗凝药物。在患者恢复治疗剂量的抗凝治疗后再去除下腔静脉过滤器。

· 术后给予患者下腔静脉过滤器植入的同时，如果患者头部 CT 显示颅内血肿稳定并且临床检查无异常，可以在术后 24~48h 适当给予低剂量的肝素治疗。术后 2~5d 再次评估患者情况，决定是否可以调整为高剂量的肝素治疗。如果患者术后一直未进行过渡性抗凝治疗，可以在术后 2~5d 再次评估患者情况，决定是否可以给予低剂量的肝素治疗。

· UFH 比 LMWH 更适合用于神经外科术后患者的过渡性抗凝治疗。因为 UFH 的抗凝效应更容易控制。

· 在患者恢复治疗剂量的抗凝治疗之后再去除下腔静脉过滤器。

病例 2

H.B.，男，72 岁，有 2 型糖尿病史、高血压史、卒中史、冠心病史。10 年前被诊断为弥漫性大 B 细胞淋巴瘤 Ⅱa 期，并接受化疗，化疗后患者病情好转。11 个月前患者因冠心病行冠状动脉介入手术，在左前降支植入药物涂层支架，术后患者持续服用氯吡格雷。此次入院患者有弥漫性头部钝痛，伴有意识改变。头颅 CT 结果提示右侧大脑颞叶和顶叶两处占位性病变，怀疑为中枢神经系统淋巴瘤。神经外科医生需要对患者进行手术，取活组织检查，同时需要咨询心脏病科医生是否可以暂时停用氯吡格雷。如果心脏科医生认为可以在围术期停用氯吡格雷，并且不会出现任何并发症，那么该患者术前什么时候可以停用氯吡格雷？术后什么时候可以恢复氯吡格雷的使用？以下几条建议可提供给医生参考。

· 该患者术前 5~7d 停用氯吡格雷。

· 如果患者术中充分止血，术后头部 CT 扫描无出血，临床检查无异常，可以在术后 48~96h 开始服用氯吡格雷。

关键点

· 所有的颅内手术和脊柱手术都是高出血风险手术
· 目前还没有研究证据明确指导神经外科手术后的患者该如何恢复抗凝和抗血小板用药
· 医生需要在患者术后恢复抗凝和抗血小板治疗之前，根据术后患者的不同情况个体化分析其止血情况和血栓栓塞风险
· 关于术后恢复抗凝治疗的相关问题如下
  。 迄今，所有关于患者术后恢复抗凝血和抗血小板治疗的指南建议都是 1B/C 级和 2C 级的
  。 术前患者的出血风险和术后患者的止血情况决定着是否可以恢复抗凝血和抗血小板治疗
  。 术前患者发生血栓栓塞的风险决定着术后患者接受肝素 / LMWH 用药的剂量
  。 如果患者术后止血效果良好（临床检查无异常、头部 CT 无出血），可以在患者术后 48~96h 开始给予 UFH/LMWH 治疗。
  。 如果患者术后止血效果良好（临床检查无异常、头部 CT 无出血），可以在患者术后 48~96h 开始给予华法林。
  。 如果患者术后止血效果良好（临床检查无异常、头部 CT 无出血），可以在术后 48~96h 开始给予阿司匹林和氯吡格雷
  。 如果患者术前长期服用腺苷二磷酸受体抑制剂、GPⅡb/Ⅲa 抑制剂、腺苷脱氨酶和磷酸二酯酶抑制剂，术后恢复用药前需与心脏科医生协商会诊
  。 对于深静脉血栓 / 肺栓塞风险较高或有深静脉血栓 / 肺栓塞病史的患者，需考虑行下腔静脉过滤器植入

回顾性问题

1. 下列哪些药物影响血小板功能？

A. 阿司匹林

B. 华法林

C. 氯吡格雷

D. 双嘧达莫

E. 肝素

2. 对错题：

A. 每年血栓栓塞风险 >2% 的患者，术后需要接受过渡性抗凝治疗。

B. 关于神经外科患者术后的抗凝治疗，目前已有 1/A 级证据。

C. 术后没有接受抗凝治疗的患者，硬膜外血肿的发生率 <1%。

D. 术后接受治疗剂量的抗凝治疗的患者，硬膜外血肿的发生率高达 10%。

3. 对错题：

A. 术前患者的出血风险和术后患者的止血情况决定着患者术后恢复抗凝和抗血小板治疗的时间。

B. 如果患者术后止血效果良好（临床检查无异常，头部 CT 无出血），可以在患者术后 48~96h 开始给予华法林。

C. 如果患者术后止血效果良好，可以在术后 24h 开始给予 UFH/ LMWH。

D. 如果患者术后止血效果良好（临床检查无异常、头部 CT 无出血），可以在患者术后 ≥ 48~96h 开始给予 UFH/ LMWH。

4. 对错题：

A. 术前患者发生血栓栓塞的风险决定着术后患者接受肝素/ LMWH 的剂量。

B. 如果患者术后止血效果良好，可以在患者术后 24h 开始给予阿司匹林和氯吡格雷。

C. 如果患者术后止血效果良好（临床检查无异常，头部 CT 无出血），可以在患者术后 48~96h 开始给予阿司匹林和氯吡格雷。

D. 如果患者术前长期服用腺苷二磷酸受体抑制剂、GPⅡb/Ⅲa 抑制剂、腺苷脱氨酶和磷酸二酯酶抑制剂，术后 24h 可以恢复用药。

E. 如果患者术前长期服用腺苷二磷酸受体抑制剂、GPⅡb/Ⅲa 抑制剂、腺苷脱氨酶和磷酸二酯酶抑制剂，术后恢复用药前需与心脏科医生协商会诊。

5. 关于下腔静脉过滤器，下列陈述哪些是错的，哪些是对的？

A. 下腔静脉过滤器可永久性植入。

B. 当植入下腔静脉过滤器时，不需要同时进行抗凝治疗

C. 下腔静脉过滤器可以预防深静脉血栓。

D. 对于诊断为肺栓塞，并且出血风险较高的患者，建议给予下腔静脉过滤器植入。

参考文献

[1] Lazio BE, Simard JM. Anticoagulation in neurosurgical patients. Neurosurgery, 1999,45:838-847, discussion 847–848

[2] Douketis JD, Berger PB, Dunn AS, et al. American College of Chest Physicians. The perioperative management of antithrombotic therapy: American College of Chest Physicians Evidence-Based Clinical. Chest,2008,133:299–339

[3] Douketis JD, Berger PB, Dunn AS, et al. American College of Chest Physicians. The peroperative management of antithrombotic therapy: American College of Chest Physicians Evidence-Based Clinical. Chest,2012,141:326–350

[4] Vinik R, Wanner N, Pendleton RC. Periprocedural antithrombotic management: a review of the literature and practical approach for the hospitalist physician. J Hosp Med, 2009, 4: 551–559

[5] Ronald Reagan UCLA Medical Center, Anticoagulant Management Program and Guidelines. Online publication, 2008

[6] Scharf RE. Management of bleeding in patients using antithrombotic agents: prediction, prevention, protection and problem-oriented intervention. Hamostaseologie, 2009, 29: 388–398

[7] Glotzbecker MP, Bono CM, Wood KB, et al. Postoperative spinal epidural hematoma: a systematic review. Spine,2010,35:E413–E420

[8] Cain JE Jr, Major MR, Lauerman WC, et al. The morbidity of heparin therapy after development of pulmonary embolus in patients undergoing thoracolumbar or lumbar spinal fusion. Spine,1995,20:1600–1603

[9] Bono CM, Watters WC III, Heggeness MH, et al. An evidence-based clinical guideline for the use of antithrombotic therapies in spine surgery. Spine J,2009,9:1046–1051

[10] Spyropoulos AC. Bridging therapy and oral anticoagulation: current and future prospects. Curr Opin Hematol,2010,17:444–449

[11] Wijdicks EFM, Schievink WI, Brown RD, et al. The dilemma of discontinuation of anticoagulation therapy for patients with intracranial hemorrhage and mechanical heart valves. Neurosurgery, 1998,42:769–773

问题答案

1. A，C，D
2. A 错误；B 正确；C 正确；D 错误
3. A 正确；B 正确；C 错误；D 错误
4. A 正确；B 错误；C 正确；D 错误；E 正确
5. A 错误；B 错误；C 错误；D 正确

第16章
预防术中出血的介入栓塞技术

Alejandro Santillan, Walter Zink, Lewis Leng, Shaun David
Rodgers, Howard A. Riina

在对颅内或椎管内病变的术前评估中，病变富含血管程度的评估至关重要。仔细评估患者术前神经影像和病史，需要重点估计血管病变和术中大出血的可能性。如果有疑似血管病变，医生需要在术前考虑用合适的方法止血。目前，神经介入放射学栓塞技术是术前准备的主要方法。随着 X 线设备、导管、导丝和栓塞材料的不断发展，适合栓塞治疗的颅内和椎管内病变比例逐渐升高。术前介入栓塞主要采用动脉穿刺途径。但是在一些特殊的病例中，直接性经皮穿刺栓塞技术也可供选择 [1-6]。除了减少术中出血外，术前介入栓塞还有其他优点：①术前选择性地控制术中难以接近的供血动脉；②减少手术时间；③增加病变的全切率；④降低损伤周围神经组织的风险；⑤降低病变的复发率；⑥提高解剖变异的辨别率和术野清晰度 [7-8]。

本章着重介绍术前介入栓塞技术概论和最常应用的栓塞材料。简要描述最常见的适合做术前介入栓塞的颅内和椎管内病变，讨论主要的并发症和风险。重要的是，术前介入栓塞仅仅是手术的辅助手段。因此，对待每例患者，均需权衡利弊，以确保术前介入栓塞的上述优势大于潜在的风险。

栓塞技术

1　导管、导丝和技术

经动脉介入栓塞技术可分为 3 个阶段：评估和诊断，微导管的选择，介入栓塞手术。首先，我们讨论患者的麻醉问题。介入栓塞的患者可保持清醒或者轻度镇静，以确保持续性的神经系统监控和诱发试验，从而避免全身麻醉风险。从另一方面讲，全身麻醉的优势在于消除患者不适感，以及在关键诊断和栓塞过程中防止患者移动。全身麻醉的主要劣势在于不能对患者进行实时神经功能检测。但是，一些神经生理学监测可以在术中运用，例如：脑电图，体感诱发电位和运动诱发电位。本书作者通常在全身麻醉下行所有的颅内外和颈部的介入栓塞手术。对于大部分椎管内介入栓塞手术，中度镇静已可以满足手术需要。但是，转移性的胸椎病变会对麻醉有更高要求。因为患者呼吸运动和病变引起的阵发性疼痛使手术操作更加困难。

2　动脉通路

穿刺的动脉通常选择股动脉。但是在一些特殊情况下，也可选择肱动脉、桡动脉、颈动脉。在插入动脉鞘管后，医生可应用各种诊断用导管送进相应血管内行血管造影。血管造影诊断的关键在于确认病变相关血管解剖，包括病变富血管程度、供血动脉及引流静脉。在操作过程中，需要在施行干预前和干预后分别进行相关血管造影，并将两者进行对比分析。例如，对于一些颅外和颈部肿瘤，需要在干预前行选择性颈内动脉血管造影，了解是否存在血栓风险。干预后行选择性颈内动脉血管造影，便于发现遗漏的血管分支并分析血流变化。

3　导管（概述）

诊断性血管造影完成后，造影导管需被替换为导引导管。使用导引导管的目的是为更细、更软的微导管通过提供稳定的平台。因此，这种导管通常比造影导管更硬、更粗。明确了相关血管解剖位置后，一般导引导管可直接进入目标血管。如果遇到非常扭曲或复杂的血管时，可以将造影导管先送入目标区，引导长交换导丝传入目标区远端后，再替换为导引导管。在一些特殊情况下，造影导管可以用作导引导管。在脊髓介入栓塞手术中，作者一般采用 5-French Cobra 2 造影导管。这种导管尖端专为方便送入横行方向的血管设计，比如，脊髓阶段性动脉。这种诊断导管内径很大，可容纳微导管通过。Cobra 2 导管尖端形状有助于在脊髓阶段性动脉内稳定位置。肝素需通过旋转止血阀持续冲洗导引导管，预防导管内血栓形成。但是用量不能影响凝血参数[12]。全身肝素抗凝治疗经常用于减少血栓栓塞性并发症[13]。在介入栓塞手术中，作者通常使用 70U/kg 的肝素，以期望活化凝血时间达到基线的两倍。

4 微导管和导丝

介入栓塞手术的第二阶段是选择微导管。这一阶段的目的是将微导管送入最佳位置，以便能够安全有效地递送栓塞材料进入目标病变。第一步是要选择合适的微导管。目前，有多种微导管可供选择。这些微导管普遍设计为近端比较粗硬，远端逐渐变软变细。微导管比较粗硬的近端方便操作导管向前传送，而比较柔软的远端能使导管容易送入更细的血管远端，并减少血管破裂和断裂的风险。微导管通过编织制成，这样可以预防微导管通过血管急弯时弯折。微导管表面涂有亲水性涂层，这样可以减少微导管和导引导管、微导管和血管壁之间的摩擦力。也有一些证据表明，亲水性涂层也可以减少沿导管周围的血栓形成[14]。推送微导管的技巧在于需先同轴递送微导丝到位，再缓慢推送微导管。微导丝前端柔软，对血管壁损伤小。漂浮微导管是一种用特殊方式推送的特殊导管。Magic 微导管和 Marathon 微导管均属于漂浮微导管。这种微导管的远端极度柔软、纤细。运用这种微导管，微导丝可以缩回微导管腔内，将微导管柔软的远端顺着血流方向推送。漂浮微导管可以操作进入非常细的血管而且很少损伤血管。微导管尖端可以用传统的蒸汽方法塑形，方便操作，也可以用其他方法塑形。最后，在选择微导管之前，必须考虑微导管和栓塞材料的兼容性。液体型栓塞剂 Onyx 溶于二甲亚砜，因此只能应用与二甲亚砜兼容的微导管，如 Marathon 微导管。此外，颗粒型栓塞剂会在微导管内聚集，导致导管堵塞，甚至损害导管。

每一个微导管都需要一个微导丝导引。和微导管一样，微导丝也有许多种类可供选择。微导丝内的芯线决定微导丝的大小、柔韧度、可塑形性、可控制性、可输送性、力矩调节和透视能见度。微导丝很容易用传统蒸汽法塑形。微导丝塑形是通过血管急弯和进入血管分支终末端的关键一步。

5　血管造影技术

对于头颅的介入操作常采用双向透视，而椎管内病变的介入操作采用单向透视即可。为了方便操作，路图技术已被广泛应用。这种技术是先获得血管路径的掩膜图像，再把实时透视影像重叠在上面。如果患者移动或者 X 线管和图像增强器的位置变化，那么路图作用会失效。由于这个原因，易受到呼吸和肠蠕动的影响，路图技术并不适用于胸腰椎部位的操作。目前，3D 路图技术已得到开发，这种技术是使用旋转造影构建的 3D 影像作为路图[15]。3D 路图技术可在 X 线设备变换新的投射角度的情况下应用，而不用获得新的路图。但是，与普通路图相似，3D 路图也不允许患者移动。

当微导管达到目标区后，必须施行超选择性造影确定是否到达合适位置。合适位置是指微导管必须在只对病变供血的供血动脉里和栓塞剂通过微导管能够进入靶点的位置。另外，行超选择性造影确定导管位置的另一目的在于：排除进入供应正常大脑和脊髓血管的可能；对于头颈部的介入栓塞，需明确是否存在颅内外交通支。医生需要对超选择性造影的结果进行分析。分析时间长短根据目标病变的不同而不同。例如，对颅内动静脉畸形超选择性造影结果进行分析的时间要比 L_5 肾细胞癌转移的分析时间长得多。微导管到位后，可以通过注射戊巴比妥和利多卡因行神经功能诱发试验。通常诱发试验是在清醒患者中开展的，目的在于明确从确定的微导管位置，是否有血流流入正常大脑、脊髓或脑神经。现已证实利用脑电图行诱发试验可以预测动静脉畸形栓塞后的神经功能并发症[16]。诱发试验的主要缺陷是假阴性结果。因为注射的药物容易分流入有高流量血管的病变，从而很难进入正常神经组织。因此，一些权威专家认为要达到排除是否存在危险的交通支和微导管是否进入正常脑组织血管的目的，仔细分析选择性造影结果和使用激发试验的效果一样。

6 栓塞材料

目前，有许多种栓塞材料可供选择。在介入栓塞术前评估阶段，对栓塞材料的选择很关键。因为栓塞材料可以影响微导管的选择和微导管需要到达的位置。选择栓塞材料需要考虑病变的特点，比如病变类型、位置及血流速率。决定栓塞材料选择的另一些因素包括其易用性、价格、与微导管的兼容性。本章我们重点讨论三种栓塞材料：颗粒型栓塞剂、液体型栓塞剂和弹簧圈。但是，我们过去使用过的以及目前在使用的栓塞材料品种还很多[18]。

7 颗粒型栓塞剂

由于颗粒型栓塞剂相对价格低廉、易于操作，目前使用最为普遍。颗粒型栓塞剂对于有毛细血管床的病变最为有效，比如肿瘤性病变。颗粒型栓塞剂的一个优势在于能够从微导管口被血流运送入肿瘤毛细血管床。直径越小的颗粒，越容易进入血管远端。过去，颗粒型栓塞剂主要用于术前动静脉畸形的栓塞。但是由于其出血性并发症的风险高，现在逐渐被液体型栓塞剂取代[19-20]。颗粒在透视下不显影。因此在将固体微粒注入微导管时，需将其与低浓度造影剂混合，才能在透视下可视性操作[21]。

目前最常用的颗粒型栓塞剂是聚乙烯醇（PVA）。PVA 颗粒形状不规则且容易聚集，因此容易导致微导管近端堵塞。为了降低这种风险，医生需要选择合适型号的微导管，而且固体颗粒与造影剂混合浓度不可过高。球形颗粒栓塞剂有着稳定一致的形状，例如 Bead Block 和 Embospheres[22]。稳定一致的球形颗粒比标准大小的 PVA 颗粒更容易进入血管远端[23]。越小的颗粒越容易进入肿瘤毛细血管床，越容易阻断肿瘤血流供应[24]。但另一方面，球形颗粒栓塞剂和小颗粒型

（<150μm）PVA 栓塞后出血的风险较高，这可能与栓塞剂弥散入静脉端有关。在头颈部栓塞术中，球形颗粒栓塞剂和小颗粒型 PVA 容易穿过正常颅外向颅内吻合支，这也是潜在的风险 [23,25-26]。对于颅内外沟通的脑膜瘤，颅外和颈部的肿瘤，以及椎管内病变，作者一般使用标准（≥ 150~250μm）PVA 颗粒。使用颗粒型栓塞剂有很高的再通率，因为它所导致的血管堵塞基于颗粒周围的血栓形成，有被分解的可能性。但是，颗粒型栓塞剂适用于肿瘤病变的术前栓塞，因为一般在颗粒栓塞再通之前已经施行了肿瘤病变的外科手术切除。

8 液体型栓塞剂

目前液体型栓塞剂已经得到广泛应用。因为液体型栓塞剂容易通过微导管注射，而且遇到血流便可发生聚合反应。目前最常使用的液体型栓塞剂是氰基丙烯酸盐黏合剂（胶合物）和 Onyx。在氰基丙烯酸盐黏合剂中，最常用的是 α - 氰基丙烯酸丁酯（NBCA）。

当氰基丙烯酸盐黏合剂遇到阴离子介质（血液）时，会迅速发生聚合反应。NBCA 所引起的血管堵塞被认为是永久性的 [27-29]，但也有一些证据表明其堵塞的血管有再通的可能 [30-31]。在准备和装填 NBCA 时，操作必须非常细致，以避免 NBCA 的不利聚合导致导管堵塞。为了预防 NBCA 在微导管的聚合，导管需先用 5% 葡萄糖溶液冲洗。通过混合超液化碘油或者冰乙酸可以延长 NBCA 的聚合时间。超液化碘油是一种油基对比剂。超液化碘油可以增加混合液的黏稠度，而冰乙酸对混合液黏稠度无影响。在混合液里添加钽粉可以加强透视下的可视度。当混合液流动在微导管口形成楔形时，需要严格控制推送混合液。因为微导管尖部在远端血管里已堵塞，以至于混合液的流动完全依靠注射的推送 [32]。很多微导管适用于 NBCA，包括小的漂浮微导管（Magic 微导管）。NBCA 的另一个优势在于能够在距离病变更近的位置产生栓塞。因为可以根据病变特点，变化 NBCA 和超液化碘油的混合比例从而调整其聚合速度。NBCA 的缺点是被激活凝固相对较快，以及其强力的黏附特性容易导致导管黏附于血管内。根据作者的实践经验，在注入 NBCA 后移动和停止微导管移动需以非常协调的方式进行，这样才能使导管粘连于血管壁的风险最小化。NBCA 最初被美国食品与药品监督管理局（FDA）批准用于动静脉畸形的术前栓塞。目前 NBCA 也被用于其他颅内病变的栓塞。

Onyx 是乙烯 – 乙烯醇共聚物（EVOH）、二甲基亚砜（DMSO）组成的混悬液。当与水性溶液（如血液）接触时 DMSO 快速弥散到水性溶液中，EVOH 则沉淀为团块。在混悬液里添加钽粉可以加强透视下的可视度。EVOH 可沉淀转化为非黏附性海绵状团块。在市场上可以获得不同比例 EVOH 的 Onyx。不同比例的 EVOH 可以影响 Onyx 沉淀速率和渗入血管远端的概率。与 NBCA 相比，Onyx 更容易操作，激活凝固时间长，导管与血管粘连的风险小。但是如果 Onyx 出现大量反流，导管粘连的风险仍然存在。进一步讲，Onyx 堵塞的血管比 NBCA 堵塞的血管更柔软，栓塞后在手术中更容易剥离 [35]。Onyx 比 NBCA 更容易渗入较小的远端血管 [36-37]。一般认为，Onyx 会引起轻度炎症反应。在 Onyx 栓塞后的动静脉畸形手术切除标本中发现了血管和血管周围炎症反应 [27]。与 NBCA 不同，注入 Onyx 时可以随时停止和重新操作。在注射停止时允许进行造影，可以改换方向使 Onyx 进入病变的不同血管部分。Onyx 可以在导管尖部形成活塞，这样可以预防反流，更好地控制每一次注射 [39-40]。Onyx 主要的缺点在于价格较贵，与 DMSO 兼容的微导管较少。如果注射过快，DMSO 对血管内皮有毒性作用 [38,41]，而且当其被代谢时会产生难闻的气味。Onyx 血管阻断的耐久性一直存在争论。Natarajan 等 [27] 进行的一项组织病理学研究表明，在切除的动静脉畸形标本中，18% 出现血管再通。与 NBCA 一样，Onyx 最初也被美国 FDA 批准用于动静脉畸形的术前栓塞。目前 Onyx 的适应证也被扩大，用于其他头部病变的栓塞。

9 微弹簧圈

微弹簧圈是有多种型号和形状的铂金线圈。微弹簧圈可以通过微导管被推送至目标血管。在术前栓塞中，弹簧圈普遍被用作其他栓塞剂的辅助工具。弹簧圈的使用能进一步减少供血动脉的血流，并且可以降低颗粒型栓塞剂栓塞肿瘤毛细血管床的再通率。在颅外病变术前栓塞中，当微导管不能推送至目标位置，不能保护正常脑区或者危险吻合支时，微弹簧圈可用来引导微粒型栓塞剂进入目标区。可推送弹簧圈也是一种铂金线圈，具有极易形成血栓的纤维。这种纤维由聚酰胺纤维、聚酯和其他合成物质组成。这种弹簧圈需要更粗的微导管，且需要推送器推送。在神经介入手术中，最常用的弹簧圈是可解脱铂金微弹簧圈。这种弹簧圈最初设计用来栓塞颅内动脉瘤，并且至今仍是栓塞颅内动脉瘤的主要工具[44-45]。Guglielmi 可解脱弹簧圈（GDC）是一种标准弹簧圈。这种 GDC 保留了弹簧圈传送系统，术者可用电解或者机械方法解脱弹簧圈。如果弹簧圈投放位置不满意，可再调整或者整体拔出。GDC 的主要缺点就是价格昂贵。

10　直接性经皮穿刺肿瘤栓塞

除经动脉穿刺栓塞技术外，直接经皮穿刺栓塞技术也是一种术前病变去血管化的方法。这种技术最常用的栓塞剂是液体型栓塞剂 NBCA 和 Onyx。头颈部肿瘤，如副神经节瘤、青少年鼻腔血管纤维瘤、颅盖血管外皮细胞瘤，可运用此技术栓塞[1-5,46]。Schirmer 等[6] 报道在治疗一组 5 例高度血管化的肾癌脊柱转移患者的过程中，采用经皮穿刺直接注射 NBCA 的方法作为经动脉穿刺栓塞的补充手段。直接性经皮穿刺栓塞技术也有导致缺血的风险。因为栓塞剂会反流进入正常脑神经血管分支、颅内外血管吻合支，甚至直接反流入颅内循环[47-49]。为减少栓子进入颅内循环的风险，在对头颈部肿瘤进行直接穿刺时需联合血管造影。因为血管造影有助于明确肿瘤栓塞的程度，另外在颈内动脉或椎动脉置入球囊导管也可以起到保护作用。

11　手术时间

术前栓塞后，肿瘤切除的最佳手术时间一直存在争议。一些神经介入医生和神经外科医生建议肿瘤栓塞后 1~2 周再行外科手术切除。他们认为根据 Kai 等的一项研究[50]，栓塞后的肿瘤会逐渐出现坏死、变软，因此栓塞后 7~9d 进行手术可以最大化切除肿瘤。但是，也有一些学者建议肿瘤栓塞后早期切除[51-52]。他们认为栓塞后推迟手术会增加肿瘤水肿和出血的风险[26,52-53]。Chun 等进行了一系列脑膜瘤术前栓塞后证实[54]，栓塞后24h进行手术切除，止血效果最佳。围术期常规给予地塞米松可以减轻栓塞导致的肿瘤水肿。此外，栓塞后推迟手术还会造成对肿瘤的错误分级。例如，栓塞后导致的肿瘤细胞坏死和其他反应变化会使脑膜瘤分级评估变高[55-57]。作者一般在头颅或椎管肿瘤栓塞后24~48h进行外科手术。在动静脉畸形的治疗中，一般在栓塞后3~30d进行外科手术切除。

术前栓塞的常见病变

1 头颈部病变

1.1 脑膜瘤

脑膜瘤是术前栓塞的常见肿瘤。这种肿瘤起源于蛛网膜颗粒细胞，是中枢神经系统最常见肿瘤之一[58]。好发部位包括大脑镰旁、大脑凸面、蝶骨嵴、鞍旁、嗅沟、小脑幕。8%的患者会出现多发性脑膜瘤[59]。

由于脑膜瘤起源于蛛网膜，因此颈外动脉脑膜支是其最初的供血动脉。此外，软膜的血管也可以向脑膜瘤供血。大脑凸面、大脑镰旁、蝶骨嵴部位的脑膜瘤常由脑膜中动脉供血。当脑膜瘤位置接近中线或者跨中线时，其供血动脉常为双侧脑膜中动脉。就嗅沟脑膜瘤而言，其供血动脉常起源于颈内动脉的软膜支，其中包括眼动脉的筛骨分支。小脑幕或者斜坡脑膜瘤常接受颈内动脉海绵窦段分支的供血，如天幕动脉（Bernasconi-Cassinari动脉）[60]。后颅窝后内侧区脑膜瘤常接受椎动脉脑膜支供血，而后颅窝外侧区脑膜瘤常接受枕动脉或咽升动脉供血。

一般而言，介入栓塞所选择的肿瘤供血动脉需起源于颈外动脉，因为选择起源于颈内动脉的血管会增加卒中的风险。脑膜瘤不同个体之间存在血管化程度的差异，因此肿瘤强化程度也不同。有些肿瘤内血管会出现"辐轮"特征。诊断性血管造影可以为医生提供重要信息，尤其是判断受镰旁脑膜瘤影响的上矢状窦是否通畅。对于巨大、高血管化的脑膜瘤而言，术前介入栓塞被认为可以减少术中出血量。但是，目前只有很少的对照试验能证明这种优势[61-63]。Dean 等对 18 例栓塞后的脑膜瘤患者和 18 例未进行栓塞的脑膜瘤患者手术后进行回顾性对照分析[62]，发现术前栓塞的脑膜瘤患者术中出血量和输血量明显减少，差异有统计学意义。另一项研究对照了两所不同的神经外科中心，一组神经外科医生常规采用术前栓塞，另一组不采用。研究结果表明，当术前栓塞达到 90% 以上的肿瘤去血管化时，术中出血明显减少[61]。

脑膜瘤术前栓塞材料最常采用颗粒型栓塞剂，例如 PVA。但是液体型栓塞剂（NBCA 和 Onyx）也经常被使用[33,42,64-65]。当选择颈外动脉系统的血管进行栓塞时，对颅内外血管吻合支和脑神经血流供应的掌握理解至关重要。据报道，对颈外动脉系统的血管进行栓塞导致的缺血性神经功能并发症可达 3% 左右[66]。这可能是由于栓子进入了颅内外血管吻合支，也可能是由于栓塞剂的反流进入了供应正常神经组织或与正常神经组织交通的血管分支。部分病例也会出现出血性并发症。这可能是由于栓塞导致肿瘤坏死增加了肿瘤血管的脆弱性，也可能是由于颗粒型栓塞剂进入了肿瘤静脉端导致静脉流出道堵塞[25]。

1.2　血管外皮细胞瘤

脑膜血管外皮细胞瘤相对少见，发生率占脑膜瘤的 2.4%[67]。血管外皮细胞瘤被认为起源于毛细血管壁外的周细胞，周细胞是一种收缩细胞。这种肿瘤常见于幕上，后颅窝少见。这种肿瘤趋向于高度血管化，经常在 MRI 影像上看到明显的血管[68]。

血管外皮细胞瘤的血管造影影像经常显示延长、密集、不均匀的螺旋形血管[69-70]。这些血管充盈在肿瘤内。经常有混合在一起的硬膜和软膜血管供应肿瘤[70]。由于这种肿瘤高度血管化，而且有硬膜的血管供应肿瘤，术中经常会出现大出血[67,71-73]。因此，提倡血管外皮细胞瘤进行术前栓塞。根据 Fountas 等的一项小样本量研究[72]，介入栓塞的血管外皮细胞瘤术中出血量为 508ml；而未介入栓塞的血管外皮细胞瘤术中出血量可达 1160ml。肿瘤的供血动脉靶点应选择可以进行超选择性造影的颈内或颈外动脉分支。至于栓塞材料的选择，例如 PVA、GDC 和 NBCA 的使用都有文献报道[33,74-75]。由于血管外皮细瘤比较罕见，目前还没有大样本量的对照研究明确证明这种肿瘤术前栓塞的止血效果。但是，大多数学者强烈建议如果条件允许，需对血管外皮细胞瘤进行术前栓塞[72,74,76]。

1.3 血管网状细胞瘤

血管网状细胞瘤在中枢神经系统肿瘤中占比较小。但在后颅窝肿瘤中，血管网状细胞瘤的发生率占 7%~12%[77]。它是成人后颅窝脑实质内最常见的肿瘤。血管网状细胞瘤的典型表现是一个囊性病灶内有一个壁结节，但是也有很大比例的血管网状细胞瘤是实体的[78]。血管网状细胞瘤常呈散发性，但有 10%~20% 的血管网状细胞瘤伴视网膜血管瘤。这种肿瘤常见于小脑，偶见于延髓和脊髓髓内[79]。

除囊肿和壁结节特征外，血管网状细胞瘤的 MRI 影像经常显示迂回曲折的流空影[78]。在血管造影中，可以看到小的高度血管化的壁结节被持久血管染色[80]。这种肿瘤因为高度血管化，在手术切除中大出血的风险很高[81]。为加强术中止血，很多学者建议需要对颅内和椎管内血管网状细胞瘤进行术前栓塞[53,81-84]。由于病例数较少，目前尚无系统性对照研究对血管网状细胞瘤术前栓塞的止血效果进行分析。迄今，已有文献描述采用颗粒型栓塞剂对该肿瘤进行术前栓塞[23,53,82,84]。据报道，该肿瘤栓塞中和栓塞后的出血是采用颗粒型栓塞剂进行治疗的主要并发症[23,85]。除了肿瘤出血外，血管网状细胞瘤的术前栓塞还会导致肿瘤水肿[53,82]。当栓塞剂阻断正常脑组织血管时，也会导致缺血性并发症[86]。随着类似 NBCA 和 Onyx 这种液体型栓塞剂的发展，更有效、安全的术前栓塞将会逐步实现[4,33,87-88]。

1.4 脉络丛肿瘤

脉络丛肿瘤包括脉络丛乳突状瘤和脉络丛乳突状癌。脉络丛乳突状瘤的发病率是脉络丛乳突状癌的两倍[89-91]。本病可发生于任何年龄，但是年龄小于 2 岁的儿童占 70%[92]。脉络丛肿瘤发病率低，但在 2 岁以下儿童颅内肿瘤中占 12%[93-94]。脉络丛肿瘤的好发部位因年龄而不同，在儿童中多见于侧脑室[89]，而在成人中多见于四脑室[95]。这种肿瘤血供丰富，由于术中出血导致的手术死亡率高达 12%[96]。

供应脉络丛肿瘤的脉络膜血管很细，在过去由于缺乏能进入脉络膜血管的微导管，使术前栓塞十分困难[91,97]。随着 Magic 和 Marathon 漂浮微导管的发展，推送微导管进入脉络膜血管已不再困难[34,94]。PVA、Onyx、NBCA 都可以用来进行该肿瘤的术前栓塞[34,94,98]。由于病例数有限，迄今，还没有大样本的对照研究对脉络丛肿瘤术前栓塞的止血效果进行评价。

1.5　副神经节瘤

头颈部副神经节瘤起源于副交感神经节。颈静脉球瘤是常见的副神经节瘤，起源于颈静脉球外膜球样小体的化学感受细胞。好发部位为颈动脉体、中耳、颈静脉孔、迷走神经、喉[99]。这种肿瘤生长缓慢，呈局部浸润性生长。可侵袭周围组织并破坏周围骨质结构。颈静脉球瘤在 MRI 上有特异性表现，即肿瘤内出现血管流空现象，称为颈静脉球体瘤[100]。

血管造影可见肿瘤异常染色，常见由颈外动脉系的咽升动脉、枕动脉和脑膜中动脉的分支供血。在一些特殊病例中，也可见颈内动脉和椎动脉分支供血。由于该肿瘤供血丰富，很多专家提倡在手术切除前行介入栓塞，栓塞肿瘤颈外动脉系的供血血管[101-103]。最常用的栓塞材料为 PVA。Tikkakoski 等报道了 20 例颈部副神经节瘤的患者[104]。其中 9 例进行了术前栓塞，术中平均出血量为 588ml；而 11 例未进行术前栓塞的患者，术中平均出血量为 1374ml。在一些颈动脉体瘤的病例中，没有证据表明术前栓塞能够有效改善术中出血，因此很多学者不建议对颈动脉体瘤行术前栓塞[102,105-106]。但是在针对颈动脉体瘤治疗的全国性住院患者资料分析中，数据证明术前栓塞可以减少颈动脉体瘤患者的输血量[107]。如前所述，除了经动脉穿刺栓塞技术外，副神经节瘤也可采用直接经皮穿刺肿瘤栓塞技术进行治疗。该肿瘤最常用的栓塞材料为 PVA、NBCA、Onyx[1,3-5,33,46,103-104]。

本病术前栓塞可能引起的并发症包括脑缺血和脑神经麻痹。脑神经麻痹常由动脉分支堵塞和肿瘤水肿导致[48,103,108]。咽升动脉的神经脑脊膜干为后组脑神经供血，术前栓塞导致此动脉的堵塞是脑神经麻痹常见病因[102]。运用可吸收性栓塞材料或者颗粒型栓塞剂（>150μm）可以降低永久性脑神经瘫痪的风险。最后，医生需要排除颅内外吻合支的存在，预防栓塞剂进入颈内动脉或椎动脉。

1.6 动静脉畸形（AVM）

脑动静脉畸形是一种先天性脑血管发育障碍性病变。这种病变由一团异常、畸形的血管组成，供血动脉与扩张的深浅静脉高流量交通，其间无毛细血管。动静脉畸形团周围脑实质可见胶质细胞增生和含铁血黄素染色。AVM患者初次出血概率为每年2%~4%[109-114]。

近年来，AVM的介入栓塞治疗得到广泛发展。但是单一使用血管内介入栓塞技术，仅能治愈小部分AVM患者[115]。目前，针对AVM的治疗，一般采用血管内介入栓塞联合显微外科手术切除或放射外科的综合性治疗手段[116-119]。医生在介入栓塞前需要注意AVM具有动静脉交通和颅内动脉瘤的特点，但是栓塞的靶点是血管畸形团[120]。对于AVM，介入栓塞可以堵塞手术难以到达的深部供血动脉，缩小血管畸形团，减少动静脉分流，从而减少术中出血量。另外，介入栓塞还可以缩短手术时间，降低术前颅内动脉瘤破裂的风险[121]。

在AVM介入栓塞前，医生需特别重视造影诊断和微导管选择。AVM的末端供血动脉走行于伴行血管或非末端血管中，这些扩张或狭窄的血管经常伴有流量相关的动脉瘤。对造影结果分析的关键在于确定真正的末端供血动脉。同时，还需要对血管畸形团的大小、形状、位置、血流流速、血管扩张、颅内动脉瘤情况进行分析。最后，需要分析AVM如何由深浅静脉引流，引流静脉的数量，明确引流的静脉和它所引流的区域范围。还要判断是否涉及硬脑膜窦，引流静脉是否存在狭窄、堵塞、曲张[122]。

针对AVM的栓塞，目前液体型栓塞剂NBCA和Onyx已广泛取代了PVA。NBCA和Onyx分别于2000年和2005年被FDA批准用于AVM的栓塞治疗。与NBCA相比，PVA栓塞AVM更容易在手术切除后出现出血[19]。尽管在理论上AVM的术前介入栓塞有上述优点，但是目前仍缺乏对照研究明确证明术前介入栓塞AVM可以减少术中出血。Pasqualin 等发现当 AVM 病变体积大于 20cm³ 时，术前栓塞可以减少术中出血量[123]。此项研究开展较早，液体型栓塞剂尚未得到广泛应用，因此所用的栓塞材料为硅橡胶海绵和复合聚乙烯丝。Jafar 等对 33 例 AVM 患者进行研究，部分患者接受单独手术治疗，部分患者接受术前栓塞和手术联合治疗[124]。他们发现尽管术前栓塞组 AVM 的体积更大，Spetzler-Martin 分级更高，两组患者术中出血量却相似。NBCA 与 PVA 栓塞 AVM 的术中出血量没有显著差异[19]。同样，NBCA 与 Onyx 栓塞 AVM 的术中出血量也无显著差异[37]。在 AVM 手术切除前，也可以行分阶段介入栓塞。本文作者一般栓塞后间隔 2~4 周再行下一次栓塞。栓塞 AVM 引起的并发症很常见，包括围术期出血、缺血性卒中甚至死亡。最近几篇文献报道栓塞后死亡率为 1%~2.6%，永久性神经功能障碍发生率为 1.6%~11%[125-129]。医生可以通过对超选择造影结果的仔细分析，微创漂浮微导管和液体型栓塞剂的应用，对围术期血压的严格控制，以及分阶段栓塞来减少相关并发症的发生。分阶段栓塞也可以减少正常灌注压突破导致的围术期出血。

2　脊柱病变

2.1　脊柱转移瘤

脊柱富血管转移瘤常见于肾细胞癌、甲状腺癌、乳腺癌、前列腺癌、肺癌、肝癌、黑色素瘤转移。30%~70% 的转移瘤向脊柱转移[131]。在上述肿瘤中，肾细胞癌和甲状腺癌常向椎体转移，且高度血管化[132]。目前大部分对脊柱转移瘤术前栓塞的研究文献都集中在肾细胞癌上[133-138]。这些脊柱转移瘤富血管程度高，因此手术切除会引起术中大出血，且增加并发症的发生率和死亡率[139-141]。

术前介入栓塞是治疗高度血管化的脊柱转移瘤的重要辅助手段[132,134,136-137,141-142]。Berkefield 等对一组患者术前采用 PVA 进行介入栓塞，这组患者大部分为肾细胞癌患者，研究表明，非术前栓塞患者术中平均出血量为 4350ml，而术前栓塞患者术中平均出血量为 1800ml[139]。在一些特殊病例中，有学者采用弹簧圈联合 PVA 进行术前栓塞。但是，没有证据证明运用弹簧圈能够降低出血风险。在另一项小样本研究中，17 例肾细胞癌脊柱转移患者行术前介入栓塞，10 例患者行单纯手术切除，研究证明 PVA 栓塞可以降低出血风险[135]。实际上，对照组中 2 例患者因术中大出血危及生命而被迫终止手术。Wilson 等最近报道了 100 例脊柱原发性和转移性肿瘤患者，并对其进行了术前栓塞，其中肾细胞癌脊柱转移瘤占 38%[138]。研究者发现，肾细胞癌脊柱转移瘤比其他病种的术中出血量高。部分栓塞或非栓塞的肾细胞癌脊柱转移瘤术中平均出血量为 3460ml，而完全栓塞的肾细胞癌脊柱转移瘤术中平均出血量为 1821ml[138]。此外，也有学者报道采用直接经皮穿刺栓塞技术作为肾细胞癌脊柱转移治疗的辅助手段。

Camille 等首次报道对甲状腺癌脊柱和骨盆转移患者进行了术前栓塞[143]。但是，目前还没有大样本量对照研究明确证明术前栓塞对甲状腺癌转移瘤有明显止血效果。

术前栓塞引起的主要神经功能并发症为脊髓缺血。主要是由堵塞供应脊髓的根髓动脉导致。医生需要仔细检查脊髓节段动脉造影影像，避免此种情况的发生[139]。在颈椎肿瘤的栓塞中，术者需注意颈动脉、椎动脉、锁骨下动脉的分支（肋颈干、甲状颈干）之间的吻合支。这些血管会使栓子进入颅内，导致脑梗死[138,144-145]。

2.2 常见的脊柱骨肿瘤

术前介入栓塞也可作为治疗常见的骨肿瘤的辅助手段，如血管瘤、成骨细胞瘤、动脉瘤样骨囊肿及骨巨细胞瘤。血管瘤是常见于椎体的良性肿瘤，可以起脊髓压迫和病理性压缩性骨折[146]。因为该肿瘤易出血，很多学者建议术前栓塞[147-149]。在手术切除前，采用颗粒型栓塞剂或 Onyx 进行颈动脉途径介入栓塞，可减少有症状的脊柱血管瘤术中出血[150-151]。成骨细胞瘤在良性肿瘤中占 3%，在所有骨肿瘤中占 1%[152]。手术切除是主要的治疗手段[153]，但是完全切除会引发术中大量出血。在 Trübenbach 等的小样本研究中[154]，对 3 例颈椎成骨细胞瘤患者采用颗粒型栓塞剂进行术前栓塞，未出现相关并发症。但是研究并未描述这些病例精确的术中出血量。动脉瘤样骨囊肿是一种膨胀性溶骨性病变，以反应性结缔组织增生和多个充满血液的骨性囊腔为特点 [155]。为预防这种高度血管化病变的术中大出血，一般在手术切除前采用 PVA 进行介入栓塞 [147,155-156]。但是动脉瘤样骨囊肿常缺乏真正的供血动脉干，其供血方式为小毛细血管网供血。因此部分病例不适合行介入栓塞 [147]。

与脊柱转移瘤的术前栓塞一样，在脊柱骨肿瘤的栓塞中，医生需要在栓塞前仔细阅读造影结果，辨别供应脊髓的根髓动脉。在颈椎病变中需要警惕颈动脉与椎动脉之间的吻合支。这样才能避免神经功能相关并发症的发生。

结　论

在头颅和脊柱部位可见多种高度血管化的良性和恶性病变，手术切除这些病变可导致术中大量出血。因此这些病变的手术并发症的发生率和死亡率均较高。随着新技术的发展以及数字 3D 路图、漂浮微导管、液体型栓塞剂的应用，越来越多的高度血管化病变在手术切除前可以得到神经介入医生的处理。当然，术前介入栓塞也存在风险，医生必须与单纯手术切除的并发症发生率和死亡率进行仔细比较，权衡风险。但是，所有的神经外科医生需要了解这些医疗技术和设备，并且应用它们对高度血管化病变进行术前止血。

关键点

- 医生术前需要仔细评估造影结果，确定病变是否适合进行术前介入栓塞，从而减少术中出血量
- 微导管的应用使术前介入栓塞更加安全
- 针对肿瘤和血管畸形的栓塞材料包括颗粒型栓塞剂、液体型栓塞剂和弹簧圈
- 液体栓塞剂 Onyx 的出现，革命性地优化了神经介入医疗设备

·液体型栓塞剂已经取代了颗粒型栓塞剂在 AVM 栓塞中的应用
·应用颗粒型栓塞剂是为了避免所栓塞的供血动脉出现再通的可能性，手术时间需要仔细规划

回顾性问题

1. 与 NBCA 相比，Onyx 的优势在于：

A. 廉价

B. 激活凝固时间长

C. 快速凝固

D. DMSO 溶剂

E. 以上都不是

2. 下列栓塞剂，哪一种经过一段时间后最可能出现血管再通？

A. Coils

B. Onyx

C. NBCA

D. PVA

3. 术前介入栓塞最常见的颅内肿瘤是：

A. 胶质瘤

B. 血管网状细胞瘤

C. 血管外皮细胞瘤

D. 脑膜瘤

E. 转移瘤

4. 对错题：小脑幕脑膜瘤经常接受颈外动脉系统血管供血

5. 适合术前介入栓塞的脊柱病变是：

A. 转移瘤

B. 血管瘤

C. 动脉瘤样骨囊肿

D. 成骨细胞瘤

E. 以上都是

6. 脊柱病变术前介入栓塞的主要风险是：

A. 可能引起动脉瘤样骨囊肿

B. 堵塞供应脊髓的根髓动脉分支，导致脊髓缺血

C. 病变所在的脊髓平面

D. 肿瘤的类型

E. 弹簧圈和颗粒型栓塞剂的联合使用

参考文献

[1] Abud DG, Mounayer C, Benndorf G,et al. Intratumoral injection of cyanoacrylate glue in head and neck paragangliomas. AJNR Am J Neuroradiol,2004,25:1457–1462

[2] Casasco A, Herbreteau D, Houdart E, et al. Devascularization of craniofacial tumors by percutaneous tumor puncture. AJNR Am J Neuroradiol,1994,15:1233–1239

[3] Chaloupka JC, Mangla S, Huddle DC, et al. Evolving experience with direct puncture therapeutic embolization for adjunctive and palliative management of head and neck hypervascular neoplasms. Laryngoscope,1999,109:1864–1872

[4] Elhammady MS, Wolfe SQ, Ashour R, et al. Safety and efficacy of vascular tumor embolization using Onyx: is angiographic devascularization sufficient? J Neurosurg,2010,112:1039–1045

[5] Gemmete JJ, Chaudhary N, Pandey A, et al. Usefulness of percutaneously injected ethylene-vinyl alcohol copolymer in conjunction with standard endovascular embolization techniques for preoperative devascularization of hypervascular head and neck tumors: technique, initial experience, and correlation with surgical observations. AJNR Am J Neuroradiol, 2010, 31:961–966

[6] Schirmer CM, Malek AM, Kwan ES, et al. Preoperative embolization of hypervascular spinal metastases using percutaneous direct injection with n-butyl cyanoacrylate: technical case report. Neurosurgery,2006,59:E431-E432, author reply E431–E432

[7] American Society of Interventional and Therapeutic Neuroradiology. Head, neck, and brain tumor embolization. AJNR Am J Neuroradiol,2001,22(8, Suppl):Sl4–Sl5

[8] Gupta R, Thomas AJ, Horowitz M. Intracranial head and neck tumors: endovascular considerations, present and future. Neurosurgery, 2006,59(5, Suppl 3):S251–S260, discussion S3–S13

[9] Katayama Y, Tsubokawa T, Hirayama T, et al. Embolization of intramedullary spinal arteriovenous malformation fed by the anterior spinal artery with monitoring of the corticospinal motor evoked potential-case report. Neurol Med Chir (Tokyo), 1991,31:401–405

[10] Niimi Y, Sala E Deletis V, Setton A, et al. Neurophysiologic monitoring and pharmacologic provocative testing for embolization of spinal cord arteriovenous malformations. AJNR Am J Neuroradiol, 2004, 25:1131–1138

[11] Salah Niimi Y, Krzan MJ, Berenstein A, et al. Embolization of a spinal arteriovenous malformation: correlation between motor evoked potentials and angiographic findings: technical case report. Neurosurgery,1999,45:932–937, discussion 937–938

[12] Grady RM, Eisenberg PR, Bridges ND. Rational approach to use of heparin during cardiac catheterization in children. J Am Coil Cardiol,1995,25:725–729

[13] Bendszus M, Koltzenburg M, Bartsch AJ, et al. Heparin and air filters reduce embolic events caused by intra-arterial cerebral angiography: a prospective, randomized trial. Circulation, 2004,110:2210–2215

[14] Kallmes DF, McGraw JK, Evans AJ, et al. Thrombogenicity of hydrophilic and nonhydrophilic microcatheters and guiding catheters. AJNR Am J Neuroradiol,1997,8:1243–1251

[15] Söderman M, Babic D, Homan R, et al. 3D roadmap in neuroangiography: technique and clinical interest. Neuroradiology, 2005,47:735–740

[16] Paiva T, Campos J, Baeta E, et al. EEG monitoring during endovascular embolization of cerebral arteriovenous malformations. Electroencephalogr Clin Neurophysiol, 1995, 95:3–13

[17] Feliciano CE, de León-Berra R, Hernóndez-Gaitán MS, et al. Provocative test with propofol: experience in patients with cerebral arteriovenous malformations who underwent neuroendovascular procedures. AJNR Ami Neuroradiol, 2010,31:470–475

[18] Matsumaru Y, Hyodo A, Nose T, et al. Embolic materials for endovascular treatment of cerebral lesions. J Biomater Sci Polym Ed, 1997,8:555–569

[19] n-BCA Trail Investigators. N-butyl cyanoacrylate embolization of cerebral arteriovenous malformations: results of a prospective, randomized, multi-center trial. AJNR Am J Neuroradiol,2002,23:748–755

[20] Wallace RC, Flora RA, Khayata MH, et al. The safety and effectiveness of brain arteriovenous malformation embolization using acrylic and particles: the experiences of a single institution. Neurosurgery,1995,37:606–615, discussion 615–618

[21] Tadavarthy SM, Moiler JH, Amplatz K. Polyvinyl alcohol (Ivalon)-a new embolic material. Am J Roentgenol Radium Ther Nucl Med,1975,125:609–616

[22] Laurent A, Wassef M, Chapot R, et al. Location of vessel occlusion of calibrated trisacryl gelatin microspheres for tumor and arteriovenous malformation embolization. J Vasc Interv Radiol, 2004, 15:491–496

[23] Cornelius JF, Saint-MauriceJP, Bresson D, et al. Hemorrhage after particle embolization of hemangioblastomas: comparison of outcomes in spinal and cerebellar lesions. J Neurosurg, 2007,106:994–998

[24] Wakhloo AK, Juengling FD, Van Velthoven V,et al. Extended preoperative polyvinyl alcohol microembolization of intracranial meningiomas: assessment of two embolization techniques. AJNR Am J Neuroradiol,1993,14:571–582

[25]　Carli DF, Sluzewski M, Beute GN, et al. Complications of particle embolization of meningiomas: frequency, risk factors, and outcome. AJNR Am J Neuroradiol, 2010,31:152–154

[26]　Kallmes DF, Evans AJ, Kaptain GJ, et al. Hemorrhagic complications in embolization of a meningioma: case report and review of the literature. Neuroradiology,1997,39:877–880

[27]　Natarajan SK, Born D, Ghodke B, et al. Histopathological changes in brain arteriovenous malformations after embolization using Onyx or N-butyl cyanoacrylate: Laboratory investigation. J Neurosurg,2009,111:105–113

[28]　Sadato A, Wakhloo AK, Hopkins LN. Effects of a mixture of a low concentration of n-butylcyanoacrylate and ethiodol on tissue reactions and the permanence of arterial occlusion after embolization. Neurosurgery,2000,47:1197–1203, discussion 1204–1205

[29]　Wikholm G. Occlusion of cerebral arteriovenous malformations with N-butyl cyanoacrylate is permanent. AJNR Am J Neuroradiol,1995,16:479–482

[30]　Gruber A, Mazal PR, Bavinzski G, et al. Repermeation of partially embolized cerebral arteriovenous malformations: a clinical, radiologic, and histologic study. AJNR Am J Neuroradiol, 1996;17:1323–1331

[31]　Mazal PR, Stichenwirth M, Gruber A, et al. Tissue reactions induced by different embolising agents in cerebral arteriovenous malformations: a histopathological follow-up. Pathology,2006,38:28–32

[32]　Debrun GM, Aletich V, Ausman JI, et al. Embolization of the nidus of brain arteriovenous malformations with n-butyl cyanoacrylate. Neurosurgery,1997,40:112–120, discussion 120–121

[33]　Kim LJ, Albuquerque FC, Aziz-Sultan A, et al. Low morbidity associated with use of n-butyl cyanoacrylate liquid adhesive for preoperative transarterial embolization of central nervous system tumors. Neurosurgery, 2006,59:98–104, discussion 98–104

[34]　Otten ML, Riina HA, Gobin YE, et al. Preoperative embolization in the treatment of choroid plexus papilloma in an infant. Case report. J Neurosurg, 2006; 104(6,Suppl): 419–421

[35]　Akin ED, Perkins E, Ross IB. Surgical handling characteristics of an ethylene vinyl alcohol copolymer compared with N-butyl cyanoacrylate used for embolization of vessels in an arteriovenous malformation resection model in swine. J Neurosurg,2003,98:366–370

[36]　Duffner F, Ritz R, Bornemann A, et al. Combined therapy of cerebral arteriovenous malformations: histological differences between a nonadhesive liquid embolic agent and n-butyl 2-cyanoacrylate (NBCA). Clin Neuropathol,2002,21:13–17

[37]　Loh Y, Duckwiler GR; Onyx Trial Investigators. A prospective, multicenter, randomized trial of the Onyx liquid embolic system and N-butyl cyanoacrylate embolization of cerebral arteriovenous malformations. Clinical article. J Neurosurg,2010,113:733–741

[38]　Jahan R, Murayama Y, Gobin YP, et al.Embolization of arteriovenous malformations with Onyx: clinicopathological experience in 23 patients.Neurosurgery, 2001,48:984–995, discussion 995–997

[39] Song D, Leng B, Gu Y, et al. Clinical analysis of 50 cases of BAVM embolization with Onyx, a novel liquid embolic agent. lnterv Neuroradiol,2005,11(Suppl 1):179–184

[40] Weber W, Kis B, Siekmann R, et al. Endovascular treatment of intracranial arteriovenous malformations with onyx: technical aspects. AJNR Am J Neuroradiol,2007,28:371–377

[41] Murayama Y, Vifiuela E,Ulhoa A, et al. Nonadhesive liquid embolic agent for cerebral arteriovenous malformations: preliminary histopathological studies in swine fete mirabile. Neurosurgery,1998,43:1164–1175

[42] Gore P, Theodore N, Brasiliense L, et al. The utility of onyx for preoperative embolization of cranial and spinal tumors. Neurosurgery, 2008, 62:1204-1211, discussion 1211–1212

[43] Shi ZS, Feng L, Jiang XB, et al. Therapeutic embolization of meningiomas with Onyx for delayed surgical resection. Surg Neurol, 2008, 70:478–481

[44] Guglielmi G, Viñuela E, Dion J, et al. Etectrothrombosis of saccular aneurysms via endovascular approach. Part 2: Preliminary clinical experience. J Neurosurg, 1991,75:8–14

[45] Guglielmi G, Vifiuela E, Duckwiler G, et al. Endovascular treatment of posterior circulation aneurysms by electrothrombosis using electrically detachable coils. J Neurosurg, 1992,77:515–524

[46] Quadros RS, Gallas S, Delcourt C, et al. Preoperative embolization of a cervicodorsal paraganglioma by direct percutaneous injection of onyx and endovascular delivery of particles. AJNR Am J Neuroradiol, 2006, 27:1907–1909

[47] Casasco A, Houdart E, Biondi A, et al. Major complications of percutaneous embolization of skull-base tumors. AJNR Am J Neuroradiol,1999,20:179–181

[48] Krishnamoorthy T, Gupta AK, Rajah JE, et al. Stroke from delayed embolization of polymerized glue following percutaneous direct injection of a carotid body tumor.Korean J Radiol,2007,8:249–253

[49] Panja S, Kovoor JM, Shenoy AM, et al. Vocal cord paralysis after percutaneous embolization of a vagal paraganglioma-the role of intraoperative nerve monitoring. J Vasc lnterv Radiol, 2010,21:1770–1772

[50] Kal Y, Hamada J, Morioka M, et al. Appropriate interval between embolization and surgery in patients with meningioma. AJNR Am J Neuroradiol, 2002, 23:139–142

[51] Desai R, Bruce J. Meningiomas of the cranial base. J Neurooncol, 1994, 20:255–279

[52] Nelson PK, Setton A, Choi IS, et al. Current status of interventional neuroradiology in the management of meningiomas. Neurosurg Clin N Am, 1994,5:235–259

[53] Eskridge JM, McAuliffe W, Harris B, et al. Preoperative endovascular embolization of craniospinal hemangioblastomas. AJNR Am J Neuroradiol, 1996,17:525–531

[54] Chun JY, McDermott MW, Lamborn KR, et al. Delayed surgical resection reduces intraoperative blood loss for embolized meningiomas. Neurosurgery,2002,50:1231–1235, discussion 1235–1237

[55] Ng HK, Poon WS, Goh K,et al. Histopathology of post-embolized meningiomas. Am J Surg Pathol,1996,20:1224–1230

[56] Patsouris E, Laas R, Hagel C, et al. Increased proliferative activity due to necroses induced by pre-operative embolization in benign meningiomas. J Neurooncol,1998,40:257–264

[57] Perry A, Chicoine MR, Filiput E, et al. Clinicopathologic assessment and grading of embolized meningiomas: a correlative study of 64 patients. Cancer, 2001, 92:701–711

[58] Wiemels J, Wrensch M, Claus EB. Epidemiology and etiology of meningioma. J Neumoncol, 2010,99:307–314

[59] Nakasu S, Hirano A, Shimura T, et al. Incidental meningiomas in autopsy study. Surg Neurol, 1987,27:319–322

[60] Frugoni P, Nori A, Galligioni F, et al. A particular angiographic sign in meningiomas of the tentorium: the artery of Bernasconi and Cassinari. Neurochirurgia (Stuttg),1960,2:142–152

[61] Bendszus M, Rao G, Burger R, et al. Is there a benefit of preoperative meningioma embolization? Neurosurgery,2000,47:1306-1311, discussion 1311–1312

[62] Dean BL, Flom RA, Wallace RC, et al. Efficacy of endovascular treatment of meningiomas: evaluation with matched samples. AJNR Am J Neuroradiol,1994,15:1675–1680

[63] Macpherson P. The value of pre-operative embolisation of meningioma estimated subjectively and objectively. Neuroradiology,1991,33:334–337

[64] Gobin YP, Murayama Y, Milanese K, et al. Head and neck hypervascular lesions: embolization with ethylene vinyl alcohol copolymer-laboratory evaluation in Swine and clinical evaluation in humans. Radiology,2001,221:309–317

[65] Gruber A, Bavinzski G, Killer M, et al. Preoperative embolization of hypervascular skull base tumors. Minim invasive Neurosurg, 2000,43:62–71

[66] Bendszus M, Monoranu CM, Schütz A, et al. Neurologic complications after particle embolization of intracranial meningiomas. AJNR Am J Neumradiol, 2005,26:1413–1419

[67] Guthrie BL, Ebersold MJ, Scheithauer BW, et al. Meningeal hemangiopericytoma: histopathological features, treatment, and long-term follow-up of 44 cases. Neurosurgery, 1989,25:514–522

[68] Chiechi MV, Smirniotopoulos JG, Mena H. Intracranial hemangiopericytomas: MR and CT features. AJNR AmJ Neuroradiol,1996,17:1365–1371

[69] Marc JA, Takei Y, Schechter MM, et al. Intracranial hemangiopericytomas. Angiography, pathology and differential diagnosis. Am J Roentgenol Radium Ther Nucl Med,1975, 125:823–832

[70] Servo A, Jääskeläinen J, Wahlström T, et al. Diagnosis of intracranial haemangiopericytomas with angiography and CT scanning. Neuroradiology, 1985, 27:38–43

[71] Alén JF, Lobato RD, Gómez PA, et al. Intracranial hemangiopericytoma: study of 12 cases. Acta Neurochir (Wien), 2001,143:575–586

[72] Fountas KN, Kapsalaki E, Kassam M, et al. Management of intracranial meningeal hemangiopericytomas: outcome and experience. Neurosurg Rev, 2006, 29:145–153

[73] Jääkeläinen J, Servo A, Haltia M, et al. Intracranial hemangiopericytoma: radiology, surgery, radiotherapy, and outcome in 21 patients. Surg Neural,1985,23:227–236

[74] Matsushige T, Nakaoka M, Yahara K, et al. Single-stage operation for a giant haemangiopericytoma following intracranial feeder embolization. J Clin Neurosci, 2007,14:162–167

[75] Sumi K, Watanabe T, Ohta T, et al. Hemangiopericytoma arising in the body of the lateral ventricle. Acta Neurochir (Wien), 2010, 152:145–149, discussion 150

[76] Musacchio M, Mont'Alverne F, Belzile F, et al. Posterior cervical haemangiopericytoma with intracranial and skull base extension. Diagnostic and therapeutic challenge of a rare hypervascular neoplasm. J Neuroradiol, 2003, 30:180–187

[77] Ho VB, Smirniotopoulos JG, Murphy FM, et al. Radiologic-pathologic correlation: hemangioblastoma. AJNR Am J Neuroradiol, 1992,13:1343–1352

[78] Lee SR, Sanches J, Mark AS, et al. Posterior fossa hemangioblastomas: MR imaging. Radiology, 1989,171:463–468

[79] Wanebo JE, Lonser RR, Glenn GM, et al. The natural history of hemangioblastomas of the central nervous system in patients with von Hippel-Lindau disease. J Neurosurg, 2003,98:82–94

[80] Seeger JF, Burke DP, Knake JE, et al. Computed tomographic and angiographic evaluation of hemangioblastomas. Radiology, 1981,138:65–73

[81] Wang C, Zhang J, Liu A, et al. Surgical management of medullary hemangioblastoma. Report of 47 cases. Surg Neurol, 2001, 56:218-226, discussion 226–227

[82] Biondi A, Ricciardi GK, Faillot T,et al. Hemangioblastomas of the lower spinal region: report of four cases with preoperative embolization and review of the literature. AJNR Am J Neuroradiol, 2005,26:936–945

[83] Standard SC, Ahuja A, Livingston K,et al. Endovascular embolization and surgical excision for the treatment of cerebellar and brain stem hemangioblastomas. Surg Neurol, 1994, 41:405–410

[84] Tampieri D, Leblanc R, TerBrugge K. Preoperative embolization of brain and spinal hemangioblastomas. Neurosurgery, 1993,33:502–505, discussion 505

[85] Montano N, Doglietto F, Pedicelli A, et al. Embolization of hemangioblastomas. J Neurosurg, 2008,108:1063-1064, author reply 1064–1065

[86] Takeuchi S, Tanaka R, Fujii Y, et al. Surgical treatment of hemangioblastomas with presurgical endovascular embolization. Neurol Med Chir (Tokyo), 2001, 41:246–251, discussion 251–252

[87] Horvathy DB, Hauck EF, Ogilvy CS, et al. Complete preoperative embolization of hemangioblastoma vessels with Onyx 18. J Clin Neurosci, 2011,18:401–403

[88] Rodesch G, Gaillard S, Loiseau H, et al. Embolization of intradural vascular spinal cord tumors: report of five cases and review of the literature. Neuroradiology, 2008, 50:145–151

[89] Ellenbogen RG, Winston KR, Kupsky WJ. Tumors of the choroid plexus in children. Neurosurgery, 1989,25:327–335

[90] Lena G, Genitori L, Molina J, et al. Choroid plexus tumours in children. Review of 24 cases. Acta Neurochir (Wien), 1990,106:68–72

[91] Pencalet P, Sainte-Rose C, Lellouch-Tubiana A, et al. Papillomas and carcinomas of the choroid plexus in children. J Neurosurg, 1998,88:521–528

[92] Boyd MC, Steinbok P. Choroid plexus tumors: problems in diagnosis and management. J Neurosurg, 1987,66:800–805

[93] Jooma R, Hayward RD, Grant DN. Intracranial neoplasms during the first year of life: analysis of one hundred consecutive cases. Neurosurgery ,1984,14:31–41

[94] Wind JJ, Bell RS, Bank WO, et al. Treatment of third ventricular choroid plexus papilloma in an infant with embolization alone. J Neurosurg Pediatr, 2010,6:579–582

[95] Rickert CH, Paulus W. Tumors of the choroid plexus. Microsc Res Tech, 2001,52:104–111

[96] Hawkins JC III. Treatment of choroid plexus papillomas in children: a brief analysis of twenty years' experience. Neurosurgery, 1980,6:380–384

[97] Nagib MG, O'Fallon MT. Lateral ventricle choroid plexus papilloma in childhood: management and complications. Surg Neurol, 2000,54:366–372

[98] Do HM, Marx WF, Khanam H, et al. Choroid plexus papilloma of the third ventricle: angiography, preoperative embolization, and histology. Neuroradiology, 2001, 43:503–506

[99] Pellitteri PK, Rinaldo A, Myssiorek D, et al. Paragangliomas of the head and neck. Oral Oncol, 2004,40:563–575

[100] Sore PM, Braun IF, Shapiro MD, et al. Tumors of the parapharyngeal space and upper neck: MR imaging characteristics. Radiology, 1987,164:823–829

[101] Karaman E, Isildak H, Vilmaz M, et al. Management of paragangliomas in otolaryngology practice: review of a 7-year experience. J Craniofac Surg, 2009,20:1294–1297

[102] Papaspyrou K, Mann WJ, Amedee RG. Management of head and neck paragangliomas: review of 120 patients. Head Neck, 2009,31:381–387

[103] Persky MS, Setton A, Niimi Y, et al. Combined endovascular and surgical treatment of head and neck paragangliomas-a team approach. Head Neck, 2002,24:423–431

[104] Tikkakoski T, Luotonen J, Leinonen S, et al. Preoperative embolization in the management of neck paragangliomas. Laryngoscope, 1997,107:821–826

[105] Litle VR, Reilly LM, Ramos TK. Preoperative embolization of carotid body tumors: when is it appropriate? Ann Vasc Surg, 1996,10:464–468

[106] Zeitler DM, Glick J, Har-EI G. Preoperative embolization in carotid body tumor surgery: is it required? Ann Otol Rhinol Laryngol, 2010,119:279–283

[107] Vogel TR, Mousa AY, Dombrovskiy VY, et al. Carotid body tumor surgery: management and outcomes in the nation. Vasc Endovascular Surg, 2009,43: 457–461

[108] Wiegand S, Kureck I, Chapot R, et al. Early side effects after embolization of a carotid body tumor using Onyx. J Vasc Surg, 2010,52:742–745

[109] Brown RD Jr, Wiebers DO, Forbes G, et al. The natural history of unruptured intracranial arteriovenous malformations. J Neurosurg, 1988,68:352–357

[110] Crawford PM, West CR, Chadwick DW, et al. Arteriovenous malformations of the brain: natural history in unoperated patients. J Neurol Neurosurg Psychiatry, 1986,49: 1–10

[111] Graf CJ, Perret GE, Torner JC. Bleeding from cerebral arteriovenous malformations as part of their natural history. J Neurosurg, 1983,58:331–337

[112] Hernesniemi JA, Dashti R, Juvela S, et al. Natural history of brain arteriovenous malformations: a long-term follow-up study of risk of hemorrhage in 238 patients. Neurosurgery, 2008, 63: 823–829, discussion 829–831

[113] Itoyama Y, Uemura S, Ushio Y, et al. Natural course of unoperated intracranial arteriovenous malformations: study of 50 cases. J Neurosurg, 1989, 71:805–809

[114] Ondra SL, Troupp H, George ED, et al. The natural history of symptomatic arteriovenous malformations of the brain: a 24-year follow-up assessment. J Neurosurg,1990, 73:387–391

[115] Hurst RW, Berenstein A, Kupersmith MJ, et al. Deep central arteriovenous malformations of the brain: the role of endovascular treatment. J Neurosurg,1995,82:190–195

[116] Gobin YP, Laurent A, Merienne L, et al. Treatment of brain arteriovenous malformations by embolization and radiosurgery. J Neurosurg, 1996,85:19–28

[117] Natarajan SK, Ghodke B, Britz GW, et al. Multimodality treatment of brain arteriovenous malformations with microsurgery after embolization with onyx: single-center experience and technical nuances. Neurosurgery, 2008, 62:1213-1225, discussion 1225–1226

[118] Riina HA, Gobin YP. Grading and surgical planning for intracranial arteriovenous maiformations. Neurosurg Focus, 2001, 11:e3

[119] Rubin D, Santillan A, Greenfield JP, et al. Surgical management of pediatric cerebral arteriovenous malformations. Childs Nerv Syst, 2010,26:1337–1344

[120] Meisel HJ, Mansmann U, Alvarez H, et al. Cerebral arteriovenous malformations and associated aneurysms: analysis of 305 cases from a series of 662 patients. Neurosurgery, 2000,46:793-800, discussion 800–802

[121] Nakahara I, Taki W, Kikuchi H, et al. Endovascular treatment of aneurysms on the feeding arteries of intracranial arteriovenous malformations. Neuroradiology, 1999, 41:60–66

[122] Valavanis A. The role of angiography in the evaluation of cerebral vascular malformations. Neuroimaging Clin N Am, 1996,6:679–704

[123] Pasqualin A, Scienza R, Cioffi F, et al. Treatment of cerebral arteriovenous malformations with a combination of preoperative embolization and surgery. Neurosurgery, 1991, 29: 358–368

[124] Jafar JJ, Davis AJ, Berenstein A, et al. The effect of embolization with N-butyl cyanoacrylate prior to surgical resection of cerebral arteriovenous malformations. J Neurosurg, 1993, 78:60–69

[125] Hartmann A, Pile-Spellman J, Stapf C, et al. Risk of endovascular treatment of brain arteriovenous malformations. Stroke, 2002,33:1816–1820

[126] Haw CS, terBrugge K, Willinsky R, et al. Complications of embolization of arteriovenous malformations of the brain. J Neurosurg, 2006,104:226–232

[127] Jayaraman MV, Marcellus ML, Hamilton S, et al. Neurologic complications of arteriovenous malformation embolization using liquid embolic agents. AJNR Am J Neuroradiol, 2008,

29:242-246

[128] Ledezma CJ, Hoh BL, Carter BS, et al. Complications of cerebral arteriovenous malformation embotization: multivariate analysis of predictive factors. Neurosurgery, 2006,58:602-611, discussion 602-611

[129] Taylor CL, Dutton K, Rappard G, et al. Complications of preoperative embolization of cerebral arteriovenous malformations. J Neurosurg, 2004,100:810-812

[130] Spetzler RE, Wilson CB, Weinstein P, et al. Normal perfusion pressure breakthrough theory. Clin Neurosurg, 1978, 25:651-672

[131] Boland PJ, Lane JM, Sundaresan N. Metastatic disease of the spine. Clin Orthop Relat Res, 1982, 169:95-102

[132] Shi HB, Suh DC, Lee HK, et al. Preoperative transarterial embolization of spinal tumor: embolization techniques and results. AJNR Am J Neuroradiol, 1999,20:2009-2015

[133] Chatziioannou AN, Johnson ME, Pneumaticos SG, et al. Preoperative embolization of bone metastases from renal cell carcinoma. Eur Radiol, 2000, 10:593-596

[134] Hess T, Kramann B, Schmidt E, et al. Use of preoperative vascular embolisation in spinal metastasis resection. Arch Orthop Trauma Surg, 1997,116:279-282

[135] Manke C, Bretschneider T, Lenhart M, et al. Spinal metastases from renal cell carcinoma: effect of preoperative particle embolization on intraoperative blood loss. AJNR Am J Neuroradiol, 2001,22:997-1003

[136] Olerud C, Jónsson H Jr, Löfberg AM, et al. Embolization of spinal metastases reduces peroperative blood loss. 21 patients operated on for renal cell carcinoma. Acta Orthop Scand, 1993,64:9-12

[137] Roscoe MW, McBroom RJ, St Louis E, et al. Preoperative embolization in the treatment of osseous metastases from renal cell carcinoma. Clin Orthop Relat Res, 1989, 238:302-307

[138] Wilson MA, Cooke DL, Ghodke B, et al. Retrospective analysis of preoperative embolization of spinal tumors. AJNR Am J Neuroradiol, 2010,31:656-660

[139] Berkefeld J, Scale D, Kirchner J, et al. Hypervascular spinal tumors: influence of the embolization technique on perioperative hemorrhage. AJNR Am J Neuroradiol, 1999, 20:757-763

[140] Breslau J, Eskridge JM. Preoperative embolization of spinal turnors. J Vasc Interv Radiol, 1995,6:871-875

[141] Gellad FE, Sadato N, Numaguchi Y, et al. Vascular metastatic lesions of the spine: preoperative embolization. Radiology, 1990, 176:683-686

[142] Sundaresan N, Choi IS, Hughes JE, et al. Treatment of spinal metastases fi'om kidney cancer by presurgical embolization and resection. J Neurosurg, 1990,73:548-554

[143] Camille RR, Leger FA, MeHand JJ, et al. [Recent advances in the treatment of bone metastases from cancer of the thyroid (author's transl.)]. Chirurgie, 1980, 106:32-36

[144] Guzman R, Dubach-Schwizer S, Heini P, et al. Preoperative transarterial embolization of vertebral metastases. Eur Spine J, 2005,14:263-268

[145] Vetter SC, Strecker ER, Ackermann LW, et al. Preoperative embolization of cervical spine tumors. Cardiovasc Intervent Radiol, 1997,20:343-347

[146] Jayakumar PN, Vasudev MK, Srikanth SG. Symptomatic vertebral haemangioma: endovascular treatment of 12 patients. Spinal Cord, 1997, 35:624-628

[147] De Cristofaro R, Biagini R, Boriani S, et al. Selective arterial embolization in the treatment of aneurysmal bone cyst and angioma of bone. Skeletal Radiol, 1992,21:523-527

[148] Esparza J, Castro S, Portillo JM, et al. Vetebral hemangiomas: spinal angiography and preoperative embolization. Surg Neurol, 1978,10:171-173

[149] Raco A, Ciappetta P, Artico M, et al. Vertebral hemangiomas with cord compression: the role of embolization in five cases. Surg Neurol, 1990, 34:164-168

[150] Hurley MC, Gross BA, Surdell D, et al. Preoperative Onyx embolization of aggressive vertebral hemangiomas. AJNR Am J Neuroradiol, 2008, 29:1095-1097

[151] Smith TP, Koci T, Mehringer CM, et al. Transarterial embolization of vertebral hemangioma. J Vasc lnterv Radiol, 1993, 4:681-685

[152] Healey JH, Ghelman B. Osteoid osteoma and osteoblastoma. Current concepts and recent advances. Clin Orthop Relat Res, 1986, 204:76-85

[153] Di Lorenzo N, Delfini R, Ciappetta P, et al. Primary tumors of the cervical spine: surgical experience with 38 cases. Surg Neurol, 1992, 38:12-18

[154] Trübenbach J, Nägele T, Bauer T, et al. Preoperative embolization of cervical spine osteoblastomas: report of three cases. AJNR Am J Neuroradiol, 2006, 27:1910-1912

[155] Brastianos P, Gokaslan Z, McCarthy EF. Aneurysmal bone cysts of the sacrum: a report of ten cases and review of the literature. Iowa Orthop J, 2009,29:74-78

[156] Meyer S, Reinhard H, Graf N, et al. Arterial embolization of a secondary aneurysmatic bone cyst of the thoracic spine prior to surgical excision in a 15-year-old girl. Eur J Radiol, 2002, 43:79-81

问题答案

1. B
2. D
3. D
4. 错误
5. E
6. B

第 17 章
预防术中出血的手术操作技术

Ian Y.Lee, Raymond Sawaya, Nicholas B. Levine

在其他外科手术中常用的止血技术包括金属夹、机械填塞和结扎。这些技术在神经外科手术中也得到一定程度的应用。但是，由于神经组织的精细性和脆弱性，其他止血技术在神经外科手术中得到了快速发展。每台神经外科手术都必须坚持细致的止血，因为神经外科医生在颅内或脊柱手术中对小手术腔内的积血往往失去耐心[1]。可能有些医生对术中如何运用这些止血技术缺乏基础性理解，因为目前缺乏相关研究明确阐述这些问题。彻底理解术中止血技术的原理，深度了解各种止血材料和技术的利弊对手术的有效性、安全性至关重要。本章主要讨论目前神经外科手术中常用的止血方法，包括化学法、电凝法、热凝法和其他辅助方法。

历史概述

首次对止血的描述可追溯到古埃及时期。在埃及发现了古埃及人运用热凝法的许多文献，他们运用滚烫的烙铁和石头，甚至是煮沸的油进行止血。根据 Galen 的描述，热凝法是古代人常用的止血方法。利用高温的热传导来止血十分有效，但是会损伤周围组织。由于可以有效且迅速地止血，这种方法是在没有麻醉和无菌手术条件下的必要手段[2]。

在 16 世纪，Ambroise Paré 在截肢手术中率先使用了结扎止血法。

为了止血，他设计并运用了"鸦嘴式"（bec de corbin）的止血工具。这种工具是现代止血钳的前身。但是当时灭菌和无菌操作技术还没有出现，结扎止血会导致感染的扩散。尽管如此，结扎止血法在当时已成为技术上的突破，并且已经初步具有了现代外科手术技术理念[3]。

在20世纪30年代，William T. Bovie和Harvey Cushing发明了单极电凝，成为止血技术史上的里程碑。与传统的利用高温传导至组织的方法相比，单极电凝可通过诱导组织产热并使产热区域得到很好的控制。Cushing于1926年首次在手术中运用单极电凝。这种利用单极电凝止血的方法现在依然广泛地应用于外科手术中[4]。

在希波克拉底文集中发现了许多对化学止血法的描述，这种化学止血法常采用止血剂和腐蚀剂。止血剂是一种可以诱导血管收缩的物质，它的使用可以追溯到古罗马和古希腊。古罗马人和古希腊人运用蔬菜和矿石止血治疗战伤。在中世纪，硫酸铜被用作止血剂。腐蚀剂可以使任何组织蛋白变性从而产生止血效果，但是这种止血效果并不确定和可靠[2]。在结扎止血法出现前，人们一直应用腐蚀剂止血法。运用化学腐蚀剂的优点在于它可以阻止无法结扎的毛细血管出血。随着技术的进步，出现了许多反应更小、损伤更小的止血剂。

机械性止血法是阻止外科手术和创伤出血的有效方法。这种方法可追溯到古罗马，古罗马人在截肢手术中采用青铜和皮革制成的止血带来减少术中出血[5]。在显微外科手术和单极电凝出现之前，神经外科医生遇到出血不得不频繁使用棉花压迫止血，这种方法导致手术时间延长。一旦去掉棉花，脑组织会再出血。为了避免脑组织的再出血，Cushing运用骨骼肌代替棉花进行机械压迫止血。肌肉可以永久留于脑内，但会引起严重的组织反应[6]。因此这种方法没有得到广泛应用。随着可吸收性明胶海绵的出现，机械性止血法依然在现代神经外科手术中广泛应用。

随着科技和医学技术的发展，可供选择的止血材料日益增多，且具有微创性。但止血的技术原理（化学止血法、机械止血法、热凝法、电凝法）却维持不变。本章主要讨论目前神经外科常用的止血材料和工具。

表 17.1　止血材料

材料	商品名	供应规格	止血方式	优点	缺点	备注
可吸收性明胶海绵	Gelfoam Surgifoam Spongostan Floseal	片剂 粉剂	机械止血	无抗原性；可吸收大量血液	本身无止血特性；异物，感染，可膨胀性，压迫邻近组织	可与凝血酶联合使用
氧化纤维素	Surgical(Fibrillar, Nuknit, Snow) Oxycel	棉块 棉条 粉剂	化学止血 机械止血	杀菌作用；组织反应较轻；吸收迅速；易于操作	异物，感染；可膨胀性，压迫性神经症状；易干扰骨愈合；可造成血管挛缩	低 pH 值可影响其他材料的止血效果
微晶胶原	Avitene	粉剂	化学止血 机械止血	用量少；容易清除；再出血风险小；不会干扰骨愈合	容易快速漂浮，导致远离出血表面；异物，感染	适用于硬脑膜实质出血；可以做成薄片形成者"三明治"形止血
凝血酶	Thrombin-JMI	粉剂	化学止血	起效迅速；适用于肝素化患者；	抗原性，不适用于动脉出血；	可以与可吸收性明胶海绵联用
生物蛋白胶	Tisseel Evicel Artiss Beriplast Tissucol	喷雾剂 双腔管 注射剂	化学止血	起效迅速；适用于肝素化患者；组织反应轻；不被患者自身因素限制	抗原性；操作困难	可用作硬脑膜实质的密封剂和外周神经修复
骨蜡	Bone Wax Ostene	蜡块	机械止血	适用于骨质出血；无须清除；容易操作	不可吸收；干扰骨愈合；异物，引起炎症反应，滋生细菌	Ostene 为可吸收性，不会干扰骨质愈合

可吸收性明胶海绵（Gelfoam，Surgifoam）

Gelfoam 和 Surgifoam 于 1945 年首次被运用（表 17.1）。Gelfoam 和 Surgifoam 是一种水溶性可吸收海绵，由纯化的猪皮明胶制成。可吸收性明胶海绵的止血原理主要是机械止血，因为它可以吸收相当于自身重量 45 倍的血液 [7]。海绵构造可以提供支撑结构，方便血液在此凝结，形成人造血凝块 [8]。血小板进入海绵结构后，与海绵间隙壁接触从而被激活，释放促凝血酶原激酶。促凝血酶原激酶继而与钙、凝血酶原反应产生血栓，激活凝血瀑布反应 [9]。

可吸收性明胶海绵可以单独使用，也可以在盐水中浸泡后使用。但是可吸收性明胶海绵常与凝血酶一起浸泡后使用，这样可以联合可吸收性明胶海绵的机械止血特性和凝血酶的化学止血特性。如果可吸收性明胶海绵与凝血酶联用，必须从可吸收性明胶海绵上清除过多的凝血酶。可吸收性明胶海绵常直接置于出血区表面，然后将棉片放于可吸收性明胶海绵外表面 10s，随后移除棉片。当血液完全浸透可吸收性明胶海绵外表面时才能达到最大化利用。可吸收性明胶海绵可以切成更薄的薄片，甚至可以切成 2mm 薄的薄片且不破碎。因为 Gelfoam 膨胀性很强，所以在止血过程中需尽量使用薄的海绵 [10]。

可吸收性明胶海绵的主要缺点是在血凝块形成后，存在血浆渗漏的可能性 [11]。此外，由于可吸收性明胶海绵的膨胀性，会压迫神经组织。目前有许多文献报导了可吸收性明胶海绵膨胀后压迫脑和脊髓组织引起症状的病例，包括马尾综合征、狭窄和感觉异常 [12]。尽管 Gelfoam 被认为组织反应相对较轻，但是也有许多文献报导在可吸收性明胶海绵植入处形成了巨细胞肉芽肿 [13]。

影响可吸收性明胶海绵吸收的因素很多，包括植入区域、体液饱和度和使用量。一般情况下，可吸收性明胶海绵植入软组织中 4~6 周可完全被吸收 [9,14-16]。当可吸收性明胶海绵被用于鼻腔、直肠或阴道黏膜出血时，2~5d 即可溶解。据文献报道，可吸收性明胶海绵的吸收过程类似于自然血凝块吸收，不会导致过度的瘢痕形成[15]。尽管如此，可吸收性明胶海绵不可用于皮肤切口的缝合，因为可吸收性明胶海绵在皮肤切口间的介入会干扰其愈合。此外，Gelfoam 不可与自体血回收环路联用，因为在理论上它会导致弥散性血管内凝血（DIC）[17]。

尽管可吸收性明胶海绵无抗原性，但它依然是异物，会滋生细菌导致感染。有研究表明，可吸收性明胶海绵会增加感染风险，尤其是用在污染区域时[18-19]。因此，当需要保留可吸收性明胶海绵在手术区时，应尽量减少用量。此外，我们并不推荐使用混合抗生素的可吸收性明胶海绵。

可吸收性明胶海绵有多种类型可供选择。Gelfoam Plus（IL）是Gelfoam 可吸收性明胶海绵与血凝酶的混合包装。可吸收性明胶海绵也能以粉剂形式与血凝酶混合，尤其适用于松质骨出血。

氧化纤维素和再生氧化纤维素

目前在市场能买到的氧化纤维素有两种：氧化纤维素（Oxycel, Becton Dickinson, Sandy, UT）和再生氧化纤维素（NJ）。两种都有片状、条状和粉状等不同规格可供选择。氧化纤维素是由纤维素与一氧化二氮（N_2O）产生氧化反应后形成[20]。氧化反应使纤维素上的羟基自由基转化为羧基，形成由葡萄糖醛酸酐组成的功能单位[21]。再生氧化纤维素也是由纤维素组成的，但制作原理不同。先用碱性溶液溶解纯 α-纤维素，然后挤压成纤维，编织成薄片，再行氧化反应即可制成再生氧化纤维素。因此这种合成纤维成分一致，氧化反应可控性强，其可吸收性和组织反应也一致。两种氧化纤维素的止血特性相似[1]。

两种氧化纤维素的止血特性都是在 20 世纪 50 年代被发现的，并得到迅速发展。最开始认为氧化纤维素的止血原理只是机械性止血。既往研究认为氧化纤维素可以提供支撑框架，方便血小板黏附，从而导致血凝块形成。最新研究发现氧化纤维素的化学性更有助于止血。氧化纤维素可与血液反应，并形成含有血色素的红色凝胶状团块。与可吸收性明胶海绵相比，氧化纤维素止血更依赖于化学性能 [22-24]。

由于纤维素需氧化，所以氧化纤维素 pH 非常低，最好单独使用。与生理盐水或者凝血酶混合会减弱其止血性能。当凝血酶与低 pH 值的氧化纤维素接触时会发生变性，破坏其化学止血特性 [25]。除此之外，氧化纤维素的低 pH 值有抑菌作用，可以使细菌的一些蛋白变性，使细菌对抗生素更加敏感。目前氧化纤维素被发现有广谱抗菌作用 [26]。在医源性感染伤口的对照研究中，尽管使用氧化纤维的感染率高于对照组 [27]，但是其感染率明显小于 Gelfoam 明胶海绵和微纤维胶原 [26-27]。研究表明氧化纤维素的使用导致的异物感染率较小。但值得注意的是，氧化纤维素的使用量增加，感染风险也会加大 [26]。因此，尽管氧化纤维素有抗菌特性，依然建议尽量使用少量的氧化纤维素置入术区。

氧化纤维素导致的组织反应较轻。止血后形成的凝胶状团块可以移除，不会引起再出血。形成的凝胶团块也很少引起异物的排斥反应 [28]。氧化纤维素的吸收与置入区域有关。研究证明，当氧化纤维素置入猫的脑皮质时，3~6 周可被吸收 [29]。研究同时表明氧化纤维素可以减少组织粘连，因此可以用于预防硬脑膜与脑皮质表面的粘连 [29]。

但是氧化纤维素还有一些缺点。第一，它可以阻碍骨质形成。在骨膜下肋骨切除术中使用氧化纤维素，会减少骨质形成。因此在植骨融合或者希望骨质愈合的手术中，需使用最小量的氧化纤维素 [30]。第二，根据产品说明书，氧化纤维素不能缠绕血管，因为它可使血管狭窄和硬化 [31]。最后，因为氧化纤维素接触血液会膨胀，可能会导致压迫性神经症状。目前有许多文献报道，膨胀的氧化纤维素压迫会导致神经病变，感觉异常，甚至失明 [32-33]。

微纤维胶原（Avitene）

微纤维胶原，也称为微晶体胶原，于 1967 年首次报道 [34]。它是一种水溶性的含微晶体的不完全盐酸氨基盐胶原纤维。1969 年首次报道微纤维胶原可用作止血材料 [35]。Avitene 由 1μm 的纯化牛皮胶原微晶体组成。Avitene 可以促使血小板聚集产生止血反应。当凝血因子被释放时，微纤维胶原可以为血小板聚集提供界面。胶原上的间隙可以阻止后续血小板的流失[36]。由于微纤维胶原依靠血小板凝血，因此对于重型血小板减少症患者（<10 000/ml），微纤维胶原的止血效果很差[37]。

无论片状或粉状的微纤维胶原，在使用前都必须保持干燥。因为潮湿会降低微纤维胶原的止血效果。微纤维胶原亲水性强，容易黏附于外科手套。因此最好使用无菌钳进行操作[25]。与其他止血材料一样，微纤维胶原属于异物，容易滋养细菌导致感染，因此手术中尽量使用微纤维胶原的最小剂量[27]。微纤维胶原容易在出血表面迅速漂浮影响止血效果，例如硬脑膜窦出血[38]。因此在应用微纤维胶原止血时，建议在用微纤维胶原后，再使用干燥可吸收性明胶海绵压于出血表面。可吸收性明胶海绵需压至少 30s，30s 后移除可吸收性明胶海绵后不会导致再出血。过多的微纤维胶原可以使用小吸引器或者刮匙清除，不会导致再出血[39]。

微纤维胶原的粉剂很难被操作。为了方便使用，微纤维胶原被做成圆片并放入注射器中。注射器尖部被切除，这样可以在推挤出微纤维胶原圆片时降低损伤风险。微纤维胶原粉剂的另一种使用方法是将其放置于氧化纤维素薄片上联合使用。粉剂撒放至氧化纤维素薄片上后，可将其折叠形成"三明治状"结构。三明治状薄片可以放置到粉剂很难接近的出血区进行止血[40]。

小颗粒型的微纤维胶原粉剂尤其适用于松质骨的出血。在松质骨的止血效果比较中，小颗粒型的微纤维胶原粉剂的止血效果明显优于其他止血材料，例如单独使用的凝血酶、与 Gelfoam 联用的凝血酶[41-42]。与氧化纤维素和骨蜡比较，小颗粒型的微纤维胶原粉剂不会干扰骨质愈合，因此非常适合用于以骨质融合为目的的手术[41,43]。建议在使用小颗粒型的微纤维胶原粉剂阻止骨质出血时，将其牢固的挤塞入骨质表面，并按压 5~10min[44]。

微纤维胶原由外源性蛋白组成，因此理论上存在过敏反应的可能性。但是微纤维胶原的抗原性弱，仅会导致轻度的炎症反应[45]。微纤维胶原的吸收时间与其使用部位相关，但一般情况下，微纤维胶原在7周左右被吸收，仅遗留很少的残留物[25]。在动物实验中，腹腔注射微纤维胶原可以引起组织粘连[46]。但与氧化纤维素相比，微纤维胶原很少引起血管狭窄[31]。

凝血酶

在 20 世纪 40 年代，相对纯化的凝血酶开始投入使用[47]。凝血酶是由牛血中提取的凝血酶原，经促凝血酶原激酶和氯化钙激活而制成[48]。然后加工成为干粉状，以瓶装提供，每瓶含量 1000~10 000NIH 单位不等（1NIH 单位是指凝固 1ml 的草酸盐血浆所需的凝血酶量）。目前市场上也可以获得重组凝血酶（NJ）。因为凝血酶所导致的凝血反应需要依靠纤维蛋白原的存在，因此凝血酶只在全血、血浆或简单的纤维蛋白原溶液中起效[1]。

凝血酶粉剂可直接用于出血区表面，或者溶于无菌生理盐水后用作冲洗剂和喷雾剂。最常见的用法是与可吸收性明胶海绵联用，这样可以整合凝血酶的化学止血特性和可吸收性明胶海绵的机械止血特性。前文提到凝血酶不能与氧化纤维素联用。除此之外，凝血酶也不能与微纤维胶原联用，因为联用会使微纤维胶原变潮湿，影响其止血特性。

尽管凝血酶相关血凝块形成非常迅速，但是也极易被血液冲走。因此，凝血酶最适用于轻度和中度的出血。单独使用凝血酶不能阻止快速的动脉出血。此外，对于重度纤维蛋白原减少的患者，凝血酶是无效的[1]。

由于凝血酶从牛血中提取，所以用于人时有引起过敏反应的可能性。凝血酶不可进入血管系统，因为有可能引起 DIC。在动物实验中，凝血酶在一定浓度时可加重脑水肿（100~1000U/cm^3），这种浓度在神经外科手术中，也会加重脑水肿。因此，在神经外科手术中，凝血酶的使用量应尽量最小化，需在其他止血方法不能见效的情况下使用，例如单极电凝无法阻止出血时[49]。

骨　蜡

骨蜡于 19 世纪开始使用。1892 年，Victor Horsley 首次在神经外科手术中应用骨蜡。由于他的贡献填补了神经外科的空白，他在手术中止血所用的蜂蜡被命名为著名的"Horsley's wax"[50]。目前所用的骨蜡由蜂蜡通过 12% 的棕榈酸异丙酯和 30% 的固体石蜡软化制成，也可不加 30% 的固体石蜡。这种配制方法与 Horsley 所配制蜂蜡的方法极为相似。由于骨蜡易于操作且止血效果好，目前广泛用于骨质的止血[50]。

骨蜡的止血原理是纯粹机械性的。它是通过填塞出血孔道起止血作用的。骨蜡不可溶解，也不会被身体吸收。因此它会永久地存在于植入处[51]。尽管骨蜡应用广泛，但也有缺点。骨蜡可能会引起慢性炎症[52]和异物肉芽肿的发生。同时骨蜡会阻碍松质骨内细菌的清除[53]，导致感染[54]。此外，骨蜡在局部会引有占位效应，压迫周围神经或血管结构导致疼痛、无力、失明或硬脑膜窦的堵塞[55-56]。因此，建议有节制地应用骨蜡。

干扰骨质愈合是骨蜡最重要的缺点之一[57]。在胸骨切开术中已发现骨蜡会影响骨质愈合[57]。由于骨蜡的生理惰性，它在骨质之间会形成永久的屏障。因此在以骨质融合为目的的手术中，需避免使用骨蜡，例如脊柱融合术。

由于以蜂蜡为主要成分的骨蜡有种种缺点，使得其他配制成分的骨蜡得到发展。Ostene（CA）是由环氧烷烃嵌段共聚物组成的骨蜡。在大鼠实验中已经证明 Ostene 可快速吸收且不会干扰骨质愈合。由于 Ostene 在市场上出现时间短，针对它的研究较少，因此应用 Ostene 的长期弊端尚不清楚。

生物蛋白胶

生 物 蛋 白 胶（Tisseel, Baxter, Deerfield, IL; Evicel, Ethicon, New

Brunswick, NJ）主要由两种成分组成：人纤维蛋白原和人凝血酶[59]。纤维蛋白原被作为密封层蛋白释放，其成分中含有抑肽酶，可阻止纤维蛋白溶解。当生物胶两种成分混合后，会模拟人凝血反应的最后阶段[60]。在凝血酶作用下，可溶性的纤维蛋白原转化为纤维蛋白，并聚合成团块黏附于组织，从而达到止血效果。除此之外，生物蛋白胶还有密封特性，因此常作为治疗脑脊液漏的辅助材料[61]。

使用指南标示，生物蛋白胶仅适用于心肺分流术或者脾破裂时的止血，也可作为密封剂，防止暂时性结肠造瘘术后结肠吻合处的泄露。生物蛋白胶说明书明确陈述，在神经外科手术中，生物蛋白胶的使用并不被认为是安全的。尽管如此，生物蛋白胶依然在神经外科手术中被广泛作为止血剂和密封剂使用。因为生物蛋白胶的止血作用不受患者自身凝血情况影响，可以用于全身肝素化的患者[62]。尽管使用规范不建议在神经外科手术中使用，但是依然有许多文献报道了生物蛋白胶作为止血剂，用于阻止硬膜外、脑皮质和硬脑膜窦的出血。生物蛋白胶同时被用于外周神经修复中。各种动物实验研究发现，生物蛋白胶修复外周神经的效果与缝合修复效果相同[63]。

生物蛋白胶可被分装到具有双配药器筒体的注射器中释放，也可以喷雾形式释放。在任何手术中，将生物蛋白胶植入出血区后须等待3~5min，确保其凝固并黏附于组织上。使用生物蛋白胶的喷雾部件时，不可将其离组织太近，有发生气栓的风险[64]。此外，生物蛋白胶喷涂于伤口后须形成均匀薄膜，胶膜太厚会导致伤口愈合延迟。氧化纤维素会使生物蛋白胶的蛋白质变性，降低其止血效果[61]。由于生物蛋白胶是从人混合血浆中提取的，因此有疾病传播的风险。除此之外，因为生物蛋白胶含有合成抑肽酶，一些病例发生了过敏反应[65-66]。

电凝止血

单极电凝

物理学家 William T. Bovie 于 20 世纪 30 年代在麻省理工学院研

制出单极电凝。Bovie 发现火花隙振荡器可以通过产生不规则阻尼波形达到极好的凝血效果，据此研制出来现代单极电凝的前身。同时还发现火花隙振荡器能够产生同步正弦波形，可以达到切割效果[67]。Harvey Cushing 首次将单极电凝技术运用在手术中。电凝技术的出现是手术领域的一场革命，尤其是脑外科手术。Cushing 使用单极电凝完成了许多部位的肿瘤切除，这些肿瘤都是以前因为出血难以控制而无法切除的[4]。多年来，单极电凝几经改良，但是止血作用原理依然保持不变。

活性电极是通过在尖端释放高密度的电流，从而产生切割或者凝血效果的。回程线路由大的接地板构成。不规则的电流波形可以消除分子共振效应，从而产生凝血效果。消除组织内的分子共振可产生凝血效果，但不能产生切割效果。电流经组织传导至接地板的过程中，会优先选择高传导性的组织进行传导，例如血管和神经。因此这种电流传导方式会产生两种影响。第一，它会在电极尖端接触点 1~2cm 的组织产生电流和热效应。因此不适合用于微创手术。第二，因为电流会优先选择血管和神经传导，因此会对这些组织产生损伤或者刺激神经肌肉产生兴奋[67]。

如果电流波形是规则的正弦曲线，对组织就会产生切割效果。0.5~3MHz 的电流波形可以诱导组织内的分子共振，从而导致组织的分裂效应，并且对神经肌肉的刺激最小。如果将功率降低到某一水平，凝血效应就会出现。但是尽量不要在单极电凝切割模式下进行凝血，因为高密度的电流传导会在与电极接触的组织局部产生切割效应。与在单极电凝凝血模式一样，切割模式的电流会在电极尖端接触点 1~2cm 的组织产生热效应，并且优先选择神经血管传导，这样会导致电流传导路径的组织损伤。在任何情况下，将电极接近，但没有接触到组织时，会出现电火花，这种灼烧方式会导致组织损伤[68]。

双极电凝

为了使电凝止血达到更好的控制，随后出现了双极电凝。Greenwood

将双极镊子的一侧连接于电流发生器，另一侧连接于接地板，从而首次设计出了双极电凝系统。与单极电凝相比，双极电凝的电流扩散明显减小，因此它的功率设定也相应较低。但是双极电凝系统并不是完全孤立的。只要双极电凝镊子的电流侧与组织接触，电流就会通过患者身体扩散至任何接地部位。与单极电凝相比，双极电凝的功率较小，因此减少了组织损伤。尽管双极电凝止血有效且使用方便，但是在当时仅被 Greenwood 自己使用，并没有得到广泛普及 [69]。

随着固体电子学的发展，Malis 发明了新型双极电凝装置并且沿用至今。不同于以前使用的电火花发生器，固体电子发生器可以产生可控的同步或非同步电流波形，根据需要产生可控的切割和凝血效应。这个系统是完全孤立的。因此当双极镊子的电流侧接触患者时，不会出现电流扩散。和单极电凝一样，同步的电流波形会导致组织内的分子共振，产生切割效应。如果电流波形是非同步的，没有分子共振的出现，可能产生凝血效应 [67]。

双极电凝是通过双极镊子的两个尖端向机体组织提供高频电能，很少向周围组织扩散。因此相对于单极电凝，双极电凝所需功率较小。此外，双极电凝的作用范围仅限于镊子两端之间，因此它适用于微创手术 [70]。双极电凝镊子尖端越靠近，其电能产生就越集中。因此，为了达到最佳凝血效果，应在电凝过程中使镊子尖端尽量靠近。使用双极电凝过程中建议给予冲水，这样可以预防组织碳化和镊子粘连 [71]。现代的双极电凝装置在镊子上整合了冲水系统。镊子头也被削尖，使微创手术视野的遮挡最小化。

双极电凝使用时间长了，由于电解作用，镊子尖端会变得粗糙或者出现凹痕。双侧镊子尖端吻合错位，会导致电凝过程中镊子尖端与组织粘连。现代双极电凝镊子由金属合金制成，对电解作用耐受性强，很少出现镊尖凹痕。双极电凝镊尖不能用表面粗糙的纱布进行擦拭。需用湿海绵清洁镊尖，避免损伤双极镊子 [67]。

激　光

激光是受激辐射式光频放大器的简称，在神经外科领域得到了一定程度的运用。激光首次应用于 20 世纪 70 年代，并于 20 世纪 90 年代得到发展。但是，因为激光止血效率低，精确性差（相对于双极电凝），以及非人体工程学的特性，限制了它的广泛应用。目前，尽管激光仍被应用于神经外科领域，但是远远没有预测的那样普及 [72]。

激光一般以三种形式在手术中被运用：光凝、光汽化、光活化。激光和组织特性决定这三种形式的运用。激光的特性包括：功率输出，波长，经轴密度，曝光时间。组织特性包括：吸收系数，消光长度，吸光生色团的出现 [73]。目前已有三种类型的激光用于神经外科手术：① CO_2 激光，波长 10.6μm，可以产生凝血效应、切割效应、汽化效应 [74]；②氩激光，波长 488~516nm，散射的组织面积大。因此能量传递面积大，止血区域广；③ Nd:YAG 激光，波长 1060~1340nm，散射的组织面积更大。激光使组织深部缓慢产生热效应。因此止血区域广泛 [75]。尽管 Nd:YAG 激光产热效应精确度差，限制了它在手术中的应用，但是在 20 世纪 90 年代，Nd:YAG 激光在血管吻合术中运用广泛 [76]。

最早的激光器会传递高能量脉冲。在最早的动物实验中，发现激光可以在小鼠大脑中迅速产热和扩散，引起脑疝导致小鼠迅速死亡 [77-78]。随后减小了激光器的功率，一种持续输出功率的激光器被开发出来。这种激光器能使热能向组织传递得更慢、更可控，使切割和凝血效应更精确。后来一些试验描述了激光有汽化效应，汽化的中心被干燥的组织包绕。最外围环绕着因热效应导致的水肿组织 [79-80]。

随后，激光被用于肿瘤的切除手术中。利用激光，术者可以不用接触组织去切除肿瘤，这种新型手术观念非常引人注目。利用激光可以切除各种肿瘤，包括胶质瘤和纤维性肿瘤（脑膜瘤、周围神经肿瘤、脊髓栓系的瘢痕组织）[72]。后来激光也被用于内镜技术中，但是随后发现在手术中经光纤电缆折射后的激光会损失能量，从而限制了它在内镜技术中的应用[72]。尽管激光有众多优点，但是与双极电凝和超声吸引器相比，激光的作用效率较慢。此外由于激光器设备巨大且笨重，激光在手术中的应用并没有受到广泛青睐[81]。

最近，一种新型的 CO_2 激光由 OmniGuide（Cambridge，MA）公司开发。它是由柔韧的中空纤维与一个全向反射镜相连组成的，改善了既往 CO_2 激光的众多缺点。这种激光剖面小，可以用于显微手术中[82]。激光在神经外科手术的应用前景依然值得期待。

关键点

- 止血技术可以分为化学止血、机械止血、热凝止血
- 所有的止血材料均为异物，容易滋养细菌导致感染。应尽量减少使用量
- 止血材料是由动物蛋白制成，可能有抗原性
- 凝血酶和生物蛋白胶可能会引起过敏反应
- 可吸收性明胶海绵和氧化纤维素会膨胀，可对周围组织造成压迫
- 骨蜡和氧化纤维素会阻碍骨质愈合，因此在以骨愈合为目的的手术中不可使用
- 与单极电凝相比，双极电凝传导电流精确，可用于显微外科手术中
- 尽管激光止血有效，但是在神经外科手术中并没有得到广泛应用

回顾性问题

1. 可吸收性明胶海绵以下列哪种类型的止血方式止血？

A. 化学腐蚀止血

B. 机械性止血

C. 化学反应止血

D. 热凝止血

E. 以上都不是

2. 下列哪种成分是凝血酶止血作用的关键？

A. Ⅶ因子

B. 纤维蛋白原

C. 血小板

D. 组织因子

3. 下列哪种止血材料是由混合血浆提取而成，有传播疾病的风险？

A. 生物蛋白胶

B. 可吸收性明胶海绵

C. 微纤维胶原

D. 氧化纤维素（Surgicel）

4. 传统的骨蜡多长时间可溶解？

A. 1~3 周

B. 2 个月

C. 1 年

D. 不溶解

5. 对错题：与单极电凝相比，双极电凝需要更大的功率。

6. 下列哪些止血材料不会膨胀？

A. 骨蜡

B. 可吸收性明胶海绵

C. 微纤维胶原

D. 氧化纤维素

参考文献

[1] Arand AG, Sawaya R. Intraoperative chemical hemostasis in neurosurgery. Neurosurgery, 1986,18:223-233

[2] Harvey SC. The history of hemostasis. New York: Paul B. Hoeber, 1929

[3] Friedman SG. A history of vascular surgery. Malden, MA: Blackwell, 2005

[4] Cushing H, Bovie WT. Electro-surgery as an aid to the removal of intracranial tumors. Surg Gynecol Obstet, 1928,47:752–784

[5] Noordin S, McEwen JA, Kragh JF Jr, et al. Surgical tourniquets in orthopaedics. J Bone Joint Surg Am, 2009, 91:2958–2967

[6] Cushing H. Original memoirs: the control of bleeding in operations roi-brain tumors: with the description of silver "clips" for the occlusion of vessels inaccessible to the ligature. 1911. Yale J Biol Med, 2001,74:399–412

[7] Council on Pharmacy and Chemistry. Absorbable Gelatin Sponge—new and unofficial remedies. JAMA, 1947,135:921

[8] Guralnick WC, Berg L. Gelfoam in oral surgery; a report of 250 cases. Oral Surg Oral Med Oral Pathol,1948,1:632–639

[9] Jenkins HR, Senz EH, Owen H, et al. Present status of gelatin sponge for the control of hemorrhage; with experimental data on its use for wounds of the great vessels and tile heart. J Am Med Assoc, 1946, 132:614–619

[10] Light RU, Prentice HR. Surgical investigation ora flew absorbable sponge derived from gelatin for use in hemostasis. J Neurosurg, 1945, 2:435–455

[11] Rybock JD, Long DM. Use of microfibrillar collagen as a topical hemostatic agent in brain tissue. J Neurosurg,1977,46:501–505

[12] Herndon JH, Grillo HC, Riseborough EJ, et al. Compression of the brain and spinal cord following use of Gelfoam. Arch Surg, 1972, 104:107

[13] Knowlson GTG. Gel-foam granuloma in the brain. J Neurol Neurosurg Psychiatry, 1974,37:971–973

[14] Rarig HR. Successful use of gelatin foam sponge in surgical restoration of fertility. Am J Obstet Gynecol, 1963,86:136

[15] Barnes AC. The use of gelatin foam sponges in obstetrics and gynecology. Am J Obstet Gynecol, 1963, 86:105–107

[16] Treves N. Prophylaxis of post mammectomy lymphedema by the use of GELFOAM Iaminated rolls. Cancer, 1952,5:73–83

[17] Dineen P. Antibacterial activity of oxidized regenerated cellulose of experimental intravascular infection. Surgery, 1977, 14:487–490

[18] Hinman F Jr, Babcock KO. Local reaction to oxidized cellulose and gelatin hemostatic agents in experimentally contaminated renal wounds. Surgery, 1949, 26:633–640

[19] Lindstrom PA. Complications from the use of absorbable hemostatic sponges. AMA Arch Surg, 1956, 73:133–141

[20] Yackel EC, Kenyon WO. The oxidation of cellulose by nitrous oxide. J Am Chem Soc, 1942, 64:124–127

[21] Scarff JE, Smokey B, Garcia F. The use of dry oxidized cellulose as a primary hemostatic agent in neurosurgery. J Neurosurg, 1949, 6:304-306

[22] Frantz VK. New methods of hemostasis. Surg Clin North Am, 1945, 25:338-349

[23] Frantz VK. New absorbable hemostatic agents. Bull N Y Acad Med, 1946, 22:102-110

[24] Frantz VK, Lattes R. Oxidized cellulose-absorbable gauze (cellulosic acid). JAMA, 1945, 129:798-801

[25] Bennett DR, ed. AMA Drug Evaluations. 5th ed. Chicago: American Medical Association, 1984:869-872

[26] Dineen P. Antibacterial activity of oxidized regenerated cellulose. Surg Gynecol Obstet, 1976,142:481-486

[27] Scher KS, Coil JA Jr. Effects of oxidized cellulose and microfibrillar collagen on infection. Surgery, 1982, 91:301-304

[28] Frantz VK, Clarke HT, Lattes R. Hemostasis with absorbable gauze (oxidized cellulose). Ann Surg, 1944, 120:181-198

[29] Frantz VK. Absorbable cotton, paper, and gauze (oxidized cellulose). Ann Surg, 1943, 118:116-126

[30] Nappi JF, Lehman JA Jr. The effects of Surgicel on bone formation. Cleft Palate J, 1980, 17:291-296

[31] Abbott WM, Austen WG. Microcrystalline collagen as a topical hemostatic agent for vascular surgery. Surgery, 1974, 75:925-933

[32] Mat YO, Dorotheo EU, Tang RA, et al. Compressive optic neuropatby after use of oxidized regenerated cellulose in orbital surgery: review of complications, prophylaxis, and treatment. Ophthalmology, 2006, 113:333-337

[33] Brodbelt AR, Miles JB, Foy PM, et al. Intraspinal oxidised cellulose (Surgicel) causing delayed paraplegia after thoracotomy—a report of three cases. Ann R Coil Surg Engl, 2002, 84:97-99

[34] Battista OA, Eerdi NZ, Ferraro CE, et al. Colloidal macromolecular phenomena. Part II. Novel microcrystals of polymers. J Appl Polym Sci, 1967, 11:481-498

[35] Hait MR. Microcrystalline collagen. A new hemostatic agent. Am J Surg, 1970, 120:330

[36] Mason RG, Read MS. Some effects of a microcrystalline collagen preparation on blood. Haemostasis, 1974, 3:31-45

[37] Abbott WM, Austen WG. The effectiveness and mechanism of collagen-induced topical hemostasis. Surgery, 1975, 78:723-729

[38] Cameron WJ. A new topical hemostatic agent in gynecologic surgery. Obstet Gynecol, 1978, 51:118-122

[39] Vistnes EM, Goodwin DA, Tenery JH,et al. Control of capillary bleeding by topical application of microcrystalline collagen. Surgery, 1974, 76:291-294

[40] Allavie JJ, Kalina RE. Microfibrillar collagen hemostat in ophthalmic surgery. Ophthalmology,

1981,88:443–444

[41] Cobden RH, Thrasher EL, Harris WH. Topical hemostatic agents to reduce bleeding from cancellous bone. A comparison of microcrystalline collagen, thrombin, and thrombin-soaked gelatin foam. J Bone Joint Surg Am, 1976, 58:70–73

[42] Harris WH, Crothers OD, Moyen BJ-L, et al. Topical hemostatic agents for bone bleeding in humans. A quantitative comparison of gelatin paste, gelatin sponge plus bovine thrombin, and microfibrillar collagen.J Bone Joint Surg Am, 1978, 60:454–456

[43] Correll JT, Prentice HR, Wise EC. Biologic investigations of a new absorbable sponge. Surg Gynecol Obstet, 1945, 81:585–589

[44] Putnam TJ. The use of thrombin on soluble cellulose in neurosurgery. Ann Surg, 1980, 67:57–58

[45] Rothbard S, Watson RF. Immunologic relations among various animal collagens. J Exp Med, 1965, 122:441–454

[46] Schittek A, Demetriou AA, Seifter E, et al. Microcrystalline collagen hemostat (MCCH) and wound healing. Ann Surg, 1976, 184:697–704

[47] Mellanby J. Thrombase, its preparation and properties. Proc R Soc Lond, B 1933, 113: 93–106

[48] Murphy DJ, Clough CA. A new microcrystalline collagen hemostatic agent. Surg Neurol, 1974, 2:77–79

[49] Colon GP, Lee KR, Keep RF, et al. Thrombin-soaked gelatin sponge and brain edema in rats. J Neurosurg, 1996,85:335–339

[50] Gupta G, Prestigiacomo CJ. From sealing wax to bone wax: predecessors to Horsley's development. Neurosurg Focus, 2007,23:E16

[51] Wang MY, Armstrong JK, Fisher TC, et al. A new, pluronic-based, bone hemostatic agent that does not impair osteogenesis. Neurosurgery, 2001,49:962–967, discussion 968

[52] Allison RT. Foreign body reactions and an associated histological artefact due to bone wax. Br J Biomed Sci, 1994, 51:14–17

[53] Johnson P, Fromm D. Effects of bone wax on bacterial clearance. Surgery, 1981, 89:206–209

[54] Nelson DR, Buxton TB, Luu ON, et al. The promotional effect of bone wax on experimental Staphylococcus aureus osteomyelitis. J Thorac Cardiovasc Surg, 1990, 99:977–980

[55] Cirak B, Unal O. latrogenic quadriplegia and bone wax: Case illustration. J Neurosurg, 2000, 92(2, Suppl):248

[56] Eser O, Cosar M, Asian A, et al. Bone wax as a cause of foreign body reaction after lumbar disc surgery: a case report. Adv Ther, 2007, 24:594–597

[57] Geary JR, Kneeland Frantz V. New absorbable hemostatic bone wax; experimental and clinical studies. Ann Surg, 1950, 132:1128–1137

[58] Brightmore TG, Hayes P, Humble J, et al. Haemostasis and healing following median

sternotomy. Langenbecks Arch Chir, 1975,Suppl:39–41

[59] Jackson MR. Fibrin sealants in surgical practice: an overview. Am J Surg, 2001,182(2, Suppl):1S–7S

[60] Stemberger A, Blümel G. Fibrinogen-fibrin conversion and inhibition of fibrinolysis. Thorac Cardiovasc Surg, 1982, 30:209–214

[61] Shaffrey CI, Spotnitz WD, Shaffrey ME, et al. Neurosurgical applications of fibrin glue: augmentation of dural closure in 134 patients. Neurosurgery, 1990, 26:207–210

[62] Thompson DF, Letassy NA, Thompson GD. Fibrin glue: a review of its preparation, efficacy, and adverse effects as a topical hemostat. Drug Intell Clin Pharm, 1988, 22:946–952

[63] Martins RS, Siqueira MG, Da Silva CF, et al. Overall assessment of regeneration in peripheral nerve lesion repair using fibrin glue, suture, or a combination of the 2 techniques in a rat model. Which is the ideal choice? Surg Neurol, 2005, 64(Suppl 1):S1, 10-16, discussion S1, 16

[64] Olsen PS, Hjelms E. Intravascular air after fibrin sealing by spray gun in cardiovascular surgery. Eur J Cardiothorac Surg, 1989, 3:376–377

[65] Beierlein W, Scheule AM, Antoniadis G, et al. An immediate, allergic skin reaction to aprotinin after reexposure to fibrin sealant. Transfusion, 2000, 40:302–305

[66] Scheule AM, Beierlein W, Lorenz H, et al. Repeated anaphylactic reactions to aprotinin in fibrin sealant. Gastrointest Endosc, 1998, 48:83–85

[67] Malis LI. Electrosurgery and bipolar technology. Neurosurgery, 2006, 58(1, Suppl): ONS1-ONS12, discussion ONS1-ONSI2

[68] Massarweh NN, Cosgriff N, Slakey DP. Electrosurgery: history, principles, and current and future uses. J Am Coll Surg, 2006,202:520–530

[69] Greenwood JJ. Two point coagulation: a new principle and instrument for applying coagulation current in neurosurgery. Am J Surg, 1940,50:267–270

[70] Vällfors B, Erlandson BE, Hansson HA, et al. Current leakage in bipolar electrocoagulation. Neurosurgery, 1983, 13:111–118

[71] Dujovny M, Vas R, Osgood CP, et al. Automatically irrigated bipolar forceps. Technical note. J Neurosurg, 1975, 43:502–503

[72] Ryan RW, Spetzler RF, Preul MC. Aura of technology and the cutting edge: a history of lasers in neurosurgery. Neurosurg Focus, 2009, 27:E6

[73] Edwards MS, Boggan JE, Fuller TA. The laser in neurological surgery. J Neurosurg, 1983,59:555–566

[74] Hall RR, Beach AD, Baker E, et al. Incision of tissue by carbon dioxide laser. Nature, 1971,232:131–132

[75] Eggert HR, Kiessling M, Kleihues P. Time course and spatial distribution of neodymium: yttrium-aluminum-garnet (Nd:YAG) laser-induced lesions in the rat brain. Neurosurgery,

1985, 16:443–448

[76] Jain KK. Lasers in neurosurgery: a review. Lasers Surg Med, 1983, 2:217–230

[77] Earle KM, Carpenter S, Roessmann U, et al. Central nervous system effects of laser radiation. Fed Proc, 1965, 24:14,129

[78] Fine S, Klein E, Nowak W, et al. Interaction of laser radiation with biologic systems. I. Studies on interaction with tissues. Fed Proc, 1965, 24(Suppl):14, 35–47

[79] Ascher PW. Newest ultrastructural findings after the use of a CO_2-laser on CNS tissue. Acta Neurochir Suppl (Wien), 1979, 28:572–581

[80] Stellar S, Polanyi TG, Bredemeier HC. Experimental studies with the carbon dioxide laser as a neurosurgical instrument. Med Biol Eng, 1970, 8:549–558

[81] Rhoton AL Jr. Operative techniques and instrumentation for neurosurgery. Neurosurgery, 2003,53:907–934, discussion 934

[82] Devaiah AK, Shapshay SM, Desai U, et al. Surgical utility of a new carbon dioxide laser fiber: functional and histological study. Laryngoscope, 2005, 115:1463–1468

问题答案

1. B
2. B
3. A
4. D
5. 错误
6. A

VI

在神经外科不同疾病中，对出血、凝血和静脉血栓栓塞的处理

第 **18** 章
脑肿瘤患者接受抗凝与抗血小板药物治疗的风险

David J. Daniels, Ian F. Parney

原发性或转移性脑肿瘤患者由于其潜在的高凝状态，容易出现静脉血栓，尤其是在患者术后恢复期[1-2]。很多原因可导致静脉血栓形成，包括组织因子的激活、化疗或放疗后的血管壁损伤、手术或者神经功能障碍导致的血液停滞[3-4]。目前抗栓治疗已被常规用于部分普通外科和骨科手术患者，以及部分内科住院患者。由于抗凝治疗有导致颅内出血的风险，因此对于行动自如的脑肿瘤患者，抗栓治疗并没有得到广泛运用。患者的高凝状态和神经外科手术操作有引起静脉血栓形成的风险，但是使用抗栓药物又有导致肿瘤出血的风险，因此医生需要谨慎权衡两者的利弊。本章我们主要讨论针对脑肿瘤患者使用抗凝和抗血小板治疗的风险。

脑肿瘤患者静脉血栓栓塞（VTE）的风险

原发性或转移性脑肿瘤患者 VTE 的实际发病率并不完全清楚，但是早期研究推测其发病率不低于 25%[5]。但近年来有研究对 9489 例恶性脑胶质瘤患者进行了回顾性分析，结果发现仅 7.5% 的患者出现 VTE[2]。另一项针对恶性脑胶质瘤患者的回顾性分析发现 VTE 的发病率为 18%[6]。最近一项针对恶性脑胶质瘤患者的随机对照分析发现 VTE 的发病率为 17%[7]。有趣的是，在小儿脑肿瘤患者中，VTE 的发病率非常低。一项针对 462 例小儿脑肿瘤患者的研究发现其静脉血栓发病率仅为 0.64%[8]。

肿瘤出血的风险

对脑肿瘤患者使用抗凝和抗血小板药物会增加患者颅内肿瘤出血的风险，颅内肿瘤出血又会导致各种神经功能障碍，这一点引起了广泛关注。与抗凝药物相关的颅内肿瘤出血的发病率很难估计，因为其发病率根据肿瘤类型不同而有很大差别。绒毛膜癌、黑色素瘤、肾细胞癌、甲状腺癌的脑转移瘤自发性出血的发病率非常高，而肺癌、乳腺癌、前列腺癌的脑转移瘤自发性出血的发病率却较低[9]。因此对于有系统性疾病和隐匿性转移的癌症患者，医生在使用抗凝和抗血小板药物之前需要关注是否有必要行脑影像学检查。但是目前，支持脑影像学检查的数据分析还很少。关于胶质瘤的一项研究提出 2%~4% 的有症状的颅内出血与使用抗凝药物有关[10]。

脑肿瘤患者 VTE 的围术期预防

在围术期，脑肿瘤患者 VTE 的发病率最高，这可能与术后患者制动和血管损伤后组织因子的释放有关。因此有学者建议在脑肿瘤患者围术期使用抗凝药物作为 VTE 的初级预防，但在非围术期抗凝药物的常规使用并没有得到提倡[2,11]。密歇根大学是最早对脑肿瘤患者 VTE 的防治进行研究的大学之一。他们发现使用充气加压装置的神经外科手术后患者，深静脉血栓（DVT，1.4%）和肺栓塞（PE，1.0%）的发病率很低。但是当他们对患者疾病种类进行队列分析时发现，在使用充气加压装置后依然出现 VTE 的患者中，脑肿瘤患者占 56%[12]。脑肿瘤患者使用充气加压装置预防 VTE 效果很差，这促使研究者们开展了另一项前瞻性研究。这项研究对术前给予低分子量肝素（LMWH）与单独使用充气加压装置预防 VTE 的效果进行了对比分析。68 例患者完成了对比研究,研究者发现两组患者的 DVT 发病率无统计学差异。单独使用充气加压装置的患者均没有出现术后颅内出血;但是46 例接受了低分子量肝素(LMWH)治疗的患者(预防剂量:每次30mg,每天 2 次),有 5 例出现术后颅内出血,并终止了试验。研究者得出结论,在麻醉诱导时使用依诺肝素会增加术后颅内出血的风险。

但是,在有些纳入中枢神经系统肿瘤手术患者的研究中,有 1 级和 2 级证据支持使用化学药物预防 VTE。以色列特拉维夫大学首次对脑肿瘤手术后患者使用小剂量肝素的安全性进行了前瞻性双盲随机对照研究[13]。该研究将 55 例接受 5000U 肝素治疗的患者与 48 例接受安慰剂治疗的患者进行比较,药物均在术前 2h 开始给予,并持续至患者活动自如或术后 7d。研究者发现两组患者在手术中期和手术后期的颅内出血情况无统计学差异。研究结果显示,中枢神经系统肿瘤患者在围术期使用小剂量肝素是安全的,并建议常规使用小剂量肝素预防 VTE。这项研究结果得到了学者的广泛关注。

文献报道许多脑膜瘤切除手术后的患者出现了 VTE 的并发症。这使得加州大学洛杉矶分校的神经外科医生十分关注脑膜瘤患者使用依诺肝素的有效性和安全性[14]。在 86 例脑膜瘤切除手术患者的回顾性分析中,研究者将 24 例在术后 48h 内接受依诺肝素治疗的患者与 62 例术后未接受任何抗凝治疗的患者进行比较分析。他们发现依诺肝素不会增加术后颅内出血的发病率。但同时还发现肝素组患者 VTE 的发病率为 0,而非肝素组患者 VTE 的发病率为 4.8%,两组无统计学差异[14]。研究结果显示,术后接受肝素治疗的脑膜瘤患者与术后未接受肝素治疗的脑膜瘤患者相比,术后颅内出血的发病率无明显增加。但由于该研究采用回顾性分析且样本量较小,结果不能完全说明问题。

1 脑肿瘤患者 VTE 的长期预防

既往研究均聚焦于 VTE 的围术期预防,很少关注静脉血栓栓塞的长期预防。近年来有对照试验对初诊为恶性脑胶质瘤的患者长期接受LMWH 治疗的情况进行评估[7]。开展随机双盲安慰剂对照试验,将186 例患者分为肝素组和安慰剂组,分别接受 6 个月的肝素和安慰剂治疗，随后根据患者意愿再延长给药时间至 12 个月。研究发现，在有临床症状的 VTE 并发症的发病率方面，肝素组（11%）小于安慰组（17%），但是两组数据无统计学差异。此外，研究还发现肝素组患者颅内出血的发病率（5%）大于安慰剂组（1%），两组数据也无统计学差异。但是这项试验证明了恶性脑胶质瘤患者有发生 VTE 的潜在风险。在这项试验中，尽管长期给予肝素抗凝有降低 VTE 和增加颅内出血发病率的趋势，但是依然没有明确的统计学证据说明长期抗凝的利与弊。杜克大学临床医生进行了一项第一阶段药物安全性试验研究，他们将 40 例恶性脑胶质瘤患者分为亭扎肝素组和 LMWH 组，两组患者分别接受平均 5 个月的亭扎肝素和 LMWH 的治疗，研究发现亭扎肝素组有 1 例患者出现了 DVT，LMWH 组有 1 例患者出现了颅内出血[15]。更大样本量的 II 期及 III 期试验还在进行中。

目前 VTE 的防治研究更多关注的是全部神经外科疾病患者，而单纯针对脑肿瘤患者的研究却很少。研究脑肿瘤患者 VTE 的防治，其研究对象必须是脑肿瘤患者。一般认为，脑肿瘤切除术后的患者与其他神经外科手术后的患者相比，VTE 的发病率较高。但是目前大部分研究都在评估和推测非脑肿瘤患者抗凝治疗的有效性和安全性。目前已经有 8 项随机临床试验对脑肿瘤开颅手术患者接受肝素或者 LMWH 治疗的情况进行评估分析[12-13,16-21]，还有 2 项研究课题被讨论，3 项荟萃分析结果被发表[22-24]。最近 Hamilton 等对这 8 项随机临床试验进行了综合分析，并发表了综述和荟萃分析试验结果。8 项随机临床试验中有 6 项对照分析了肝素组或 LMWH 组与安慰剂组的 1170 例患者。5 项随机临床试验发现脑肿瘤患者围术期接受肝素或 LMWH 治疗可显著降低有症状的或无症状的 VTE 的发病率。6 项随机临床试验的患者使用肝素预防 VTE 的合计风险为 0.58。接受抗凝治疗的患者最常见的并发症为颅内出血，但是有 5 项随机临床试验证明围术期的抗凝治疗不会增加颅内出血的发病率。而证明抗凝治疗会显著增加颅内出血发病率的临床研究，是由密歇根大学的 Dickinson 等开展的。Hamilton 等的荟萃分析预估肝素治疗会阻止 1000 例患者中的 91 例出现 VTE，但同时会有 7 例患者出现颅内出血。因此他们提出对于开颅手术的脑肿瘤患者，肝素治疗会降低 VTE 的风险，同时也会升高颅内出血的风险，应用肝素利大于弊。

2 贝伐单抗

贝伐单抗是一种单克隆抗体，能与人血管内皮生长因子结合。经 FDA 批准在临床上用于抑制恶性胶质瘤的复发，在试验中用于其他脑肿瘤的治疗。贝伐单抗有引起原发性脑肿瘤出血和 VTE 的副作用，因此得到广泛关注。因为贝伐单抗有引起颅内出血的风险，一般认为接受抗凝治疗的静脉血栓患者须谨慎使用。目前已经有两项研究对同时给予贝伐单抗和抗凝药物的安全性进行评估。第一项研究对 21 例同时接受抗凝治疗（围术期应用 LMWH 或华法林）和贝伐单抗治疗的患者进行小样本量回顾分析[25]。研究发现同时接受抗凝和贝伐单抗治疗的患者仅有 3 例出现轻度的无症状的颅内出血，其他患者均未出现颅内出血，而未接受抗凝治疗的患者有 7 例出现了有症状的颅内出血。相反，另一项观察性研究对 64 例同时接受贝伐单抗和抗凝治疗的患者进行分析，发现 7 例（11%）患者出现了颅内出血；而 218 例未接受抗凝治疗的患者仅有 2 例（1%）出现了颅内出血[26]。目前贝伐单抗已被广泛使用，如果要证明它与抗凝药物同时使用的安全性，还需开展更大样本量的研究。

3 脑肿瘤患者 VTE 的预防指南

通过回顾上述的关于 VTE 防治的文献资料，依然没有脑肿瘤患者是否应该接受抗凝治疗，抗凝治疗需要多长时间的明确结论。有些研究结果也自相矛盾。Dickinson 等发现患者术前给予 LMWH（预防剂量）可以明显增加颅内出血的发病率[12]。但是，Constantini 等的试验研究没有发现患者术前给予低剂量的肝素可以明显增加颅内出血的发病率[13]。是什么原因导致两种不同结论？是药物的使用、方法学的运用和患者的选择上的差异吗？目前尚无定论。最近的关于 VTE 防治的荟萃分析为研究人员提供了很多证据[24]。这些证据可能是目前最可信的。荟萃分析的结论提出药物抗凝治疗可以明确降低 VTE 的发病率，同时有增加颅内出血发病率的趋势。但是抗凝药物的使用依然利大于弊。

根据研究结果，提倡脑肿瘤患者接受抗凝治疗预防 VTE 须在围术期进行，因为目前还没有充足的证据支持长期的抗凝治疗。一般在患者术后给予肝素（5000mg，每天 2 次）预防 VTE，只要患者术后复查头部影像无颅内出血或者术后无其他并发症需要再次手术，那么抗凝治疗可持续至患者出院。

脑肿瘤患者 VTE 的治疗

根据以前的观点，如果脑肿瘤患者出现 DVT 或者 PE 需用下腔静脉过滤器治疗，而不是抗凝治疗。因为抗凝治疗会增加颅内出血的风险。但是，使用下腔静脉过滤器所引发的并发症比预想的要多。目前抗凝治疗已经是脑肿瘤患者 VTE 的首选治疗方案，抗凝治疗导致颅内出血的风险也没有预想得那样高 [27-29]。一项研究对 42 例接受下腔静脉过滤器治疗的患者进行分析发现，57% 的患者出现下腔静脉过滤器血栓、DVT 复发及血栓形成后综合征。

1　华法林治疗

数项回顾性对照分析研究提出，在患者的非围术期，只要严格控制，华法林抗凝治疗是非常安全的。一项研究结果显示，103 例出现 VTE 的恶性脑胶质瘤患者，均接受华法林抗凝治疗，仅有 2 例（1.9%）出现了有症状的颅内出血；但是 272 例未出现 VTE 和未接受抗凝治疗的恶性脑胶质瘤患者，有 2.2% 的患者出现颅内出血 [10]。还有研究显示 51 例接受华法林治疗的脑转移瘤患者，3 例（6%）出现了颅内出血。但是，其中 2 例患者华法林的用量超过治疗用量 [30]。尽管目前还没有随机对照研究数据，但是现有的研究结果提示华法林治疗脑肿瘤患者的 VTE 是比较安全的。

2　LMWH 治疗

目前还没有研究报道使用全剂量的 LMWH 治疗脑肿瘤或其他神经外科疾病患者的 VTE。一些研究已经提出利用 LMWH 预防神经外科疾病患者的 VTE。最近 Hamilton 等的荟萃分析结果也证明了使用 LMWH 是比较安全的[24]。除此之外，目前还没有针对脑肿瘤患者给予华法林和 LMWH 治疗 VTE 的随机对照研究。在一项大样本量随机 CLOT 研究中，分析 673 例出现 VTE 的系统性癌症患者接受华法林或 LMWH 的治疗效果，研究结果发现 LMWH 能比华法林更有效地降低 VTE 复发的风险，并且 LMWH 不会增加出血的风险。遗憾的是，这项研究中仅纳入了 34 例原发性脑肿瘤患者[31]。

3 脑肿瘤患者 VTE 的治疗指南

综上所述，治疗脑肿瘤患者的 VTE 必须把握一个平衡，一是要保证治疗的有效性，二是要尽量避免出现颅内出血和其他并发症的风险。VTE 必须要进行干预治疗，这一点已经得到了所有专家的共识。治疗手段包括口服抗凝药物（华法林、LMWH）或者下腔静脉过滤器植入。根据目前的文献资料（Ⅲ级证据和专家权威意见），建议使用 LMWH 治疗脑肿瘤患者的 VTE。因为 CLOT 研究结果证明 LMWH 可有效阻止 VTE 的复发。而且 LMWH 的使用剂量可根据患者体重给予，不易导致患者血药浓度超标。脑转移瘤（黑色素瘤、绒毛膜癌、肾细胞癌、甲状腺癌）患者瘤内出血的风险很高，因此建议植入下腔静脉过滤器治疗 VTE，直到肿瘤治疗结束方可去除。

脑肿瘤患者的抗血小板治疗

抗血小板药物是冠心病和脑血管病一级和二级预防的基础药物，并且在经皮冠状动脉介入治疗后的使用是十分必要的。在工业国家里，每年至少有 200 万人行经皮冠状动脉介入治疗，这一数字每年都在增加，并且 90% 的介入治疗手术都是支架植入术[32]。随着冠心患者数的持续增加，抗血小板药的使用也越来越普遍。根据近年来的文献报道，在心脏支架植入术后的第 1 年，有高达 5% 的患者需再次接受手术[32]。这个问题使得外科医生、麻醉医生和心脏病科医生不得不权衡术后持续给予抗血小板药物的风险和获益。给予抗血小板药物的风险主要是手术出血和冠状动脉支架血栓形成。为避免抗血小板药物导致的术中出血，一般建议术前停药 5~10d。遗憾的是，目前关于抗血小板治疗导致的围术期出血的研究，大部分都集中在骨科手术和心脏科手术，很少有研究关注神经外科手术患者。

目前还没有随机对照研究对比接受抗血小板治疗的患者与未接受抗血小板治疗的患者在开颅手术中的出血风险。进一步讲，也没有研究调查脑肿瘤患者接受抗血小板治疗的出血风险。英国的一项研究着眼于分析神经外科疾病患者术后血肿形成的危险因素。这项研究历时 5 年，纳入了 6668 例神经外科手术患者，其中有 71 例患者出现术后颅内血肿需要手术清除 [33]。有趣的是，研究发现最容易出现术后颅内血肿的患者是脑膜瘤患者。术后出血的危险因素包括血小板数量减少、PT 延长、抗凝药物使用不当和酗酒者。但是引起术后颅内出血最常见的因素是在术前 2 周持续服用阿司匹林或非类固醇类抗炎药（NSAID）[33]。另一项大样本量荟萃分析调查了应用低剂量阿司匹林的患者接受任何手术的情况，结果发现阿司匹林可使患者围术期出血并发症的发病率增加 50%。但是神经外科手术患者出血的发病率或死亡率，此研究并未提及 [34]。

英国神经麻醉协会于 1997 年被问到许多关于颅内手术前停用低剂量阿司匹林的问题 [35]。这些问题的关注点多种多样，主要集中在导致颅内手术出血的风险方面，但是大多都没有明确的术前停药方案。德国的神经外科医生进行了一项类似的实践研究，138 例神经外科医生中 75% 认为阿司匹林会增加颅内手术出血并发症的发病率，并且至少有 50% 的医生报道了自己的个人经验 [36]。这项研究同时还发现在围术期停止抗血小板治疗的方案方面，德国不同的神经外科医疗机构有着不同的建议，但是都推荐平均术前 7.3d 停药。

根据作者的研究经验，建议颅内手术前 5d 停止抗血小板治疗。但还没有明确的证据证明这条建议。希望在将来会有更优良的研究可以为医生提供更好的治疗规范。

关键点

- 原发性或者转移性脑肿瘤患者出现 VTE 的风险较高
- 脑肿瘤患者应该在围术期接受抗凝治疗预防 VTE。尽管无运动障碍的患者长期给予抗凝治疗有降低 VTE 风险和增加颅内出血风险的趋势，但是还没有明确的结论评价长期抗凝治疗的风险和获益
- VTE 需要干预治疗，治疗手段包括口服抗凝药物（华法林、普通肝素、LMWH）或者植入下腔静脉过滤器
- 患者需行开颅手术时如果没有抗血小板治疗的必要适应证，必须在手术前至少 5d 停止抗血小板治疗

回顾性问题

1. 以下原因可导致脑肿瘤患者静脉血栓形成，除了（　　　）

A. 抗癫痫药物的使用

B. 神经功能障碍

C. 手术

D. 组织因子的释放导致凝血激活

E. 化疗或放疗导致的血管壁损伤

2. 对错题：原发性脑肿瘤患者出现 VTE，抗凝治疗是首选治疗方法

3. 术后出血的危险因素包括以下哪些？

A. 抗凝药物的使用不当

B. 血小板数量减少

C. PT 延长

D. 近期使用阿司匹林

E. 以上都对

4. 对脑肿瘤患者给予 LMWH 比给予华法林更具有以下优点，除了（　　　）

A. 很少出现治疗剂量超标

B. 试验结果提示可减少出血风险

C. 更有效地预防 VTE

D. 血液监测次数少

5. 1 例接受阿司匹林治疗的患者出现术后血肿，PT 正常，部分凝血活酶时间（PTT）正常，以下哪种是最合适的治疗方案？

A. 输注血小板

B. 给予凝血因子Ⅶ

C. 输注新鲜冰冻血浆

D. 血液透析

E. 给予维生素 K 后，再给予鱼精蛋白

参考文献

[1] Gerber DE, Grossman SA, Streiff MB. Management of venous thromboembolism in patients with primary and metastatic brain tumors. J Clin Oncol, 2006, 24:1310–1318

[2] Semrad TJ, O'Donnell R, Wun T, et al. Epidemiology of venous thromboembolism in 9489 patients with malignant glioma. J Neurosurg, 2007, 106:601–608

[3] Hamada K, Kuratsu J, Saitoh Y, et al. Expression of tissue factor correlates with grade of malignancy in human glioma. Cancer, 1996, 77:1877–1883

[4] Khorana AA, Connolly GC. Assessing risk of venous thromboembolism in the patient with cancer. J Clin Oncol, 2009, 27:4839–4847

[5] Kayser-Gatchalian MC, Kayser K. Thrombosis and intracranial tumors. J Neurol, 1975, 209:217–224

[6] Ay C, Vormittag R, Dunkler D, et al. D-dimer and prothrombin fragment 1+2 predict venous thromboembolism in patients with cancer: results from the Vienna Cancer and Thrombosis Study. J Clin Oncol, 2009, 27:4124–4129

[7] Perry JR, Julian JA, Laperriere NJ, et al. PRODIGE: a randomized placebo-controlled trial of dalteparin low-molecular-weight heparin thromboprophylaxis in patients with newly diagnosed malignant glioma. J Thromb Haemost, 2010, 8:1959–1965

[8] Tabori U, Beni-Adani L, Dvir R, et al. Risk of venous thromboembolism in pediatric patients with brain tumors. Pediatr Blood Cancer, 2004, 43:633–636

[9] Wakai S, Yamakawa K, Manaka S, et al. Spontaneous intracranial hemorrhage caused by brain

tumor: its incidence and clinical significance. Neurosurgery, 1982, 10: 437–444

[10] Ruff RL, Posner JB. Incidence and treatment of peripheral venous thrombosis in patients with glioma. Ann Neurol, 1983, 13:334–336

[11] Chan AT, Atiemo A, Diran LK, et al. Venous thromboembolism occurs frequently in patients undergoing brain tumor surgery despite prophylaxis. J Thromb Thrombolysis, 1999,8:139–142

[12] Dickinson LD, Miller LD, Patel CP, et al. Enoxaparin increases the incidence of postoperative intracranial hemorrhage when initiated preoperatively for deep venous thrombosis prophylaxis in patients with brain tumors. Neurosurgery, 1998, 43:1074–1081

[13] Coostantini S, Kanner A, Friedman A, et al. Safety of perioperative minidose heparin in patients undergoing brain tumor surgery: a prospective, randomized, double-blind study. J Neurosurg, 2001, 94:918–921

[14] Cage TA, Lamborn KR, Ware ML, et al. Adjuvant enoxaparin therapy may decrease the incidence of postoperative thrombotic events though does not increase the incidence of postoperative intracranial hemorrhage in patients with meningiomas.J Neurooncol, 2009,93:151–156

[15] Perry SL, Bohlin C, Reardon DA, et al. Tinzaparin prophylaxis against venous thrombo-embolic complications in brain tumor patients. J Neurooncol, 2009, 95:129–134

[16] Cerrato D, Ariano C, Fiacchino E. Deep vein thrombosis and low-dose heparin prophylaxis in neurosurgical patients. J Neurosurg, 1978, 49:378–381

[17] Melon E, Keravel Y, Gaston A; Neuronox group. Deep venous thrombosis prophylaxis by low molecular weight heparin in neurosurgical patients. Anesthesiology, 1991, 75:A214

[18] Nurmohamed MT, van Riel AM, Henkens CM, et al. Low molecular weight heparin and compression stockings in the prevention of venous thromboembolism in neurosurgery. Thromb Haemost, 1996, 75:233–238

[19] Agnelli G, Piovella F, Buoncristiani P, et al. Enoxaparin plus compression stockings compared with compression stockings alone in the prevention of venous thromboembolism after elective neurosurgery. N Engl J Med, 1998, 339:80–85

[20] Goldhaber SZ, Dunn K, Gerhard-Herman M, et al. Low rate of venous thromboembolism after craniotomy for brain tumor using multimodality prophylaxis. Chest, 2002,122:1933–1937

[21] Macdonald RL, Amidei C, Baron J, et al. Randomized, pilot study of intermittent pneumatic compression devices plus dalteparin versus intermittent pneumatic compression devices plus heparin for prevention of venous thromboembolism in patients undergoing craniotomy. Surg Neurol, 2003, 59:363–372, discussion 372–374

[22] Iorio A, Agnelli G. Low-molecular-weight and unfractionated heparin for prevention of venous thromboembolism in neurosurgery: a meta-analysis. Arch intern Med, 2000, 160: 2327–2332

[23] Collen JE Jackson JL, Shorr AF, Moores LK. Prevention of venous thromboembolism in neurosurgery: a metaanalysis. Chest, 2008, 134:237–249

[24] Hamilton MG, Yee WH, Hull RD, et al. Venous thromboembolism prophylaxis in patients undergoing cranial neurosurgery: a systematic review and meta-analysis. Neurosurgery, 2011, 68:571–581

[25] Nghiemphu PL, Green RM, Pope WB, et al. Safety of anticoagulation use and bevacizumab in patients with glioma. Neurooncol, 2008, 10:355–360

[26] Norden AD, Bartolomeo J, Tanaka S, et al. Safety of concurrent bevacizumab therapy and anticoagulation in glioma patients. J Neurooncol, 2012, 106:121–5

[27] Norris LK, Grossman SA. Treatment of thromboembolic complications in patients with brain tumors. J Neurooncol, 1994, 22:127–137

[28] Olin JW, Young JR, Graor RA, et al. Treatment of deep vein thrombosis and pulmonary emboli in patients with primary and metastatic brain tumors. Anticoagulants or inferior vena cava filter? Arch Intern Med, 1987, 147:2177–2179

[29] Levin JM, Schiff D, Loeffler JS, et al. Complications of therapy for venous thromboembolic disease in patients with brain tumors. Neurology, 1993, 43:1111–1114

[30] Schiff D, DeAngelis LM. Therapy of venous thromboembolism in patients with brain metastases. Cancer, 1994,73:493–498

[31] Lee AY, Levine MN, Baker RI, et al; Randomized Comparison of Low-Molecular-Weight Heparin versus Oral Anticoagulant Therapy for the Prevention of Recurrent Venous Thromboembolism in Patients with Cancer (CLOT) Investigators. Low-molecular-weight heparin versus a coumarin for the prevention of recurrent venous thrombo-embolism in patients with cancer. N Engl J Med, 2003,349:146–153

[32] Möllmann H, Nef HM, Harem CW. Clinical pharmacology: antiplatelet therapy during surgery. Heart, 2010,96:986–991

[33] PalmeriD, Sparrow OC, Iannotti E. Postoperative hematoma: a 5-year survey and identification of avoidable risk factors. Neurosurgery, 1994, 35:1061-1064, discussion 1064–1065

[34] Burger W, Chemnitius, JM, Kneissl GD, et al. Low-dose aspirin for secondary cardiovascular prevention-cardiovascular risks after its perioperative withdrawal versus bleeding risks with its continuation-review and recta-analysis. J Intern Med, 2005, 257: 399–414

[35] James DN, Fernandes JR, Calder I, et al. Low-dose aspirin and intracranial surgery. A survey of tile opinions of consultant neuroanaesthetists in the UK. Anaesthesia, 1997, 52: 169–172

[36] Korinth MC. Low-dose aspirin before intracranial surgery-results of a survey among neurosurgeons in Germany. Acta Neurochir (Wien), 2006,148:1189-1196, discussion 1196

问题答案

1. A
2. 正确
3. E
4. B
5. A

第 **19** 章

神经血管性疾病患者接受抗凝与抗血小板药物治疗的风险

Benjamin W.Y. Lo, R. Loch Macdonald

对于神经血管性疾病患者接受抗凝和抗血小板治疗的安全性，目前缺乏强有力的证据（缺乏前瞻性研究）。根据目前的研究结果，神经血管性疾病患者能否开始或长期接受抗凝或抗血小板药物治疗，临床医生需要权衡以下风险。

①不同类型的血管病变和畸形的出血风险。

②使用不同抗凝与抗血小板药物导致颅内出血的风险。

③使用抗凝与抗血小板药物导致血管畸形出血量增加的叠加风险。

④给予抗凝与抗血小板药物引起不良事件的风险（如心房颤动引起的心源性卒中）。

⑤给予抗凝与抗血小板药物后，如何减少不良事件的发生。

对于这些风险的防治，目前的研究结果仅能提供Ⅲ级证据（基于病例分析、历史对照、病例报道和专家经验），因此临床治疗效果仍具有较高的不确定性。

凝血级联反应与获得性缺陷

血管损伤后凝血反应的第一步是血小板栓子的形成，这一步取决于正常的血管和血小板功能。一种或者一组凝血构件的缺乏会导致出血时间延长。血小板、血管内皮或者一种至多种凝血因子的活性降低都会导致出血性疾病。而引起这些问题的因素可以是先天性的，也可以是获得性的。

本章重点讨论引起血小板活性降低的获得性因素，如药物治疗、肾脏疾病、脊髓发育不良、骨髓增生异常。同时也探讨引起凝血障碍的获得性因素，如抗凝药物的使用、维生素 K 缺乏、肝脏疾病、弥散性血管内凝血（DIC）、创伤、凝血因子抑制剂的使用。

经典的凝血级联反应包括外源性凝血途径（始于组织损伤）和内源性凝血途径。内源和外源凝血最后导致共同凝血通路（图 19.1）。下列凝血通路图有助于理解导致活化部分凝血活酶时间（aPTT）延长的原因，包括肝素，狼疮抗凝物质，因子Ⅷ、Ⅸ、Ⅺ缺乏，血友病。导致 PT 延长的因素可以是华法林、维生素 K 缺乏、肝功能障碍、先天性因子Ⅶ缺乏和轻度 DIC。凝血酶时间（TT）取决于凝血级联反应的最后一步（纤维蛋白原转化为纤维蛋白）。因此，纤维蛋白原异常以及最后一步的阻断剂（例如肝素）可以延长 TT。

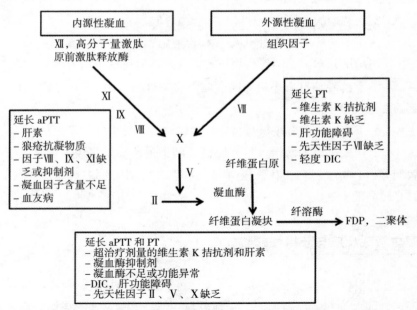

图 19.1　经典的凝血级联反应包括内源性和外源性凝血途径　PT= 凝血酶原时间。aPPT= 活化部分凝血活酶时间。DIC= 弥散性血管内凝血。FDP= 纤维蛋白降解产物

　　但是，目前认为的凝血反应主要集中在细胞表面，过程分三步（图19.2）[1-2]。多种机制可使凝血反应局限于受伤处。只有在组织因子暴

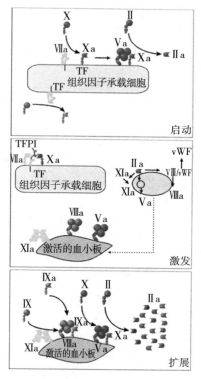

图 19.2　凝血反应的三个阶段[1]　组织因子（TF）表达于血管壁外膜细胞，因此在正常情况下 TF 不与循环血液接触，只有当血管壁的完整性遭到破坏时 TF 才暴露于循环血液、激活的单核细胞和炎症激活的血管内皮细胞，并且通过激活凝血级联反应发挥止血作用[2]。因子Ⅶ和Ⅶa 与组织因子和周围的胶原蛋白结合。组织因子或凝血因子Ⅶa复合物可以激活因子Ⅹ和Ⅸ。因子Ⅹa 激活因子Ⅴ后在含有组织因子的细胞表面形成凝血原酶复合物（Ⅹa、Ⅴa、钙）。随后血小板（PI）在受损血管处黏附使凝血反应进一步扩大化。血小板的黏附可激活凝血酶。凝血酶被激活后反过来可促进血小板聚集，并使血小板从 α 颗粒中释放因子Ⅴ。凝血酶在血小板表面激活因子Ⅴ、Ⅷ、Ⅺ后，再与激活的因子Ⅸ结合。这种酶复合物（Ⅸa、Ⅷa、钙）形成于血小板表面，可以激活产生大量的因子Ⅹa。同时在血小板表面形成另一种凝血酶原酶复合物，可以促使大量的凝血酶合成。凝血反应的第三个阶段是凝血扩展阶段。在这一阶段，被激活的凝血酶原酶复合物联合促使大量的凝血酶原转化为凝血酶。更多的血小板聚集，同时激活因子ⅩⅢ，使纤维蛋白单体相互连接形成不溶于水的纤维蛋白多聚体，并彼此交织成网，将血细胞网罗在内，形成血凝块，完成凝血过程

露的情况下，因子Ⅶ和Ⅶa才有酶活性。要使凝血反应扩大化需要血小板的聚集。抗凝血制剂（抗凝血酶3）可以使血液循环的Xa因子和凝血酶（因子Ⅱ）失去活性。凝血酶可以在未损伤的血管上与血栓调节蛋白结合，结合后可快速激活蛋白C和蛋白S。蛋白C和蛋白S反过来可以使因子Va和Ⅷa失活。组织因子途径抑制剂也可以抑制组织因子/凝血因子Ⅶa复合物活性。

纤维蛋白凝块必须长期维持稳定，才能保证血管损伤的修复和阻止出血。但是在多种情况下，血纤维蛋白溶酶原可被激活成为纤维蛋白溶酶（通过组织性激活剂和尿激酶激活），纤维蛋白溶酶可降解纤维蛋白成为纤维蛋白降解产物（FDP），从而产生纤维蛋白溶解反应（图19.3）[3]。因此可以通过测量FDP和D-二聚体的含量来评估纤维蛋白溶解反应。D-二聚体是纤维蛋白溶酶降解纤维蛋白后的非特异性产物。阻止血纤维蛋白溶酶原转化为纤维蛋白溶酶的抗凝药物包括Ⅰ型纤溶酶原激活物抑制因子（PAI-1）和凝血酶激活纤溶抑制物（TAFI）。目前在市场上可见到的纤维蛋白溶解抑制剂包括氨甲环酸和氨基己酸。

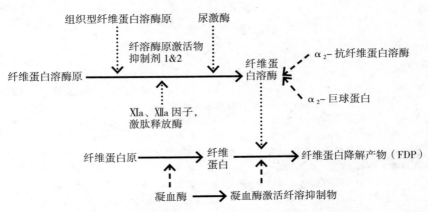

图19.3 纤维蛋白溶解系统 点线箭头代表蛋白激活反应，虚线箭头代表蛋白抑制反应。组织型纤维蛋白溶酶原和尿激酶可促使血纤维蛋白溶酶原转化为纤维蛋白溶酶，激活纤维蛋白溶解反应。纤溶酶原激活物抑制剂可以阻止纤维蛋白溶酶原的转化。α₂-抗纤维蛋白溶酶和α₂-巨球蛋白可以与纤维蛋白溶酶结合，阻止纤维蛋白溶解反应。ε-氨基己酸、氨甲环酸与赖氨酸一样，可以占据纤维蛋白与纤维蛋白溶酶原结合的位点，使纤维蛋白溶酶原不能激活为纤维蛋白溶酶，从而抑制纤维蛋白的溶解

颅内血管病变

1　未破裂的颅内动脉瘤

在成年人中，颅内动脉瘤的发病率为 2%[4]。很多研究都在评估未破裂动脉瘤的破裂风险 [5-6]。未破裂动脉瘤一般被发现于多发性颅内动脉瘤患者中，因为当患者颅内一个动脉瘤出现破裂产生蛛网膜下腔出血（SAH）时，才会检查发现其他未破裂的动脉瘤。当未破裂动脉瘤产生压迫症状时，也会被检查发现。另外一种发现未破裂动脉瘤存在的可能就是偶然性发现。Wermer 等对 19 项研究进行了荟萃分析，其中包括 4705 例颅内动脉瘤患者，6556 个未破裂动脉瘤。同时多年随访了 26 122 例患者 [7]。在随访的前 5 年，每个颅内动脉瘤患者每年的动脉瘤破裂风险为 1.2%。在随访的 5~10 年，颅内动脉瘤破裂风险为 0.6%。10 年以上的颅内动脉瘤破裂风险为 1.3%。年龄 >60 岁的患者、女性患者、日本或芬兰人，这些人群的颅内动脉瘤破裂风险非常高。体积较大的动脉瘤、后循环血管动脉瘤和有压迫症状的未破裂动脉瘤，这些动脉瘤的破裂风险也很高。吸烟是诱发动脉瘤破裂的一个因素，但不是主要因素。动脉瘤的生长也被认为是其破裂的危险因素之一。但是动脉瘤的生长过程很难被研究，因为大多数患者发现颅内动脉瘤后都进行了治疗干预，无法分析其自然生长过程。有一项针对未破裂动脉瘤的大样本量研究纳入了 1692 例颅内动脉瘤患者，2686 个颅内动脉瘤，并对患者进行了平均时间为 4.1 年的随访 [5]。此研究发现的不同 5 年期的颅内动脉瘤破裂风险比上述（Wermer）研究结果低。但是有蛛网膜下腔出血（SAH）病史的患者、动脉瘤体积较大的患者以及后循环血管动脉瘤患者的动脉瘤破裂风险升高。在日本，Ishibashi 等随访了 419 例颅内动脉瘤患者，529 个未破裂动脉瘤，平均随访时间为 2.5 年 [6]。有 19 个颅内动脉瘤破裂，平均每年的动脉瘤破裂率为 1.4%。颅内动脉瘤破裂的危险因素包括动脉瘤体积增大、SAH 病史、后循环血管动脉瘤（表 19.1）。其他证据不充分的诱发颅内动脉瘤破裂的危险因素包括动脉瘤不同的形态学特点（动脉瘤子囊、不规则形状、长度与瘤颈宽度的比值较大），序列成像上的体积增大，高血压病史，颅内动脉瘤家族史[8]。

颅内动脉瘤破裂的并发症发病率和死亡率值得重视。很多研究发现颅内动脉瘤破裂引起的死亡率为 42%~65%[5-6,9]。其中有 50% 的存活者出现永久性认知障碍和神经功能损伤[10]。

表 19.1　未破裂动脉瘤的破裂风险[5]

未破裂动脉瘤：部位	<7mm	7~12mm	13~24mm	≥ 25mm（巨大）
海绵窦段 / 颈动脉	0%	0%	3%	6.4%
大脑前动脉 / 大脑中动脉 / 颈内动脉	0~1.2%	2.6%	14.5%	40%
后交通动脉或后循环血管	2.5%~3.4%	14.5%	18.4%	50%

2　抗血小板药物与颅内动脉瘤

未破裂颅内动脉瘤的患者一般都合并缺血性心脏病和脑血管疾病。很多患者都接受抗血小板药物治疗。抗血小板药物（尤其是阿司匹林）可以使许多患者获益。有 1 级证据支持对于非心源性缺血性卒中和短暂性脑缺血发作（TIA）的患者（包括不能服用抗凝药物的心房颤动患者[12]），抗血小板药物治疗（阿司匹林，阿司匹林 + 双嘧达莫 / 氯吡格雷）可作为阻止复发性卒中和心血管病不良事件发生的二级预防[11]。接受抗血小板药物治疗，使患者发生缺血性卒中的相对风险降低 15%，同时使患者出现血管性死亡和疾病的相对风险降低 20%[13]。与安慰剂相比，冠心病、脑血管病、外周血管病患者服用阿司匹林可以降低血管性不良事件的发病率（并发症发病率和死亡率）[13-14]。但是阿司匹林会使出血的发病率增加接近 2 倍[14]。这些研究数据可以描述为每 1000 例接受抗血小板治疗的患者，2 年内会有大约 20~40 例患者发生血管性不良事件，不足 5 例患者会出现严重的出血性并发症。

有一个问题值得我们思考，抗血小板药物治疗会不会提高未破裂颅内动脉瘤的破裂风险或者加重颅内动脉瘤破裂后的症状。目前还没有充足的证据回答这个问题。根据目前普通人群中未破裂颅内动脉瘤的发病率，很可能有一部分接受抗血小板治疗的患者有未诊断出的未破裂颅内动脉瘤[15]。几项小样本研究报道了一些缺血性卒中的患者被发现有颅内动脉瘤[15]。一项研究对 19 例缺血性卒中同时发现有未破裂颅内动脉瘤的患者进行了为期 3 个月的随访，这些患者持续接受抗血小板治疗，未发现有动脉瘤破裂[15]。在一项北美症状性颈动脉内膜剥脱术试验的 2885 例患者中，有 90 例（3%）合并有未破裂颅内动脉瘤[16]。82 例患者接受了平均时间为 5 年的随访。其中有 1 例患者在颈动脉内膜剥脱术后 6d 出现心肌梗死导致死亡，尸检发现有 SAH，但是并没有证据证明是颅内动脉瘤破裂导致的 SAH。这些患者都接受药物治疗，其中包括阿司匹林。研究结果表明，多年服用抗血小板药物可能不会引起未破裂颅内动脉瘤患者出现 SAH[17]。

也有大量研究对因 SAH 住院的患者进行调查，这些患者均服用阿司匹林。一项调查研究发现在 305 例因 SAH 住院的患者中，有 29 例患者曾经服用过阿司匹林[18]。研究发现接受阿司匹林治疗的未破裂颅内动脉瘤患者与未接受阿司匹林治疗的未破裂颅内动脉瘤患者的 SAH 发病率无统计学差异。但是这项研究数据未包含院外死亡的患者信息。作者提倡未破裂颅内动脉瘤患者可以使用抗血小板药物。如果使用抗血小板药物指征明确，没有充分证据否定其在未破裂动脉瘤患者中的应用。如果患者未接受抗血小板药物的治疗，那么发生卒中、其他并发症和死亡的风险值得医生权衡。因此，目前研究结果倾向于如果未破裂颅内动脉瘤患者有用药指征，可以给予抗血小板治疗。很多患者只是由于很小的健康问题就长期服用阿司匹林和其他 NSAID，仅仅只是为了预防血管病和卒中的发生也可以不用药。但是未破裂动脉瘤患者接受抗血小板治疗时，需要严格把握用药指征。

目前也有一些研究评估了针对颅内动脉瘤破裂导致 SAH 的患者使用阿司匹林和其他抗血小板药物，预防迟发性卒中和改善患者预后的效果[19-21]。前 5 项安慰剂随机对照试验的荟萃分析结果发现使用抗血小板药物导致预后不良的风险为 0.87，导致迟发性卒中的风险为 0.65。

研究患者服用的抗血小板药物包括阿司匹林、血栓素合成酶抑制剂
OKY-046 和双嘧达莫。一项大样本随机对照研究针对颅内动脉瘤破
裂导致 SAH 的患者继续使用抗血小板药的收益进行评估，但是由于
使用抗血小板药物的有益作用微乎其微，此研究已被停止[20]。因此产
生了一个问题：颅内动脉瘤破裂导致 SAH 的患者是否需要停止抗血
小板药物的使用？一般而言，需要立即停药。因为目前没有明确的证
据证明 SAH 患者继续使用抗血小板药可以从中获益，也没有文献说
明血栓前状态的患者什么时候停药。

3 抗凝药物和颅内动脉瘤

使用抗凝药物（如华法林）会使致死性或致残性颅内出血的发病
率增加 1.5 倍[22]。与使用华法林相关的死亡患者，90% 死于颅内出
血[23]。接受抗凝治疗的患者颅内出血的风险为每年 0.3%~1%，比未
接受抗凝治疗的患者颅内出血风险增加了 0.2%[24]。与抗凝药物相关的
颅内出血患者比自发性颅内出血患者预后差[25]。与抗凝药物相关的颅
内出血患者第 1 天内死亡率为 33%，第 1 年内死亡率为 66%；而未接
受抗凝治疗的颅内出血患者第 1 天内死亡率为 16%，第 1 年内死亡率
为 50%[25]。

一项研究对比了 1188 例 SAH 患者和 11 880 例对照组患者，结果
发现 SAH 与抗凝药物的使用无关。这项研究不包含入院前死亡的患者，
因此不排除抗凝药物导致致死性 SAH 的可能性。Rinkel 等调查了 15 例
动脉瘤性 SAH 住院患者，这些患者过去一直接受抗凝治疗。接受过
抗凝治疗的动脉瘤性 SAH 患者与 126 例未接受过抗凝治疗的动脉瘤
性 SAH 患者相比，前者预后差的风险是后者的 1.9 倍[26]。这项研究
数据将国际标准化比值（INR）<1.5 的患者排除。因此研究结果表明，
给予治疗剂量的抗凝药物会恶化动脉瘤性 SAH 患者的预后。但是，
目前并不清楚抗凝药物是否会引起动脉瘤破裂导致 SAH，也没有相关
的文献报道。

如果未破裂颅内动脉瘤患者有抗凝治疗的指征，医生需要考虑患
者不接受抗凝治疗可能出现缺血性卒中的风险，尽量在给予抗凝治疗

前先处理未破裂颅内动脉瘤。但是对于许多老年患者，治疗未破裂动脉瘤的风险高，治疗方案需要个体化。

　　如果需要接受抗凝治疗的未破裂动脉瘤患者，同时需要接受其他手术操作（例如关节置换术），医生应该如何处理这一部分患者，目前还没有明确的治疗规范。尽管初次接受抗凝治疗的患者颅内出血的发病率较高，但是颅内出血治疗期却较短。如果动脉瘤患者出现SAH，建议立即停止抗凝药物的使用，使患者血凝达到正常指标。如果患者出现与抗凝药物相关的颅内出血，也建议停止给予抗凝治疗，但是也没有明确的规范指南[27]。

　　很少情况下，未破裂动脉瘤患者可能突发缺血性卒中，并且达到溶栓治疗的指征。针对这部分患者，溶栓治疗会使致死性颅内出血的风险增加 3 倍，使其发病率增加 7%。但是，如果在发病后 4.5h 内行溶栓治疗会改善患者预后[28]。另一项数据表明，心肌梗死患者接受溶栓治疗，颅内出血的发病率为 0.3%~1%[29]。有一篇综述回顾了 2004 年以前的所有相关文献后，发现 7 例未破裂动脉瘤患者接受了尿激酶或者组织纤溶酶原激活物的经动脉或静脉给药。有一位患者出现动脉瘤破裂（14%）并且死亡。作者认为针对未破裂动脉瘤患者突发缺血性卒中，是否给予溶栓治疗是一个很难抉择的问题。尽管缺乏相关研究数据，医生们还是倾向于尽量避免对动脉瘤患者使用溶栓治疗。但是针对较小的动脉瘤或者已治疗的动脉瘤患者，如果突发缺血性卒中可以尝试溶栓治疗。

4　未破裂的脑动静脉畸形（AVM）

　　脑 AVM 导致的颅内出血占所有颅内出血的 1%~2%，并且每年的出血风险为 2%~4%[30-31]。AVM 初次出血的预后比动脉瘤性 SAH 和高血压性脑出血的预后好，其死亡率小于 10%，永久性并发症发病率小于 30%[31-32]。AVM 初次出血后的第一年，再次出血的发病率很高，可达到 6%，随后逐渐下降至 2%~4%。但是，新的研究证据表明许多因素决定着 AVM 出血的发生（表 19.2）。一项针对 622 例 AVM 患者的多因素分析结果发现 AVM 的出血与年龄增长、出血的首发症状、AVM 的深部位置和 AVM 的单支深静脉引流有关 [33]。没有出血史、非深部位置和非单支深静脉引流的 AVM 患者每年的出血风险为 0.9%，而同时具备上述 3 个危险因素的 AVM 患者每年的出血风险高达 34%。Da Costa 等对 678 例 AVM 患者进行了前瞻性队列研究 [34]。研究发现 AVM 患者每年出血的总风险为 4.6%。其中以颅内出血症状为主要表现的 AVM 患者，每年的出血风险为 7.5%；以癫痫症状为主要表现的 AVM 患者，每年的出血风险为 4%；合并动脉瘤的 AVM 患者，每年的出血风险为 6.9%；没有合并动脉瘤的 AVM 患者，每年的出血风险为 4%。以颅内出血症状为主要表现的 AVM 患者更容易发生再次颅内出血，合并动脉瘤或者深静脉引流的 AVM 患者发生颅内出血的风险也较高。其他的研究结果提示单支引流静脉、引流静脉狭窄、合并高血压或动脉瘤的 AVM 患者发生颅内出血的风险较高。与 AVM 相关的动脉瘤有 3 种类型：在 AVM 供血动脉上的动脉瘤（11%），AVM 畸形血管巢内动脉瘤（6%），非 AVM 供血动脉上的动脉瘤（1%）[35]。

表 19.2　脑动静脉畸形不同亚型每年颅内出血的发病率

	无深静脉引流	有深静脉引流
位置表浅的畸形血管团	1%	3%
位置深的畸形血管团	3%	8%

关于 AVM 患者服用抗凝和抗血小板药物后的出血率，目前还没有相关流行病学研究。一般来讲，我们建议 AVM 患者尽量避免服用抗凝和抗血小板药物。但是，医生们需要根据患者情况考虑不给予抗凝和抗血小板药物可能带来的卒中风险、血管性不良事件风险和死亡风险。这种情况常见于长期服用抗血小板药物预防血管病的老年人。如果患者有未治疗的 AVM，医生需要权衡给予抗凝和抗血小板药物的利弊。

与其他血管病变导致的颅内出血一样，AVM 患者一旦出现颅内出血，需要立即停止服用抗凝药物，使患者血凝快速达到正常水平。颅内出血患者停止服用抗凝药物虽然缺乏研究数据支持，但是被认为是合理的 [27]。

5　海绵状血管瘤（CM）

CM 的实质是畸形血管团，瘤内的血液流速缓慢，压力低。畸形团内的血管壁很薄，由单层内皮细胞和胶原纤维组成。血管腔内充满血液，可有不同程度的血栓。血管间没有脑实质组织，病灶周围脑组织有胶质增生和含铁血黄素沉积。成人发病率为 0.5%[36]。近年来基因连锁研究发现了 CM 的 3 个基因突变位点。位于 7q21-22 的 CCM1 基因的突变，位于 7p13-15 的 CCM2 基因的突变，位于 3q25.2-27 的 CCM3 基因的突变 [37]。在家族性病例中发现有 75% 的病例存在上述基因异常，但是在散发性病例中很少有上述基因突变。在家族性病例中，有 75% 的患者存在多发性海绵状血管瘤病灶；而在散发性病例中，只有 15% 的患者存在多发性病灶 [38]。CM 患者每个 CM 病灶平均每年的有临床症状的初次出血风险为 0.1%~2.7%[38]。初次出血后，每个 CM 病灶平均每年的有临床症状的再次出血风险为 4.5%。但是其中可能存在没有临床症状的出血。女性、有出血史的 CM、深部位置或者脑干的 CM 的出血风险会升高。

与 AVM 一样，关于 CM 患者服用抗凝药和抗血小板药后的出血率，目前还没有相关流行病学研究。一例 42 岁的家族性 CM 患者行子宫切除术后，在接受 LMWH 预防性治疗时出现颅内出血 [39]。患者最后存活，并且没有出现永久性并发症。因此医生需考虑 CM 患者接受抗凝治疗的风险。我们建议 CM 患者应尽量避免服用抗凝和抗血小板药物，除非有明确的用药指征。医生需要根据患者不同情况权衡抗凝治疗的风险和获益。CM 的出血风险低、以及 CM 的出血死亡率和并发症发生率低，这些特点需要医生同时考虑。

如果 CM 患者出现症状性瘤内出血，需要立即停止服用抗凝药物，使血凝达到正常水平。虽然同样缺乏研究数据支持，但是依然普遍认为停止服用抗凝药物是合理的。

6　颅内出血

50%~70% 的颅内出血是由于慢性高血压引起的。在所有的颅内出血病因中，脑淀粉样血管病可占 10%，但是在老年人的脑叶出血中，脑淀粉样血管病可占 30%。血管畸形的破裂可占所用颅内出血病例的

5%~13%，但是在青壮年患者中，血管畸形导致的颅内出血最为常见。先天性或者后天获得性的凝血障碍是颅内出血的第四常见病因，占所有颅内出血病例的 5%~6%。后天获得性凝血障碍最常见的原因是抗凝药物的服用。颅内出血的复发与出血部位、年龄的增长、抗凝药物的使用、载脂蛋白 E（2 型、4 型）、等位基因和脑内微出血在 T2 加权梯度回波的 MRI 成像等因素有关[27]。抗凝药物导致的颅内出血与年龄的增长、缺血性卒中病史、高血压、脑白质疏松症、1 个月内服用抗凝药物和较高的 INR 等因素有关[24]。

针对长期服用抗凝药物的颅内出血患者，医生需要给予凝血酶原复合物或者新鲜冰冻血浆，静脉给予维生素 K，迅速将患者血凝指标调整至正常水平。针对长期服用抗血小板药物的颅内出血患者，输注血小板被认为是非常有必要的[27]。颅内出血患者分别在发病后1h 和 3h 进行头部 CT 扫描，结果发现 38% 的患者会出现血肿量增加[40]。16% 的颅内出血患者在发病后 3~6h 内出现颅内血肿量增加，10%~15% 的颅内出血患者在发病后 6~24h 内出现颅内血肿量增加[41]。导致颅内出血量增加的危险因素包括患者发病早期的症状表现、CT上的斑点征、最初出血量大的颅内出血、抗凝药物的使用、脑室内出血和血小板活动度的减低[42-43]。

针对抗凝相关性颅内出血患者有两个问题值得医生们考虑：①患者康复后，是否可以继续服用抗凝药物？②如果需要继续服用抗凝药物，什么时候开始服用？

7 抗凝相关性颅内出血患者是否可以继续服用抗凝药物

关于服用抗凝药物引起颅内出血的患者何时可以开始继续服用抗凝和抗血小板药物，目前已有一些相关研究。长期服用抗凝药物的患者有很多人会出现颅内出血，因此颅内出血后多长时间可以继续服用抗凝药物是很多患者面临的问题。心房颤动患者和有人工心脏瓣膜的患者颅内出血后常常需要继续服用抗凝药物。另一种常见的情况是颅内出血并发 DVT 或 PE 的患者需要服用抗凝药物。

与服用抗凝药物相关的颅内出血患者继续服用抗凝药物导致颅内

出血复发的风险，目前相关研究资料较少。目前已有一些研究针对患者颅内出血复发的基线风险进行评估。研究随访了 243 例初次颅内出血并且康复回家的患者，平均随访时间为 5.5 年。研究结果发现初次颅内出血后的前 3 个月颅内出血复发的风险为 1%[44]。初次颅内出血以后每年的颅内出血复发风险为 2.1%，男性和年龄较大的患者颅内出血复发风险更高。如果有的患者（人工心脏瓣膜患者、心房颤动患者、动脉闭塞性疾病患者）需要接受抗凝治疗，那么这些患者颅内出血复发风险会增加 3 倍。通过系统性的文献回顾发现原发性脑叶出血患者有着更高的颅内出血复发风险，每年颅内出血复发率可达 4%。原发性脑叶出血常见于高龄患者和脑淀粉样血管病患者[45]。

Claassen 等随访了 55 例长期服用抗凝药物导致颅内出血的患者[46]。有 23 例患者在颅内出血后第 7~28 天开始继续服用抗凝药物，这 23 例颅内出血患者中有 10 例患者有人工心脏瓣膜。统计数据发现颅内出血后继续服用抗凝药物和颅内出血后未服用抗凝药物的患者死亡率并没有统计学差异。随访进行了 43 个月，颅内出血后继续服用抗凝药物的患者组有 3 例患者出现致死性出血，2 例患者出现非致死性出血；而颅内出血后未服用抗凝药物的患者组没有患者再次出现出血，但有 1 例患者出现致死性血栓栓塞性疾病，4 例患者出现非致死性血栓栓塞性疾病。还有一些研究均为小样本量的系统性回顾分析[47-48]。Claassen 等认为一些长期服用抗凝药物的患者出现颅内出血后可以继续服用抗凝药物，但是临床医生们需要考虑患者的用药风险，给予个体化治疗方案。

针对人工心脏瓣膜患者的美国心脏协会治疗指南并没有阐述这部分患者出现颅内出血后，什么时候可继续服用抗凝药物[49-50]。目前至少有 3 项系统性回顾分析研究服用抗凝药物导致颅内出血的患者康复后是否需要继续服用抗凝药物[47-48,51]。有一项回顾性分析总结了 7 篇文献报道（1 篇流行病学研究，6 篇病例报道），分析了 42 例患者出现颅内出血后继续接受抗凝治疗至少 6 个月的状况[46,48]。这些患者中有 4 例患者出现颅内出血复发、9 例患者出现血栓栓塞性疾病。作者认为长期服用抗凝药物的患者出现颅内出血后是否可以继续服用抗凝药物，目前还没有充足的证据。患者长期服用抗凝药物，如果出现颅内出血后不接受抗凝治疗有出现血栓栓塞性疾病的风险，这一点已有数据资料证实。但是目前依然没有数据资料明确阐述长期服用抗凝药物的患者颅内出血后继续服用抗凝药物出现颅内出血复发的风险。因此临床医生很难权衡两者的风险。另一项系统性回顾分析纳入了更多的临床研究、大量的病例分析和个案报道，这些病例报道囊括了各种类型的颅内出血。这项系统性回顾分析调查了关于人工心脏瓣膜患者颅内出血后继续服用抗凝药物是否安全的问题 [47]。但是此项分析资料的质量却不高。在这些病例分析中，患者服用的抗凝药物被停用了 2d 至 3 个月不等。在平均时间为 8 个月的随访中，出现了 4 例缺血性卒中，2 例颅内出血（1 例为致死性的）。在 18 例病例报道中，有 2 例患者出现颅内出血（1 例为致死性的），没有患者出现缺血性卒中。作者认为长期服用抗凝药物的颅内出血患者停药 7~14d 是安全的。同时作者也得出结论长期服用抗凝药物的颅内出血患者继续接受抗凝治疗也是安全的。根据通常的循证医学角度，这些结论很难有说服力。但是在实际临床中，人工心脏瓣膜患者出现颅内出血后，医生们通常也是建议继续接受抗凝治疗。人工心脏瓣膜患者出现缺血性卒中和血栓栓塞性疾病的风险根据人工瓣膜的位置和类型的不同而不同 [52]。机械瓣膜引起缺血性卒中和血栓栓塞性疾病的风险比组织瓣膜高，二尖瓣位置引起上述疾病的风险比主动脉瓣位置高。如果患者伴有心房颤动，那么发生缺血性卒中和血栓栓塞性疾病的风险会更高（表 19.3）。

表 19.3　不同心脏病患者出现血栓栓塞性疾病的风险

	每年发生血栓栓塞性疾病的风险
主动脉瓣生物瓣膜	0.5%~2.0%
二尖瓣生物瓣膜	0.4%~4.0%
主动脉瓣机械瓣膜	0.3%~4.0%
二尖瓣机械瓣膜	0.5%~8.0%
心腔内血栓	3.0%~15.0%

人工心脏瓣膜患者每年出现瓣膜性血栓和栓塞事件的合计风险为 9%~22%[47]。

　　非瓣膜性心房颤动患者经常服用抗凝药物。在这些患者中，每年发生缺血性卒中的风险为 2%~5%。患者发生缺血性卒中的风险评估需要基于不同的分级系统。其中一种分级系统为 $CHADS_2$ 评分系统（表 19.4）[53-54]。评分为 0 分的患者每年发生缺血性卒中的风险约为 2%，评分为 6 分的患者每年发生缺血性卒中的风险可达 18%[53]。根据 $CHADS_2$ 评分建议小于 4 分的心房颤动患者出现颅内出血后，可以不用继续服用抗凝药物。因为停用抗凝药物可导致缺血性卒中的风险与颅内出血风险相同。另一个需要考虑的因素是与服用抗凝药物相关的颅内出血患者的死亡率和并发症发病率高于缺血性卒中患者。但是 $CHADS_2$ 评分较高的患者继续服用抗凝药物依然需要遵循个体化原则。

　　关于抗凝药物导致的颅内出血患者是否继续接受抗凝治疗的决策分析目前正在进行，但是现在依然缺乏相关研究资料。有一项决策分析发现，除了深部脑出血患者、可控性高血压患者、血栓栓塞性疾病高危人群，抗凝药物导致的颅内出血患者很少被建议继续服用抗凝药物[55]。脑叶出血患者和脑 MRI 影像有微出血的患者不建议继续服用抗凝药物，因为这些患者常常有脑淀粉样血管病，在不服用抗凝

表 19.4　$CHADS_2$ 评分预估心房颤动患者出现缺血性卒中的风险 [53]

评分	每年发生缺血性卒中的风险
0	1.9%
1	2.8%
2	4.0%
3	5.9%
4	8.5%
5	12.5%
6	18.2%

有以下一种情况的患者加 1 分：充血性心力衰竭，有高血压病史，年龄大于 75 岁，糖尿病；有以下一种情况的患者加 2 分：有缺血性卒中病史，有短暂性脑缺血发作（TIA）病史

药物的情况下也有较高的颅内出血复发率（每年 4%~15%）[55]。这些建议与美国心脏协会治疗指南对颅内出血患者的建议一致。这些指南建议有一些非瓣膜性心房颤动患者和脑叶出血患者可以不必继续服用抗凝药物（Ⅱa 级证据）。非脑叶出血的颅内出血患者必须有明确的用药指征，才能考虑继续给予抗凝治疗（Ⅱb 级证据）。

抗凝相关性颅内出血患者如果需要继续接受抗凝治疗，必须严格控制血管疾病的危险因素，例如高血压、糖尿病和吸烟，必须反复复查头部 CT 了解有无复发性颅内出血。患者通常从普通肝素或者 LMWH 用起，逐渐过渡到华法林。同时医生需要监测患者的 INR，并将其控制在 2 左右。

8 抗凝相关性颅内出血患者何时可以服用抗凝药物

如果颅内出血患者有明确抗凝治疗的指征，那么患者在颅内出血后什么时候可以开始或继续接受抗凝治疗？ Wijdicks 等回顾性分析了 39 例机械性人工心脏瓣膜患者，这些患者都出现了不同程度的颅内出血、硬脑膜下出血和蛛网膜下腔出血 [56]。其中 26 例患者在颅内出血发病期检查了 PT，有 8 例患者出现 PT 延长。抗凝治疗被停止了 2d 至 3 个月（平均 8d），并且没有患者在停止抗凝治疗期间出现相关血栓栓塞并发症。有一位急性双侧硬膜下血肿患者出院后 3 年再次出现颅内出血，但是在住院期间 PT 正常。作者建议无论颅内出血患者是否接受开颅手术治疗，可以在颅内出血后 1~2 周继续接受抗凝治疗。另一项多病例分析研究建议接受开颅手术治疗的颅内出血患者在术后 3d 即可继续接受抗凝治疗 [57]。

一项研究回顾分析了 141 例与抗凝相关的颅内出血、硬脑膜下血肿、蛛网膜下腔出血或脑室出血患者，估计了机械性人工心脏瓣膜、心房颤动、复发性卒中或暂时性脑缺血发作患者出现血栓栓塞不良事件的风险 [58]。这些患者抗凝治疗被停止了 0~30d（平均 10d）。所有患者停止抗凝治疗后前 7d，血栓栓塞不良事件的发生风险为 3%~5%。作者建议如果患者有明确抗凝指征，停药 1~2 周后便可继续接受抗凝治疗。Tinker 和 Tarhan 分析了 180 例机械性人工心脏瓣膜患者，这些患者在接受各种手术时停止了抗凝治疗（平均 7d）[59]，没有患者出现血栓栓塞相关性并发症。

　　大量的研究表明抗凝治疗可以被停止数天，并且血栓栓塞相关性不良事件的发生风险很小 [60]。这些研究报道所纳入的患者因各种原因长期接受抗凝治疗，最常见的原因为心房颤动和人工心脏瓣膜。并且患者出现了不同类型的颅内出血。有一项研究分析了 108 例在接受抗凝治疗期间出现了颅内出血或硬脑膜下出血的患者，结果发现停止抗凝治疗期间，血栓栓塞相关性不良事件的发生风险为 0.66‰ [60]。8 例颅内出血患者出现复发性出血，其中有 7 例患者是在继续抗凝治疗前出现复发性出血的，1 例患者是在继续接受抗凝治疗 4 个月后才出现复发性出血的。

　　另一项综述重点分析了神经外科术后患者如何继续进行抗凝治疗，作者根据患者出现血栓栓塞不良事件的风险，将患者分为高风险组、中风险组和低风险组 [52]。高风险组包括外周血管旁路移植术后 9 个月内的患者、近期出现动脉血栓栓塞或心脏内血栓不良事件的患者。这些高风险组患者颅内手术期间均停止服用抗凝药物，术后给予低剂量的肝素皮下注射。并且在术后 3~5d 先接受华法林治疗，再恢复抗凝治疗（肝素）。中风险组包括机械性二尖瓣或联合瓣膜患者、瓣膜性心房颤动患者、有血栓栓塞病史的心房颤动患者和外周血管移植远期患者。这些患者术后给予低剂量肝素皮下注射，术后 5~7d 继续抗凝治疗。低风险组包括慢性心房颤动患者、主动脉瓣置换术后患者、二尖瓣人造生物瓣膜置换术后患者等。这些患者同样术后给予低剂量的肝素皮下注射，术后 7~14d 继续抗凝治疗。

　　一项系统性回顾分析总结了许多病例报道，发现患者出现各种类型的颅内出血后，抗凝治疗被医生停止了 2d 至 3 个月 [48]。其中大部分患者的抗凝治疗被停止了 7~14d。

　　一项系统性回顾分析纳入了所有类型的颅内出血病例 [51]。作者发现大部分复发性颅内出血均出现在初次颅内出血后的前 3d，而大部分血栓栓塞性不良事件均出现在颅内出血 3d 以后 [51]。在复发性颅内出血患者中，只有 13% 的患者同时接受抗凝治疗。硬脑膜下血肿患者更容易出现复发性颅内出血。作者建议如果患者有明确抗凝治疗指征，应在颅内出血后 3~7d 开始接受抗凝治疗。这个用药时间要早于公认的用药时间。

对于有机械性人工心脏瓣膜的患者，估计出现血栓栓塞性不良事件的风险最高可达每年 10%~20%[49-50]。根据美国心脏协会指南建议有人工心脏瓣膜的患者如果要进行手术治疗，需要停止抗凝治疗 3d。停止抗凝治疗期间患者出现血栓栓塞性不良事件的风险为 0.08%~0.16%。这项指南没有明确说明需颅内手术的患者和颅内出血患者如何进行抗凝治疗。

9 颅内出血患者静脉血栓栓塞（VTE）的预防和治疗

在临床上偶尔会遇到一些 VTE 患者，这些患者确诊有未破裂的颅内动脉瘤或血管畸形。而更为常见的是颅内出血患者住院后出现 VTE，并且需要接受抗凝治疗。

对于这些患者，是否进行预防性抗凝治疗是医生们需要重点考虑的问题。美国胸科医师协会 2008 年的抗凝治疗指南给出了颅内出血患者接受预防 VTE 治疗的循证资料[61]。指南建议早期间歇性使用气动装置预防 VTE（ⅠB 级证据）。对于颅内血肿量没有增加、病情稳定的颅内出血患者，在颅内出血后第 2 天开始皮下注射低剂量肝素是安全的（ⅡC 级证据）。美国心脏协会指南提出颅内出血患者间歇性接受气动装置联合弹力袜治疗可以明显减少无症状性深静脉血栓（DVT）的发病率，并且效果优于单独使用弹力袜（随机对照研究，4.7% vs 15.9%）[27,62]。单独使用压力梯度长袜是无效的[63]。除机械压力方法外，颅内出血患者是否需要联合应用抗凝药物预防 VTE，目前研究相对较少，而且研究结果也没有发现使用抗凝药物的利弊差异[64-65]。很多指南均建议应该间歇性给予颅内出血患者气动装置联合弹力袜治疗（ⅠB 级证据）。也有许多指南建议只要颅内出血患者颅内血肿稳定，可以在患者颅内出血后 1~4d 给予低剂量的 LMWH 或普通肝素皮下注射，预防 VTE（ⅡB 级证据）[27]。

针对开颅手术术后患者，一项荟萃分析总结了 8 组相关临床随机对照试验结果。调查开颅手术后给予患者低剂量的普通肝素或 LMWH 与对照组相比是否可以预防 VTE[66]。结果发现尽管患者接受抗凝药物预防后，出现 VTE 的风险降低了 50%，但是出血的风险也相应提高。这使得临床医生很难决定是否对开颅手术后患者行抗凝预防治疗。未破裂动脉瘤的患者和未破裂血管畸形的患者如果需要在围术期行抗凝预防治疗，医生还需要谨慎权衡用药利弊。

关于已出现 VTE 的急性颅内出血患者，目前缺乏有力的证据证明最佳的治疗方案。因此，我们只能依靠以下的临床观察得出结论。急性颅内出血患者如果伴有近端 DVT，那么该患者出现致死性肺栓塞（PE）的风险为 25%。如果给予抗凝药物，那么该患者出现复发性颅内出血的风险为 3%~5%（安慰剂组的 3~5 倍）[61]。由于致死性 PE 的风险较高，因此建议针对出现 VTE 的急性颅内出血患者给予抗凝治疗。LMWH 和普通肝素均可以在患者颅内出血后使用并且非常有效，然后患者可以逐渐过渡到口服更少剂量的抗凝药物 3~6 个月（INR 目标值为 2.0）。在 DVT 患者接受抗凝预防用药的同时，需根据连续成像分析排除 DVT 是否扩展。对于颅内出血患者、颅内手术后患者或者脑血管病变破裂的患者，颅内出血复发风险较高。针对这些患者可以选择腔静脉过滤器植入。

10　抗血小板药物和颅内出血

与未服用抗血小板药物的患者相比，服用抗血小板药物的患者是否出现原发性颅内出血的风险较高且预后较差？目前关于这一点的争议很大[67-68]。有研究针对颅内出血患者测量其血小板功能，结果发现患者服用抗血小板药物史与其血小板功能无明显关联。这项结果提示抗血小板的用药史可能是不可靠的，同时也提示服用抗血小板药物史、颅内出血量增加和患者预后三者之间有着非常复杂的关系[67]。一项临床随机对照分析结果发现患者抗血小板的用药史与入院后颅内出血量增加无关[68]。在最近的颅内出血指南中提出对抗血小板药物相关性颅内出血患者是否给予抗血小板输注治疗，需要进一步调查研究[27]。一项探索性观察研究从国际卒中试验和中国急性卒中试验中调查了 773 例患者阿司匹林的使用情况。这些患者在行 CT 检查之前随机分为阿司匹林组和安慰剂组。而 CT 检查可以显示颅内出血病灶，却很难显示缺血性卒中病灶 [69]。研究结果提示阿司匹林的使用不会提高患者死亡风险。但是当医生需要考虑患者颅内出血后是否可以服用抗血小板药物时，这项研究资料却显得证据不足。因为此项研究不是基于人群的研究，而且许多死亡和未继续接受治疗的患者没有纳入此项研究，所以结果可能会低估使用阿司匹林的风险。

目前有一项研究探讨了有颅内出血史的患者如何进行抗血小板治疗 [48,70]。研究随访了 207 例颅内出血存活患者（平均 20 个月）。有 46 例（22%）患者接受了抗血小板治疗。161 例未接受抗血小板治疗的患者，有 32 例（20%）出现了复发性颅内出血；46 例接受了抗血小板治疗的患者，有 7 例（15%）出现了复发性颅内出血。未接受抗血小板治疗组有 7 例患者出现缺血性心血管不良事件，而接受抗血小板治疗组有 4 例患者出现缺血性心血管不良事件。两组患者颅内出血风险和缺血性不良事件风险无显著差异。有许多专家对以上研究结果提出异议。一些专家认为此项研究所设定的可信区间太宽，抗血小板治疗应该仅仅针对缺血性不良事件风险高的颅内出血患者，并且需要更多的数据资料 [71]。其他专家认为如果颅内出血患者用药指征明确，应该给予抗血小板治疗，不会增加患者颅内出血的复发风险。

一种方案建议如果颅内出血患者有明确的抗血小板药物应用指征（如冠心病、心房颤动），在患者颅内出血后可以给予低剂量的阿司匹林（81mg/d）[55]。如果颅内出血患者为脑叶出血或者 MRI 影像上的脑微出血，这些患者常见于脑淀粉样血管病，应该严格把握抗血小板药物的指征。因为脑淀粉样血管病患者在不服用抗血小板药物的情况下，也有较高的颅内出血复发率（每年 4%~15%）[55]。如果颅内出血患者为脑深部出血，使用抗血小板药物的指征可以适当放宽。因为脑深部出血的颅内出血复发率相对较低（每年 2%）[55]。针对所有颅内出血患者，控制好血管疾病的危险因素（高血压、糖尿病、吸烟）至关重要。美国心脏协会的颅内出血处理指南提出如果脑叶出血和脑深部出血患者有明确的使用抗血小板药物的指征，可以考虑给予抗血小板药物（2B 级证据）。

┌─── 关键点 ───

- 关于神经血管性疾病患者如何使用抗凝和抗血小板药物，需要注意以下几点：仔细权衡抗凝和抗血小板药物使用的利与弊；针对接受神经外科手术的患者，需要额外考虑患者颅内病变位置以及如果病变位置术后出血所可能引起的后果
- 血小板活动障碍、凝血因子功能障碍，二者均可以延长患者的出血时间
- 华法林、维生素 K 缺乏、肝功能障碍、先天性凝血因子Ⅶ缺乏、轻度 DIC 均可以引起 PT 延长
- 肝素、狼疮抗凝物、凝血因子Ⅷ、Ⅸ、Ⅺ缺乏、血管性血友病均可以引起活化部分凝血活酶时间（aPTT）延长
- 纤维蛋白原缺乏、阻止纤维蛋白原向纤维蛋白转化的阻滞剂均可以引起凝血酶时间（TT）延长
- 目前很多证据证明未破裂颅内动脉瘤患者服用阿司匹林不会增加动脉瘤破裂风险。但是动脉瘤患者还是应该尽量避免服用抗血小板药物，除非患者缺血性卒中、心血管不良事件的发生风险大于动脉瘤破裂的风险
- 一般而言，脑 AVM 患者应该避免服用抗血小板和抗凝药物。但是针对未经治疗的脑 AVM 患者，如果患者发生缺血性卒中、缺血性心血管病的风险很高，可以适量给予抗血小板和抗凝药物预防
- 海绵状血管瘤患者应该尽量避免服用抗凝和抗血小板药物，除非有明确用药指征。但是与颅内动脉瘤和脑 AVM 不同，海绵状血管瘤出血发病率较低，出血后死亡率较低。因此可以考虑适当放宽患者的用药指征

- 根据抗凝相关性治疗指南，如果长期服用抗凝药物的患者出现颅内动脉瘤破裂或者脑 AVM、海绵状血管瘤症状性出血，需要立即停药并且迅速将患者血凝调整至正常水平
- 目前缺乏有力证据支持患者颅内出血后可以继续接受抗凝治疗。非瓣膜性心房颤动患者和脑叶出血患者应该避免继续接受抗凝治疗。因为这两种疾病颅内出血的复发率很高。非脑叶出血的颅内出血患者如果有明确抗凝治疗指征，可以考虑继续接受抗凝治疗。患者颅内出血后何时可以继续接受抗凝治疗仍然存有争议，医生需要基于患者不同的血栓栓塞风险确定具体用药时间
- 颅内出血复发风险较低的颅内出血患者可以考虑继续接受抗血小板用药。与脑淀粉样血管病相关的脑叶出血和 MRI 影像上的脑微出血患者需要避免继续服用抗血小板药物
- 是否对颅内出血患者给予抗凝药物预防 VTE 是近年来的新兴课题。许多研究中心已经在患者出现颅内出血后 1~4d 预防性的给予 LMWH 或普通肝素，目前还没有临床证据证明预防性抗凝可引起持续出血的。如果有颅内出血患者或者脑血管病变破裂的患者，颅内出血复发风险较高。针对这些患者可以选择下腔静脉过滤器植入

回顾性问题

1. 以下原因可导致患者围术期 PT 时间延长，除了（　　　）

A. 低维生素 K 饮食

B. 慢性肝硬化

C. 血管性血友病

D. 先天性因子Ⅶ缺乏

2. 随机对照试验 1A 级证据支持下列哪些陈述？

A. 如果伴发冠心病的颅内动脉瘤患者长期服用阿司匹林预防

心血管不良事件，那么该患者颅内动脉瘤破裂风险升高

　　B. 不耐受华法林的心房颤动患者如果替代服用阿司匹林，出现缺血性卒中的风险降低

　　C. 如果未破裂动脉瘤患者出现急性缺血性卒中，并且在发病后 1h 以内，符合溶栓治疗指征，那么该患者应该避免溶栓治疗

　　D. 如果海绵状血管瘤患者出现颅内血管狭窄，发生缺血性卒中风险较高，应该避免服用抗血小板药物

　　3. 具有以下因素的患者颅内出血复发率较高，除了（　　　）

　　A. 脑叶出血

　　B. T2 加权磁共振梯度回波成像显示脑微出血

　　C. 年龄大

　　D. 脑深部出血

　　E. 抗凝药物的使用

　　4. 具有以下因素的颅内血肿患者，颅内血肿量会在发病 24h 内增加，除了（　　　）

　　A. CT 扫描的斑点征

　　B. 无脑室出血

　　C. 血小板活性降低

　　D. 抗凝药物的使用

　　E. 早期就诊

　　5. 一位长期接受华法林治疗的心房颤动患者，伴有心腔内血栓。该患者出现小体积的、非脑叶性颅内出血。高血压控制良好。对错题：该患者可以考虑继续进行抗凝治疗

参考文献

[1] Monroe DM, Hoffman M, Roberts HR. Platelets and thrombin generation. Arterioscler Thromb Vasc Biol, 2002, 22:1381–1389

[2] Pusateri AE, Park MS. Mechanistic implications for the use and monitoring of recombinant

activated factor VII in trauma. Crit Care, 2005, 9(Suppl 5):S15–S24

[3] Rijken DC, Lijnen HR. New insights into the molecular mechanisms of the fibrinolytic system. J Thromb Haemost, 2009, 7:4–13

[4] Weir B. Unruptured aneurysms. J Neurosurg, 2002, 97:1011–1012, discussion 1012–1013

[5] Wiebers DO, Whisnant JP, Huston J III, et al; International Study of Unruptured Intracranial Aneurysms Investigators. Unruptured intracranial aneurysms: natural history, clinical outcome, and risks of surgical and endovascular treatment. Lancet, 2003, 362:103–110

[6] Ishibashi T, Murayama Y, Urashima M, et al. Unruptured intracranial aneurysms: incidence of rupture and risk factors. Stroke, 2009, 40:313–318

[7] Wermer MJ, van der Schaaf IC, Algra A, et al. Risk of rupture of unruptured intracranial aneurysms in relation to patient and aneurysm characteristics: an updated meta-analysis. Stroke, 2007, 38:1404–1410

[8] Lindner SH, Bor AS, Rinkel GJ. Differences in risk factors according to the site of intracranial aneurysms. J Neurol Neurosurg Psychiatry, 2010, 81:116–118

[9] Juvela S, Porras M, Poussa K. Natural history of unruptured intracranial aneurysms: probability of and risk factors for aneurysm rupture. J Neurosurg, 2000, 93:379–387

[10] Al-Khindi T, Macdonald RL, Schweizer TA. Cognitive and functional outcome after aneurysmal subarachnoid hemorrhage. Stroke, 2010,41:e519–e536

[11] Adams HP Jr, Effron MB, Torner J, et al; AbESTT-II Investigators. Emergency administration of abciximab for treatment of patients with acute ischemic stroke: results of an international phase III trial: Abciximab in Emergency Treatment of Stroke Trial (AbESTT-II). Stroke, 2008, 39:87–99

[12] Furie KL, Kasner SE, Adams RJ, et al; American Heart Association Stroke Council, Council on Cardiovascular Nursing, Council on Clinical Cardiology, and Interdisciplinary Council on Quality of Care and Outcomes Research. Guidelines for the prevention of stroke in patients with stroke or transient ischemic attack: a guideline for healthcare professionals from the American Heart Association/American Stroke Association. Stroke, 2011, 42:227–276

[13] Antithrombotic Trialists' Collaboration. Collaborative meta-analysis of randomised trials of antiplatelet therapy for prevention of death, myocardial infarction, and stroke in high risk patients. BMJ, 2002, 324:71–86

[14] Lièvre M, Cucherat M. Aspirin in the secondary prevention of cardiovascular disease: an update of the APTC meta-analysis. Fundam Clin Pharmacol, 2010, 24:385–391

[15] Oh YS, Lee SJ, Short YM, et al. Incidental unruptured intracranial aneurysms in patients with acute ischemic stroke. Cerebrovasc Dis, 2008, 26:650–653

[16] Kappelle LJ, Eliasziw M, Fox AJ, et al; North American Symptomatic Carotid End-arterectomy Trial Group. Small, unruptured intracranial aneurysms and management of symptomatic carotid artery stenosis. Neurology, 2000, 55:307–309

[17] North American Symptomatic Carotid Endarterectomy Trial Collaborators. Beneficial effect of carotid endarterectomy in symptomatic patients with high-grade carotid stenosis. N Engl J Med, 1991, 325:445–453

[18] Toussaint LG III, Friedman JA, Wijdicks EF, et al. Influence of aspirin on outcome following aneurysmal subarachnoid hemorrhage. J Neurosurg, 2004, 101:921–925

[19] Dorhout Mees SM, Rinkel GJ, Hop JW, et al. Antiplatelet therapy in aneurysmal subarachnoid hemorrhage: a systematic review. Stroke, 2003, 34:2285–2289

[20] van den Bergh WM, Algra A, Dorhout Mees SM, et al; MASH Study Group. Randomized controlled trial of acetylsalicylic acid in aneurysmal subarachnoid hemorrhage: the MASH Study. Stroke, 2006, 37:2326–2330

[21] Yoshimoto T, Shirasaka T, Fujimoto S, et al. Cilostazol may prevent cerebral vasospasm following subarachnoid hemorrhage. Neurol Med Chir (Tokyo), 2009, 49:235-240, discussion 240–241

[22] Tu RH, Zhong GQ, Zeng ZY, et al. [A meta-analysis on efficacy of anti-platelet agents and anticoagulants for preventing stroke in patients with nonvalvular atrial fibrillation]. Zhonghua Xin Xue Guan Bing Za Zhi, 2011, 39:262–267

[23] Olsen M, Johansen MB, Christensen S, et al. Use of vitamin K antagonists and risk of subarachnoid haemorrhage: a population-based case-control study. Eur J Intern Med, 2010, 21:297–300

[24] Flaherty ML. Anticoagulant-associated intracerebral hemorrhage. Semin Neurol, 2010, 30:565–572

[25] Flaherty ML, Haverbusch M, Sekar P, et al. Location and outcome of anticoagulant-associated intracerebral hemorrhage. Neurocrit Care, 2006, 5:197–201

[26] Rinkel GJ, Prins NE, Algra A. Outcome of aneurysmal subarachnoid hemorrhage in patients on anticoagulant treatment. Stroke, 1997, 28:6–9

[27] Morgenstern LB, Hemphill JC III, Anderson C, et al; American Heart Association Stroke Council and Council on Cardiovascular Nursing. Guidelines for the management of spontaneous intracerebral hemorrhage: a guideline for healthcare professionals from the American Heart Association/American Stroke Association. Stroke, 2010, 41:2108–2129

[28] Wardlaw JM. Overview of Cochrane thrombolysis meta-analysis. Neurology, 2001,57(5, Suppl 2):S69–S76

[29] Sloan MA, Price TR, Petito CK, et al. Clinical features and pathogenesis of intracerebral hemorrhage after rt-PA and heparin therapy for acute myocardial infarction: tile Thrombolysis in Myocardial Infarction (TIMI) II Pilot and Randomized Clinical Trial combined experience. Neurology, 1995, 45:649–658

[30] Stapf C, Mohr JP, Pile-Spellman J, et al. Epidemiology and natural history of arteriovenous malformations. Neurosurg Focus, 2001, 11:el

[31] Ondra SL, Troupp H, George ED, et al. The natural history of symptomatic arteriovenous

malformations of the brain: a 24-year follow-up assessment. J Neurosurg, 1990, 73:387–391

[32] van Beijnum J, Lovelock CE, Cordonnier C, et al; SIVMS Steering Committee and the Oxford Vascular Study. Outcome after spontaneous and arteriovenous malformation-related intracerebral haemorrhage: population-based studies. Brain, 2009, 132(Pt 2):537–543

[33] Stapf C, Mast H, Sciacca RR, et al. Predictors of hemorrhage in patients with untreated brain arteriovenous malformation. Neurology, 2006, 66:1350–1355

[34] da Costa L, Wallace MC, Ter Brugge KG, et al. The natural history and predictive features of hemorrhage from brain arteriovenous malformations. Stroke, 2009, 40:100–105

[35] Redekop G, TerBrugge K, Montanera W, et al. Arterial aneurysms associated with cerebral arteriovenous malformations: classification, incidence, and risk of hemorrhage. J Neurosurg, 1998, 89:539–46

[36] Otten P, Pizzolato GP, Rilliet B, et al. 131 cases of cavernous angioma (cavernomas) of the CNS, discovered by retrospective analysis of 24,535 autopsies. Neurochirurgie, 1989, 35:82–83,128–131

[37] D'Angelo R, Marini V, Rinaldi C, et al. Mutation analysis of CCM 1, CCM2 and CCM3 genes in a cohort of Italian patients with cerebral cavernous malformation. Brain Pathol, 2011,21:215–224

[38] Washington CW, McCoy KE, Zipfel GJ. Update on the natural history of cavernous maiformations and factors predicting aggressive clinical presentation. Neurosurg Focus, 2010,29:E7

[39] Pozzati E, Zucchelli M, Marliani AF, et al. Bleeding of a familial cerebral cavernous malformation after prophylactic anticoagulation therapy. Case report. Neurosurg Focus, 2006, 21:e15

[40] Brott T, Broderick J, Kothari R, et al. Early hemorrhage growth in patients with intracerebral hemorrhage. Stroke, 1997, 28:1–5

[41] Qureshi AI, Mendelow AD, Hanley DE. lntracerebral haemorrhage. Lancet, 2009,373:1632–1644

[42] Broderick J, Connolly S, Feldmann E, et al; American Heart Association/American Stroke Association Stroke Council; American Heart Association/American Stroke Association High Blood Pressure Research Council; Quality of Care and Outcomes in Research Interdisciplinary Working Group. Guidelines for the management of spontaneous intracerebral hemorrhage in adults: 2007 update: a guideline from the American Heart Association/American Stroke Association Stroke Council, High Blood Pressure Research Council, and the Quality of Care and Outcomes in Research Interdisciplinary Working Group. Circulation, 2007, 116:e391–e413

[43] Goldstein JN, Greenberg SM. Should anticoagulation be resumed after intracerebral hemorrhage? Cleve Clin J Med, 2010, 77:791–799

[44] Vermeer SE, Algra A, Franke CL, et al. Long-term prognosis after recovery from primary intracerebral hemorrhage. Neurology, 2002,59:205–209

[45] Bailey RD, Hart RG, Benavente O, et al. Recurrent brain hemorrhage is more frequent than ischemic stroke after intracranial hemorrhage. Neurology, 2001, 56:773–777

[46] Claassen DO, Kazemi N, Zubkov AY, et al. Restarting anticoagulation therapy after warfarin-associated intracerebral hemorrhage. Arch Neurol, 2008, 65:1313–1318

[47] Romualdi E, Micieli E, Ageno W, et al. Oral anticoagulant therapy in patients with mechanical heart valve and intracranial haemorrhage. A systematic review. Thromb Haemost, 2009, 101:290–297

[48] Flynn RW, MacDonald TM, Murray GD, et al. Systematic review of observational research studying the long-term use of antithrombotic medicines following intracerebral hemorrhage. Cardiovasc Ther, 2010, 28:177–184

[49] Bonow RO, Carabello BA, Kanu C, et al; American College of Cardiology/American Heart Association Task Force on Practice Guidelines; Society of Cardiovascular Anesthesiologists; Society for Cardiovascular Angiography and Interventions; Society of Thoracic Surgeons. ACC/AHA 2006 guidelines for the management of patients with valvular heart disease: a report of the American College of Cardiology/American Heart Association Task Force on Practice Guidelines (writing committee to revise the 1998 Guidelines for the Management of Patients With Valvular Heart Disease): developed in collaboration with the Society of Cardiovascular Anesthesiologists: endorsed by the Society for Cardiovascular Angiography and Interventions and the Society of Thoracic Surgeons. Circulation, 2006, 114:e84–e231

[50] Bonow RO, Carabello BA, Chatterjee K, et al; 2006 Writing Committee Members; American College of Cardiology/American Heart Association Task Force. 2008 Focused update incorporated into the ACC/AHA 2006 guidelines for the management of patients with valvular heart disease: a report of the American College of Cardiology/American Heart Association Task Force on Practice Guidelines (Writing Committee to Revise the 1998 Guidelines for the Management of Patients With Valvular Heart Disease): endorsed by the Society of Cardiovascular Anesthesiologists, Society for Cardiovascular Angiography and interventions, and Society of Thoracic Surgeons. Circulation, 2008, 118:eS23–e661

[51] Hawryluk GW, Austin JW, Furlan JC, et al. Management of anticoagulation following central nervous system hemorrhage in patients with high thromboembolic risk. J Thromb Haemost, 2010, 8:1500–1508

[52] Lazio BE, Simard JM. Anticoagulation in neurosurgical patients. Neurosurgery, 1999, 45:838–847, discussion 847–848

[53] Gage BF, Waterman AD, Shannon W, et al. Validation of clinical classification schemes for predicting stroke: results from the National Registry of Atrial Fibrillation. JAMA, 2001, 285:2864–2870

[54] Baruch L, Gage BF, Horrow J, et al. Can patients at elevated risk of stroke treated with anticoagulants be further risk stratified? Stroke, 2007, 38:2459–2463

[55] Eckman MH, Rosand J, Knudsen KA, et al. Can patients be anticoagulated after intracerebral hemorrhage? A decision analysis. Stroke 2003;34:1710–1716

[56] Wijdicks EF, Schievink WI, Brown RD, et al. The dilemma of discontinuation of anticoagulation therapy for patients with intracranial hemorrhage and mechanical heart valves. Neurosurgery, 1998, 42:769–773

[57] Kawamata T, Takeshita M, Kubo O, et al. Management of intracranial hemorrhage associated with anticoagulant therapy. Surg Neural, 1995,44: 438–442, discussion 443

[58] Phan TG, Koh M, Wijdicks EF. Safety of discontinuation of anticoagulation in patients with intracranial hemorrhage at high tbromboembolic risk. Arch Neural, 2000,57:1710–1713

[59] Tinker JH, Tarhan S. Discontinuing anticoagulant therapy in surgical patients with cardiac valve prostheses. Observations in 180 operations. JAMA, 1978,239:738–739

[60] De Vleeschouwer S, Van Calenbergh F, van Loon J, et al. Risk analysisof thrombo-embolic and recurrent bleeding events in the management of intracranial haemorrhage due to oral anticoagulation. Acta Chir Belg, 2005, 105:268–274

[61] Geerts WH, Bergqvist D, Pineo GE, et al. Prevention of venous thromboembolism: American College of Chest Physicians Evidence-Based Clinical Practice Guidelines (8th ed). Chest, 2008, 133:381S–453S

[62] Lacut K, Bressollette L, Le Gal G, et al; VICTORIAh (Venous Intermittent Compression and Thrombosis Occurrence Related to lntra-cerebral Acute hemorrhage) Investigators. Prevention of venous thrombosis in patients with acute intracerebral hemorrhage. Neurology, 2005, 65:865–869

[63] Dennis M, Sandercock PA, Reid J, et al; CLOTS Trials Collaboration. Effectiveness of thigh-length graduated compression stockings to reduce the risk of deep vein thrombosis after stroke (CLOTS trial 1): a multicentre, randomised controlled trial. Lancet, 2009, 373:1958–1965

[64] Baeer A, Voth E, Henze T, et al. Early beparin therapy in patients with spontaneous intracerebral haemorrhage. J Neural Neurosurg Psychiatry, 1991, 54:466–467

[65] Dickmann U, Voth E, Schicha H, et al. Heparin therapy, deep-vein thrombosis and pulmonary embolism after intracerebral hemorrhage. Kiln Wochenschr, 1988, 66:1182–1183

[66] Hamilton MG, Yee WH, Hull RD, et al. Venous thromboembolism prophylaxis in patients undergoing cranial neurosurgery: a systematic review and meta-analysis. Neurosurgery, 2011;68:571–581

[67] Naidech AM, Bassin SL, Bernstein RA, et al. Reduced platelet activity is more common than reported anti-platelet medication use in patients with intracerebral hemorrhage. Neurocrit Care, 2009, 11:307–310

[68] Sansing LH, Messe SR, Cucchiara BL, et al; CHANT Investigators. Prior antiplatelet use does not affect hemorrhage growth or outcome after ICH. Neurology, 2009, 72:1397–1402

[69] Chen ZM, Sandercock P, Pan HC, et al. Indications for early aspirin use in acute ischemic stroke: A combined analysis of 40,000 randomized patients from the chinese acute stroke trial and the international stroke trial. On behalf of the CAST and IST collaborative groups. Stroke, 2000, 31:1240–1249

[70] Viswanathan A, Rakich SM, Engel C, et al. Antiplatelet use after intracerebral hemorrhage. Neurology, 2006, 66:206–209

[71] Alberts MJ. Do antiplatelet agents increase the risk of recurrent intracerebral hemorrhage? Nat Olin Pract Neurol, 2006, 2:480–481

[72] Hill MD. Is antiplatelet therapy safe after intracerebral hemorrhage? Nat Olin Pract Cardiovasc Med, 2006, 3:298–299

问题答案

1. C
2. B
3. D
4. B
5. 正确

第 20 章

缺血性卒中的诊断与治疗

Michael D. Hill

卒中是危害人们身体健康且治疗费用昂贵的常见疾病之一[1-2]。对卒中患者的治疗需要一个多学科合作的医疗团队。这个团队需包括一名神经内科医生或卒中专家、一名神经外科医生、一名神经介入科医生、一名卒中专科护士、一名理疗师、一名职业按摩师、一名语言治疗师、一名社会福利工作者等。卒中患者住院治疗需要卒中专科病房。尽管在大多数医院卒中专科病房的医生主要由神经科医生、老年病科医生和内科医生组成，但是在治疗卒中的团队中，神经外科医生起着关键作用。本章主要讨论缺血性卒中的基本知识，卒中患者入院后的基本治疗，以及出院后患者的康复和二级预防的门诊处理。本章的讨论重点主要集中在对卒中患者的神经外科学处理上。

什么是卒中？卒中是否常见？卒中的危险因素是什么？

卒中是一种以脑血管突发意外为表现症状的疾病。卒中分 4 种类型：缺血性卒中 [包括短暂性脑缺血发作（TIA）]，颅内出血，自发性蛛网膜下腔出血（SAH），静脉窦血栓。缺血性卒中最为常见；在欧美国家，急性缺血性卒中占所有卒中的 85%。在亚洲国家，颅内出血发病率相对较高，缺血性卒中发病率比欧美国家低 10%~15%。颅内出血和非外伤性或动脉瘤性 SAH 占所有卒中的 15%，静脉窦血栓仅占 1%。从轻度 TIA 到大脑中动脉闭塞导致的完全性卒中均属于缺血性卒中范畴。引起缺血性卒中的病因多种多样，并且随着年龄的增长，缺血性卒中的发病率呈指数性增长。在 80 岁的人群中，有 1/4 的人会出现缺血性卒中。

从流行病学角度看，卒中流行性很难准确估计，因为卒中患者的症状往往是一过性的，且病因多种多样。发病率的估计需以症状为依据，因此描述卒中发病率的最好依据是首次卒中症状。在加拿大，每年每 100 万人中有 1500 例卒中[3]，发病率接近欧美国家的发病率。卒中的死亡率正在逐渐下降[4]。尽管卒中是世界人口的第二大死亡原因，但是在北美国家，卒中已降至死亡原因的第 4 位[5]。尽管如此，随着发达国家的老龄化，在未来 25 年，卒中发病人数会逐渐增加，医疗负担也会随之逐渐加大。

对于所有类型的卒中，高血压是最重要的危险因素[6]。缺血性卒中的机制不同，其危险因素也相应不同。不仅要考虑患者的危险因素（高血压），也要考虑患者的风险状态（颈动脉狭窄）。根据缺血性卒中的机制，可以将卒中的病因分为 5 组：①心因性血栓；②大动脉粥样硬化；③细小血管病变；④其他罕见原因；⑤不明原因。

导致动脉粥样硬化的危险因素包括高血压、糖尿病、吸烟、酗酒、高血脂、肥胖、缺乏运动、高同型半胱氨酸血症。饮食和久坐的生活习惯也是重要的辅助因素。高血压是最重要的危险因素，40% 的卒中都是由高血压引起的。这意味着如果完全根除高血压，那么卒中的发病率会降低 40%。

心腔内的血栓经常会随血液进入颅内血管导致心源性缺血性卒中。心房颤动是心因性血栓的常见病因。在慢性和突发性心房颤动患者中，左心耳的血栓是心因性血栓的常见来源。心因性血栓也可以起源于心脏瓣膜病、急性心肌梗死后的附壁血栓、房中隔缺损（可能包括卵圆孔未闭）、心脏内的肿瘤（心房黏液瘤或弹性纤维瘤）。

大动脉的病变不一定会导致该大动脉的闭塞。但是颈动脉、椎动脉或其他颅内动脉的粥样硬化斑块是栓子的主要来源。与冠状动脉的斑块破裂一样，这些血管的斑块不稳定，会出现斑块破裂。粥样硬化斑块血栓形成组件的暴露是血栓形成栓子的主要原因。动脉内的栓子会随血流入脑，闭塞正常颅内血管。在罕见情况下，颅内动脉的栓子会在原地引起血栓形成。

与大动脉不同，细小血管的病变一般会导致该血管的闭塞。细小血管一般指小的穿支动脉或者小的颅内循环动脉，这些动脉很难在一般的血管造影上看到。这些动脉的闭塞会导致大脑小面积梗死（<15mm）和脑深部白质的梗死。细小动脉闭塞导致的腔隙性脑梗死一般由以下原因引起：①细小穿支血管本身的病变（高血压导致的血管退行性改变或者动脉粥样硬化）；②心源性栓子或者大动脉源性栓子导致的细小穿支血管的栓塞。尽管细小穿支血管本身的病变是引起腔隙性脑梗死的常见原因，但是并非所有的腔隙性梗死都是由细小穿支血管本身病变引起的。由栓子造成的急性脑梗死患者可以通过溶栓治疗获益。伴有颈动脉狭窄的脑梗死患者可以通过颈动脉内膜剥脱术获益 [7-8]。

还有许多其他原因可以引起缺血性卒中。这些原因包括外伤后的动脉钝性损伤、颅外血管夹层、烟雾病、感染（单纯性疱疹病毒或水痘带状疱疹病毒导致的血管炎）、细菌性心内膜炎、线粒体疾病导致的代谢性卒中、大动脉炎等。很多患者卒中发病时是隐匿性的，引起卒中的原因很难去鉴别。医生需要进行详细的检查，时刻考虑隐匿性卒中的可能性。

卒中的诊断

1 临床症状

急性卒中可以通过患者的临床症状诊断出来，但是如果患者病史不完整或者检查不充分，很容易出现错诊漏诊。卒中往往为急性起病。在任何年龄段的人群中，卒中是出现急性神经功能障碍最常见的原因。因此，当患者出现急性神经功能障碍时，医生应该首先怀疑卒中的可能性，直到检查结果明确为止。

但是，通过患者临床症状不能鉴别卒中的类型。不同类型卒中的症状没有特异性，除非影像学确诊是出血还是缺血。急性脑出血患者一般会出现突发性头痛、意识水平改变和脑占位效应，但是这些症状并不能确诊脑出血，医生也不能根据患者症状来确定治疗方案[9]。

Bamford 等将卒中的临床症状分为 4 种类型[10]。这 4 种类型包括完全前循环综合征（TACS）、部分前循环综合征（PACS）、腔隙综合征（LACS）及后循环综合征（POCS）。通过这些综合征可以粗略鉴别大脑中动脉（MCA）M1 段阻塞、MCA 分支阻塞、小穿支动脉阻塞和后循环血管阻塞。4 种类型的综合征具体如下陈述：① TACS 主要表现为轻偏瘫或偏身感觉缺失，言语困难或其他高级皮质功能障碍，同侧偏盲三联征；② PACS 主要表现为 2 个 TACS 的症状，或者仅表现为吞咽困难或顶叶症状；③ LACS 主要表现为单纯的运动障碍，单纯的感觉缺失，感觉运动障碍并存，共济失调性轻偏瘫，构音困难手笨拙综合征；④ POCS 主要表现为脑干或小脑症状，或者仅表现为同侧偏盲。卒中可以通过 CT 和 MRI 检查确诊。

以目前的检查手段，可以定位卒中患者病变血管的具体位置。在急性卒中的诊治中，CT 血管造影（CTA）的应用和血管内治疗的发展使得病变血管定位技术更加重要。

急性卒中患者入院后，医生需要在几分钟之内诊断患者是否为急性缺血性卒中，决定患者是否可以行溶栓治疗。但是患者具体诊断依据可能并不充分。目前有许多与急性卒中相似的疾病的讨论，这些讨论思路应该被医生们掌握并用于临床上卒中的鉴别（表 20.1）。

2　影像学检查

急性卒中患者的影像学检查通常采用非增强头部 CT。医生们主要关注成像质量，并且通过调整技术采集参数使成像质量达到最优化。MRI 也是可供选择的检查手段，但是 MRI 很少用于急性卒中的检查，因为 MRI 检查会花去患者很长时间。CT 检查对小体积的脑缺血灶不敏感，但是弥散加权成像（DWI）MRI 利用回波平面技术可以检查出体积小于 1ml 的脑缺血灶[11]。正如上述讨论的，影像学检查和结果的分析是急性卒中诊断的关键（表 20.1）。

表 20.1 卒中相似疾病与鉴别诊断

与卒中相似的疾病	讨论意见	注意的问题
托德瘫痪	一次未察觉的癫痫发作会给患者留下局灶性神经症状和急性症状	脑缺血也可以导致急性癫痫发作。需要确定患者有无大脑动脉阻塞
偏头痛	先兆偏头痛是一种神经系统疾病，会导致脑功能异常	偏头痛患者常在偏头痛前有先兆，或者有先兆偏头痛家族史。如果要确诊，弥散加权成像可以排除卒中的可能性
躯体形式障碍	躯体化障碍症状是由心理上的焦虑引起的，在任何宗教文化背景的人群中均比较常见。以卒中背景或就诊者来求医瘫痪患者来很罕见	很多检查结果与症状不一致。但需要谨慎，弥散加权成像可以排除卒中的可能性
代谢紊乱/系统感染	很多代谢性疾病（低血糖症、服药过量、低钠血症、系统感染等）会引起急性局灶性神经功能障碍。这些疾病患者常有卒中发病史。在这种情况下，患者出现症状与之前卒中症状一致	对于昏迷患者，不要忽略代谢因素导致基底动脉阻塞的可能性。行CT血管造影检查可明确基底动脉情况
硬脑膜下出血	硬脑膜下出血，尤其是慢性硬脑膜下出血会导致急性局灶性神经功能障碍	警惕等密度的硬脑膜下出血，CT很容易误诊
胶质瘤	脑肿瘤可以导致相似的局灶性神经功能障碍	影像学检查可以确诊胶质瘤
痴呆	进展性痴呆可以导致相似性局灶性神经功能障碍。代谢因素是导致痴呆进展性的原因之一。但是患者进展性痴呆的真正原因往往很难确定	需要获得患者认知状态的详细病史

脑血管的成像技术同样也很重要。CTA 是诊治急性卒中的必要检查。针对卒中患者，医生需要在做出诊断和提出治疗方案前全面了解患者颅内外血管的情况（图 20.1）。

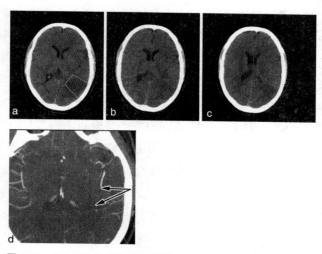

图 20.1　CT 显示的颅内外血管情况　a~c. CT 片可见脑缺血区（梯形框内）。d. 左侧大脑中动脉下支血栓（箭头）。2d 后血栓会自发溶解

治　疗

1　急性期医疗护理

如果缺血性卒中患者突发肢体瘫痪，且发病在 4.5h 内，医生可以考虑采用纤溶酶原激活物（tPA）（阿替普酶）进行静脉溶栓（0.9mg/kg）[12]。先采用 10% 的单次剂量（0.09mg/kg）静脉推注，再给予维持剂量（0.81mg/kg）静脉滴注 60min[13]。溶栓治疗的关键是必须在患者发病早期进行。目前一些北美和欧洲国家的溶栓治疗指南建议从患者入院 60min 内就开始溶栓治疗。但是如果在患者入院 30min 内开始溶栓治疗会达到更佳的预后效果[13-14]。急性缺血性卒中患者的溶栓治疗应该像急诊开颅手术一样迅速实施。

对于急性卒中患者急性期血压和血糖的处理，以及全身的用药支

持，目前还没有统一的标准。一项大样本量的随机对照试验正在研究卒中患者急性期的血糖控制（SHINE 试验，编号 NCT01369069）。对于卒中患者急性期血压的控制，目前还没有相关随机对照研究的统计数据，在临床上主要根据医生的临床经验控制患者急性期的血压。

卒中患者需要在卒中专科病房进行后续治疗[15]。卒中专科病房必须是有专业医疗专家团队的病房。与普通病房相比，患者在有专业医疗团队的卒中病房可以获得更佳的预后。这个专业医疗团队须由以下人员组成：一名卒中专科医生、一名卒中专科护士、一名理疗师、一名职业按摩师、一名语言治疗师、一名社会福利工作者。团队医疗方式可以发挥各自的专长。关于卒中患者的监护，最重要的是预防相关并发症[16]，这些并发症包括吸入性肺炎、DVT、PE、卒中复发和加重，以及尿路感染。目前已有许多关于卒中发病机制和风险分层以及卒中防治方案实施的调查研究。应对患者及其家庭成员进行教育，提高他们对卒中与康复的相关知识的认识。卒中专科病房的设立可以减少卒中患者的平均住院时间，降低患者的死亡率和相关并发症的发病率，提高患者的生活质量[17-20]。与普通医疗病房相比，卒中专科病房在很多方面并未增加成本[21]。

2 急性缺血性卒中的外科处理问题

有一些缺血性卒中患者需要神经外科医生运用外科方法进行早期干预。

2.1 恶性大脑中动脉闭塞综合征和去骨瓣减压术

目前有许多随机对照临床试验证明去骨瓣减压术 + 硬脑膜重建可以提高恶性卒中患者的存活率，降低肢体瘫痪的发病率[22]。但是这些患者必须年龄小于 60 岁。尽管有许多随机对照研究的证据，但是在恶性卒中患者选择和治疗方面依然存在许多问题（图 20.2）。

如果患者 MCA 阻塞出现大面积的脑梗死，应及时送往神经外科观察，并且每 12h 行影像学检查，随时监测患者颅内情况。这一点得到广泛认可。如果患者病情加重需及时给予去大骨瓣减压术，术中通常将硬脑膜十字切开给予脑水肿充分的代偿空间。不提倡切除脑组织

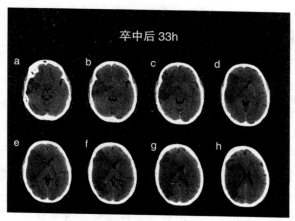

卒中后 33h

图 20.2　患者缺血性卒中后 33h CT 影像

行内减压。患者术后需要谨慎护理 4~8 周，随后可以行颅骨修补术。骨瓣可以置于抗菌溶液里低温保存或者植入患者腹膜中，以备日后颅骨修补。

　　哪些缺血性卒中患者需要行去骨瓣减压术，目前还没有统一的标准。患者是否行手术减压需要和家属仔细讨论。如果患者术前已经出现神经功能障碍，去骨瓣减压不会使患者神经功能恢复。去颅骨瓣减压术仅仅是通过减少脑组织压力，改善半暗区血流微循环，从而降低患者死亡率。但是患者术后依然会有神经功能障碍的症状。患者及家属对去骨瓣减压术的接受程度是医生们需要考虑的关键问题。因为大部分缺血性卒中患者可以通过手术存活，并且逐渐康复。但是患者家庭需要为肢体瘫痪的患者做出很大牺牲。这些牺牲有些人可以接受，而有些人无法接受。作者建议 70 岁以上的缺血性卒中患者不行去骨瓣减压术。

　　尽管很多试验证明行左侧或右侧的去骨瓣减压术患者预后无明显差异，但是很多医生倾向于给右侧恶性 MCA 闭塞综合征患者行去骨瓣减压术。这样是否合理目前尚无相关数据证实。根据经验，如果恶性 MCA 闭塞综合征患者合并其他脑部梗死，那么该患者预后很差。如果 MCA 阻塞患者合并大脑前动脉（ACA）供血区域阻塞或者患者存在原始胚胎型大脑后动脉（PCA）并且合并枕叶梗死，这些情况都预示着患者预后不良。

对于恶性 MCA 阻塞综合征患者接受手术的最佳时间，目前依然无法确定。所有患者都必须在药物处理的同时，每 12h 进行一次头部影像学检查。并不是所有的 MCA 阻塞患者在缺血急性期都需要行去骨瓣减压术。有些患者仅仅需要药物处理；这些患者仅经历一段时间的脑水肿，不会出现脑疝和死亡。因此许多神经外科医生不建议早期就对患者行去骨瓣减压术，而是随时监测患者颅内情况和临床表现，即时决定是否给予手术治疗。但是很多临床研究都是在患者入院后 48h 内行去骨瓣减压术的。作者的观点是建议早期给予手术治疗。因为去骨瓣减压手术损伤小，感染风险低，术后护理相对简单。如果不行手术治疗，一旦患者出现脑疝，生命可能难以挽回。因此这种预防性手术应该早期进行。

2.2　小脑下部大面积梗死和去枕骨骨瓣减压术

动脉粥样硬化斑块阻塞椎动脉 V4 段或者栓子阻塞小脑后下动脉（PICA）都可以引起小脑下部的梗死。如果患者下外侧延髓同时出现梗死会合并 Wallenberg 综合征。小脑下部主要由 PICA 供血，一旦闭塞会导致小脑下部大面积梗死。随着小脑水肿的出现，患者会形成急性小脑扁桃体下疝，压迫延髓，导致死亡，其发病机制与恶性 MCA 闭塞综合征一样。

为了挽救患者生命，需要早期进行去枕骨骨瓣减压术。与恶性 MCA 闭塞综合征患者一样，所有可能需要接受去枕骨骨瓣减压术治疗的患者须转入神经外科病房，严密监测，每 12h 进行一次头部影像学检查。并不是所有的患者都需要行去枕骨骨瓣减压术，医生需要根据患者影像学检查结果严密观察。与恶性 MCA 闭塞综合征患者一样，小脑下部梗死患者最好早期给予去枕骨骨瓣减压 + 硬脑膜重建术。除非切除部分小脑可以获得满意的减压效果，否则在大多数情况下不提倡切除脑组织行内减压。

一旦出现枕骨大孔疝，患者会在短短数分钟内死亡。在临床上枕骨大孔疝会有先兆症状。手术干预越早越好。

针对小脑下部梗死患者行脑室外引流有一定的风险，并且存在争议。脑室外引流会引发小脑幕切迹上疝，压迫中脑。进一步讲，小脑下部梗死的主要风险不是梗阻性脑积水，而是梗死后的脑水肿。总之，如果考虑给予脑室外引流，必须及时行去枕骨骨瓣减压术。脑室外引流可以为随后的去枕骨骨瓣减压术争取时间。

2.3　血管内治疗

急性缺血性卒中患者接受血管内治疗，可以及时恢复脑血流，最大限度地改善患者预后。血管内治疗技术在过去十年间得到迅速发展。最初的血管内溶栓治疗是将溶栓剂输送至血栓处进行化学性溶栓。如今的血管内溶栓治疗已经可以通过采用导丝和微导管进行机械性溶栓[23-26]。最新的技术进展已经可以运用 Merci 取栓装置进行血栓切除术[27-31]。与此同时，采用 Penumbra Stroke 系统和导管的血栓抽吸技术也得到迅速的发展[32]。

最近的 3 项临床对照研究结果证明血管内治疗效果并不优于传统的静脉溶栓[33-35]。这些对照研究似乎给血管内治疗技术的前景蒙上了阴影，让我们重新确定了血管内治疗技术在缺血性卒中治疗中的位置[36]。目前许多私人保险公司已经回撤了血管内治疗的担保。但是这些对照研究仅仅是初步尝试，研究也有许多不足之处：①使用的设备不理想，会导致脑血运重建不完全；②治疗缓慢；③没有运用现代影像学技术筛选出最适合血管内治疗的患者。新的对照研究正在进行，这些研究纳入了对所有类型的患者群。也许新的研究结果会重新定义血管内治疗的重要性。

血管内治疗很少造成椎动脉或颈动脉的完全闭塞。极少数患者会出现椎动脉夹层和血栓栓塞的复发。如果清扫动脉腔血栓后出现假性动脉瘤，医生可以酌情牺牲该动脉。

2.4　动脉切开取栓术

目前也有许多病例通过开颅手术进行颅内微血管取栓[37-38]。但是近年来血管内治疗技术迅速发展，此技术对急性缺血性卒中的治疗速度更快，创伤更小。开颅微血管取栓术已经逐渐被血管内治疗技术取代。但是如果患者出现血管异物栓塞，则需要技术熟练的医生及时进行开颅微血管取栓，以期达到最佳的预后效果。

2.5 颈动脉重建术

针对颈动脉狭窄的患者，缺血性卒中的最佳预防方法是颈动脉重建术。颈动脉内膜切除术（CEA）是无症状型颈动脉狭窄患者最常用的预防方法。与颈动脉支架相比，颈动脉内膜切除术可以显著降低颈动脉狭窄患者的卒中发病率和死亡率[39-42]。但针对血管解剖异常（颈动脉高分叉或独立循环供血）的患者，更适合进行颈动脉支架植入术。对于一些麻醉风险较高的患者，颈动脉支架植入术也是一种理想的选择。总之，对于风险较高的患者，神经外科医生需要仔细考虑开展颈动脉重建术风险收益比。

颈动脉重建的关键在于尽量早期进行。如果在患者缺血性卒中发病 2 周以后进行，会降低手术的收益[43]。因此神经外科医生需要在患者入院后迅速诊断筛选，较快地完成手术准备并安全地完成手术操作。但是在患者缺血性卒中发病 2 周内，目前仍不清楚哪个时间段行颈动脉重建最安全有效，还需要大样本的临床随机对照研究证实[44]。

2.6 术后缺血性卒中

CEA 术后很少引起缺血性卒中并发症。根据 20 多年的关于 CEA 的临床研究，缺血性卒中并发症的发病率已降至 2%[45]。颈动脉支架植入术后引起缺血性卒中比较常见[45]。CEA 手术部位的动脉阻塞和动脉栓塞是造成术后缺血性卒中的主要原因。如果颈动脉阻断夹闭时间过长，并且侧支循环代偿不充分，那么患者术后可能会出现缺血性卒中。术后缺血性卒中还有其他原因，例如心房颤动，心房颤动可能会导致患者 CEA 术后心源性卒中。

急性缺血性卒中患者入院后，医生需要快速完成诊断，并且了解患者动脉情况。CTA 检查是非常必要的。血管内血栓抽吸术是急性期可选择的治疗方法。但是血管内治疗导致终末血管栓塞的风险相对较高。根据作者的经验，如果患者动脉切开位置血栓不完全阻塞，可以静脉单次给予血小板拮抗剂（阿昔单抗），预防术后缺血性卒中[46]。目前通过经颅多普勒超声检查已证明急性大剂量给予氯吡格雷可以减少血管内栓子[47-48]。

2.7　直接性颅内外血管旁路移植术

直接性颅外（EC）和颅内（IC）血管血管旁路移植术很少用于缺血性卒中患者急性期的治疗。颅内外血管搭桥术常用于烟雾病患者[49]。在极少数情况下，一些年轻患者可能出现双侧颈动脉夹层或者颅内循环血管近端损伤。这些患者适合接受直接性 EC-IC 血管搭桥手术，手术可以恢复颅内血液循环，预防进展型脑梗死。医生需要根据影像学检查结果筛选需要手术的患者。目前尚无临床随机对照研究指南帮助医生筛选哪些患者适合接受颅内外血管搭桥术。目前决定患者是否需要手术的主要根据是医生的临床评价和临床经验，患者的生理学和影像学表现。

2.8　脑外伤患者动脉的钝性损伤和夹层

一些外伤患者颈部可能会遭受暴力打击造成动脉的钝性损伤。如果外伤导致患者颈椎侧突骨折延伸至横突孔，可能会引起椎动脉损伤。颅底的骨折也会导致颈动脉损伤。尽管这些骨折较稳定，但是损伤的血管会形成血管内血栓造成脑梗死。一些血管钝性损伤后可能会形成动脉夹层。针对这些外伤患者需常规给予抗血小板药的（阿司匹林，氯吡格雷）或者抗血栓药的（肝素）。这些患者预后较好，仅仅少数会出现脑梗死。

医生需要通过 CT 血管造影（CTA）检查判断血管钝性损伤患者是否存在动脉夹层。如果无假性动脉瘤，患者预后较好，可以给予阿司匹林继续服用观察。患者如果有假性动脉瘤伴发蛛网膜下腔出血（SAH），则死亡率较高，手术治疗常常需要牺牲载瘤动脉。

3　药物治疗

3.1　纤维蛋白溶解剂

在北美，缺血性卒中患者治疗无论是介入血管内给药还是静脉给药，纤溶酶原激活剂（tPA）都是最常用的纤维蛋白溶解剂。关于链激酶的研究很早都已经开始了，但是链激酶会增加患者颅内出血的发病率。关于替奈普酶（TNK–tPA）治疗缺血性卒中效果的研究目前正在进行，在不久的将来很可能会替代 tPA 的应用 [50–52]。去氨普酶治疗缺血性卒中的效果试验目前同样在进行中 [53]。目前临床上常用的依然是尿激酶，可以静脉给药也可以介入血管内给药。

3.2 抗血小板药物

阿司匹林是最常用的抗血小板药物，它可以抑制环加氧酶（COX）–1 的活性，阻止血小板聚集。阿司匹林比较廉价且安全，在预防缺血性卒中方面药效较温和。氯吡格雷是一种前体药物，经肝脏代谢成为硫醇代谢物，然后可以抑制血小板 P2Y12 腺苷二磷酸受体，阻止血小板聚集。氯吡格雷需要口服给药，负荷剂量可以得到快速抑制血小板聚集的效果。替格瑞洛和普拉格雷是新型的血小板 P2Y12 腺苷二磷酸受体抑制剂，可以通过静脉给药，关于这两种药物的治疗效果目前还在研究中。

对于短暂性脑缺血发作（TIA）患者或轻度脑梗死患者，阿司匹林联合氯吡格雷可以降低缺血性卒中的复发率 [54–55]。同样，通过经颅多普勒超声监测，CEA 术后患者给予氯吡格雷口服可以降低术后脑血管栓塞的发病率 [47]。

糖蛋白 IIb/IIIa 抑制剂阿昔单抗和埃替非巴肽的治疗效果目前还正在研究中。在急性缺血性卒中患者的治疗中，阿昔单抗的治疗效果并不比其他药物更好。目前有试验正在调查埃替非巴肽联合低剂量的 tPA 治疗急性缺血性卒中的效果。这些药物常用于动脉瘤弹簧圈或者其他经动脉介入手术引起的血栓性并发症患者，可以通过介入血管内给药。但是目前还没有试验研究明确表明应用这些药物的治疗是安全有效的。根据医生的临床经验，阿昔单抗经动脉介入给药可以提高颈内动脉医源性阻塞（动脉瘤弹簧圈）的再通率。盐酸替罗非班是一种非肽类糖蛋白 IIb/IIIa 抑制剂，可以降低颈动脉斑块导致的脑栓塞发病率 [56]。目前这些药物还不是临床上治疗缺血性卒中的常规用药。

3.3 抗凝药物

一般而言，缺血性卒中患者给予普通肝素或者低分子量肝素（LMWH）治疗效果均不明显。这两种抗凝药物还会轻度提高颅内出血的发病率。许多研究已证明缺血性卒中患者给予肝素后与对照组的影像学改变无明显差异。一般在患者明确有血管内血栓的情况下使用肝素，但是使用剂量相对保守，比如初始剂量不会过度影响患者部分促部分凝血活酶时间（PTT）和抗因子Xa活性。使用普通肝素的患者颅内出血风险的提高与 PTT 延长相关。通常只是非常少的缺血性卒中患者需要全剂量的肝素。

对缺血性卒中患者给予肝素主要是预防患者肺栓塞（PE）和深静脉血栓（DVT）的出现。根据急性缺血性卒中后应用低分子量肝素依诺肝素预防静脉血栓栓塞（PREVAIL）研究结果，采用依诺肝素40mg 每天 1 次皮下注射 [57]。

3.4 口服抗凝药物和拮抗剂

对于许多心房颤动患者或者其他心因性血栓患者来说，为了预防缺血性卒中的发生，需要长期口服抗凝药物。维生素 K 拮抗剂（香豆素）是常用的口服抗凝药物。近年来出现了许多新型口服抗凝药物，包括达比加群、直接性凝血酶抑制剂、利伐沙班、阿哌沙班、依度沙班。这些药物都是因子Xa抑制剂。达比加群、利伐沙班、阿哌沙班已被广泛用于心房颤动患者，预防缺血性卒中。依度沙班也是值得期待的抗凝药物。

对于神经外科医生而言，关键问题在于如果长期服用抗凝药物的患者需要急诊手术，如何使用抗凝药物的拮抗剂。维生素 K 拮抗剂的抗凝作用可以通过凝血酶原复合物（OctaplexTM，BeriplexTM）、维生素 K 和新鲜冰冻血浆（FFP）逆转。凝血酶原复合物可在几分钟内起效。FFP 需要静脉输注，因此使凝血参数达到正常水平常需要花数小时的时间。当患者肝功能正常时，维生素 K 水平的恢复可以在12~24h 内使患者国际标准化比值（INR）达正常水平。给予因子Ⅶa会使患者 INR 达到正常，但是患者其他凝血指标是否正常还不清楚。

但是对于新型抗凝药物,目前还没有起效迅速的拮抗剂。因为这些药物的半衰期约为 8~12h,患者通过正常的代谢在 2~3d 后才能达到正常凝血水平。对于这些新型抗凝药物,建议给予一些血液制品进行拮抗,如活化的前凝血酶原复合浓缩物 [凝血因子Ⅷ抑制旁路活性(FEIBA)]、Ⅶa 激活因子联合氨甲环酸。

—— 关键点 ——

· 对于急性缺血性卒中的治疗,时间是关键。如果患者治疗时间延误,那么患者治疗效果会变差
· 开颅去骨瓣减压术是挽救急性缺血性卒中患者生命的手术,应在患者发病后早期进行
· 对于颈动脉狭窄的患者,颈动脉重建手术应在患者出现缺血症状后的早期进行
· 为了预防颈动脉狭窄患者出现缺血性卒中,颈动脉内膜切除术是优先选择的方法
· 缺血性卒中的治疗需要多学科团队合作。血管神经外科医生需要给患者提供迅速、有效的治疗,并且在团队中起主要作用
· 血管神经外科医生在卒中患者治疗过程中起关键作用
· 对于颈动脉狭窄患者需要常规考虑是否可以接受颈动脉重建术
· 如果患者出现恶性大脑中动脉(MCA)或小脑后下动脉(PICA)闭塞综合征,外科手术干预非常必要
· 神经介入科医生在急性缺血性卒中的血管内治疗中起关键作用

回顾性问题

1. 卒中是一种脑血管意外导致的突发性综合症状,以下哪种类型的卒中最为常见(　　　)

A. 脑内出血

B. 短暂性脑缺血发作

C. 缺血性卒中

D. 非外伤性蛛网膜下腔出血

E. 静脉窦血栓

2. 卒中有特异的临床表现，容易诊断。但是还有一些其他疾病和卒中的临床表现相似。以下哪种疾病和卒中症状相似？

A. 偏头痛

B. 癫痫

C. 硬脑膜下出血

D. 低血糖

E. 以上都是

3. 诱发卒中的最重要的危险因素是（　　　）

A. 心房颤动

B. 糖尿病

C. 吸烟

D. 高血压

E. 高血脂

4. 已证明偏侧去颅骨减压术是恶性 MCA 闭塞综合征的有效治疗方案。以下哪些观点已有试验证明？

A. 急性缺血性卒中发病 48h 以后才能行去颅骨减压术

B. 为了预防脑组织恶性水肿，脑组织切除内减压是必要的

C. 60 岁以上的急性缺血性卒中患者具有去颅骨减压术的适应证

D. 左侧或者右侧大脑半球缺血性梗死都可以考虑行去颅骨减压术

5. 目前关于去枕骨瓣减压术治疗 PICA 供血区域脑梗死的研究较少，下列哪些观点已得到证实？

A. 去枕骨瓣减压术是挽救患者生命的治疗方法

B. 去枕骨瓣减压术应早期进行，预防枕骨大孔疝的发生

C. 去枕骨瓣减压术可以联合小脑组织切除，确保充分的减压

D. 以上都是

6.头部钝挫伤可以导致颅内血管损伤，引起卒中。以下观点是对是错：

A. 颅内血管的钝挫伤可以导致血管闭塞

B. 颅内血管的钝挫伤可以导致血管夹层

C. 血管钝挫伤引起卒中的机制是血管闭塞和动脉栓塞

D. 无症状的血管钝性损伤可以单独给予抗血小板治疗

参考文献

[1] Taylor TN, Davis PH, Torner JC, et al. Lifetime cost of stroke in the United States. Stroke, 1996, 27:1459–1466

[2] Mittmann N, Seung SJ, Hill MD, et al. Impact of disability status on ischemic stroke costs in Canada in the first year. Can J Neurol Sci, 2012, 39:793–800

[3] Field TS, Green TL, Roy K, et al. Trends in hospital admission for stroke in Calgary. Can J Neurol Sci, 2004, 31:387–393

[4] Centers for Disease Control and Prevention (CDC). Decline in deaths from heart disease and stroke-United States, 1900-1999. MMWR Morb Mortal Wkly Rep, 1999,48:649–656

[5] Roger VL, Go AS, Lloyd-Jones DM, et al; American Heart Association Statistics Committee and Stroke Statistics Subcommittee. Heart disease and stroke statistics-2012 update:a report from the American Heart Association. Circulation, 2012,125:e2–e220

[6] O'Donnell MJ, Xavier D, Liu L, et al; INTERSTROKE investigators. Risk factors for ischaemic and intracerebral haemorrhagic stroke in 22 countries (the INTERSTROKE study): a case-control study. Lancet, 2010,376:112–123

[7] Shobha N, Fang J, Hill MD. Do lacunar strokes benefit from thrombolysis? Evidence from the Registry of the Canadian Stroke Network. lnt J Stroke, 2013,8(Suppl A100):45–49

[8] Inzitari D, Eliasziw M, Sharpe BL, et al; North American Symptomatic Carotid Endarterectomy Trial Group. Risk factors and outcome of patients with carotid artery stenosis presenting with lacunar stroke. Neurology, 2000, 54:660–666

[9] Mader TJ, Mandel A. A new clinical scoring system fails to differentiate hemorrhagic from ischemic stroke when used in the acute care setting. J Emerg Med, 1998, 16:9–13

[10] Bamford J, Dennis M, Sandercock P, et al. The frequency, causes and timing of death within 30 days of a first stroke: the Oxfordshire Community Stroke Project. J Neurol Neurosurg

Psychiatry, 1990,53:824–829

[11] Kidwell CS, Chalela JA, Saver JL, et al. Comparison of MRI and CT for detection of acute intracerebral hemorrhage.JAMA, 2004,292:1823–1830

[12] Lindsay P, Bayley M, Hellings C, et al. Canadian Best Practice Recommendations for Stroke Care (updated 2008). CMAJ, 2008, 179:S1–S125

[13] Tissue plasminogen activator fol' acute ischemic stroke. The National Institute of Neurological Disorders and Stroke rt-PA Stroke Study Group. N Engl J Med, 1995, 333: 1581–1587

[14] Meretoja A, Strbian D, Mustanoja S, et al. Reducing inhospital delay to 20 minutes in stroke thrombolysis. Neurology, 2012, 79:306–313

[15] Collaborative systematic review of the randomised trials of organised inpatient (stroke unit) care after stroke. Stroke Unit Trialists' Collaboration. BMJ, 1997, 314:1151–1159

[16] Stroke Unit Trialists Collaboration. How do stroke units improve patient outcomes? A collaborative systematic review of the randomized trials. Stroke, 1997, 28:2139–2144

[17] Hill MD. Stroke units in Canada. CMAJ, 2002, 167:649–650

[18] Phillips Si, Eskes GA, Gubitz GJ; Queen Elizabeth II Health Sciences Centre Acute Stroke Team. Description and evaluation of an acute stroke unit, CMAJ, 2002, 167:655–660

[19] Zhu HF, Newcommon NN, Cooper ME, et al; Calgary Stroke Program. Impact ora stroke unit on length of hospital stay and in-hospital case fatality. Stroke, 2009, 40:18–23

[20] Indredavik B, Bakke F, Slørdahl SA, et al. Stroke unit treatment improves long-term quality of life: a randomized controlled trial. Stroke, 1998, 29:895–899

[21] Krueger H, Lindsay P, Cote R, et al. Cost avoidance associated with optimal stroke care in Canada. Stroke, 2012, 43:2198–2206

[22] Vahedi K, HofmeijerJ, Juettler E, et al; DECIMAL, DESTINY, and HAMLET investigators. Early decompressive surgery in malignant infarction of the middle cerebral artery: a pooled analysis of three randomised controlled trials. Lancet Neurol, 2007, 6:215–222

[23] del Zoppo GJ, Poeck K, Pessin MS, et al. Recombinant tissue plasminogen activator in acute thrombotic and embolic stroke. Ann Neurol, 1992, 32:78–86

[24] del Zoppo GJ, Higashida RT, Furlan AJ, et al. PROACT: a phase II randomized trial of recombinant pro-urokinase by direct arterial delivery in acute middle cerebral artery stroke. PROACT Investigators. Prolyse in Acute Cerebral Thromboembolism. Stroke, 1998, 29:4–11

[25] Furlan A, Higashida R, Wechsler L, et al. Intra-arterial prourokinase for acute ischemic stroke. The PROACT II study: a randomized controlled trial. Prolyse in Acute Cerebral Thromboembolism. JAMA, 1999, 282:2003–2011

[26] IMS Study Investigators. Combined intravenous and intra-arterial recanalization for acute ischemic stroke: the Interventional Management of Stroke Study. Stroke, 2004, 35:904–911

[27] Smith WS, Sung G, SaverJ, et al; Multi MERCI Investigators. Mechanical thrombectomy

for acute ischemic stroke: final results of the Multi MERCI trial. Stroke, 2008, 39:1205–1212

[28] Becket KJ, Brott TG. Approval of the MERCI clot retriever: a critical view. Stroke, 2005, 36:400–403

[29] Smith WS, Sung G, Starkman S, et al; MERCI Trial Investigators. Safety and efficacy of mechanical embolectomy in acute ischemic stroke: results of the MERCI trial. Stroke, 2005, 36:1432–1438

[30] Nogueira RG, Lutsep HL, Gupta R, et al; TREVO 2 Trialists. Trevo versus Merci retrievers for thrombectomy revascularisation of large vessel occlusions in acute ischaemic stroke (TREVO 2): a randomised trial. Lancet, 2012, 380:1231–1240

[31] Saver JL, Jahan R, Levy El, et al; SWIFT Trialists. Solitaire flow restoration device versus the Merci Retriever in patients with acute ischaemic stroke (SWIFT): a randomised, parallel-group, non-inferiority trial. Lancet, 2012, 380:1241–1249

[32] Penumbra Pivotal Stroke Trial Investigators. The penumbra pivotal stroke trial: safety and effectiveness of a new generation of mechanical devices for clot removal in intracranial large vessel occlusive disease. Stroke, 2009, 40:2761–2768

[33] Ciccone A, Valvassori L, Nichelatti M, et al. Endovascular treatment for acute ischemic stroke. N Engl J Med, 2013, 368:904–913

[34] Broderick JR, Palesch YY, Demchuk AM, et al; lnterventional Management of Stroke (IMS) Ⅲ Investigators. Endovascular therapy after intravenous t-PA versus t-PA alone for stroke. N Engl J Med, 2013, 368:893–903

[35] Kidwell CS, Jahan R, Gornbein J, et al; MR RESCUE Investigators. A trial of imaging selection and endovascular treatment for ischemic stroke. N Engl J Med, 2013, 368:914–923

[36] Chimowitz MI. Endovascular treatment for acute ischemic stroke-still unproven. N Engl J Med, 2013, 368:952–955

[37] Yamasaki M, Watanabe S, Abe K, et al. Successful surgical treatment with mitral valve replacement and coronary embolectomy in a patient with active infective endocarditis complicated by multiple septic embolisms involving cerebral arteries and the right coronary artery. Gen Thorac Cardiovasc Surg, 2010, 58:471–475, discussion 476

[38] Haninec P, Houstava L, Klener J. Shotgun pellet embolus of the middle cerebral artery treated by emergency embolectomy. Br J Neurosurg, 1996,10:311–314

[39] Ederle J, Dobson J, Featherstone RL, et al; International Carotid Stenting Study investigators. Carotid artery stenting compared with endarterectomy in patients with symptomatic carotid stenosis (International Carotid Stenting Study): all interim analysis ora randomised controlled trial. Lancet, 2010,375:985–997

[40] Brott TG, Hobson RW II, Howard G, et al; CREST Investigators. Stenting versus endarterectomy for treatment of carotid-artery stenosis. N Engl J Med, 2010, 363:11–23

[41]　Mas J-L, Chatellier G, Beyssen B, et al; EVA-3S Investigators. Endarterectomy versus stenting in patients with symptomatic severe carotid stenosis. N Engl J Med, 2006, 355: 1660–1671

[42]　Bonati LH, Dobson J, Algra A, et al; Carotid Stenting Trialists' Collaboration. Short-term outcome after stenting versus endarterectomy for symptomatic carotid stenosis: a preplanned meta-analysis of individual patient data. Lancet, 2010, 376:1062–1073

[43]　Rothwell PM, Eliasziw M, Gutnikov SA, et al; Carotid Endarterectomy Trialists Collaboration. Endarterectomy for symptomatic carotid stenosis in relation to clinical subgroups and timing of surgery. Lancet, 2004,363:915–924

[44]　Ferrero E, Ferri M, Viazzo A, et al. Early carotid surgery in patients after acute ischemic stroke: is it safe? A retrospective analysis in a single center between early and delayed/ deferred carotid surgery on 285 patients. Ann Vasc Surg, 2010, 24:890–899

[45]　Hill MD, Brooks W, Mackey A, et al; CREST Investigators. Stroke after carotid stenting and endarterectomy in the Carotid Revascularization Endarterectomy versus Stenting Trial (CREST). Circulation, 2012, 126:3054–3061

[46]　Sylaja PN, Setiawan M, Hill MD, et al. Treatment of stroke after carotid endarterectomy using intravenous abciximab. Neurol India, 2009, 57:780–782

[47]　Markus HS, Droste DW, Kaps M, et al. Dual antiplatelet therapy with clopidogrel and aspirin in symptomatic carotid stenosis evaluated using Doppler embolic signal detection: the Clopidogrel and Aspirin for Reduction of Emboli in Symptomatic Carotid Stenosis (CARESS) trial. Circulation, 2005, 111:2233–2240

[48]　Tsivgoulis G, Kerasnoudis A, Krogias C, et al. Clopidogrel load for emboli reduction in patients with symptomatic carotid stenosis undergoing urgent carotid endarterectomy. Stroke, 2012, 43:1957–1960

[49]　Fleetwood I, Steinberg GK. Moyamoya disease. CanJ Neurol Sci, 2000, 27:325–327

[50]　Haley EC Jr, Lyden PD, johnston KC, et al;TNK in Stroke Investigators. A pilot dose-escalation safety study of tenecteplase in acute ischemic stroke. Stroke, 2005, 36: 607–612

[51]　Parsons M, Spratt N, Bivard A, et al. A randomized trial of tenecteplase versus alteplase for acute ischemic stroke. N Engl J Med, 2012, 366:1099–1107

[52]　Haley EC Jr, Thompson JL, Grotta JC, et al; Tenecteplase in Stroke Investigators. Phase IIB/III trial of tenecteplase in acute ischemic stroke: results of a prematurely terminated randomized clinical trial. Stroke, 2010, 41:707–711

[53]　Hacke W, Furlan AJ, Al-Rawi Y, et al. Intravenous desmoteplase in patients with acute ischaemic stroke selected by MRI perfusion-diffusion weighted imaging or perfusion CT (DIAS-2): a prospective, randomised, double-blind, placebo-controlled study. Lancet Neurol, 2009, 8:141–150

[54]　Kennedy J, Hill MD, Ryckborst KJ, et al; FASTER Investigators. Fast assessment of stroke and transient ischaemic attack to prevent early recurrence (FASTER): a randomised

controlled pilot trial. Lancet Neurol, 2007, 6:961–969

[55] Field TS, Nakajima M, Benavente OR. Combination aspirin and clopidogrel for secondary prevention of ischemic stroke. Curr Treat Options Cardiovasc Med, 2013, 15:348–359

[56] Junghans U, Siebler M. Cerebral microembolism is blocked by tirofiban, a selective nonpeptide platelet glycoprotein IIb/IIIa receptor antagonist. Circulation, 2003, 107:2717–2721

[57] Sherman DG, Albers GW, Bladin C, et al; PREVAIL Investigators. The efficacy and safety of enoxaparin versus unfractionated heparin for the prevention of venous thromboembolism after acute ischaemic stroke (PREVAIL Study): an open-label randomised comparison. Lancet, 2007, 369:1347–1355

问题答案

1. C
2. E
3. D
4. D
5. D
6. A：正确；B：正确；C：正确；D：正确

第 21 章

神经血管内治疗的相关问题

Alim P. Mitha, Michael K. Tso, Felipe C. Albuquerque,
Cameron G. McDougall, John H. Wong

在血管内操作导管、弹簧圈、球囊和支架会影响患者的凝血状态，这是血管内神经外科医生常遇到的问题。介入手术者必须时刻关注患者的凝血状态以期达到最佳的手术效果，同时在术中需随时权衡患者血栓栓塞和出血的风险。因此医生需要完全掌握血小板聚集的机制、各种抗血栓治疗的用药原则（包括抗血小板药、抗凝药、纤溶化合物），以及这些药物的副作用。

本章将重点讨论神经血管内介入治疗的基本问题和血管内手术术前、术中和术后的医疗处理规范。同时本章还会探讨一些血管内特殊操作导致的凝血问题（如栓塞、狭窄、血栓溶解）以及一些医源性并发症（如出血）。凝血状态的监测策略、术后抗凝治疗的适应证和方法也将在这一章进行讨论。

神经血管内介入治疗术前和术中抗凝药物使用的相关问题

1　神经血管内介入常规操作：血管造影、动脉瘤弹簧圈栓塞、动静脉畸形（AVM）或者肿瘤的介入栓塞

血管造影引起血栓栓塞并发症的风险使得抗凝这一问题尤其需要医生重视。血管内介入手术后患者行磁共振弥散加权成像检查结果发现高达 69% 的患者出现缺血病灶，但大多数患者是无症状的[1-3]。临床数据显示，诊断性血管造影导致神经系统永久性并发症的发病率约

为 0.5%，而神经血管内介入手术（如动脉瘤弹簧圈栓塞）导致永久性并发症的发病率约为 6%~9%[4]。临床上 AVM 和肿瘤的介入栓塞引发的缺血性卒中一般是由于栓塞材料渗入正常组织供血血管引起，而不是术中不充足的抗凝治疗引起的。

在实施任何血管造影术的股动脉穿刺前，患者的凝血酶原时间（PT）、国际标准化比值（INR）和部分凝血活酶时间（PTT）最好达到正常水平。对于持续性静脉输注肝素的患者，血管内介入术前需要停止静脉泵输注肝素 1~2h，同时在术前需检测 PT 值。这些措施可以有效阻止腹股沟穿刺点并发症，例如重复性的股动脉穿刺导致的腹膜后出血。对于一些需要在股动脉穿刺时进行静脉肝素输注的血栓前期患者，一旦动脉穿刺点出现出血，需要及时采用鱼精蛋白纠正患者凝血水平。

对于那些长期服用华法林的患者，建议在穿刺前就纠正患者 INR，这样一旦股动脉穿刺点出现出血，可以为补充凝血物质或者维生素 K 节省数小时时间。如果患者抗凝状态不能被安全有效地纠正，同时患者不急于进行血管造影，那么在实施血管造影之前，患者 INR 应该相应地下调或者患者接受一段时间的过渡性抗凝治疗。如果一个处于抗凝状态的急性出血患者需要实施血管造影，那么需要及时采用血液制品（新鲜冰冻血浆、冷沉淀剂、维生素 K）纠正 INR。

达比加群酯是一种口服的直接性凝血酶抑制剂。它可以用于预防非瓣膜性心房颤动患者卒中的治疗，是华法林的替代药物。这种药物需要在非急诊血管内介入手术之前停用 1~2d。在紧急情况下，需要快速纠正患者的抗凝状态，但是目前还没有达比加群酯的速效拮抗剂。给予新鲜冰冻血浆（FFP）或凝血酶原复合物（PCC）可以缓解达比加群酯的抗凝效应，这是可用的唯一方法。由于达比加群酯是经肾脏代谢的，血液透析是个可选择的可以快速降低达比加群酯血药浓度的方法，但是并不适合大多数患者。对于一个长期服用达比加群酯的患者来说，如果 PTT 值正常说明患者当前并不处于抗凝状态。

介入导管和导丝与血液接触可以诱发血栓形成。导管一般由聚氨酯、聚氯乙烯或者聚乙烯制成，导丝由不锈钢、镍钛合金或者铂金制成。由聚四氟乙烯制成的亲水涂层是经典的微导管和微导丝的材料，但现在并不常用。与非亲水性涂层相比，亲水性涂层制成的导管和导丝通常可降低血液的促凝性，但是血液促凝性同时也取决于运用的造影剂以及术中导管和设备。几乎所有的造影剂都可以降低血小板的聚集，其中离子型造影剂更为显著。与离子型造影剂相比，非离子型造影剂（碘克沙醇和碘普罗胺）的促凝性更强 [5]。持续的肝素生理盐水冲洗导管导丝，可以阻止导管头端血流停滞，避免出现血管痉挛，同时全身的肝素化可以降低血栓形成的风险。

常规血管造影如何静脉注射肝素化，目前还没有统一的研究资料。一般而言，如果血管造影时间较短或者难度较小，比如诊断性血管造影，可以不使用静脉注射肝素化。如果手术中需要更换导管或者需要更长的手术时间（30~45min 以上），那么可以考虑静脉注射肝素 70~100U/kg，使激活全血凝固时间（ACT）达到 250~300s，或者至少为基础值的 2 倍。

使用肝素的患者偶尔发生血小板减少症，阿加曲班可以替换肝素。阿加曲班可以大剂量（350μg/kg）静脉注射 3~5min 以上，或者持续静脉滴注 10~25μg/（kg·min）。与肝素一样，患者的 ACT 需达到 250~300s。其他可选择的药物包括比伐卢定、重组水蛭素和达那肝素。

对于手术时间较短的 AVM 或者肿瘤介入栓塞术，可以不需要全身肝素化，这样有助于目标血管病变内的血栓形成。一般认为如果术中需要更换导管，术中使用大口径的导管（>5F），或者手术时间很长，那么患者需要全身肝素化。

对于颅内动脉瘤破裂的患者，最好在第 1 根弹簧圈置入动脉瘤瘤腔内时，再开始进行抗凝用药。可以开始就使用足量的肝素静脉注射。但是在临床上，对于颅内动脉瘤破裂的患者，术中抗凝用药方案是有争议的，一些介入手术者倾向于在术中栓塞动脉瘤之前就全身肝素化，而另一些术者倾向于在术中动脉瘤栓塞之后使用。

2 支 架

支架植入手术需要特别关注患者的凝血状态，因为支架是一种促血栓形成的外来异物，被永久地植入到血管系统内。大部分支架植入后抗血小板治疗的经验均来自心脏介入手术。但是与冠状动脉支架相比，颅内血管支架引起的血栓形成更少，这是因为当前使用的支架是自动扩张的，常用于颈动脉或者颅内动脉粥样硬化和动脉瘤颈重建，与冠状动脉球囊辅助扩张支架截然不同。自动扩张的支架对动脉表面的机械压力较小，减小了对血管内皮的损伤，从而减低促凝性。尽管如此，神经血管内支架植入术后发生血栓栓塞并发症的风险仍然是值得重视的。文献报道支架植入相关性血栓栓塞并发症的发病率高达 28%[5]。

对于一些需要支架植入的患者，比如颈动脉、颅内动脉粥样硬化患者或者动脉瘤颈重建患者，抗血小板治疗需在术前开始。建议在术前最少 2d 给予阿司匹林 325mg/d，同时给予氯吡格雷持续 2d 的负荷剂量（300mg/d），随后改为 75mg/d。但是，如果患者术前时间紧迫，建议在患者术前 1d 给予负荷剂量阿司匹林 650mg 和氯吡格雷 600mg，手术当天早上给予阿司匹林 325mg 和氯吡格雷 75mg。如果情况允许，可在术前监测血小板功能是否被抑制，因为高达 65% 的患者对传统剂量的阿司匹林耐受，高达 30% 的患者对氯吡格雷耐受[6]。

在支架植入术中，需静脉注射肝素化，使活化凝血时间达到 250~300s，但是也有人认为因为介入手术存在较高的血栓栓塞风险，因此活化凝血时间需达到 300~350s[7]。支架植入后，建议给予患者阿司匹林 325mg+ 氯吡格雷 75mg 的二联抗血小板治疗持续 6 周至 3 个月，之后以阿司匹林 325mg 维持。对于一些使用药物洗脱支架的患者，比如那些颅外大血管疾病患者，需要长期应用二联抗血小板治疗，一般需要持续 6 个月至 1 年，这是因为支架内皮化需要相当长的一段时间。

对于急性颅内出血的患者，不建议给予支架植入。但是在临床上有一些急性出血的患者需要接受支架植入术，比如近端血管有动脉粥样硬化、动脉夹层出血或者破裂的颅内动脉瘤腔弹簧圈疝出的患者。

在这种情况下患者需要植入支架，介入手术医生应谨慎实施抗血小板治疗，预防支架相关性血栓形成和血栓栓塞，同时也应使出血风险最小化。

如果急性颅内出血的患者需要支架植入，糖蛋白（GP）Ⅱb/Ⅲa 抑制剂（阿昔单抗）可通过微导管在支架植入区进行动脉内给药。但是，这种方法只能在出血血管病变得到完全控制的情况下使用，比如破裂的动脉瘤。GPⅡb/Ⅲa 受体抑制剂常用的静脉注射剂量为 0.1~0.25mg/kg，静脉滴注剂量需减半。术后需在确认动脉穿刺点没有出血的前提下，给予患者阿司匹林（325~650mg/d）与氯吡格雷（300mg/d 持续 2d，之后改为 75mg/d）二联抗血小板治疗。

3 急性卒中

治疗缺血性卒中对于神经介入医生而言存在许多重大挑战。因为许多患者入院前就有相关血管疾病，并且已经长期服用一种或多种的抗血小板药物，如果患者处于发病后 4.5h 的时间窗内甚至还会经静脉给予组织纤溶酶原激活剂（tPA）[8]。此外，有一些患者会出现梗死灶出血，或者堵塞的血管再通后引起的再灌注出血，这些都需要医生谨慎考虑抗凝治疗的选择。

如果患者近期接受过 tPA 静脉注射，并且还要接受血管介入治疗，那么无须进行进一步的抗凝治疗。一般认为静脉注射 tPA 后 24h 内不建议进行抗血小板或抗凝治疗。但是医生必须知道 tPA 的半衰期相对较短（2~12min）。对于缺血性卒中患者，前循环血管闭塞的血管介入治疗的时间窗为 8h，基底动脉闭塞的血管介入治疗时间窗为 12h。因此，如果患者静脉注射 tPA 2h 后进行介入手术，需要在股动脉通道建立后马上静脉给予肝素，用于预防导管操作和内皮损伤诱发的血栓形成。如果患者 tPA 给药后，同时又静脉给予肝素，术后应及时进行CT 监测，排除颅内出血。

缺血性卒中患者血管再通介入手术的具体方案根据手术者的经验以及患者缺血性脑损伤的情况不同而不同。理论上经动脉介入溶栓在病灶局部可以达到很高的药物浓度。当前，唯一被批准的经动脉介入溶栓药物是 tPA，但是其他非溶栓类药物（如 GPⅡb/Ⅲa 抑制剂），也在一些大型医疗中心被使用。对于发病 6h 内的缺血性卒中患者，tPA 经动脉给药可以作为 tPA 静脉给药的辅助方法，这种用法被已被卒中的紧急管理（EMS）研究和卒中的国际管理（IMS-I）研究证实。根据 IMS-I 研究结果，首先需要将微导管越过血栓到达血栓远端，2min 内给予 2mg 的 tPA。然后将微导管回撤入血栓中，2min 内直接将 2mg 的 tPA 注入血栓内。随后以 9mg/h 的速度持续输注 tPA 至 2h，或者直到血栓成功溶解。目前正在进行的 IMS-Ⅲ 研究将进一步评估 tPA 联合动静脉给药和单独 tPA 静脉给药的效果。

目前有许多器材可用于动脉血管再通的介入手术，包括简单的机械性破坏血栓（用微导管或者微导丝），血栓取出装置（Merci 取栓器，Concentric Medical，Mountain View，CA），支架辅助取栓器（Solitaire，ev3 Endovascular Inc，Plymouth，MN；Trevo，Stryker，Morrisville，PA），机械性真空溶栓（Penumbra, Penumbra Inc., Alameda, CA）或者文氏管除栓装置（AngioJet,Medrad Inc，Warrendale，PA）。在许多病例中，这些器材被用作卒中患者救治的首选。如果在动脉血管再通时出现动脉远端栓子栓塞则需要 tPA 作为辅助治疗（血栓脱落或者医源性血管内操作导致的远端血栓形成）。在某些情况下，tPA 也被用于机械性动脉血管再通失败之后。在这些情况下，tPA 的动脉内给药剂量可达到 1~3mg，并且可及时进行血管造影观察血栓溶解效果。

4 脑静脉血栓

脑静脉窦和大脑深部静脉血栓的血管内治疗非常常见。脑静脉血栓患者的抗凝治疗尤其复杂，因为容易引起静脉梗死区域的出血。如果患者没有颅内出血，脑静脉血栓一旦明确诊断应尽快静脉给予肝素。对于正在接受肝素静脉给药的患者，在介入干预建立血管通道前是否停止肝素用药由医生根据患者情况决定。为了避免全身肝素化增加动脉穿刺点的并发症，介入干预穿刺应当限制在静脉系统。

与动脉血管介入手术一样，目前也有许多静脉血栓介入器材可供使用。包括简单的机械性破坏血栓（使用微导管或微导丝），机械性真空溶栓（Penumbra），文丘里管切除血栓（AngioJet）。静脉介入手术的目的是恢复血栓堵塞静脉的血流，并监测血栓段静脉的开放状态。tPA 介入血栓内溶栓一般常用于在动脉血栓病例中。根据作者的经验，静脉血栓介入再通后非常容易再次出现堵塞。因此，肝素应当持续在术中和术后静脉给药，而且在患者病情稳定后需要继续口服华法林。

脑静脉血栓的另一个治疗方案是先单独介入血栓内 tPA 给药，随后持续 tPA 血栓内输注同时联合肝素静脉滴注。这种方法需要首先在血栓附近 1~2cm 处大剂量输注 tPA（1mg），随后调整微导管至血栓处由近端到远端持续输注 tPA 12~24h[9]。同时给予患者肝素静脉滴注，使患者 PTT 水平达到正常的 2 倍。在 12~24h 的持续治疗之后，再进行静脉造影观察溶栓效果，患者在溶栓后需继续口服华法林。

5　介入手术中血栓

目前采用许多方法预防介入操作引起的血栓形成，比如提高导管和导丝稳定性，肝素化盐水持续冲洗导管，避免导管导致的血管痉挛，支架植入术前还要进行抗血小板治疗和系统性抗凝，但是介入术后血栓栓塞的并发症并不少见。介入手术者需要仔细阅读患者造影影像结果，希望能早期观察到血栓形成，并及时对其进行治疗。

血栓形成的常见位置是导管尖端、支架内和弹簧圈栓塞部位。在一项调查中，经弹簧圈栓塞的载瘤动脉血栓形成的风险为 4.3%[10]。介入医生需要随时监测肝素化盐水的滴注情况和导管尖端的血流情况，观察是否存在血栓形成以及导管刺激血管壁导致的血管痉挛。术前术后都应进行全视野低放大倍数的血管造影影像检查，仔细评估是否存在血管闭塞或血管内血液流速减慢。对于全身麻醉的患者需要密切关注电生理学的监测如体感诱发电位（SSEP）和脑电图。同时也要注意患者的临床检查，因为患者的异常临床表现有可能是血栓栓塞并发症的前兆。

典型的动脉瘤栓塞手术所用的铂金弹簧圈在栓塞部位可以促进血栓形成。这种弹簧圈促血栓的机制主要是依靠电血栓的形成，也就是说不溶性的带正电荷的铂与带负电荷的血液成分（红细胞、血小板、纤维蛋白原）聚集 [5]。目前弹簧圈表面的涂层已发展至很多种，可以更进一步地引起血栓形成反应，比如表面高分子聚乙交酯和聚丙交脂处理（Axium，ev3；Matrix，Siemens Healthcare，New York，NY）。如果弹簧圈过于靠近载瘤动脉或者弹簧圈脱出动脉瘤颈，会引起血栓形成并造成血管远端栓塞。在动脉瘤栓塞术中，如果弹簧圈发生偏移又不能收回时，可以考虑同时植入支架迫使线圈紧靠血管壁。如果患者动脉瘤已完全栓塞，可以给予阿司匹林预防血栓栓塞并发症，氯吡格雷的服用可视情况而定。根据作者的临床经验，如果患者动脉瘤完全栓塞，抗血小板治疗引起蛛网膜下腔出血的风险相对较低。

　　如果血管造影提示血栓形成，那么治疗的目标应当是阻止血栓进一步发展，预防相关不良事件的发生。如果影像提示一条血管完全闭塞，第一步应当保证补充足够的血容量并升高血压。可以选择经动脉 tPA 溶栓。但是如果对急性动脉瘤破裂的患者使用 tPA，出血的风险是相当大的，应尽量避免 [6]。如果患者有支架植入或者弹簧圈脱入载瘤血管，并导致未闭塞血管的血栓，可给予抗血小板治疗，因为支架和脱出的弹簧圈容易聚集血小板。为了预防血小板进一步聚集和血栓扩大，可经动脉通过微导管在血栓近端给予大剂量阿昔单抗 0.1~0.25mg/kg（总剂量 2~5mg）[6]。或者按理想体重计算最大剂量并通过静脉快速输注。如果患者腹股沟穿刺点止血效果良好，可及时给予阿司匹林，联合或不联合氯吡格雷均可。

血凝监测策略；逆转抗凝 / 抗血小板药物

　　对于需要颅内血管支架植入的患者，术前就需要开始服用阿司匹林和氯吡格雷。如果条件允许，术前就应当了解患者对阿司匹林和氯吡格雷的敏感性。确认患者血小板功能是否被抑制，可通过出血时间和血小板聚集试验来判定，也可通过血小板功能床旁测试判断，这种床旁测试仅需要一次性的测试盒和枸橼酸盐处理过的全血。判断患者是否对阿司匹林和氯吡格雷抵抗可以通过观察患者血小板对腺苷二磷酸（ADP）激动剂的反应进行检测。患者是否对 GPⅡb/Ⅲa 拮抗剂有抵抗性可通过检测血小板对 ADP 或者其他激动剂（多肽类凝血酶受体激动剂）的反应进行评估。

在介入手术中，通过检测 ACT 来评估患者肝素化情况。对于大多数介入手术，ACT 值应当保持在250~300s，或者至少是基线值的 2 倍。应保证患者的 ACT 由一个监测仪测量。在测量过程中，患者全血中需加入促凝剂。血凝块一旦形成便激活警报，ACT 检测就完成了。一般来说，在患者全身肝素化后 5min 才第 1 次测量 ACT。每 30~45min 重复测量一次，完成手术后再测量一次。

全剂量肝素化的介入手术完成后，医生可根据患者情况选择纠正患者抗凝状态。每 100U 的肝素可选择 1~1.5mg 的鱼精蛋白来对抗。患者介入手术完成后，建议在动脉鞘拔除前先检测 ACT，因为一般情况下，ACT 在手术完成时已经恢复至正常水平，无须药物干预。如果患者有出血倾向，建议在拔除动脉鞘之前就纠正患者抗凝状态。如果患者术后出现出血并发症，需要及时并快速地拮抗患者的抗凝状态。

有些介入手术操作常常出现血栓栓塞并发症，如 AVM、动静脉瘘（AVF）或肿瘤栓塞。介入医生需要注意如果在拔除动脉鞘之前就拮抗患者抗凝状态也会导致血栓栓塞并发症的发生。可以在术后 6h 检测 PTT，如果患者 PTT 正常，可以及时拔除动脉鞘。但是如果延迟拔鞘，可能会导致在鞘内或者鞘表面形成栓块。此外，如果患者腿部移动过多，还会导致股动脉夹层。

脑动脉血栓栓塞患者如果没有应用 tPA，可以在介入手术后一段时间内持续静脉输注肝素。拔除动脉鞘可以延迟至术后 12~24h，拔除前应当停止静脉输注肝素 2h，并确认患者 PTT 是否正常。确认患者动脉通路止血完全后，可以继续静脉输注肝素。同样，对于脑静脉血栓栓塞患者，也应当持续性静脉输注肝素，因为这些患者血管再闭塞的发病率非常高。介入溶栓术后，不管有没有在术中使用 tPA，都需要静脉输注肝素使患者术后 PTT 维持在治疗水平。术后第 2 天行静脉血管造影，如果大脑静脉系统无血栓，那么可以暂时停止静脉输注肝素；拔掉动脉鞘后，继续静脉输注肝素。随后患者可以过渡到口服华法林抗凝。

如果介入手术时出现颅内出血，比如动脉瘤破裂，需用鱼精蛋白立即纠正患者的抗凝状态。其他可用的阻止进一步出血的措施，包括降低血压，弹簧圈迅速栓塞动脉瘤，载瘤动脉内囊扩张覆盖动脉瘤颈。如果患者出现股动脉穿刺点出血征象（血液持续性渗出，持续增大的血肿，血细胞比容下降，或者无法解释的血压降低等），应及时拮抗患者抗凝状态，并且立即行下腹部或骨盆 CT 检查。

血栓栓塞后抗凝与抗血小板药物的使用

在一些情况下，患者血栓栓塞后需要持续的抗凝或抗血小板治疗。这包括介入手术引起的血栓栓塞并发症、动脉和静脉血栓引起的卒中以及颈动脉或颅内动脉支架植入术后。

对于血栓栓塞并发症，目前并没有明确的指南指导抗血小板治疗的方案和持续时间。如果患者接受永久性异物植入导致血栓形成，并出现血栓栓塞并发症，则需要在术后长期服用阿司匹林。建议在术后开始抗血小板治疗前，行普通 CT 排除出血并发症。氯吡格雷可以作为阿司匹林的辅助用药，尤其是对于出现过血栓相关症状的患者。如果患者 4~6 周内无血栓相关症状复发，可以考虑停止服用氯吡格雷。如果血栓栓塞患者出现蛛网膜下腔出血，并且动脉瘤已及时栓塞，那么针对这种患者进行抗血小板治疗的风险很小。如果患者的血栓栓塞是由于介入导管操作所致，那么可以给予短期的抗血小板治疗（2~4 周）。

对非心因性卒中或短暂性脑缺血发作（TIA）患者的二级预防，目前推荐给予口服抗血小板药物而不是口服抗凝药物。阿司匹林和双嘧达莫的联合用药优于阿司匹林的单独用药。也可以单独使用氯吡格雷。阿司匹林和氯吡格雷的联合用药不作为常规推荐疗法，这是因为其出血风险较高。如果患者有明确的用药指征（比如颈内动脉或者颅内动脉支架植入），可以给予阿司匹林和氯吡格雷的联合用药。对于心房颤动导致的心因性卒中或者 TIA 患者，建议给予口服华法林抗凝，INR 目标值在 2.0~3.0 为宜。对于非瓣膜性心房颤动患者预防卒中和系统性血栓栓塞，达比加群（直接性凝血酶抑制剂）可以作为华法林的替代用药。缺血性卒中患者何时开始抗凝治疗目前尚有争议。一般而言，缺血性卒中患者发病后 2 周内需开始抗凝治疗。如果患者不能服用华法林，则推荐每天服用阿司匹林 325mg。

　　根据以往的报道，对于支架植入术后患者推荐给予阿司匹林（325mg/d）与氯吡格雷（75mg/d）二联抗血小板治疗，持续 6 周至 3 个月，随后单独服用阿司匹林 325mg/d。对于一些药物涂层支架（颅外大血管支架），由于其支架内皮化需要较长的时间，则需要 6 个月至 1 年时间的联合抗血小板治疗。用于动脉瘤颈部重建的支架很少出现血管支架处再狭窄，这不同于用于动脉粥样硬化植入的支架。然而，几乎所有的支架可以在 CT 和 MRI 上出现伪影，所以患者术后 6 周至 3 个月需常规性行血管造影复查，重新评估血管情况，排除支架内再狭窄，调整抗血小板治疗。

结　论

　　抗凝问题与神经血管介入手术密切相关，血栓栓塞或出血并发症都可能由手术引起。介入手术者可利用多种药物和操作方法使得血栓栓塞和出血风险最小化。如果术中和术后检测出血栓或出血，介入手术者可以运用这些方法降低患者出现不良预后的概率。第 22 章介绍了数例在介入手术过程中出现出血和血栓并发症的特殊病例。

---　**关键点**　---

- ·血管内操作会引起血栓栓塞
- ·血管内介入手术一般都需要静脉输注肝素
- ·介入手术中的血栓栓塞可以采用溶栓或者抗血小板药物干预
- ·术中或术后的出血不良事件需要立即纠正抗凝状态

回顾性问题

1. 达比加群是一种口服的凝血酶抑制剂，一直用于心房颤动患者的抗凝治疗，如果这类患者出现自发性脑出血。最佳治疗措施是？

A. 输注新鲜冷冻血浆（FFP）或凝血酶原复合物；考虑血液透。

B. 继续观察

C. 输注血小板

D. 输注鱼精蛋白

2. 铂金弹簧圈栓塞动脉瘤引起血栓形成的最初机制是：

A. 电血栓

B. 内皮损伤

C. 因子Ⅶ激活

D. 组织因子释放

3. 弹簧圈栓塞未破裂的动脉瘤，栓塞后造影提示同侧 MCA 远端部分闭塞。最佳治疗策略是？

A. 抗血小板联合香豆素治疗

B. 阿司匹林治疗

C. 动脉内阿昔单抗治疗后抗血小板治疗

D. 不用处理

4. 植入动脉支架最常见的并发症是：

A. 急性血管闭塞

B. 动脉夹层

C. 血栓栓塞并发症

D. 股动脉出血

5. 如果颅内动脉瘤患者动脉瘤栓塞后又植入支架进行血液导流。接下来如何抗血小板或抗凝治疗？

A. 阿司匹林 81mg/d，6 周至 3 个月

B. 永久性服用阿司匹林 325mg/d

C. 氯吡格雷 75mg/d 和阿司匹林 325mg/d，6 周至 3 个月，随后单独服用阿司匹林

D. 华法林

参考文献

[1] Ross IB, Dhillon GS. Complications of endovascular treatlnent of cerebral aneurysms. Surg Neurol, 2005, 64:12-18, discussion 18–19

[2] Hoh BL, Curry WT Jr, Carter BS, et al. Computed tomographic demonstrated infarcts after surgical and endovascular treatment of aneurysmal subarachnoid hemorrhage. Acta Neurochir (Wien), 2004, 146:1177–1183

[3] Soeda A, Sakai N, Murao K, et al. Thromboembolic events associated with Gugliehni detachable coil embolization with use of diffusion-weighted MR imaging. Part II. Detection of the microemboli proximal to cerebral aneurysm. AJNR Am J Neuroradiol, 2003, 24:2035–2038

[4] Willinsky RA, Taylor SM, TerBrugge K, et al. Neurologic complications of cerebral angiography: prospective analysis of 2,899 procedtu'es and review of the literature. Radiology, 2003, 227:522–528

[5] Qureshi Al, Luft AR, Sharma M, et al. Prevention and treatment of thromboembolic and ischemic complications associated with endovascular procedures: Part l-Pathophysiological and pharmacological features. Neurosurgery, 2000, 46:1344–1359

[6] Fiorella D, Thiabolt L, Albuquerque FC, et al. Antiplatelet therapy in neuroendovascular therapeutics. Neurosurg Clin N Am, 2005, 16:517–540, vi

[7] Qureshi AI, Luft AR, Sharma M, et al. Prevention and treatment of thromboembolic and ischemic complications associated with endovascular procedures:Part II-Clinical aspects and recommendations. Neurosurgery, 2000, 46:1360-1375,discussion 1375–1376

[8] Molina CA. Reperfusion therapies for acute ischemic stroke: current pharmacological and mechanical approaches. Stroke, 2011, 42(1, Suppl):S16–S19

[9] Frey JL, Muro GJ, McDougall CG, et al. Cerebral venous thrombosis: combined intrathrombus rtPA and intravenous heparin. Stroke, 1999, 30:489–494

[10] Harrigan MR, Deveikis JP. Handbook of Cerebrovascular Disease and Neurointerventional Technique. New York: Humana Press, 2009

问题答案

1. A
2. A
3. C
4. C
5. C

第 22 章
神经血管介入手术特殊病例分析

Alim P. Mitha, Michael Tso, Felipe C. Albuquerque,
Cameron G. McDougall, John H. Wong

　　抗凝处理是神经血管介入手术中的重要手段。本章通过几个特殊病例来强调抗凝应用的重要性。对于每个病例都会有一个简短的讨论来解释手术过程，同时也对类似的情况做一个其他合理的治疗建议。

动静脉畸形

1　病　史

　　一位 40 岁女性患者最初表现为癫痫发作。患者无神经功能障碍。头部 CT 显示右侧额叶实质内出血，CT 血管造影（CTA）显示出异常血管团，疑似 spetzler-Martin 分级 2 级的动静脉畸形（AVM）（图 22.1）。结合年龄、临床检查、患者出血时的状态、AVM 的位置，先行介入栓塞术，随后再进行手术切除。

2　手　术

　　患者出现症状后的第 2 天在全身麻醉下进行 AVM 介入栓塞手术。因为患者有颅内出血，所以没有进行全身肝素化。建立股动脉通道后进行血管造影，结果提示 AVM 是通过大脑前动脉的额极分支和额眶分支来供血的（图 22.1b，c）。病灶的栓塞材料为 1 ∶ 3 的正丁基氰基丙烯酸酯（NBCA）胶和乙碘油混合液（图 22.1d），患者没有出现相关并发症。切除手术在介入栓塞术后第 2 天施行，因为该患者呼吸道插管困难，气管插管未拔出。因为需要在手术中进行血管造影，所以动脉鞘也未拔除，使用 1∶1 混合的肝素化生理盐水溶液冲管过夜（15ml/h，500ml 生理盐水中溶解 500U 肝素）。

该患者在介入栓塞后第 2 天接受切除手术，术中血管造影发现没有残留血管畸形病灶。术后患者搬入重症监护病房（ICU），拔除动脉鞘，并用手压迫 15min。该患者气管插管留置过夜，并控制血压，在第 2 天拔管。患者无神经功能障碍。

3 讨　论

因为该患者 AVM 破裂存在颅内出血，因此在手术过程中没有进行全身肝素化。选择在介入栓塞术后第 2 天行 AVM 切除手术，并在术中行血管造影，因此将动脉鞘留置过夜是合理的，尤其在患者气管插管未拔除的情况下。这样可以避免患者再次接受股动脉穿刺，降低并发症风险。但是如果患者在栓塞术之后切除术之前，就拔除气管插管，过多的腿部活动有可能导致动脉鞘处的并发症（股动脉夹层）。

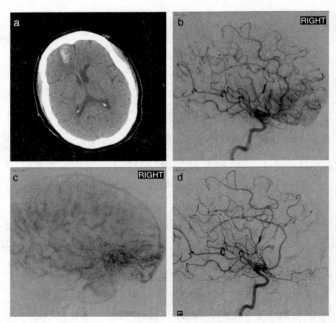

图 22.1　病例 1 血管造影结果　a.CT 显示右侧额叶实质内出血。b,c.早期和晚期右侧颈内动脉（ICA）造影显示 AVM Spetzler-Martin 2 级。d.栓塞后的血管造影显示 AVM 引流静脉消失

如果需要留置动脉鞘，可以通过肝素化生理盐水冲管鞘管来避免相关血栓栓塞的并发症。

动脉瘤：病例 1

1　病　史

　　一位 73 岁的吸烟女性，有偏头痛病史，一直接受常规治疗效果不佳。近日患者突发左眼框后疼痛，最初未到医院治疗。10d 后进展为说话困难，随后患者至医院就诊。临床检查：除中度语言障碍外无其他神经功能障碍。影像学检查：磁共振血管造影（MRA）显示垂体左上方 6mm 处和垂体右上方 4mm 处的动脉瘤。磁共振或像液体衰减反转恢复序列（FLAIR）显示在左侧大脑外侧裂出现脑膜信号影，提示曾经有出血史，弥散成像提示在左侧大脑中动脉（MCA）区域存在一些亚急性脑梗死病灶。

2　手　术

　　因为担心患者垂体左上方动脉瘤再次破裂，急诊对该动脉瘤进行了弹簧圈栓塞。1 个月后，再次对患者垂体右上方的动脉瘤进行弹簧圈栓塞。此次手术在动脉通道准备好后，经静脉给予肝素 70U/kg 进行全身性抗凝。血管造影显示动脉瘤为宽颈动脉瘤，成功栓塞动脉瘤需要再植入一个支架（图 22.2a）。手术首先成功植入支架。

　　然后再着重考虑如何将微导管推送至动脉瘤内。动脉瘤和载瘤血管呈锐角，增加了微导管直接进入动脉瘤内的技术难度。因此，医生决定利用球囊辅助将微导管稳定在动脉瘤内。当球囊到达动脉瘤的位置后，通过导引导管行血管造影。造影显示出在支架内和后交通动脉内有充盈缺损，怀疑急性血栓形成（图 22.2b）。

　　立即拔除球囊。通过微导管输注总计 8mg 的阿昔单抗，微导管的尖端恰好位于支架的近端。再次血管造影提示支架内血栓部分溶解，同时后交通动脉的血流量较前增加（图 22.2c）。

　　由于微导管进入动脉瘤内较困难，再加上血栓的形成，动脉瘤介

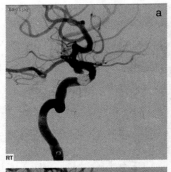
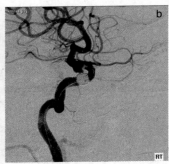
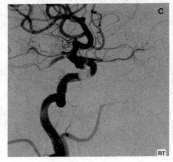

图 22.2 动脉瘤病例 1 血管造影结果 a. 右侧颈内动脉（ICA）造影侧面成像显示 ICA 床突上段的宽颈动脉瘤。b. 支架植入后血管造影显示血管内充盈缺损，疑似血栓形成。c. 血管造影显示阿昔单抗使用后血栓部分溶解

入栓塞的尝试被迫放弃。患者全身麻醉苏醒并拔除动脉鞘 4h 后给予阿司匹林 325mg、氯吡格雷 300mg。患者术后第 2 天出院，未出现并发症。1 个月后，患者再次在前支架植入处行球囊辅助动脉瘤栓塞术。

3 讨 论

在本病例中，有几个关键点值得我们学习。根据患者的病史，怀疑患者的头痛是由动脉瘤破裂导致蛛网膜下腔出血引起的。患者的言语困难症状很可能由出血后血管痉挛导致。尽管患者有出血史，依然在腹股沟穿刺前进行全身肝素化，因为医生认为该患者抗凝导致二次出血的风险较小。但是一般情况下，急性蛛网膜下腔出血的患者需在第 1 个弹簧圈置入后再进行全身肝素化。

术前并没有预料到患者动脉瘤为宽颈动脉瘤，并需要放置支架。因此，没有在术前给予患者阿司匹林和氯吡格雷，因为患者介入术前服用阿司匹林和氯吡格雷可以降低血栓栓塞并发症的风险。另外在技术方面，患者动脉瘤和载瘤动脉夹角为锐角，这延长了手术时间。

在支架植入后，抗血小板制剂阿昔单抗的延迟应用，以及球囊辅助器材的使用都促进了血栓的形成。当发现血栓时，必须立即拔除球囊，因为球囊促进了血栓形成。

在输注阿昔单抗后，医生放弃了弹簧圈栓塞动脉瘤的操作。因为栓塞的操作有可能分裂血栓，形成栓子堵塞远端血管，导致卒中的发生。另外，在使用阿昔单抗后，动脉瘤栓塞操作会使得动脉瘤破裂出血的风险更高。医生终止了手术操作，在患者苏醒后对患者进行了神经功能损伤的评估检查。4 周后，支架已与血管壁融合，并且血管内皮化。

动脉瘤：病例 2

1　病　史

一位来自农村的 46 岁健康男性患者，无吸烟史，右利手。突发头痛，伴恶心、呕吐、畏光、颈强直。在当地医院就诊，行头部 CT 提示在基底池和前纵裂大量蛛网膜下腔出血，无脑积水征象。CTA 显示一个约 6mm 窄颈双叶的前交通动脉瘤。给予患者 1000mg 氨甲环酸静脉输注，并且通过救护车快速转运至三级医疗中心的神经外科。患者无神经功能障碍。

2　手　术

该患者急诊全身麻醉下行前交通动脉瘤介入栓塞术。右侧颈内动脉（ICA）血管造影证实：动脉瘤起自于右侧 A1/A2 连接处，血流通过前交通动脉可以充盈左侧大脑前动脉（ACA）和大脑中动脉（MCA）分支（图 22.3a）。

将一个微导管置入动脉瘤内。但是，在置入第 1 根线圈之前，造影提示动脉瘤轻度破裂。动脉瘤破裂处随后自发血凝封堵，没有导致任何血流动力学的改变。在置入第 1 个弹簧圈后，立即给予患者 70U/kg 的肝素静脉输注，使全身肝素化（图 22.3b）。第 2 个弹簧圈置入后 1s，出现更严重的动脉瘤破裂（图 22.3c）。这可能与患者高血压（190/100mmHg）和窦性心动过缓（心率 40/min）有关。麻醉师立即给予鱼精蛋白对抗肝素。从开始肝素化后的 30min 内，每 1000U 肝素给予 5mg 鱼精蛋白对抗，并且继续向动脉瘤内置入弹簧圈。

随后立即行右侧脑室外引流（EVD）。在动脉瘤第 2 次破裂 3min 后再次行血管造影显示：没有造影剂外溢。动脉瘤栓塞后进行血管造影提示：双侧 A1、A2 分支及其血管远端血流充盈良好（图 22.3d）。手术成功完成。

患者术后缓慢苏醒，没有神经系统功能障碍。术后患者逐渐关闭 EVD，并于术后 7d 拔除。该患者术后无并发症出现，在入院 2 周后出院，无神经功能障碍。

3　讨　论

该患者在介入手术中动脉瘤破裂引起蛛网膜下腔出血，作者可以从中学习很多关键点。患者的居住地离具有神经手术治疗设备的医疗中心较远（>500km），在转院前给予患者氨甲环酸，阻止进一步出血。

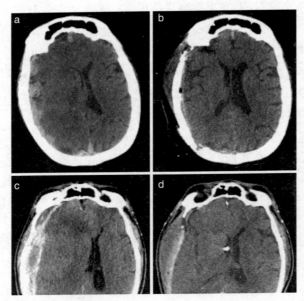

图 22.3　动脉瘤病例 2 血管造影结果　a. 右侧颈内血管（ICA）前后位血管造影显示在右侧 A1/2 连接处有动脉瘤。b. 在动脉瘤内置入第 1 根弹簧圈后的血管造影影像。c. 血管造影显示动脉瘤破裂出现造影剂外溢。d. 最后一个弹簧圈放置后的血管造影显示动脉瘤完全闭塞

氨甲环酸是一种抗纤溶药物，一直被认为可以减少颅内动脉瘤再出血的风险。但是，抗纤溶药物的使用不能改善患者预后，这可能是因为抗纤溶药物的使用同时会增加脑缺血的风险。在动脉瘤治疗之前使用氨甲环酸并不是常规用药。但如果患者转院需要较长时间，造成动脉瘤治疗延迟，在这种情况下可以给予患者氨甲环酸。

在血管内操作过程中，该患者术中两次出现动脉瘤破裂，但是只有第 2 次破裂较大并引起血流动力学的改变。颅内动脉瘤手术中发生破裂时，颅内压力会突然升高，有可能导致库欣反应（高血压、心动过缓）及瞳孔散大。应该立即给予药物对抗患者肝素抗凝状态。对抗肝素有一个基本原则，在患者开始全身肝素化的 30min 内，可以每1000U 肝素给予 10mg 鱼精蛋白。如果超过 30min，鱼精蛋白用量应减半。同时应该快速下调患者血压。还需要继续用弹簧圈快速的填塞动脉瘤，目的是尽快封堵动脉瘤基底。此外，神经外科介入医生和麻醉师之间的沟通也至关重要。

如果患者在手术中出现动脉瘤破裂，建议放置 EVD，尤其是在动脉瘤破裂导致血流动力学改变时。但是放置 EVD 必须在给予鱼精蛋白后进行，因为这样可以降低医源性颅内血肿的风险。

颈动脉支架植入

1　病　史

一位 41 岁健康男性在骑自行车时发生了事故，从自行车上摔落。无意识丧失。数小时后，患者突然出现言语表达和理解困难以及右侧肢体无力。妻子发现后立即送患者至医院就诊，在就诊途中患者再次出现前述症状发作。临床检查提示患者无神经功能异常。MRI 显示左侧岛叶一区域弥散受限。MRA 提示左侧 ICA 远端接近骨质段有假性动脉瘤，并且 ICA 夹层导致血流受限。立即给予患者口服阿司匹林325mg/d，安排行左侧 ICA 血管夹层介入手术。

2 手 术

该全身麻醉介入手术是在患者出现言语表达困难后第2天进行的。在股动脉通道准备完毕后，给予70U/kg肝素。随后一个导引导管置入左侧颈总动脉，血管造影证实了MRA结果（图22.4a）。假性动脉瘤支架植入顺利，没有出现相关并发症，随后采用球囊辅助血管成形（图22.4b）。再次血管造影提示没有明显血栓栓塞并发症，手术效果良好。随后微导管置于支架处预防性输注阿昔单抗5mg。

手术完成后，封堵器封堵股动脉穿刺点。由于患者术中进行了全身肝素化以及使用了阿昔单抗，股动脉穿刺点封堵后再压迫10min阻止出血。患者恢复良好，醒后神经功能无异常。术后在确保患者股动脉穿刺点无出血6h后继续给予阿司匹林325mg和氯吡格雷300mg口服。后续治疗中氯吡格雷调整为75mg/d。

3个月后再次进行血管造影提示夹层血管已重塑，支架处血管充盈良好（图22.4c）。随后患者停止口服氯吡格雷，而阿司匹林继续原剂量口服。

3 讨 论

由于患者脑弥散加权成像有异常以及ICA夹层血栓有可能会导致脑栓塞，因此早期即给予了阿司匹林。术前没有给予患者氯吡格雷，是因为患者近期有外伤史。但是针对没有明确外伤史及出血史的动脉夹层患者，可以在介入操作前包括当天同时给予阿司匹林和氯吡格雷，因为这样可以降低出现血栓栓塞并发症的风险。

支架植入后，需要立即行血管造影排除支架处及血管远端分支出现血栓。如果术前没有给予患者阿司匹林和氯吡格雷，支架植入后的血管造影尤为重要。给予阿昔单抗后也要行血管造影，观察是否存在造影剂外溢。

患者术后应持续服用阿司匹林和氯吡格雷6周至3个月。如果患者使用的是药物洗脱支架，由于该支架内皮化时间较长，患者需持续服用阿司匹林和氯吡格雷6个月至1年。术后患者需要按时复查血管造影，如果患者没有支架处血管再狭窄，可以停用氯吡格雷，而阿司匹林需要继续长期服用。

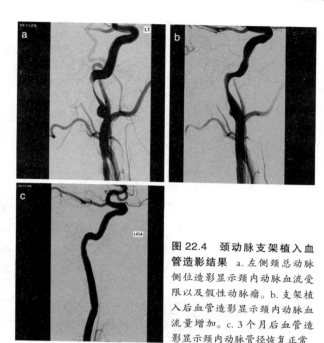

图 22.4　颈动脉支架植入血管造影结果　a. 左侧颈总动脉侧位造影显示颈内动脉血流受限以及假性动脉瘤。b. 支架植入后血管造影显示颈内动脉血流量增加。c. 3 个月后血管造影显示颈内动脉管径恢复正常

卒中：运用可回收支架进行的机械取栓术

1　病　史

　　一位 60 岁男性患者，右利手，具有高血压病史，突然出现左侧肢体无力。患者在出现神经症状 1h 后到急诊科就诊。神经查体发现左上肢迟缓性瘫痪，左下肢瘫痪，但是仍可抗重力。患者左侧面瘫，双侧眼睑下垂。双眼斜向右侧，有明显的左侧视野偏盲。患者可以完成简单的指令动作，但是言语有限。美国国家卫生研究院卒中量表（NIHSS）评分 18 分。

　　头部 CT 显示右侧 M1 高密度影，右侧岛叶有早期缺血性改变（图 22.5a）。CTA 显示 M1 远端血管中断。在患者症状出现 2h 后静脉给予 0.6mg/kg 重组组织纤溶酶原激活剂（rtPA）。经颅多普勒提示右侧 M1 段闭塞，神经功能无障碍。患者急诊进行血管造影术。

2 手 术

镇静给药后，对患者右侧 ICA 进行诊断性血管造影，结果显示右侧 MCA 下支完全闭塞，上支部分开放（图 22.5c）。

推送微导管穿过 MCA 下支的闭塞段，然后在闭塞段置入一个可回收支架。随后的右侧 ICA 造影显示右侧 M1 和 M2 分支完全开放，但是栓子顺血流堵塞 M3 下支（图 22.5c）。在栓子堵塞处，经微导管缓慢给予 4mg 的 rtPA。随后右侧 MCA 造影显示 M3 下支重新开放，但是血管远端有一些充盈缺损。移除可回收支架后采用负压吸引。可以看到血栓缠绕在支架的网眼上。最后的血管造影显示血管远端小的充盈缺损进一步开放（图 22.5d）。手术完成，患者症状发生后约 3h M2 分支重新开放。

手术结束后，患者左侧上下肢肌力改善。3d 后复查 MRI 显示弥散

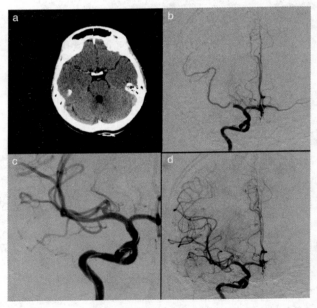

图 22.5 卒中患者的 CT 与血管造影结果 a. 轴位 CT 平扫显示右侧 M1 段高密度影，右大脑半球早期缺血性改变。b. 右侧颈内动脉的前后位血管造影显示大脑中动脉（MCA）下支闭塞，上级分支部分闭塞。c. 血管造影提示可回收支架置入闭塞部位。d. 最后的血管造影显示 MCA 分支完全开放

受限的病灶涉及右侧尾状核头和尾状核体、豆状核，以及一些小的右侧 MCA 供血的皮质区域。MRA 显示右侧 MCA 分支充盈良好。患者出院后恢复良好，可以进行正常体力活动。

3　讨　论

急性卒中患者，从出现神经系统症状到开始治疗的时间越长，临床治疗的受益越小。国际神经病与卒中研究所（NINDS）开展了一项关于缺血性卒中静脉溶栓的随机对照试验，结果表明在患者症状发生 3h 内给予静脉滴注 rtPA（0.9mg/kg），可以改善患者预后。根据目前的欧洲急性卒中研究（ECASS Ⅲ）建议，这一时间窗可延长至患者出现症状后的 4.5h 内。

该患者有一支大血管（右 M1）发生闭塞，在 3h 的时间窗内，接受了低剂量的 rtPA 静脉滴注治疗（0.6mg/kg 替代常规的 0.9mg/kg）。介入手术可以有效治疗大血管（如 M1 段）闭塞。低剂量静脉滴注 rtPA 是一种过渡性治疗，可以为患者争取手术时间。如果血管造影提示依然存在血管闭塞和血栓，可以通过微导管经动脉输注 rtPA。为了避免增加患者出血风险，rtPA 和肝素不可以同时使用。

不同于颅内永久性植入的支架，可回收式的支架不需要在术中或者术后进行抗血小板药物治疗（阿司匹林或氯吡格雷）。这样可以降低患者的出血风险，但是患者必须先接受静脉滴注 rtPA。回收式支架可以非常快地打通血管，同时增加了血栓表面与血液中 rtPA 接触的机会。

静脉溶栓

1　病　史

一位 74 岁老年患者，1 周前出现头痛，随后出现嗜睡。临床检查提示：嗜睡，左侧肢体轻度肌力下降，未见其他神经功能异常。MRI 提示右侧丘脑非出血性梗死。MR 静脉造影提示直窦和横窦血栓。立即给予肝素静脉输注，并进行血管内溶栓治疗。

2　手　术

患者在全身麻醉下接受血管内介入手术。右侧股动脉穿刺，左侧股静脉穿刺。静脉造影显示右侧乙状窦、横窦和直窦血栓（图 22.6a,b）。微导管通过静脉系统到达直窦。总计 5mg 的 tPA 在直窦前端输注，随后微导管逐渐撤回到横窦和乙状窦，每 1~2cm 间断输注 tPA，总计输注 7mg 的 tPA。随后静脉造影发现静脉窦血流轻度改善（图 22.6c）。

随后应用 Penumbra 再灌注导管（Penumbra Inc，Alameda，CA）推送至直窦，进行机械取栓。再次血管造影发现静脉窦血流并未明显改善。随后微导管再次推送至直窦，定位在血栓前端 2~3cm 远处，留置微导管持续输注 tPA（1mg/h），同时联合肝素静脉给药过夜。气管插管、动静脉鞘均留置，第 2 天行静脉造影观察治疗效果。

第 2 天，静脉造影提示直窦、横窦和乙状窦的血流明显改善（图 22.6d）。相继拔除导管和动静脉鞘。手法压迫股静脉穿刺点，股动脉穿刺点用封堵器封堵。

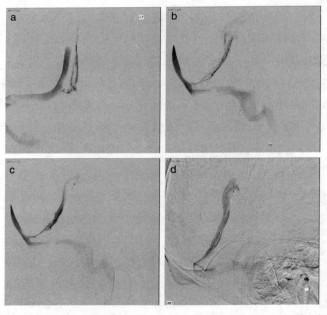

图 22.6 静脉溶栓患者的血管造影结果 a. 前后位静脉成像提示乙状窦、直窦、横窦内血栓。b. 侧位静脉成像提示乙状窦、直窦、横窦内血栓。c. 经微导管输注 tPA 后侧位血管造影提示静脉窦血流轻度改善。d. 第 2 天侧位血管造影提示（微导管定位直窦内输注纤溶酶原激活剂 1mg/h）血栓消失，血流明显改善

数分钟后，动脉穿刺点出现血肿。立即压迫穿刺点。腿部 CTA 结果提示股动脉穿刺点有活动性造影剂外溢。立即给予 50mg 鱼精蛋白对抗肝素，用手压迫穿刺点 30min，同时保证足部远端动脉的搏动。24h 内严密监测患者血流动力学参数、血红蛋白及血细胞比容。24h 后重新开始静脉输注肝素，随后逐渐过渡到口服抗凝药物。

3　讨　论

根据目前的研究证据，静脉窦血栓患者需要根据自身体重接受肝素治疗[1]。目前尚无确切的随机对照试验评价局部溶栓的安全性和有效性，但事实上局部溶栓存在相对较高的出血风险[2]。因此如果患者没有禁忌证（静脉阻塞导致的进展性出血），静脉输注肝素需要立即开始。

根据作者的经验，辅助性血管内溶栓可以明显改善患者的预后。如果静脉窦内机械取栓和静脉给药溶栓均失败，可尝试将微导管定位于血栓前端 2~3cm 处，持续输注 tPA，如同上述病例。在接下来的 12~24h 内进行一次血管造影观察静脉血流情况。

在本病例中，患者在全身肝素化的情况下进行介入手术导致了股动脉穿刺点血肿形成。如果股动脉穿刺部位出现出血，需要立即给予鱼精蛋白拮抗肝素，剂量为每 1~1.5mg 的鱼精蛋白对应 100U 的肝素。需要在重症监护病房（ICU）密切观察患者的病情变化，同时监测患者血红蛋白及血细胞比容水平。在本病例中，如果患者术后需要抗凝治疗，必须在没有进一步出血的情况下，重新开始静脉给予肝素。患者可过渡到口服抗凝药或者低分子量肝素（LMWH）治疗。

推荐阅读

Bousser MG. Cerebral venous thrombosis: nothing, heparin, or local thrombolysis? Stroke, 1999, 30: 481–483

Einhäupl K, Bousser MG, de Bruijin SFTM, et al. EFNS guideline on the treatment of cerebral venous and sinus thrombosis. Eur J Neurol, 2006, 13: 553–559

第 23 章

外伤患者使用抗凝与抗血小板药物的风险

Michael C. Huang, Mathieu Laroche, and Geoffrey T. Manley

在儿童、青少年和成年人中，外伤是致死或致残的最主要原因。中枢和外周神经系统的损伤如未得到及时治疗，可导致灾难性后果。在过去的几十年，神经外伤领域的治疗进展迅速，治疗的目标是降低二次损伤并恢复患者基本生理功能。但是由于神经系统的复杂性，对神经系统损伤的治疗依然存在很大的易变性，同时也缺乏相关的随机对照研究。

在对神经系统外伤患者的治疗中，医生需要着重考虑患者的个体差异和伴随疾病。对神经系统外伤患者凝血参数的评估非常重要，不仅要在患者有症状表现的时候评估，还要在整个住院期间进行评估。凝血障碍可能是由于凝血因子的缺乏或者功能障碍引起的，比如血友病、血小板减少症、肝脏疾病。患者口服抗凝药、抗血小板药、抗炎药或化疗药都可能导致出血。而且，外伤本身也可引起患者凝血异常。

目前，超过 1% 的心血管病患者长期口服抗凝药物。尽管近期已经有研究开始分析长期接受抗凝和抗血小板治疗的患者受到脑外伤（TBI）后应如何治疗，但是目前依然没有治疗这类患者的规范指南。本章纳入了许多回顾性分析，向读者展示了长期接受抗凝或抗血小板治疗的患者受到 TBI 后的治疗争议。对此类患者的治疗会遇到许多问题，如最初的血液检查，抗凝药物的拮抗，影像学复查的时间，恢复口服抗凝或抗血小板治疗的时间等。

抗凝药物与抗血小板药物

抗凝治疗被常规用于预防血栓栓塞并发症，如心房颤动、深静脉血栓（DVT）、肺栓塞（PE）、颅外血管疾病、人工心脏瓣膜、缺血性卒中以及缺血性心脏病。最常用的药物是华法林，华法林是一种可口服的抗凝药，可抑制依赖维生素 K 的凝血因子功能。需要严密监测接受华法林治疗的患者，因为华法林会与许多食物和其他药物产生反应。高龄和患者的伴随疾病同样会影响华法林的代谢。低分子量肝素（LMWH）可以偶尔替代华法林，尤其是在过渡性抗凝治疗中。

抗血小板药物常被用于缺血性卒中和缺血性心脏病的一级和二级预防。两种最常用的抗血小板药物是阿司匹林和氯吡格雷，前者属于不可逆性环加氧酶（COX）–1 抑制剂，后者属于腺苷二磷酸（ADP）受体拮抗剂和血小板聚集抑制剂。经常用于镇痛的非类固醇抗炎药（NSAID），同样具有抗血小板聚集的作用。

凝血酶抑制剂（DTI）是一种新型的口服抗凝药物，近期经美国食品与药品监督管理局（FDA）批准用于预防心房颤动患者的血栓栓塞并发症。达比加群的药代动力学具有可预测性，因此患者可以服用固定剂量的达比加群而不必监测抗凝指标 [1]。

长期接受抗凝或抗血小板治疗的患者受到脑外伤后的相关风险

长期接受抗凝治疗的患者最常见的并发症是自发性颅内出血，一般的发病率为每年 0.3%~0.6% [2]。在 Linkins 等进行的荟萃分析中，与抗凝相关的出血有 21% 是颅内出血 [3]。高强度的抗凝（INR>4）、高幅度波动的 INR 以及高龄会增加患者颅内出血的风险 [2]。关于长期接受抗血小板和抗凝治疗的患者受到 TBI 后的预后存在着一些争议。这些争议主要是因为大部分相关研究为回顾性研究，同时也存在患者之间的差异性，以及外伤的不同形式和不同临床分级。但是一般认为，长期接受抗凝或抗血小板治疗的患者一旦受到 TBI，会呈现出并发症的高发病率和高死亡率。但是还需要前瞻性研究进一步证实。

TBI 与华法林

与未服用过抗凝药的颅内出血患者相比，华法林治疗（INR>3）导致的自发性颅内出血患者更容易出现较大血肿的颅内出血，并且在颅内出血后的 24~48h 内，血肿进行性增大的可能性更高。长期服用华法林的患者颅内出血后第 7 天也有很高的血肿扩大风险 [4-6]。几项回顾性研究分析结果提示，与未接受过抗凝治疗的 TBI 患者相比，长期服用华法林的患者如果受到 TBI，其死亡率较前者增加了 5 倍 [7-10]。但是，许多其他的大样本观察研究并未发现类似的结果 [11-13]。对于 TBI 患者，年龄和患者最初的 Glasgow 评分依然是患者死亡风险和预后的最重要的预测因子。

长期服用华法林的患者受到 TBI 会出现头部 CT 异常但是神经功能未出现障碍的情况，这类患者的临床症状和影像学结果结果会逐渐恶化。尽管此类患者仅仅是轻微的头部损伤，但是他们有很高的神经功能恶化的风险，针对这类患者应该迅速纠正 INR，降低死亡率 [9-10,12,14]。Howard 等进行的一项回顾性分析发现，长期服用华法林的老年人受到 TBI，如果最初 14~15 的 GCS 评分逐渐下降，该患者的死亡率非常高 [15]。此类患者有 25% 的人头部 CT 结果阳性，而且与未服用过抗凝药物的患者相比，此类患者的死亡率增加了 2.3%。

TBI 与抗血小板药物

数项回顾性研究分析了 TBI 患者伤前长期服用抗血小板药物对患者产生的影响。由于这些研究是回顾性的，且使用的抗血小板药物各不相同，因此不能客观地量化抗血小板药物的影响，并且产生了许多有争议性的结果 [16]。数项研究结果提出患者 TBI 前如果长期服用抗血小板药会增加患者的死亡率 [7,17-19]。但是当其他研究者校正了年龄和外伤严重程度后，结果提示死亡率并未增加 [13]。Siracuse 等近期进行了一项回顾性分析，结果发现长期服用抗血小板药物的患者受到 TBI 后，其颅内出血的发病率比未服用过抗血小板药物的 TBI 患者提高了 5 倍（2007—2008 年 *vs* 1999—2000 年）[19]。长期服用抗血小板药物的患者受到 TBI 后的死亡率为 17%，这与长期接受华法林治疗的患者受到 TBI 后的死亡率相似[19]。类似结果也在一项回顾性分析研究中得到证明，该研究纳入了 109 例 TBI 患者，这些患者伤前均长期服用抗血小板药物，并且头部 CT 已证明存在颅内出血。与未接受过抗血小板治疗的患者相比，这些患者呈现出更高的出血损伤等级，以及更高的死亡率（18%，图 23.1）。有趣的是，此类患者的高死亡率并不是由出血的加重（如服用华法林的患者）引起的，而是与患者受伤当时出血的严重程度以及其他器官状态的恶化有关[17]。

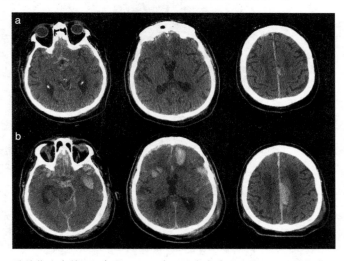

图 23.1 脑外伤患者的 CT 表现 a. 81 岁男性患者晕厥后摔倒，伤前长期服用抗血小板药，CT 显示颅内出血逐渐进展。最初的头部 CT 提示双额叶脑挫伤和蛛网膜下腔出血。b. 伤后 3h，患者出现神经功能恶化，头部 CT 提示颅内脑挫伤范围增大。之后证实患者长期服用普拉格雷（三代口服类噻吩并吡啶类药物）

长期接受抗血小板和抗凝治疗的患者受到 TBI 后的治疗

如果长期服用抗血小板或抗凝药物的患者受到 TBI 并需要治疗时，

医生必须了解患者受伤的机制、完整的病史，并进行详细的临床查体，包括有无意识丧失（LOS），癫痫、头痛，恶心呕吐，局灶性神经功能障碍（图23.2）。针对此类患者，医生需要提高警惕，即使患者没有出现LOC或者神经功能障碍，也需及时进行头部CT检查[15,20-21]。美国急诊医师协会强烈推荐患者一旦出现凝血异常马上行脑部CT检查[22]。许多研究结果提示长期接受抗凝或抗血小板治疗的患者一旦受到TBI，即使最初头部CT正常，GCS为15分，依然存在很高的迟发性神经功能恶化的风险，需要在伤后12~24h内严密监测患者神经功能的变化[12]。伤前长期服用抗凝或抗血小板药物的TBI患者，须搬入ICU，并严格按照脑创伤基金会指南进行治疗[23]。

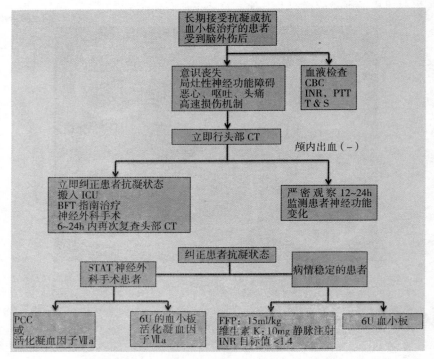

图23.2　伤前长期服用抗血小板或抗凝药物的TBI患者的治疗　BTF= 脑创伤基金。CBC= 全血细胞计数。FFP= 新鲜冰冻血浆。ICU= 重症监护病房。INR= 国际标准化比值。PCC= 凝血酶原复合物。PTT= 部分凝血活酶时间。STAT= 即刻。T & S= 血型鉴定和抗体筛选

　　一旦患者头部 CT 证实存在颅内出血，应立即拮抗患者的抗血小板和抗凝状态。输注新鲜冰冻血浆（FFP）15ml/kg 和维生素 K 注射液可以纠正华法林引起的抗凝状态。输注血小板可用于长期服用抗血小板药物的患者。如果患者需行急诊手术，或者需行创伤性神经功能监测，可考虑给予凝血酶原复合物（PCC）或活化凝血因子Ⅶa（图 23.3）。这些制剂的安全性高，可迅速使患者 INR 达到正常水平，效果优于FFP。伤前长期接受抗血小板治疗的 TBI 患者在手术时应至少给予 6U的血小板，若术中出血较多还应考虑给予活化凝血因子Ⅶa[16,24-25]。目前还没有针对凝血酶直接抑制剂（DTI）的有效拮抗剂，但是在紧急情况下可以考虑使用血液透析、活化凝血因子Ⅶa 和 PCC[1]。

　　尽管目前没有相关指南指导后续的影像学复查，但是通常认为在

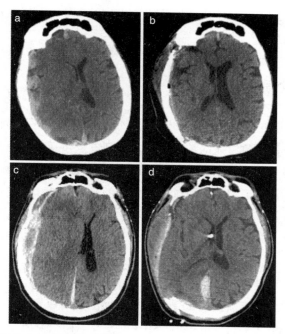

图 23.3　需要神经外科手术处理的患者　a. 急性右侧硬膜下血肿患者，INR 为 4。b. 立即输注 PCC 和 FFP，急诊行右侧开颅血肿清除术。c. 长期服用波立维和阿司匹林的患者，伤后表现为急性右侧硬膜下血肿，同时伴有迅速的神经功能恶化。紧急去骨瓣减压，同时输注了 6U 的血小板。d. 术中给予活化凝血因子Ⅶa，预防继发性大出血。INR=国际标准化比值。PCC= 凝血酶原复合物。FFP= 新鲜冰冻血浆

患者初次影像学检查结果阳性后的 6~24h 内需要再次行头部影像学复查。需要结合神经功能学检查或创伤性神经功能监测结果以及影像学检查结果评估患者病情。

TBI 后恢复抗凝治疗的时间

关于外伤性颅内出血患者伤后恢复抗凝或抗血小板治疗的最佳时间，目前还没有相关指南。医生需要根据患者的不同情况权衡拒绝抗凝治疗的风险和抗凝治疗导致的再出血风险。尽管大多数学者认为伤后 1~2 周恢复抗凝治疗是安全的，但也有学者提倡伤后 10~30 周再开始抗凝治疗 [26-28]。一般建议在患者抗凝前和抗凝后都进行脑部影像学检查，并且选用能被迅速拮抗的抗凝药物。患者一旦恢复抗凝治疗就需要密切观察。

慢性硬膜下血肿

慢性硬膜下血肿（CSDH）在老年患者中十分常见，被认为是旁矢状面血管损伤导致渗血的结果。手术处理方法包括床旁引流、钻孔引流及颅骨切开术。CSDH 的复发率高达 9.2%~26.5%，并且需要再次的钻孔引流。长期服用抗凝或抗血小板药的患者的 CSDH 发病率以及钻孔引流后的复发率目前并不清楚。越来越多的 CSDH 患者没有明显的头部外伤史，但是长期接受抗凝治疗 [29]。但是，总的发病率和并发症发病率似乎并没有受到影响 [30]。

术前长期接受抗血小板治疗的 CSDH 患者钻孔引流后，CSDH 的复发率非常高。术前长期接受华法林治疗的 CSDH 患者，只要在手术前及时纠正患者的抗凝状态，CSDH 的复发风险会降低 [31-34]。因此有学者认为与华法林相比，抗血小板药物的药效更难拮抗。但是考虑到研究对象的异质性，很难确定 CSDH 的真实复发率。强烈建议 CSDH 患者进行影像学复查，尤其是那些长期接受抗血小板治疗的患者。

CSDH 患者手术成功后，恢复抗血小板和抗凝治疗的最佳时间目前还不清楚。对于大多数患者而言，停止抗凝或抗血小板治疗的相关风险似乎是很低的。文献中常提到术后 3~8 周可恢复抗凝治疗，但是具体的用药时间需要根据不同患者的抗凝指征，指定个体化治疗方案 [31-32]。即使在高危人群（心脏瓣膜置换患者）中，停止抗凝治疗 1~2 周一般也是安全的 [35-36]。另外，在患者恢复抗凝治疗前需要常规行影像学复查。

创伤性椎管内出血

尽管外伤导致的脊柱骨折很常见，但是外伤引起的椎管内血肿的准确发病率很难统计。据报道，在患者伤后 48h 内行 MRI 检查发现，52% 的脊柱骨折患者存在硬膜外血肿。无论伴或不伴硬膜外血肿，脊柱骨折患者 6 个月的预后无显著差异 [37]。一项纳入了 613 例椎管内血肿患者的荟萃分析显示，位于硬膜外的血肿占 75%，硬膜下或蛛网膜下腔血肿占 20%，而脊髓实质内血肿占不到 1%[38]。抗凝治疗是导致椎管内出血的第二位常见因素，占所有椎管内出血的 17%。华法林是最常见的导致椎管内出血的药物，而不是抗血小板药。临床上 10% 的脊柱创伤患者会出现椎管内血肿 [38]。这些患者当中，55% 的患者伴有脊柱骨折。硬膜外血肿最常见的部位为颈胸段或胸腰段。

大多数椎管内血肿患者表现为急性背部疼痛，伴或不伴放射痛，并且迅速进展为感觉运动障碍。MRI 是血肿解剖定位的金标准。及时纠正患者抗凝状态可以为手术争取准备时间，手术包括椎板切开引流术和脊髓减压术 [39-40]。40% 的患者能够痊愈，而 34% 的患者会存在轻度至中度的神经功能障碍。决定患者预后的两个重要因素是患者术前的神经功能状态和手术的时机。患者伤后 24h 内是最佳手术时机，如果能在患者伤后 8h 内行减压术可使患者预后效果达到最佳。许多研究提出在患者伤后早期行减压手术，可在术后 48h 内改善患者的神经功能 [38]。

目前还没有系统性的研究探讨椎管手术后恢复抗凝治疗的时机，但大多数学者推荐椎管手术后 7~14d 可以恢复抗凝治疗，当恢复抗凝治疗时应密切监测患者神经功能变化[41]。

周围神经损伤与抗血小板或抗凝治疗

关于周围神经损伤患者接受抗血小板和抗凝治疗的研究资料很少。大多数都是病例报道和自发性血肿压迫周围神经或神经丛的小样本量分析。

腹膜后血肿，无论是自发性的还是创伤性的，常常在长期接受抗凝或抗血小板治疗的患者中见到[42-43]。血肿一般发生于髂肌或腹膜后间隙，压迫腰骶丛。患者开始表现为急性重度的腹股沟或腹部疼痛，继而会出现各种股神经症状，包括前内侧股中央动脉区的麻木，髂腰肌和股四头肌无力。腹部超声、腹部盆腔 CT 或 MRI 检查可明确诊断。尽管治疗尚有争议，但大多数医生认为需要及时行血肿引流术（超声引导下或通过有限的腹膜后切口），可为神经功能逐渐恶化的患者提供最佳的康复机会。同时还需要及时纠正患者的抗凝状态。

也有文献报道过长期接受抗凝治疗的患者可能出现其他压迫神经的疾病，比如急性腕管综合征[44]。在局部麻醉过程中，会对周围神经进行阻断，偶尔也会出现出血和神经损伤的病例。对于长期接受抗凝或抗血小板治疗的患者，目前已有相关文献指导此类患者的局部麻醉，但因其不在本章讨论范畴，暂不在此描述[45]。

结　论

现在，越来越多的脑外伤患者在伤前均长期服用抗血小板或抗凝药物，并且需要在伤后进一步评估神经外伤的风险。这些患者具有很高的神经功能恶化的风险，一旦怀疑患者存在中枢神经系统损伤需要及时治疗。由于缺乏相关的 1 级研究证据，目前还没有针对此类患者

的治疗指南。长期服用华法林的患者一旦受到脑外伤，需及时使用
FFP 和维生素 K 纠正患者的抗凝状态。如果此类患者有神经外科手术
指征，需及时给予 PCC 或活化凝血因子Ⅶa，使患者的 INR 迅速达到
正常水平。但是目前还没有相关随机对照研究比较在创伤中使用 PCC
和活化凝血因子Ⅶa 与使用 FFP 和维生素 K 的疗效。长期接受抗血小
板治疗的患者受到 TBI 后的治疗方案，目前尚未明确。如果此类患者
需要行急诊手术，输注血小板可以减少出血。患者经过急诊治疗后，
是否恢复抗凝治疗需要根据患者不同情况，权衡抗凝治疗风险和收益
后决定。在患者恢复抗凝或抗血小板治疗的前后都需要进行影像学检
查。总之，目前此类问题还需要更多的前瞻性研究和随机对照研究来
解决。

—— 关键点 ——

- 本章着重讨论了长期接受抗血小板与抗凝治疗的患者受到神
  经系统损伤后的相关问题。大部分研究均采用回顾性分析的
  方法，患者群之间存在差异，研究方法也存在差异
- 对于长期接受抗凝或抗血小板治疗的患者遭遇外伤后，医生
  需要高度警惕，因为此类患者有很高的神经功能恶化的风险
- 医生需要联合评估患者的神经功能状态、影像学检查结果和
  手术指征，再考虑是否纠正患者的抗凝血状态
- 神经创伤患者是否恢复抗凝治疗应在仔细评估患者抗凝治疗
  的适应证，权衡抗凝治疗的风险和收益后决定，强烈建议在
  恢复抗凝治疗前后都进行影像学检查

回顾性问题

1. 一名 64 岁老人在自己家里摔倒伤及头部。GCS 评分为 14 分，
患者长期服用阿司匹林，头部 CT 未发现出血。最恰当的治疗是？

A. 给予 6U 的血小板

B. 进 ICU 继续观察

C. 给予 FFP

D. 给予活化凝血因子Ⅶa

E. 出院回家

2. 一名 70 岁的妇女被机动车撞到,患者有静脉血栓栓塞(VTE)病史。GCS 评分为 15 分。患者长期服用华法林预防 DVT/PE。头部 CT 提示轻度额叶挫裂伤。下列哪项治疗最恰当?

A. 活化凝血因子Ⅶa

B. FFP 和维生素 K

C. 6U 的血小板

D. 鱼精蛋白

3. 下面哪项临床状态最容易引起慢性硬膜下血肿复发?

A. 术前长期服用抗凝药物,手术时及时纠正患者的抗凝状态

B. 术前长期服用抗血小板药物

C. 糖尿病

D. 高血压

4. 脊柱创伤后,下列哪项是最常见的椎管内血肿位置?

A. 硬膜外

B. 脊髓实质内

C. 蛛网膜下

D. 硬膜下

5. 一位 40 岁男性患者摔倒后出现急性胸背部疼痛。X 线检查没有发现骨折或脱位。随后患者逐渐发展为下肢无力。下一步要做的最合适的检查是什么?

A. 胸椎 CT 平扫

B. 胸椎 MRI

C. 脊髓造影

D. 脊髓超声

6. 下列措施可以改善压迫性椎管内血肿患者的康复，除了（ ）？

A. 早期进行引流和减压手术

B. 纠正患者抗凝状态

C. 术前患者无明显神经功能障碍

D. 给予激素

参考文献

[1] van Ryn J, Stangier J, Haertter S, et al. Dabigatran etexilate-a novel, reversible, oral direct thrombin inhibitor: interpretation of coagulation assays and reversal of anticoagulant activity. Thromb Haemost, 2010, 103:1116–1127

[2] Schulman S, Beyth RJ, Kearon C, et al; American College of Chest Physicians. Hemorrhagic complications of anticoagulant and thrombolytic treatment: American College of Chest Physicians Evidence-Based Clinical Practice Guidelines. 8th ed. Chest, 2008, 133(6, Suppl):257S–2985

[3] Linkins L, O'Donnell M, Julian JA, et al. Intracranial and fatal bleeding according to indication for long-term oral anticoagulant therapy. J Thromb Haemost, 2010, 8:2201–2207

[4] Flaherty ML, Tao H, Haverbusch M, et al. Warfarin use leads to larger intracerebral hematomas. Neurology, 2008, 71:1084–1089

[5] Cucchiara B, Messe S, Sansing L, et al; CHANT Investigators. Hematoma growth in oral anticoagulant related intracerebral hemorrhage. Stroke, 2008, 39:2993–2996

[6] Flibotte JJ, Hagan N, O'Donnell J, et al. Warfarin, hematoma expansion, and outcome of intracerebral hemorrhage. Neurology, 2004, 63:1059–1064

[7] Mina AA, Knipfer JF, Park DY, et al. Intracranial complications of preinjury anticoagulation in trauma patients with head injury. J Trauma, 2002;53:668–672

[8] Lavoie A, Ratte S, Clas D, et al. Preinjury warfarin use among elderly patients with closed head injuries in a trauma center. J Trauma, 2004, 56:802–807

[9] Cohen DB, Rinker C, Wilberger JE. Traumatic brain injury in anticoagulated patients. J Trauma, 2006, 60:553–557

[10] Ivascu FA, Howells GA, Junn FS, et al. Rapid warfarin reversal in anticoagulated patients with traumatic intracranial hemorrhage reduces hemorrhage progression and mortality. J Tra ulna, 2005, 59:1131–1137, discussion 1137–1139

[11] Wojcik R, Cipolle MD, Seislove E, et al. Preinjury warfarin does not impact outcome in trauma patients. J Trauma, 2001, 51:1147–1151, discussion 1151–1152

[12] Major J, Reed MJ. A retrospective review of patients with head injury with coexistent anticoagulant and antiplatelet use admitted from a UK emergency department. Emerg Med J, 2009, 26:871–876

[13] Fortuna GR, Mueller EW, James LE, et al. The impact of preinjury antiplatelet and anticoagulant pharmacotherapy on outcomes in elderly patients with hemorrhagic brain injury. Surgery, 2008, 144:598–603, discussion 603–605

[14] Gittleman AM, Ortiz AO, Keating DP, et al. Indications for CT in patients receiving anticoagulation after head trauma. AJNR Am J Neuroradiol, 2005, 26:603–606

[15] Howard JL II, Cipolle MD, Horvat SA, et al. Preinjury warfarin worsens outcome in elderly patients who fall from standing. J Trauma, 2009, 66:1518–1522, discussion 1523–1524

[16] McMillian WD, Rogers FB. Management of prehospital antiplatelet and anticoagulant therapy in traumatic head injury:a review. J Trauma, 2009, 66:942–950

[17] Ivascu FA, Howells GA, Junn FS, et al. Predictors of mortality in trauma patients with intracranial hemorrhage on preinjury aspirin or clopidogrel. J Trauma, 2008, 65:785–788

[18] Ohm C, Mina A, Howells G, et al. Effects of antiplatelet agents on outcomes for elderly patients with traumatic intracranial hemorrhage. J Trauma, 2005, 58:518–522

[19] Siracuse JJ, Robich MP, Gautam S, et al. Antiplatelet agents, warfarin, and epidemic intracranial hemorrhage. Surgery, 2010,148:724–729, discussion 729–730

[20] Prowse SJ, Sloan J. NICE guidelines for the investigation of head injuries-an anticoagulant loop hole? Emerg Med J, 2010, 27:277–278

[21] Li J, Brown J, Levine M. Mild head injury, anticoagulants, and risk of intracranial injury. Lancet, 2001, 357:771–772

[22] Jagoda AS, Bazanan JJ, Bruns JJ Jr, et al; American College of Emergency Physicians; Centers for Disease Control and Prevention. Clinical policy: neuroimaging and decision making in adult mild traumatic brain injury in the acute setting. Ann Emerg Med, 2008, 52:714–748

[23] Bratton SL, Chestnut RM, Ghajar J, et al; Brain Trauma Foundation; American Association of Neurological Surgeons; Congress of Neurological Surgeons; Joint Section on Neurotrauma and Critical Care, AANS/CNS. Guidelines for the management of severe traumatic brain injury. VI. Indications for intracranial pressure monitoring. J Neurotrauma, 2007,24(Suppl 1):S37–S44

[24] Robinson MT, Rabinstein AA, Meschia JF, et al. Safety of recombinant activated factor VII in patients with warfarin-associated hemorrhages of the central nervous system. Stroke, 2010, 41:1459–1463

[25] Brown CV, Foulkrod KH, Lopez D, et al. Recombinant factor Vila for the correction of coagulopatby before emergent craniotomy in blunt trauma patients. J Trauma, 2010, 68:348–352

[26] Majeed A, Kim YK, Roberts RS, et al. Optimal timing of resumption of warfarin after

intracranial hemorrhage. Stroke, 2010, 41:2860–2866

[27] Hawryluk GW, Austin JW, Furlan JC, et al. Management of anticoagulation following central nervous system hemorrhage in patients with high thromboembolic risk. J Thromb Haemost, 2010,8:1500–1508

[28] Goldstein JN, Fazen LE, Wendell L, et al. Risk of thromboembolism following acute intracerebral hemorrhage. Neurocrit Care, 2009, 10:28–34

[29] Lindvall P, Koskinen LO. Anticoagulants and antiplatelet agents and the risk of development and recurrence of chronic subdural haematomas. J Clin Neurosci, 2009, 16:1287–1290

[30] Miranda LB, Braxton E, Hobbs J, et al. Chronic subdural hematoma in the elderly: not a benign disease. J Neurosurg, 2010, Sep:24

[31] Gonugunta V, Buxton N. Warfarin and chronic subdural haematomas. Br J Neurosurg, 2001, 15:514–517

[32] Torihashi K, Sadamasa N, Yoshida K, et al. Independent predictors for recurrence of chronic subdural hematoma: a review of 343 consecutive surgical cases. Neurosurgery, 2008, 63:1125–1129, discussion 1129

[33] Forster MT, Mathé AK, Senft C, et al. The influence of preoperative anticoagulation on outcome and quality of life after surgical treatment of chronic subdural hematoma. J Clin Neurosci, 2010, 17:975–979

[34] Rust T, Kleiner N, Erasmus A. Chronic subdural haematomas and anticoagulation or antithrombotic therapy. J Clin Neurosci, 2006, 13:823–827

[35] Romualdi E, Micieli E, Ageno W, et al. Oral anticoagulant therapy in patients with mechanical heart valve and intracranial haemorrhage. A systematic review. Thromb Haemost, 2009, 101:290–297

[36] Phan TG, Koh M, Wijdicks EE. Safety of discontinuation of anticoagulation in patients with intracranial hemorrhage at high thromboembolic risk. Arch Neurol, 2000, 57:1710–1713

[37] Bennett DL, George M J, Ohashi K, et al. Acute traumatic spinal epidural hematoma: imaging and neurologic outcome. Emerg Radiol, 2005, 11: 136–144

[38] Kreppel D, Antoniadis G, Seeling W. Spinal hematoma: a literature survey with meta-analysis of 613 patients. Neurosurg Rev, 2003, 26:1–49

[39] Groen RJ, van Alphen HA. Operative treatment of spontaneous spinal epidural hematomas: a study of the factors determining postoperative outcome. Neurosurery, 1996, 39: 494–508, discussion 508–509

[40] Van Schaeybroeck P, Van Calenbergh f, Van De Werf F, et al. Spontaneous spinal epidural hematoma associated with thrombolysis and anticoagulation therapy: report of three cases. Clin Neurol Neurosurg, 1998, 100:283–287

[41] Phuong LK, Wijdicks EF, Sanan A. Spinal epidural hematoma and high thromboembolic risk: between Scylla and Charybdis. Mayo Clin Proc, 1999, 74:147–149

[42] Parmer SS, Carpenter JP, Fairman RM, et al. Femoral neuropathy following retroperitoneal

hemorrhage: case series and review of the literature. Ann Vasc Surg, 2006, 20:536–540

[43] Nakao A, Sakagami K, Mitsuoka S, et al. Retroperitoneal hematoma associated with femoral neuropathy:a complication under antiplatelets therapy. Acta Med Okayama, 2001, 55:363–366

[44] Bindiger A, ZelnikJ, Kuschner S, et al. Spontaneous acute carpal tunnel syndrome in an anticoagulated patient. Bull Hosp Jt Dis, 1995, 54:52–53

[45] Horlocker TT, Wedel DJ, Rowlingson JC, et al. Regional anesthesia in the patient receiving antithrombotic or thrombolytic therapy: American Society of Regional Anesthesia and Pain Medicine Evidence-Based Guidelines (3rd ed). Reg Anesth Pain Med, 2010, 35: 64–101

问题答案

1. B

2. B

3. B

4. A

5. B

6. D

第 **24** 章
脑手术特殊病例分析

Mark G. Hamilton, John G. Golfinos, Graham F. Pineo,
William T. Couldwell

脑外伤开颅术后的患者在治疗上会遇到许多凝血和出血方面的问题。本章将罗列一些特殊的病例来讨论这些问题。

病例 1：与达比加群相关的重度颅内出血

一名 83 岁的男性患者在家里摔倒，无意识障碍。到急诊就诊之后，患者自述有恶心症状，GCS 评分为 15 分。

患者 1 个月前开始每天服用达比加群（口服的直接性凝血酶抑制剂）。此次入院的原因心房颤动。血液检查结果提示红细胞压积 41，血小板计数正常。凝血活酶时间（PT）为 17.2s，国际标准化比值（INR）为 1.4，部分凝血活酶时间（PTT）为 43s。凝血酶时间大于 150s（正常值为 14.7~19.5s）。

患者入院首次头部 CT 检查（图 24.1a，b）提示轻度的蛛网膜下腔出血（SAH）和脑挫裂伤。患者转入神经重症监护病房，并且给予左乙拉西坦预防癫痫。

入院 2h 后，患者突发失语症，复查头部 CT（图 24.1c，d）提示双侧脑出血增多。根据体重立即给予相应剂量的凝血因子Ⅶ。患者逐渐呈嗜睡状态，入院 4h 后复查头部 CT 提示颅内出血量再次明显增加。与家属沟通后放弃治疗，之后患者因颅内出血死亡。

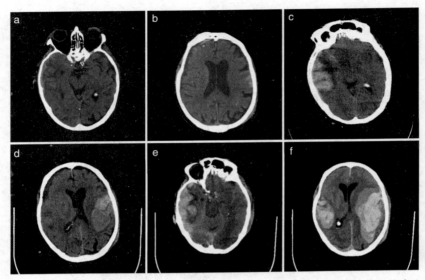

图 24.1 病例 1 的 CT 表现 a,b. 患者入院首次头部 CT 检查提示蛛网膜下腔出血（SAH）和脑挫裂伤。c,d. 入院 2h 后头部 CT 提示双侧出血增多。e,f. 入院 4h 后，头部 CT 提示双侧大面积脑出血。

讨 论

达比加群是一种人工合成的口服直接性凝血酶抑制剂。80% 的药物经肾排泄。半衰期为 12~17h，不需常规监测 INR。目前该药尚无直接性的拮抗剂，血液透析可减少 60% 的循环血药浓度。凝血因子Ⅶ有助于纠正患者的抗凝状态（本病例使用凝血因子Ⅶ并未改变患者预后），但使用新鲜冰冻血浆（FFP）和维生素 K 是无效的。

尽管在该患者的治疗过程中曾考虑过使用血液透析，但是在很多医院甚至是外伤治疗中心，迅速实施血液透析治疗还存在很大的难度。

一般长期服用达比加群的患者，PT 及 INR 不受影响[1]。PTT 也不会升高。达比加群的抗凝效果可以通过凝血酶时间（TT）和蛇静脉酶凝结时间（ECT）测定。这两种检查灵敏度较高。如果患者的 TT 和 ECT 正常，可排除达比加群的抗凝作用。

病例 2：与矢状窦血栓相关的颅内出血

　　一位 53 岁的男性患者有 6 周的头痛病史，并且进行性加重。GCS 评分为 15 分，存在视神经盘水肿，其他神经功能正常。头部 CT 和 MRI 检查提示右侧旁矢状面的额叶病灶伴明显的周围水肿（图 24.2a）。初步诊断为原发性脑肿瘤，怀疑是胶质母细胞瘤（GBM）。

　　患者实验室检查均正常。给予地塞米松后，迅速减轻了患者症状。随后手术切除病变，手术顺利。但是患者切除的病灶符合陈旧性血肿特征，术中确认病灶区域一条皮质静脉出现血栓，该静脉直接汇入矢状窦。冰冻切片的病理检查最终证实病灶不是肿瘤，标本仅发现出血和坏死。术前初次 MRI 影像中，后矢状窦区域并未发现血栓（图 24.2b）。术后 24h 行 MRI 检查确认上矢状窦存在血栓（图 24.2c）。

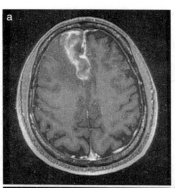

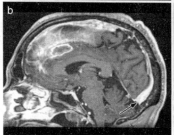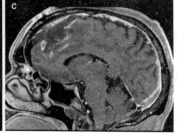

图 24.2　病例 2 的 MRI 表现　a. 初次 MRI 显示右侧额叶旁矢状面病灶异常信号增高影，周围有显著的水肿带。b. 显示后矢状窦区域未见血栓形成（箭头处）。c. 术后 24h MRI 平扫显示在上矢状窦存在血栓形成（箭头处）

术后立即给予患者低剂量普通肝素皮下注射。手术后 24h 发现上矢状窦血栓后，立即改为静脉输注全剂量肝素。术后第 5 天用华法林替换肝素。在长达 6 个月的抗凝治疗中患者并没有出现相关并发症。随后MRI 复查显示其静脉窦已完全再通。停止服用华法林后，患者进行了高凝危险因素检测，结果全部为阴性。

讨 论

该患者的临床表现是由于静脉血栓和颅内出血引起的。术中的发现以及术后 MRI 检查确定了该诊断。患者术前 MRI 结果没有发现矢状窦血栓。颅内静脉窦血栓最佳的治疗方案就是抗凝治疗[2-3]。患者在术后早期病情稳定，并没有出现 DVT。患者术后立即进行肝素的皮下注射，对控制血栓进展有一定效果。患者术后 24h 在发现存在静脉窦血栓后，改为全剂量的肝素静脉注射。但是医生还是需要谨慎权衡颅脑手术后的患者进行全剂量的抗凝治疗的风险和收益。

病例 3：与依度沙班相关的颅内出血

一位 74 岁的帕金森病男性患者，运动功能障碍逐渐加重，为了使症状得到控制，在左侧丘脑底核放置深部脑刺激（DBS）电极。术后患者症状显著改善，同时也减少了帕金森病用药，术后 CT 平扫（图 24.3a）显示电极位置良好。

患者术后为了治疗心房颤动，开始服用新型的凝血因子 X 抑制剂——依度沙班。术后 4 个月患者出现认知功能下降及言语困难。行头部 MRI T1 加权成像显示脑组织内有混杂信号的亚急性出血（图24.3b）。

1 周后患者记忆力急剧下降，头部 CT 复查提示电极尖端周围有明显出血（图 24.3c,d），立即停用依度沙班。患者逐渐恢复，但有轻度失语症和复视的后遗症。

讨 论

依度沙班是一种直接抑制凝血因子 Xa 功能的抗凝药物。它选择

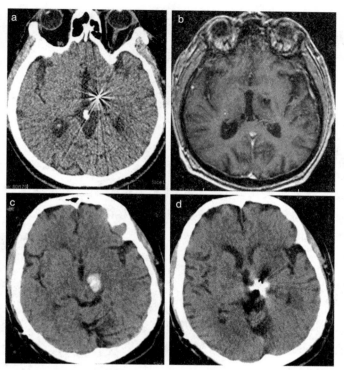

图 24.3　病例 3 的 CT 与 MRI 表现　a. 术后立即行头部 CT 显示左侧深部脑刺激（DBS）电极放置在丘脑底核（STN）内。b. 术后 4 个月头部 MRI（T1 加权像）复查显示沿 DBS 电极的周围出现亚急性出血。c,d. MRI 检查后 1 周行头部 CT 显示电极尖端周围有明显的出血

性作用于凝血因子 Xa，口服时有较好的生物利用度。2011 年 7 月，依度沙班在日本首次被批准用于预防患者在下肢骨科手术后的静脉血栓栓塞（VTE）[4]。依度沙班的优点在于该药有可预测的疗效，不需要经常进行监测或调整药物剂量，同时给药方式为口服，且与其他药物很少产生反应。

近年来发现，依度沙班（每天 1 次）在预防缺血性卒中及系统性血栓方面的效果并不劣于华法林，同时依度沙班很少引起出血和心血管性死亡[5]。

这些新型的凝血因子 Xa 抑制剂在神经外科手术患者中的应用效

果缺乏相关研究证据。有趣的是，该患者曾被纳入依度沙班治疗心心房颤动试验中，但是当时认为 DBS 电极植入不是使用依度沙班的禁忌证。

近期的研究表明重组凝血因子Ⅶa（rFⅦa）、凝血酶原复合物、活化的凝血酶原复合物都可以拮抗依度沙班的抗凝作用[6]。

病例 4：酒精中毒患者受到脑外伤（亚急性颅内出血）

一位 55 岁男性患者酗酒后思维混乱，周期性出现嗜睡或躁动。患者有明确的酗酒史。入院时初步诊断为酒精中毒。患者前额和右眼周围组织有挫伤。血中酒精浓度为 200mg/dl。因为考虑到患者意识水平较低，所以患者伤后行头部 CT 检查（图 24.4），结果显示右侧额叶脑实质内出血，脑挫伤周围显著低密度影，右侧侧脑室前角消失。此外患者存在大脑前纵裂硬膜下出血和蛛网膜下腔出血。颅内出血延伸至额叶下部。同时患者还进行了头颈部 CT 血管造影（CTA）检查，排除了颅内血管异常。治疗后患者意识逐渐改善，行头部 CT 后，患者 GCS 评分为 14 分。

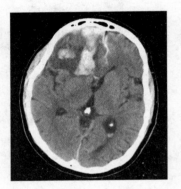

图 24.4 病例 4 头部 CT 显示右侧额叶脑实质内血肿

该患者住院时的实验室检查显示血红蛋白 10.2g/dl，血小板计数为 67 000/μmol。INR 为 3.1，PTT 值为 50s。患者伤前没有进行过抗凝治疗。γ 谷氨酰转移酶（GGT）值为 2376U/L（正常值为 0~40U/L）。天冬氨酸转氨酶（AST）值为 512U/L（正常值为 0~45 U/L）。患者肝功能其他指标均异常，肾功能正常。

治疗和讨论

患者颅内出血采用保守治疗。患者的颅内出血是头部外伤导致的亚急性出血，占位效应不明显，患者出现病情恶化的概率较低。治疗的目的在于预防颅内进一步的出血，降低出现癫痫的风险，处理酒精中毒，改善肝功能。给予患者苯妥英钠（根据患者肝功能调整用量）和维持剂量的解酒药物。同时给予 5mg 维生素 K、4UFFP 静脉输注。患者输注 FFP 后，INR 调整至 2.2。输注 FFP 的目的不在于使患者的 INR 达到正常水平，而是在于快速地恢复患者循环血液中的凝血因子水平，尤其是在确定患者存在肝功能障碍的情况下。根据患者的病情可以暂不给予凝血酶原复合物（PCC）。但是如果患者突然出现颅内血肿恶化，尤其是需要开颅手术时，则应立即给予 PCC。尽管患者有轻度的血小板减少，但是可以暂不干预。同时需要消化科医生会诊，给予营养治疗方面的建议。

患者颅内出血较稳定。但是患者存在酒精中毒，伴有头颅外伤，需要专科护理治疗。

病例 5：原发性正常压力型脑积水伴血小板减少

一名 85 岁的老年患者，近 12 个月以来一直步态不稳，并逐渐加重，认知功能逐渐下降，近日来患者出现尿失禁。患者出现症状前生理活动无障碍，但是患者目前活动需要他人辅助，并且一直使用轮椅。患者蒙特利尔认知评估（MoCA）评分为 19/30，证实患者存在明显的认知功能障碍。头部 MRI 提示脑室扩大（图24.5）。临床诊断为正常压力型脑积水（iNPH）。

患者需要行腰椎穿刺或腰大池置管外引流。这两种检查目的在于排放一些脑脊液观察是否可以改善患者步态或认知功能，从而决定患者是否适合行脑室腹腔分流术。

患者实验室检查指标均正常，但

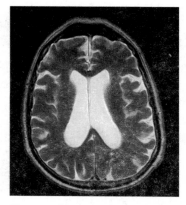

图 24.5　病例 5 头部 MRI（T2 加权）显示脑室扩大

是血小板计数为 59 000/μmol。血红蛋白浓度在正常范围的下限。经血液科医生会诊，建议在患者放置腰大池外引流之前先予血小板输注。但是在患者输注血小板之后，复查血小板计数发现降至 49 000/μmol。因此，立即取消腰大池置管外引流术。进一步检查结果提示患者患有慢性原发性血小板减少性紫癜（ITP）。经过血液科医生会诊讨论，与患者家属协商后，决定不进行脑积水的进一步治疗。

患者确诊患有 ITP，因此针对该患者 iNPH 的检查和治疗会存在很高风险。由于患者的高龄和伴随疾病，血液科医生治疗患者 ITP 的难度也很大。最终患者家属也决定放弃对患者 ITP 和 iNPH 的进一步检查和治疗。

病例 6：长期服用华法林的心房颤动患者出现原发性正常压力型脑积水

一位 78 岁男性患者，近 8 个月以来逐渐出现步态不稳，认知功能障碍，尿失禁。患者在这些症状出现前生活自理，但是现在患者行走需要拐杖。MoCA 评分为 23/30，确诊患者存在中度认知功能障碍。头部 CT 显示脑室扩大（图 24.6a）。患者诊断为 iNPH。

患者有心房颤动病史，但是服药后控制良好。无心肌梗死病史。患者长期服用华法林，INR 控制在 2.6。患者停止服用华法林 5d 后入院，行腰大池置管外引流。患者入院当天的 INR 为 1.1。该患者没有进行低分子量肝素（LMWH）的过渡性抗凝治疗。

患者入院行腰大池置管排放脑脊液，观察是否可以改善患者步态和认知功能，并且确定患者是否可以行脑室腹腔分流术。排放脑脊液后患者步态明显改善。并且 MoCA 评分提高至 25/30。经与患者家属协商后，决定行脑室腹腔分流术。术后患者未出现相关并发症。术后头部 CT 显示脑室管位置良好，未见出血（图 24.6b）。

患者病情逐渐改善，可以不在拐杖的辅助下独立行走。患者术后第 4 天恢复华法林治疗，并且患者的 INR 在术后第 9 天达到治疗水平

（INR 2.4）。患者出院后一直在门诊进行物理治疗。出院 2 周后（脑室腹腔分流术 4 周后），患者步态不稳、认知功能障碍及尿失禁症状进一步改善。但是复查头部 CT 显示，双侧慢性硬膜下血肿（CSDH），左侧较右侧严重（图 24.6c）

　　患者再次入院，并且给予 2mg 的维生素 K 静脉注射，分流管阀门从初始的 2.0 调至 2.5。入院后第 4 天，患者 INR 纠正至正常水平，并且在局麻下行左侧 CSDH 穿刺引流术。术后 24h 拔除外引流管。尽管患者的症状有所加重，但是较脑室腹腔分流术前改善许多。患者没有立即恢复华法林治疗。患者出院回家后病情保持稳定，CSDH 引流术后 4 周复查头部 CT 提示颅内情况改善（图 24.6d）。尽管患者双侧依然存在少量 CSDH，但不影响日常活动。分流管阀门保持在 2.5。

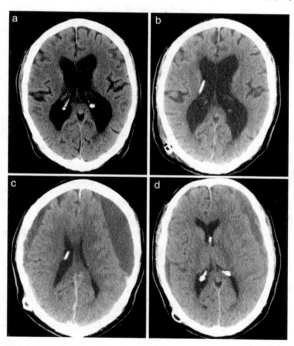

图 24.6　病例 6 的 CT 表现　a. 脑室腹腔分流术前头部 CT 显示脑室扩大。b. 脑室腹腔分流术后头部 CT 显示脑室管位置良好，未见出血。c. 1 个月后复查头部 CT 提示，脑室恢复正常，出现双侧慢性硬膜下血肿。d. 左侧慢性硬膜下血肿引流术后 1 个月（脑室腹腔分流术后 2 个月）

3 个月后，双侧 CSDH 完全吸收。分流管阀门调回至 2.0，以期进一步改善脑积水症状。与心脏科医生讨论后，恢复华法林治疗。患者脑室腹腔分流术后 2 年均未出现 CSDH 复发。

总　结

神经外科医生在临床中常会遇到这样一类患者。这些患者年龄较大，患有心房颤动，并且长期接受抗凝治疗。大部分患者在行神经外科手术前，均可以停止服用抗凝药物（一般为华法林），并且不需要使用 LMWH 进行过渡性抗凝治疗。该患者在脑室腹腔引流术后重新启动了华法林治疗，但是出现了双侧 CSDH。因此患者再次入院，入院后立即升高阀门压力并且使用维生素 K 纠正患者抗凝状态，随后进一步治疗 CSDH。针对该患者的治疗很成功，不需要结扎闭塞脑室腹腔分流管。患者随后也很好地耐受了分流管阀门压力的下调。

参考文献

[1] Garber ST, Sivakumar W, Schmidt RH. Neurosurgical complications of direct thrombin inhibitors-catastrophic hemorrhage after mild traumatic brain injury in a patient receiving dabigatran. J Neurosurg, 2012, 116:1093–1096

[2] Filippidis A, Kapsalaki E, Patramani G, et al. Cerebral venous sinus thrombosis: review of the demographics, pathophysiology, current diagnosis, and treatment. Neurosurg Focus, 2009,27:E3

[3] Saposnik G, Barinagarrementeria F, Brown RD Jr, et al; American Heart Association Stroke Council and the Council on Epidemiology and Prevention. Diagnosis and management of cerebral venous thrombosis: a statement for healthcare professionals from the American Heart Association/American Stroke Association. Stroke, 2011, 42:1158–1192

[4] Raskob G, Cohen AT, Eriksson BI, et al. Oral direct factor Xa inhibition with edoxaban for thromboprophylaxis after elective total hip replacement. A randomised double-blind dose-response study. Thromb Haemost, 2010, 104:642–649

[5] Giugliano RP, Ruff CT, Braunwald E, et al; ENGAGE AF-TIMI 48 Investigators. Edoxaban versus warfarin in patients with atrial fibrillation. N Engl J Med, 2013, 369:2093–2104

[6] Fukuda T, Honda Y, Kamisato C, et al. Reversal of anticoagulant effects of edoxaban, an oral, direct factor Xa inhibitor, with haemostatic agents. Thromb Haemost, 2012, 107:253–259

第 25 章
脊柱手术患者应用抗凝与抗血小板药物的风险

Aaron Hockley, Perry Dhaliwal, W. Bradley Jacobs

　　进行一些特殊的脊柱手术时，术者需要了解在围术期使用抗凝和抗血小板药物的用药策略。第一，由于椎体和椎旁组织供血较丰富，在脊柱手术过程中可能会引起大量出血；在一些复杂的多椎体融合固定操作中，可能会引起大量的骨质出血。第二，脊柱手术术后患者常规需要制动一段时间。第三，术后如果患者出现椎管内出血压迫脊髓，可能会造成永久性的神经功能障碍。鉴于以上几点，医生需要仔细权衡脊柱手术患者围术期使用抗凝与抗血小板药物的风险收益比。医生应平衡患者术中或术后的出血风险和围术期静脉血栓栓塞（VTE）的风险，以期达到患者的最佳预后。

　　本章列举了一些文献综述，讨论普通人群和脊柱疾病患者使用抗凝与抗血小板药物后椎管内出血的风险，同时也探讨脊柱手术患者围术期使用抗凝与抗血小板药物的风险和收益。

抗凝和自发性椎管内出血

1　普通人群使用抗凝与抗血小板药物导致自发性椎管内出血的风险

　　自发性椎管内出血（SSH）是使用抗凝或抗血小板药物导致的脊柱并发症。这种并发症比较罕见。长期使用抗凝或抗血小板药物的患者一旦出现局部脊柱疼痛，伴神经功能障碍，并且凝血指标（PT,

PTT）升高，医生应考虑此病。MRI 是诊断此病的主要检查方法。椎管内出血可以根据解剖部位的不同分为多种类型。椎管内硬膜外血肿（SEH）是最常见的 SSH 类型，占所有 SSH 的 75%；而椎管内硬膜下或蛛网膜下出血较少见；脊髓内出血更为罕见[1]。

在普通人群中，SSH 的发病率很低，但是很难准确估计。1996 年以来，共有 613 例相关文献报道。Kreppel 等总结了迄今大部分的相关文献，针对这 613 例患者进行了荟萃分析[2]。结果发现 29.7% 的 SSH 无明显病因，17% 的 SSH 与患者长期进行抗凝治疗有关。但是单因素的抗凝治疗很难引起 SSH，Kreppel 等推测抗凝治疗需联合其他致病因素才会导致 SSH（如椎体静脉丛压力升高）的风险升高。Angstwurm 和 Frick 总结了 10 441 例因长期抗凝导致出血的患者，发现仅有 1% 的出血患者为椎管内血肿，这也证明了单因素的抗凝治疗很少引起 SSH[3]。另一项研究总结了 3126 例因长期抗凝治疗导致各种并发症的患者，未发现 1 例椎管内出血[4]。

由于抗凝治疗相关性 SSH 的发病率很低，并且缺乏高质量的统计资料，所以目前很难准确估计抗凝治疗导致 SSH 的风险。根据目前的研究资料，粗略估计抗凝治疗引起 SSH 的发病率 <1%，但是与未进行抗凝治疗的患者相比，发病率没有统计学差异。

2 脊柱疾病患者使用抗凝与抗血小板药物导致自发性椎管内出血的风险

广义上讲，脊柱疾病包括脊椎或脊髓外伤（SCI），脊柱退行性病变，脊柱畸形，脊柱肿瘤，脊柱感染，脊椎或脊髓血管病。研究人员一直试图调查这些脊柱疾病患者服用抗凝或抗血小板药物的风险，但目前仍缺乏相关研究文献。

脊柱退行性改变的人群患病率较高，在此单独讨论。根据我们的研究，发现脊柱退行性改变不会增加抗凝治疗患者的椎管内出血风险。同样，脊柱畸形也不会增加抗凝治疗患者的椎管内出血风险。因此脊柱退行性改变和脊柱畸形患者均可以长期服用抗凝或抗血小板药物。

目前已有一些关于脊柱肿瘤患者进行抗凝治疗导致 SSH 的病例报

道。因为研究资料较少，目前尚无相关治疗指南。但是众所周知，恶性肿瘤患者是 VTE 的高发人群，因此评估脊柱肿瘤患者抗凝治疗的风险收益比，一般观点都倾向于使用抗凝治疗。

脊椎或脊髓血管畸形相对少见，但是此类患者进行抗凝治疗的椎管内出血风险很高。目前还没有相关文献准确估计此类患者进行抗凝治疗的出血风险。因此，医生需要根据不同患者的情况，制定个体化的抗凝方案。

抗凝和脊柱手术

脊柱手术患者在围术期如果需要使用抗凝或抗血小板药物，术者需要权衡患者的出血风险和 VTE 风险。不同的脊柱手术，其创伤性和复杂性差异很大，因此患者围术期的抗凝方案取决于脊柱手术的病因和复杂性。

脊柱手术可以分为简单手术和复杂手术。简单手术一般是指择期手术，例如腰椎间盘切除术、椎板切除术、1 或 2 个节段的颈椎前路椎间盘切除融合术。复杂手术包括各种类型的内固定融合术（脊柱外伤、脊柱退行性疾病或脊柱畸形矫正）和前后路联合脊柱手术。另外，医生还需要考虑患者的病因，例如脊柱外伤尤其是伴有脊髓损伤的患者是 VTE 的高发人群，因此针对此类患者需要考虑抗凝治疗。此类患者的抗凝治疗在下面单独讨论。

1　脊柱手术患者术后 VTE 的风险

脊柱手术患者术后在进行预防性抗凝治疗之前，医生需要了解如果患者术后不进行抗凝治疗，出现深静脉血栓（DVT）和肺栓塞（PE）的风险。Cheng 等进行了一项荟萃分析，研究了脊柱手术患者围术期如果不进行预防性抗凝治疗，其 DVT 和 PE 的发生风险[5]。他们根据患者脊柱的不同疾病以及手术，来确定 VTE 的风险分级[5]。这些研究者发现接受脊柱畸形择期手术的患者（3 项研究），术后 DVT 的发病率为 5.3%，PE 的发病率为 2.7%；不伴有脊髓损伤的脊柱外伤患者（2

项研究），术后 DVT 的发病率为 6.0%（另一项研究结果为 18%）；脊柱退行性病变患者（7 项研究），术后 DVT 的发病率为 2.0%。在这 14 项分析研究中，报道了 2 例致死性 PE（1 例发生于脊柱外伤患者术后，1 例发生于脊柱退行性改变患者术后）。最后，Cheng 等提出在不进行预防性抗凝治疗的情况下，脊柱择期手术患者术后 DVT 的发病率为 1%~2%，而脊柱外伤患者术后 DVT 的发病率高达 18%；脊柱择期手术患者术后致死性 PE 的发病率仅为 0.05%，而脊柱外伤患者术后致死性 PE 的发病率为 2%。目前因为研究资料有限，不同手术组的样本量较小，因此证据强度有限。但是一般认为脊柱外伤患者术后 VTE 的发病率相对较高，因此如果脊柱外伤患者需要进行手术治疗，尤其是伴有脊髓损伤的患者，医生需要格外警惕术后 VTE 的发生。

还有 2 篇综述总结了脊柱手术后 VTE 的发病率[6-7]。Sansone 等提出脊柱择期手术患者术后 DVT 的发病率为 1.09%，致死性 PE 的发病率为 0.06%（在进行 DVT 预防性抗凝治疗的情况下）[6]。在更早的 1 篇文献中，作者 Catre 提出脊柱择期手术患者术后 VTE 的发病率粗略估计为 7.1%[7]。但是 Catre 认为综述研究的准确性欠佳，因此这个估计的发病率并不准确。

有研究提出胸腰段脊柱手术患者（脊柱前路手术、脊柱后路手术、脊柱前后路联合手术），如果在术后制动期给予弹力袜联合间歇性充气压力治疗（不进行抗凝药物治疗），其 PE 的发病率为 2.2%[8]。进行脊柱前后路联合手术的患者，其术后 PE 的发病率高达 6.0%（vs 单纯脊柱后路手术患者组，P<0.01）[8]。

Boakye 等利用国家住院患者数据库中的数据，研究了 58 115 例颈椎病患者在脊柱融合手术后出现的相关并发症[9]。结果发现脊髓型颈椎病患者术后 VTE 的发病率达到 0.73%，而单纯颈椎病患者术后 VTE 的发病率为 0.25%。在脊髓型颈椎病患者中，颈椎后路融合术后 DVT/PE 的发病率（1.38%）比颈椎前路融合术后 DVT/PE 的发病率（0.60%）高。高龄、VTE 病史、制动、高血栓形成倾向、恶性肿瘤等危险因素都会增加脊柱手术患者出现 VTE 的风险。一项回顾性研究分析了 35

000 余例脊柱手术患者，提出非恶性肿瘤患者术后 VTE 的发病率达
0.5%（95%CI 0.4%~0.5%），而恶性肿瘤患者术后 VTE 的发病率为 2.0%
（95%CI 1.4%~2.6%）[10]。

　　尽管相关研究资料较少，但是一般认为脊柱手术患者术后发生
VTE 的整体风险较低。其中一些脊柱手术（脊柱外伤手术、脊柱畸形
矫正术、脊柱前后路联合手术和恶性肿瘤）术后的 VTE 风险相对较高。

2　脊柱手术患者围术期的椎管内出血风险

　　医生需要根据脊柱手术的类型来估计患者术后发生 VTE 的风险，
同时也需要在给予抗凝治疗之前评估患者发生出血并发症的风险。尤
其是针对高出血风险的脊柱手术患者，需要调整抗凝药物用量，并且
严密监测，争取早期发现出血并发症。目前有 2 项回顾性研究分析了
脊柱手术患者术后椎管内出血的发病率和危险因素[15-16]。Kou 等分析
了 12 000 例脊柱手术，其中有 12 例术后出现了 SEH（发病率为 0.1%）[16]。
根据 Awad 等的研究结果，15 000 例脊柱手术，有 32 例出现 SEH（发
病率为 0.2%）[15]。这个数据与之前 Aono 等的研究结果一致[17]。Awad
等进一步分析了脊柱手术后易引起 SEH 的危险因素，其中包括患者
年龄 >60 岁，5 个以上的脊柱节段手术，术中出血 >1L，术后 48h 内
INR>2.0，术前使用了非类固醇抗炎药（NSAID）[15]。Kou 等提出多脊
柱节段手术和凝血障碍都是引起脊柱术后 SEH 的高危因素[16]。但是根据
这些研究结果，留置引流管、术中的硬膜切开、体重指数（BMI）、吸
烟和严格控制的抗凝治疗都不会影响患者脊柱术后 SEH 的发病率[15-16]。

　　一般认为术区留置引流管可以降低患者术后发生 SEH 的风险，因
为渗出的血液可从引流管排出。但是有 3 项回顾性研究提出对于单节
段椎板切除术患者而言，术中留置引流管不能降低术后患者 SEH 的发
病率、死亡率和感染率[15-16,18]。

　　最近，一项 2011 年的研究分析了 6000 例脊柱手术患者，结果发
现术后症状性 SEH 的发病率为 0.41%[17]。Aono 等进一步分析了不同脊
柱手术患者术后 SEH 的发病率[17]：标准腰椎间盘切除术为 0（0/1568），
腰椎板切除术为 0.50%（8/1614），后路腰椎椎体间融合术（PLIF）

为 0.67%（8/1191），胸椎板切除术为 4.46%（5/112），颈椎板成形术为 0.44%（4/910），前路颈椎减压术为 0.21%（1/466）。胸椎板切除术患者术后 SEH 的发病率较高，这可能与胸椎椎管直径相对较小有关（与腰椎和颈椎相比）。复杂手术（PLIF）与简单手术（腰椎间盘切除术）相比，SEH 的发病率没有显著升高 [17]。

3 脊柱手术患者术后 VTE 的预防

关于脊柱手术患者围术期 VTE 的预防策略，目前缺乏相关随机对照试验。由于样本量较小，且无症状性 DVT 很难检测到，因此现存的文献研究证明力度有限 [19]。有一项荟萃分析纳入了多种神经外科手术研究（包括脊柱手术），关注了神经外科疾病患者围术期预防 VTE 的问题 [25]。2012 年，Gould 等制定的相关临床指南的基础也是这项研究结果 [19,25]。这项荟萃分析纳入了 7779 例患者，将其随机分为 18 个组，包含了 12 项队列研究。分析结果证明了在神经外科手术后进行预防性干预可以有效降低 VTE 的风险，但是这项分析不是针对单纯的脊柱手术，还包含颅脑手术。作者提出间歇性充气压力治疗（IPC）可以减少 59% 的 DVT 相对风险，但是不能明显减少 PE 的相对风险。采用 LMWH 与弹力袜预防 DVT，前者可以减少 40% 的 DVT 相对风险。但是在其他预防方法对照研究（IPC 组 *vs* 弹力袜组；LMWH 组 *vs* IPC 组；LMWH 组 *vs* UFH 组；UFH 组 *vs* 安慰剂组）中，并没有发现统计学差异 [25]。

此外，采用肝素预防 VTE 与机械性方法相比较，前者并没有显著提高大出血的发病率。但是 LMWH 与单纯机械性方法预防 VTE，前者有增加患者小出血发病率的趋势 [25]。一项小样本量回顾性研究分析了 100 例单节段前路椎体切除术患者，这些患者均单纯使用 IPC，结果仅有 1 例患者术后出现 DVT[26]。

4 脊柱手术患者开始抗凝治疗的时间

有一项回顾性单队列研究分析了脊柱手术患者术前进行抗凝用药后，患者术后 DVT、PE 及 SEH 的发病率 [27]。结果发现脊柱手术患者术前使用普通肝素（UFH）或 LMWH 不会增加患者术后 SEH 的发病率，但是同时也没有降低患者术后 VTE 的发病率。

　　脊柱手术患者在术后早期使用 LMWH 预防 DVT，是否会增加患者的出血风险？ Gerlach 等回顾性分析了 1954 例各种脊柱手术患者，这些患者均在术后 24h 内皮下注射了 LMWH 预防 VTE，术后患者 SEH 的发病率为 0.4%[28]。由此可见，脊柱患者术后 24h 内使用 LMWH 预防 VTE，不会增加患者术后出血风险。另外上述的多种神经外科手术荟萃分析也提出患者在术前、术中、术后接受预防剂量的肝素，3 组患者的大出血发病率不存在统计学差异 [25]。因此根据 Gould 等在 2012 年提出的指南，对于围术期 VTE 高风险患者，在术前和术后早期进行药物预防血栓是安全的 [19]。

5　脊柱手术患者（非外伤性）预防 VTE 的建议

　　基于 Collen 等的研究结果，联合对不同脊柱手术（非外伤性）患者 VTE 风险的评估，Gould 等于 2012 年提出了非外伤性脊柱手术患者预防 VTE 的临床建议 [19,25]。

　　·对于一般非外伤性脊柱手术患者，建议使用机械性方法（IPC）预防 VTE。没有明确证据支持使用 UFH 或 LMWH。

　　·对于 VTE 高风险的非外伤性脊柱手术患者（包括恶性肿瘤患者和脊柱前后路联合手术患者），一旦患者度过出血风险期，建议使用 UFH 或 LMWH 预防 VTE，同时需联合机械性方法。

6　脊柱 / 脊髓外伤患者 VTE 的风险

　　导致外伤的原因多种多样，并且外伤患者是 VTE 的高发人群。在一篇综述中，估计创伤患者 VTE 的发病率在 5%~63%，根据患者不同的创伤类型、防治策略和检测方法，其 VTE 发病率也会不同 [11]。尽管外伤者 VTE 发病率较高，但是由于其出血风险大，医生在制定抗栓方案上存在很大挑战，尤其是内脏、脊柱和头部外伤患者。

　　大量的研究证明脊柱骨折和脊髓损伤是引起 VTE 的危险因素。在 Greenfield 等进行的 VTE 风险评估研究中，已将这两点归为 VTE 的危险因素 [38]。根据前文所述，Cheng 等提出在不进行预防性抗凝治疗的情况下，不伴有脊髓损伤的脊柱外伤患者术后 DVT 的发病率为 6.0%，这一数据高于其他脊柱手术患者 DVT 的发病率[5]。还有研究证明不伴有脊髓损伤的脊柱外伤患者尽管进行各种预防措施，但是 VTE 的发病率依然较高，可达 2.2%[19]。Velmahos 等进行了一项系统性回顾，结果发现与其他创伤患者相比，脊柱骨折患者发生 VTE 的比值比可达 2.3[39]。

尽管脊柱外伤患者发生 VTE 的风险较高，但是如果伴有脊髓损伤，会更增加患者 VTE 的风险。估计 67%~100% 的急性脊髓损伤患者会在伤后前 3 个月内出现 VTE（症状性或无症状性）[12]。VTE 是导致脊髓损伤患者出现并发症和死亡的主要原因，在伤后第 1 年死亡的急性脊髓损伤患者中，有 9.7% 的患者是 VTE 导致的[40]。因此对于脊柱外伤和脊髓损伤患者，医生需要考虑给予预防性抗栓用药。

7 脊柱或脊髓外伤患者围术期椎管内出血的风险

目前很少有文献针对脊柱或脊髓外伤患者，评估其出血风险。迄今为止，有 3 项研究评估了各种外伤患者在不接受抗凝用药的情况下，发生 VTE 的风险。根据这些研究结果，外伤患者 VTE 的总发病率为 0.7%，这一数据说明外伤患者发生出血的风险较低[19]。

同样，目前很少有文献针对使用抗栓药物的脊柱或脊髓外伤患者，评估其出血风险。Christie 等在一篇综述中总结了目前有限的研究资料，提出脊髓外伤患者在接受预防性抗栓用药的情况下，其出血并发症的发病率在 0~2.6%[24]。Boakye 等使用 2008 年国家住院患者数据库，回顾性分析了 31 000 例脊髓外伤的患者，并根据患者脊髓损伤的节段分组，同时也根据手术方式将患者分为非手术组、单纯椎扳切除术组和椎板切除伴脊柱融合术组[13]。这些患者都接受了不同的 VTE 防治措施，并相应持续了一段时间。非手术组患者 VTE 的发病率为 1.4%，单纯椎扳切除术组患者 VTE 的发病率为 2.64%，椎板切除伴脊柱融合术组患者 VTE 的发病率为 2.46%。单纯椎扳切除术组患者术后血肿的发病率为 3.37%，椎板切除伴脊柱融合术组患者术后血肿的发病率为 3.82%。有趣的是，该研究提出非手术组患者伤后血肿的发病率为 0.84%。这一数据与前文所述研究估计的脊柱外伤患者 SEH 的发病率

（1%）相似[14]。在这项研究结果中，T712 节段骨折型脊髓损伤患者术后血肿的发病率最高，达 4.78%，但是同一节段的无骨折型脊髓损伤患者术后血肿的发病率最低，为 1.5%。在脊柱手术组患者中，$T_{1\sim6}$ 节段无骨折型脊髓损伤患者术后 VTE 的发病率最低（0），而同一节段的骨折型脊髓损伤患者术后 VTE 的发病率最高（4.71%）[13]。在非手术组患者中，$T_{7\sim12}$ 节段无骨折型脊髓损伤患者 VTE 的发病率最低（0.98%），而 $T_{1\sim6}$ 节段的骨折型脊髓损伤患者 VTE 的发病率最高（3.3%）[8]。综上所述，与骨折型脊髓损伤患者相比较，无骨折型脊髓损伤患者发生 VTE 和出血并发症的风险相对较小。

8　脊柱或脊髓外伤患者预防 VTE 的方法

　　脊柱或脊髓外伤患者是 VTE 的高发人群，但是出血风险相对较小，因此许多文献支持针对这类患者常规进行抗栓治疗。同时，针对这类患者使用抗栓药物也要考虑是否存在禁忌证，包括严重的颅脑损伤，保守治疗的肝脾外伤，肾功能障碍，伴有 SEH 的脊髓外伤，严重的血小板减少症和凝血障碍[19]。

　　Teasell 等进行了一项大样本量系统性回顾和荟萃分析，评估了脊髓外伤患者预防 VTE 的方法（药物预防法、机械性方法和两者联合的方法）[29]。他们分析了 23 项研究结果，有 13 项研究都是关于脊髓外伤患者预防 VTE 的分析，最终得出了以下结论：首先他们认为脊髓外伤患者伤后使用 UFH（5000U，每天 2 次）预防 DVT，其效果与安慰剂组没有显著统计学差异[30-31]。他们进一步发现脊髓外伤患者伤后使用调整剂量的 UFH 预防 DVT 的效果优于标准剂量的 UFH（5000U，7% vs 31%），但是会增加患者出血的风险（7% vs 0）[32]。Teasell 等还提出脊髓外伤患者伤后使用 LMWH 预防 VTE 的效果优于标准剂量的 UFH，并且患者使用 LMWH 后的出血风险较低[21-22,33-34]。在这些研究中，大部分患者使用的 LMWH 是依诺肝素。但是 Ploimis 等进行的荟萃分析结果并不完全一致，他们提出脊柱外伤患者使用 UFH 或 LMWH 后，发生 PE 的比值比相似（2.8 vs 2.7）[12]。Ploimis 等同时提出与 LMWH 相比较，UFH 会明显增加脊柱外伤患者的出血风险，但是这两种药物引起的其他并发症的发病率没有统计学差异。

另一些研究分析脊髓外伤患者使用 LMWH 预防 VTE 的效果。根据一项纳入了 129 例脊髓外伤患者的随机性研究结果，发现使用 30mg 依诺肝素（每天 2 次，皮下注射）的患者组，其 VTE 发病率和出血并发症发病率与使用 40mg 依诺肝素（每天 1 次，皮下注射）的患者组没有统计学差异[35]。同时，Chiou-Tan 等在一项随机性研究中分析了 95 例脊髓外伤患者，发现使用 5000U 达肝素钠（每天 1 次，皮下注射）的患者组，其 VTE 发病率和出血并发症发病率与使用 30mg 依诺肝素（每天 2 次，皮下注射）的患者组没有统计学差异[35]。

除了 VTE 的药物预防方法，Winemiller 等研究了脊髓外伤患者使用机械性抗栓法的效果[37]。目前明确证明单独使用间歇性充气压力治疗（IPC）或梯度弹力袜（GES）可以减少脊髓外伤患者 VTE 风险的证据有限[37]。有趣的是，目前也没有有力的证据证明脊髓外伤患者使用抗栓药物联合机械设备，其抗栓效果优于单独使用机械设备[12]。但是根据 Winemiller 等的研究结果，他们提出在患者存在抗凝禁忌证（如颅内出血、血胸和其他急性出血）的情况下，使用机械性压力设备可以有助于减少 VTE 的发病率，机械性抗栓法应尽快给患者实施。Teasell 等也提出没有证据证明脊髓外伤患者使用联合抗栓法（药物＋机械设备），其效果优于单独使用 LMWH[29]。但是根据医生的临床直接经验，脊髓外伤患者使用联合抗栓法（药物＋机械设备）预防 VTE 是有效果的，并且不会明显增加患者的出血风险。因此目前针对急性脊柱外伤患者，建议使用联合抗栓法（药物＋机械设备）。等待日后高质量的证据支持或拒绝该方法的应用。

9 脊柱或脊髓外伤患者开始抗凝治疗的时间

Christie 等进行了一项系统性回顾分析，目的是为了明确急性脊髓外伤者进行抗凝治疗预防 VTE 的最佳时间（例如伤后还是术后）[24]。他们随后又进行了一项专项研究，来确定急性脊髓外伤者伤后开始抗凝治疗的最佳时间[20]。在这项研究中，Aito 等将 275 例脊髓外伤患者分为两组：早期预防组（伤后 72h 内开始抗凝治疗）和晚期预防组

（伤后 72h 以后开始抗凝治疗）[20]。所有的患者都同时进行机械性抗栓法（IPC 或 GES）和药物抗栓法（LMWH：那曲肝素）预防 VTE。通过超声检测，早期预防组患者 DVT 的发病率较低（2%），晚期预防组患者 DVT 的发病率较高（26%）。同时还发现与 ASIA 分级 D 级的脊髓外伤患者组较 ASIA 分级 A 级的脊髓外伤患者更容易出现 DVT（7% vs 36%）。基于这些研究证据，Christie 等建议针对急性脊髓外伤患者应在伤后早期（伤后 <72h）开始进行 VTE 的预防[24]。

除此之外，Christie 等还评估了急性脊髓外伤患者围术期使用药物预防 VTE 的效果。两项前瞻性研究[21-22] 和一项回顾性研究[23] 解决了这一问题。这些研究的结果表明急性脊髓外伤患者围术期使用抗栓药物后，出血并发症的发病率较低（0~2.6%），PE 发病率为 0~5.2%，症状性 DVT 为 0~1.7%，这些数据都没有明显高于基线水平。因此，基于这些研究证据，Christie 建议急性脊髓外伤患者需在手术当天的早上停用 LMWH，并在术后 24h 内恢复使用。

10　脊柱或脊髓外伤患者预防 VTE 的建议

通过修改 Gould 等[19] 提出的针对所有严重创伤患者（包括脊柱和脊髓外伤）的临床指南，结合其他针对脊髓外伤患者 VTE 预防的研究结果[24,29]，提出以下建议。

·UFH、LMWH 或 IPC 等预防措施有助于减少脊髓外伤患者 VTE 的发生。

·使用抗血栓药物预防 VTE 应在脊髓外伤患者伤后 72h 内开始。

·脊髓外伤患者手术当天早上应停用 LMWH，并在术后 24h 内恢复使用。

·对于 VTE 高风险的严重外伤患者（包括急性脊髓外伤患者和需行手术的脊柱外伤患者）而言，在没有禁忌证的情况下，建议联合使用抗栓药物和机械性设备预防 VTE。

·对于严重外伤患者（包括急性脊髓外伤患者和需行手术的脊柱外伤患者）而言，如果患者存在使用 LMWH 和 UFH 的禁忌证，建议使用机械性方法预防 VTE，优先选择 IPC。如果患者度过出血风险期或者禁忌证已被处理，可以恢复抗凝治疗。

· 对于急性脊髓外伤患者并且需要进行脊柱手术，下腔静脉（IVC）过滤器植入不作为预防 VTE 的首选方法。

关键点

· 接受严格控制的抗凝治疗的患者发生自发性椎管内出血的风险很小，与没有接受抗凝治疗的患者的出血发病率相比，无统计学差异

· 没有证据证明对脊髓血管畸形患者进行抗凝治疗，会增加出血的风险

· 脊柱手术患者发生 VTE 的总体风险较低，但有个别脊柱手术患者（如脊柱外伤手术、脊柱畸形矫正术、脊柱前后路联合手术、恶性肿瘤）发生 VTE 的风险相对较高

· 脊柱手术后出现症状性椎管内硬膜外血肿的风险在 0.1%~0.4%，其危险因素包括较复杂的手术操作、术中较多的失血、术后早期 INR 升高和胸椎手术

· 脊髓外伤患者是 VTE 的高发人群，估计 67%~100% 的急性脊髓损伤患者会在伤后前 3 个月内出现 VTE

· VTE 是脊髓外伤患者出现并发症和死亡的主要原因，在伤后第 1 年死亡的急性脊髓损伤患者中，有约 10% 的患者是 VTE 导致的

回顾性问题

1. 椎管内自发性出血大部分发生在哪个解剖部位？

A. 硬膜下

B. 蛛网膜下腔

C. 硬膜外

D. 脊髓内

2. 下列哪种情况最常见于椎管内自发性出血？

A. 抗凝治疗

B. 脊髓血管畸形

C. 血液异常

D. 无明显病因

3. 下列哪种脊柱手术与不会增加患者围术期 VTE 的风险？

A. 腰退化性关节炎

B. 脊柱畸形

C. 脊髓肿瘤

D. 脊柱骨折

4. 下列哪种手术术后发生症状性椎管内硬膜外血肿的风险最高？

A. 颈椎板成形术

B. 胸椎板切除术

C. 腰椎体间融合术

D. 颈前路减压融合术

5. 关于行脊柱手术患者开始抗凝治疗的时间，下列陈述正确的是？

A. 与术后用药效果相比，术前给予抗凝治疗不会增加术后出血的风险，也不会降低术后 VTE 的风险

B. 与术后用药效果相比，术前给予抗凝治疗会增加术后出血的风险，但会降低术后 VTE 的风险

C. 与术后用药效果相比，术前给予抗凝治疗会增加术后出血的风险，也会增加术后 VTE 的风险

D. 与术后用药效果相比，术前给予抗凝治疗会降低术后出血的风险，也会降低术后 VTE 的风险

6. 关于脊髓外伤患者 VTE 预防的措施，下列哪项不正确？

A. LMWH 是药物预防的选择

B. 应常规联合使用药物和机械性预防方法

C. 应常规应用 IVC

D. 应在患者伤后 72h 内使用抗栓药物预防 VTE

参考文献

[1] Cakirer S, Basak M, Galip GM. Cervical hematomyelia secondary to oral anticoagulant therapy: case report. Neuroradiology, 2001, 43:1087–1088

[2] Kreppel D, Antoniadis G, Seeling W. Spinal hematoma: a literature survey with meta-analysis of 613 patients. Neurosurg Rev, 2003, 26:1–49

[3] Angstwurm H, Frick E. Neurologic complications of anticoagulant therapy. Munch Med Wochenschr, 1967, 109:1103–1109

[4] Petrov V, Collignon J, Stevenaert A. Spinal epidural and subdural hematomas during anticoagulant therapy (author's transl.). Acta Neurol Belg, 1979, 79:398–408

[5] Cheng JS, Arnold PM, Anderson PA, et al. Anticoagulation risk in spine surgery. Spine, 2010, 35(9, Suppl):S117–S124

[6] Sansone JM, del Rio AM, Anderson PA. The prevalence of and specific risk factors for venous thromboembolic disease following elective spine surgery. J Bone Joint Surg Am, 2010,92:304–313

[7] Catre MG. Anticoagulation in spinal surgery. A critical review of the literature. Can J Surg, 1997, 40:413–419

[8] Dearborn JT, Hu SS, Tribus CB, et al. Thromboembolic complications after major thoracolumbar spine surgery. Spine, 1999, 24:1471–1476

[9] Boakye M, Patil CG, Santarelli J, et al. Cervical spondylotic myelopathy: complications and outcomes after spinal fusion. Neurosurgery, 2008, 62:455-461, discussion 461–462

[10] White RH, Zhou H, Romano PS. Incidence of symptomatic venous thromboembolism after different elective or urgent surgical procedures. Thromb Haemost, 2003, 90:446–455

[11] Toker S, Hak DJ, Morgan SJ. Deep vein thrombosis prophylaxis in trauma patients. Thrombosis, 2011, 2011:505373 doi:10.1155/20111505373

[12] Ploumis A, Ponnappan RK, Maltenfort MG, et al. Thromhoprophylaxis in patients with acute spinal injuries: an evidence-based analysis. J Bone Joint Surg Am, 2009, 91:2568–2576

[13] Boakye M, Patil CG, Santarelli J, et al. Laminectomy and fusion after spinal cord injury: national inpatient complications and outcomes. J Neurotrauma, 2008, 25:173–183

[14] Foo D, Rossier AB. Post-traumatic spinal epidural hematoma. Neurosurgery, 1982,11(1 Pt 1):25–32

[15] Awad JN, Kebaish KM, Donigan J, et al. Analysis of the risk factors for the development of post-operative spinal epidural haematoma. J Bone Joint Surg Br, 2005, 87:1248–1252

[16] Kou J, Fischgrund J, Biddinger A, et al. Risk factors for spinal epidural hematoma after spinal surgery. Spine, 2002, 27:1670–1673

[17] Aono H, Ohwada T, Hosono N, et al. Incidence of postoperative symptomatic epidural hematoma in spinal decompression surgery. J Neurosurg Spine, 2011, 15:202–205

[18] Payne DH, Fischgrund JS, Herkowitz HN, et al. Efficacy of closed wound suction drainage after single-level lumbar laminectomy. J Spinal Disord, 1996, 9:401–403

[19] Gould MK, Garcia DA, Wren SM, et al. Prevention of VTE in nonorthopedic surgical patients: Antithrombotic Therapy and Prevention of Thrombosis. 9th ed. American College of Chest Physicians Evidence-Based Clinical Practice Guidelines. Chest, 2012, 141(2 Suppl):e227S–277S

[20] Aito S, Pieri A, D'Andrea M, et al. Primary prevention of deep venous thrombosis and pulmonary embolism in acute spinal cord injured patients. Spinal Cord, 2002, 40:300–303

[21] Green D, Chen D, Chmiel JS, et al. Prevention of thromboembolism in spinal cord injury: role of low molecular weight heparin. Arch Phys Med Rehabil, 1994, 75:290–292

[22] Anon; Spinal Cord Injury Thromboprophylaxis Investigators. Prevention of venous thromboembolism in the acute treatment phase after spinal cord injury: a randomized, multicenter trial comparing low-dose heparin plus intermittent pneumatic compression with enoxaparin. J Trauma, 2003, 54:1116–1124, discussion 1125–1126

[23] Harris S, Chen D, Green D. Enoxaparin for thromboembolism prophylaxis in spinal injury: preliminary report on experience with 105 patients. Am J Phys Med Rehabil, 1996, 75: 326–327

[24] Christie S, Thibault-Halman G, Casha S. Acute pharmacological DVT prophylaxis after spinal cord injury. J Neurotrauma, 2011, 28:1509–1514

[25] Collen JF, Jackson JL, Shorr AF, et al. Prevention of venous thromboembolism in neurosurgery: a metaanalysis. Chest, 2008, 134:237–249

[26] Epstein NE. Intermittent pneumatic compression stocking prophylaxis against deep venous thrombosis in anterior cervical spinal surgery: a prospective efficacy study in 200 patients and literature review. Spine, 2005, 30:2538–2543

[27] Cunningham JE, Swamy G, Thomas KC. Does preoperative DVT chemoprophylaxis in spinal surgery affect the incidence of thromboembolic complications and spinal epidural hematomas? J Spinal Disord Tech, 2011, 24:E31–E34

[28] Gerlach R, Raabe A, Beck J, et al. Postoperative nadroparin administration for prophylaxis of thromboembolic events is not associated with an increased risk of hemorrhage after spinal surgery. Eur Spine J, 2004, 13:9–13

[29] Teasell RW, Hsieh JT, AubutJ-AL, et al; Spinal Cord Injury Rehabilitation Evidence Review Research Team. Venous thromboembolism after spinal cord injury. Arch Phys Med Rehabil,

2009, 90:232–245

[30] Merli GJ, Herbison GJ, Ditunno JF, et al. Deep vein thrombosis: prophylaxis in acute spinal cord injured patients. Arch Phys Med Rehabil, 1988, 69:661–664

[31] Frisbie jH, Sasahara AA. Low dose heparin prophylaxis for deep venous thrombosis in acute spinal cord injury patients: a controlled study. Paraplegia, 1981, 19:343–346

[32] Green D, Lee MY, lto VY, et al. Fixed-vs adjusted-dose heparin in the prophylaxis of thromboembolism in spinal cord injury. JAMA, 1988, 260:1255–1258

[33] Green D, Lee MY, Lim AC, et al. Prevention of thromboembolism after spinal cord injury using low-molecular-weight heparin. Ann Intern Med, 1990, 113:571–574

[34] Anon.; Spinal Cord Injury Thromboprophylaxis Investigators. Prevention of venous thromboembolism in tile rehabilitation phase after spinal cord injury: prophylaxis with low-dose heparin or enoxaparin. J Trauma, 2003, 54:1111–1115

[35] Hebbeler SL, Marciniak CM, Crandall S, et al. Daily vs twice daily enoxaparin in the prevention of venous thromboembolic disorders during rehabilitation following acute spinal cord injury. J Spinal Cord Med, 2004, 27:236–240

[36] Chiou-Tan FY, Garza H, Chan K-T, et al. Comparison of dalteparin and enoxaparin for deep venous thrombosis prophylaxis in patients with spinal cord injury. Ami Phys Med Rehabil, 2003, 82:678–685

[37] Winemiller MH, Stolp-Smith KA, Silverstein MD, et al. Prevention of venous thromboembolism in patients with spinal cord injury: effects of sequential pneumatic compression and heparin. J Spinal Cord Med, 1999, 22:182–191

[38] Greenfield LJ, Proctor MC, Rodriguez JL, et al. Posttrauma thromboembolism prophylaxis. J Trauma, 1997, 42:100–103

[39] Velmahos GC, Kern J, Chan LS, et al. Prevention of venous thromboembolism after injury: an evidence-based report-part II : analysis of risk factors and evaluation of the role of vena caval filters. J Trauma, 2000, 49:140–144

[40] DeVivo MJ, Krause JS, Lammertse DP. Recent trends in mortality and causes of death among persons with spinal cord injury. Arch Phys Med Rehabil, 1999, 80:1411–1419

问题答案

1. C
2. D
3. A
4. B
5. A
6. C

第 **26** 章
脊柱手术特殊病例分析

W.Bradley Jacobs

术中对出血和凝血的处理和术后对静脉血栓栓塞（VTE）的预防在脊柱手术中非常重要。现代脊柱外科治疗范围跨度很大，包含了许多疾病，不同疾病对患者凝血和止血的要求也不尽相同。此章节通过罗列一些特殊病例，来阐释止血和抗凝在脊柱手术的重要性。

病例 1：椎管狭窄

1 病 史

一位 67 岁男性患者，既往有高血压和糖尿病史，双腿渐进性疼痛 18 个月，并放射至小腿。走很短的距离就会出现腿部疼痛，当坐位或身体前弯时症状就会完全缓解。检查没有发现神经功能的异常，足背动脉搏动正常。MRI 检查显示继发于小关节病和黄韧带肥厚的 $L_{3/4}$ 和 $L_{4/5}$ 的椎管狭窄（中央型狭窄和侧隐窝狭窄）。基于详细的临床病史和明确的影像学检查结果，患者被诊断为腰椎管狭窄导致神经源性跛行，建议行 $L_{3/4}$ 和 $L_{4/5}$ 微创腰椎管减压术。

2 手 术

给该患者施行腰椎管微创减压术。患者俯卧于 Jackson 脊柱手术台上（OSI，Union City，CA）进行手术。患者术前就开始进行间歇充气加压治疗（IPC）。术中失血 75ml。术后继续进行 IPC，并鼓励患者术后早期下床行走。没有使用抗凝药物预防静脉血栓栓塞。患者手术耐受良好，并在第 2 天早上出院。

3 讨 论

脊柱手术例如椎间盘切除术、椎板切除术和 1 到 2 个的椎间盘融合手术，这些手术一般不会出现大量失血，因此，围术期患者的止血并不是一个难解决的问题。但是，患者合适的体位有助于减少术中出血，并且加强止血的效果。Jackson 脊柱手术台可以使患者处于俯卧位，同时腹部悬空，降低下腔静脉压力，从而也减少了硬膜外静脉丛的充血[1]。因此在理论上，Jackson 脊柱手术台可以减少脊椎静脉丛压力，从而减少脊柱手术的出血量。

患者在手术前后都进行了间歇充气加压治疗，因为对于 VTE 低风险的脊柱手术患者来说，已证明间歇充气加压治疗可以达到与药物预防相似的效果。接受普通脊柱手术的患者通常建议在术后早期就下床活动，这样就不需要用药物预防 VTE。脊柱微创手术技术可以进一步减轻患者术后疼痛，并且允许患者更早的下床活动，许多简单的脊柱手术仅住院 1d 就可以出院。如果患者存在其他因素（例如有 VTE 史、恶性肿瘤、因围术期并发症导致患者活动受限）可以增加 VTE 的风险，建议使用药物预防 VTE。

病例 2：脊柱畸形（脊柱的矢状面失衡）

1 病 史

一位 61 岁男性患者，数月前出现明显的大腿疼痛，渐进性加重并放射至两侧小腿。患者最开始表现为久站后腰背部疼痛，随后逐渐出现身体不能笔直的站立，最终发展为大腿跛行性疼痛。患者 30 年前因脊柱侧凸行 T_{10} 至 L_3 前外侧脊柱内固定手术（Dwyer 术式），1 年前因心肌梗死放置了一个冠状动脉支架，并长期服用氯吡格雷和阿司匹林。

体格检查显示胸椎严重后凸及腰椎过度前弯。未发现相关神经功能缺失。脊柱侧凸 X 线检查显示 T_{10} 至 L_3 之前已通过 Dwyer 手术固定，以及 17.5cm 的脊柱矢状面失衡（图 26.1），$L_{4/5}$ 和 L_5/S_1 的椎间盘退行性病变。腰椎 MRI（图 26.2）显示 $L_{4/5}$ 和 L_5 至 S_1 严重的椎管狭窄（中央型狭窄和侧隐窝型狭窄）。

患者诊断为脊柱固定后矢状面失衡，以及附近节段的椎管狭窄。经与患者协商，并慎重权衡手术治疗风险和收益之后，建议行 T_3– 髂骨内固定融合术，联合多处胸椎 Smith-Petersen 截骨术、L_2 经椎弓根椎体截骨术、以及 $L_{4/5}$ 和 L_5/S_1 经椎间孔腰椎间融合术，以期治疗患者脊柱矢状面失衡及椎管狭窄。

2　手　术

术前对患者进行了详细的心脏功能评估。心脏科医生建议术前 7d 停止氯吡格雷的使用，但是可以继续服用阿司匹林。并建议术后尽快恢复氯吡格雷的服用，最好是在术后 48h 内。

手术当天，患者在手术开始前就装上了 IPC 设备，随后俯卧于 Jackon 脊柱手术台上。手术时间总计为 12h，术中出血 2.75L。术中输注了 4U 红细胞，血红蛋白维持在 90~100mg/L。在整个手术过程中，患者血小板及凝血指标一直保持在正常水平，因此术中没有输注血小

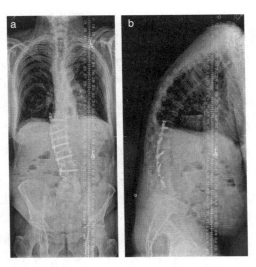

图 26.1　**站立位脊柱 X 线片**　a. 前后位。b. 侧位。结果显示 T_{10} 至 L_3 之前已通过 Dwyer 手术固定，严重的脊柱矢状面失衡

板或新鲜冰冻血浆（FFP）。手术刚开始就给予了100mg/kg的氨甲环酸（TXA），并且在随后的手术过程中以10mg/（kg·h）的输注速度维持。术中没有使用自体血液回收。术中仔细电凝止血，并且对伤口谨慎的包扎。硬膜外静脉出血及松质骨出血是通过使用Floseal（Baxter Healthcare SA，Zurich，Switzerland）来止血

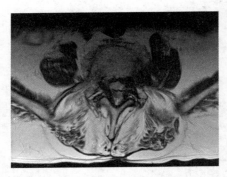

图26.2　$L_{4/5}$轴位MRI（T2加权）显示严重的中央型和侧隐窝型椎管狭窄

的，Floseal是一种含有人类凝血酶，并携带圆形胶原蛋白凝胶颗粒的止血溶剂。患者手术耐受良好，且血流动力学一直保持稳定。

患者术后转入重症监护病房，第2天早上拔除气管插管后搬入脊柱外科病房。术后立即使用IPC设备预防VTE。患者术后前2d的术区引流量较高（分别为450ml和300ml），在术后第2天患者血红蛋白为72g/L，因此输注了2U的红细胞。

患者术后第3天引流量显著减少，因此恢复氯吡格雷的使用。由于手术较大，术后需要限制患者活动，且患者康复时间较长，因此每天分两次给予患者5000U的普通肝素皮下注射，预防VTE的发生。

3　讨　论

这个脊柱手术病例非常复杂，医生需要把握的关键点包括围术期抗血小板药物的使用、患者术中液体管理以及在患者大量失血的情况下如何减少稀释性凝血障碍、术中如何达到最佳止血效果，以及复杂脊柱手术后的VTE预防。

抗血小板治疗是预防脑血管及冠状动脉血栓形成的常用措施。越来越多的患者联用阿司匹林和氯吡格雷进行抗血小板治疗，尤其是冠状动脉支架植入术后患者。氯吡格雷是噻吩并吡啶类药物，可以抑制腺苷二磷酸，而腺苷二磷酸可以诱导血小板聚集，所以氯吡格雷具有强大的抗血小板作用。因此如果患者需要进行复杂的脊柱手术时，需

停用氯吡格雷，因为氯吡格雷会增加术中和术后的出血风险。通常情况下，氯吡格雷应该在术前 7d 停止服用，使患者可以重新建立正常的血小板功能。如果患者需要快速的拮抗氯吡格雷的药效，最好的方法就是输注血小板。在此次特殊病例中，评估患者停用阿司匹林的风险较大，因此在患者没有停用阿司匹林的情况下进行复杂的脊柱手术。在这种情况下，医生应该谨慎监测患者术中的凝血功能，如果患者术中大量失血，需要立即输注血小板。

目前术前停用抗血小板药物的最佳时间已经明确，但是手术之后什么时间重新恢复抗血小板治疗，现在仍不清楚。通常情况下，如果患者术后止血效果良好，那么建议在术后 12~48h 内重新恢复氯吡格雷的使用。但是需要强调的是，也有一些病例报道在氯吡格雷治疗过程中，患者在术后 12d 出现迟发性硬膜外血肿 [2]。因此建议如果脊柱手术患者术后继续接受抗血小板治疗，需要进行密切的随访。

如果患者进行较大的脊柱手术，由于术中失血并且大量补液，可能会引起稀释效应，出现凝血障碍。另外手术也会直接损害患者纤维蛋白原或纤维蛋白的聚合过程，并且直接消耗血小板和凝血因子，从而造成凝血障碍。在较大的脊柱手术中，提高血制品的使用量（血红蛋白维持在 100g/L），会限制晶体液的使用，同时减少了稀释性凝血障碍的发生。在长时间的脊柱手术中，需要严密监测患者血小板、INR、纤维蛋白原水平，指导血液制品输注用量。

抗纤溶药物如 TXA、蛋白酶抑制剂和 ε - 氨基己酸等已被广泛纳入研究，这些药物可以在不增加 VTE 风险的情况下，减少患者术中失血量和输血量。一些研究表明在心脏手术中，蛋白酶抑制剂比 TXA 更有效，但是在骨科手术中两者效果并没有显著差异 [3]。近期一项关于 TXA 用于脊柱手术的荟萃分析进一步表明 TXA 可以安全有效地减少手术失血量和输血量，尤其是在 TXA 的使用剂量高于 15mg/kg 的情况下 [4]。在作者所在的医疗机构中，对于复杂性脊柱手术的患者常规会进行大剂量的 TXA 输注。

对于复杂性脊柱手术，术中可以考虑使用自体血液回收装置，例如 Cell Saver（MA），这可以减少同种异体血液的输注。术区的出血可通过吸引器回收，经过过滤、抗凝、洗涤，最后输回患者体内。自体血液回收操作安全且有效，并且可以降低失血量大于 500ml 的手术成本。但是，在许多复杂性脊柱手术中，当术中失血量超过 1000ml 时，输注的同种异体血液量显著增加，自体血液回收的作用会逐渐降低。

对于一些复杂性脊柱手术来说，其手术持续时间较长，并且术后患者活动受限，医生必须谨慎预防 VTE 的出现。因此在手术开始前就建议常规使用 IPC 设备。如果手术中止血充分，建议在患者住院期间给予普通肝素或低分子量肝素（LMWH）来预防 VTE。

病例 3：急性脊髓损伤

1　病　史

一位 28 岁男性患者，因骑摩托车速度过快导致交通事故，摔入 9 米之外的山涧中。患者自述受伤时上下肢均不能活动，感觉丧失，同时伴有颈部剧烈疼痛。急诊就诊时测量血压为 85/35mmHg，心率 47/min，没有其他系统损伤。神经功能查体：根据美国脊柱损伤协会分级（ASIA），患者 C_5 颈髓 A 级损伤。颈椎 X 线片（图 26.3）显示颈椎脱位，颈椎 CT（图 26.4）证实 $C_{6/7}$ 骨折脱位。

2　手　术

患者为急性、完全性颈髓损伤，立即行手术切开复位，并联合经前后路 C_{5-7} 内固定术（图

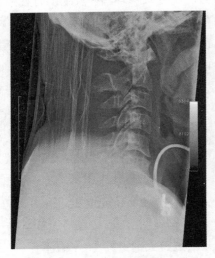

图 26.3　颈椎 X 线片显示颈椎 $C_{6/7}$ 错位

26.5）。手术顺利，但是术后患者神经功能并没有改善，仍然是 ASIA 分级 C$_5$ 颈髓 A 级，四肢瘫痪。术后第 1 天开始长期给予 LMWH，预防 VTE。

3　讨　论

该病例和先前的复杂性脊柱手术病例不同。该病例强调早期使用 LMWH 来预防 VET 发生。用药的持续时间尚不确定，但一般认为只要没有出现禁忌证就应长期使用。

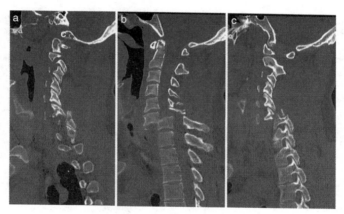

图 26.4　颈椎 CT 证实 C$_{6/7}$ 骨折脱位，伴脊椎前移　a. 左旁矢状位。b. 正中矢状位。c. 右旁矢状位

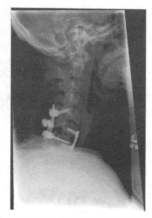

图 26.5　术后颈椎 X 线片显示环形减压及 C$_{5-7}$ 内固定

参考文献

[1] Lee TC, Yang LC, Chen HJ. Effect of patient position and hypotensive anesthesia on inferior vena caval pressure. Spine, 1998, 23:941–947, discussion 947–948

[2] Carragee EJ, Golish SR, Scuderi GJ. A case of late epidural hematoma in a patient on clopidogrel therapy postoperatively: when is it safe to resume antiplatelet agents? Spine J, 2011, 11: e1–e4

[3] Nguyen TT, Mitski MA. Anesthetic management for adult spine deformity surgery. Semin Spine Surg, 2009, 21:24–32

[4] Li ZJ, Fu X, Xing D, et al. Is tranexamic acid effective and safe in spinal surgery? A meta-analysis of randomized controlled trials. Eur Spine J, 2013, 22: 1950–1957

第 **27** 章

脑或脊髓置管患者使用抗凝与抗血小板药物的风险

Benjamin A. Rubin, Jeffrey H. Wisoff

血栓和出血的预防和治疗是神经外科医生需要面对的最大矛盾。在患者具有伴随疾病且长期服用抗血小板和抗凝药物的情况下，手术的风险会改变医生的治疗策略[1]。目前还没有明确的规范指南使治疗的收益最大化。本章重点探讨在患者进行脑脊液分流、脑室外引流、颅内压监测、腰大池外引流的情况下，使用抗凝和抗血小板药物的风险与收益。

不同的外科医生或医疗机构对患者进行抗凝治疗的方案存在许多不同。目前对长期接受抗凝和抗血小板治疗的患者进行神经外科手术的相关研究也较少。针对有出血并发症的脑和脊髓置管患者，医生常常需要观察患者的临床状态、预测患者的恢复过程并估计患者的风险收益比来决定如何进行抗凝治疗。本章着重讨论一些脑和脊髓置管手术的相关问题，以及作者在这方面的临床经验和治疗规范。目前已有一些针对这些临床问题的研究正在进行，但是仍然需要进一步的前瞻性研究来确定最佳的治疗方案。

脑脊液分流术

脑脊液分流术在 20 世纪 50 年代就开始应用。治疗对象主要是儿童，因为脑积水是脑脊液分流术的主要适应证[2]。到 20 世纪 60 年代，脑脊液分流术开始用于正常压力型脑积水（NPH）的治疗[3]。NPH 在高龄患者中常见，这些患者常常因为伴随疾病而长期接受抗凝和抗血小板治疗，因此医生需要警惕手术可能引起的相关并发症。

置入分流管可能引起的并发症包括感染、分流管堵塞、癫痫、硬膜下血肿和罕见的脑内出血[4]。NPH 患者是脑脊液分流术的适应人群。但是在 NPH 患者中，许多人因为心血管疾病而长期接受抗血小板或抗凝治疗。但是目前很少有研究分析脑室腹腔分流（VP）患者长期服用抗凝或抗血小板药物的出血概率。

文献中很少报道脑室导管相关性出血的病例，但是这不能反映真实的出血概率[5]。在作者的研究中，术后经 CT 或 MRI 检查，有 1% 的 VP 分流手术患者会出现脑室导管周围的明显出血，但是这些出血不会产生症状。

除了常规的实验室检查以外，医生还需要了解患者是否有出血史，包括异常出血的家族史。这可以帮助医生筛选易发生出血并发症的高危患者，并针对该类患者进行充分的术中止血[6]。

脑脊液分流术一般不是急诊手术，所以医生有时间制定最佳的治疗方案。因此针对长期使用抗凝或抗血小板药物的患者，在进行脑脊液分流术之前需要谨慎评估药物的风险。目前没有明确的循证医学证据来确定在脑脊液分流术围术期使用抗凝或抗血小板药物的规范，很多医疗机构制订的相关治疗方案是基于一些针对非神经外科患者的研究结果[7]。

作者所在的医疗机构使用的脑脊液分流术围术期的抗凝用药方案，是参考了药学、心脏病学、麻醉学和神经外科材料学的相关领域建议而制订的。一般情况下，长期服用阿司匹林的患者需要在脑脊液分流术前 7d 就停止使用药物。氯吡格雷也需要在术前 7d 停药。长期服用抗凝药物（华法林）的患者需要在术前 5d 停药，并且术前患者的国际标准化比值（INR）须达到正常水平。如果患者心血管疾病的风险较高，可以使用低分子量肝素（LMWH）代替华法林，并可持续使用至术前 24h。

分流管堵塞是 NPH 患者脑脊液分流术后常见的并发症。最常见的堵塞部分是远端（腹腔内分流管）堵塞，并且只能通过腹腔手术重新调整远端分流管。因为腹腔分流管调整手术没有涉及颅内导管的操作，所以患者围术期不用常规停用阿司匹林，这是因为形成腹腔伤口血肿的可能性较小。但是抗凝药物需要停药，停药方案与上述脑脊液分流术一样。

在脑脊液分流术后，什么时候重新恢复抗凝或抗血小板治疗较为安全目前存在很大争议。医生需要综合考虑患者术中情况、术后临床状态和术前风险分级等相关因素。一般情况下，抗血小板及抗凝药物可以在患者术后 5~7d 重新恢复使用。但是对于某些血栓高风险患者，可以在术后 2~3d 就开始恢复使用抗血小板药物。在每天监测凝血指标的情况下，抗凝药物可以在血栓高风险患者术后第 3 天重新恢复使用，且无须使用 LMWH 进行过渡性抗凝治疗。在患者恢复抗血小板或抗凝治疗之前，需常规行 CT 或 MRI 检查，以确保没有明显的颅内出血。

在脑脊液分流术围术期，建议常规使用药物预防 DVT。且用药方案与其他颅内手术的用药方案相似[1]。患者住院期间每日给予预防剂量的 LMWH。术前 24h 停药，术后如果没有出现出血性并发症，可在术后 24h 继续用药。除了 DVT 的药物预防，所有患者需要联合下肢的间歇性充气压力治疗。如果患者脑脊液分流术后状态良好，应鼓励早期下床活动，这对预防 DVT 和肺栓塞（PE）是非常关键的。

另一个关于脑脊液分流术常见的并发症是硬膜下血肿。但是目前很少有研究专门评估长期接受抗血小板或抗凝治疗的患者进行脑脊液分流术后出现硬膜下血肿的风险。一般认为脑脊液的过量分流和脑脊液动力学的突然变化是导致硬膜下血肿发生的可能原因。一些研究数据表明使用可调压式分流阀可以降低出现硬膜下血肿的风险[8]，但是目前还没有在前瞻性随机对照研究中证实。许多患者最初可以表现为慢性硬膜下水囊瘤，并延展到大脑轴外间隙。再次强调，使用抗虹吸作用的分流阀可以固定压力、调节分流速度，以及避免分流过度导致的硬膜下空间扩张，这将减少脑脊液分流术后硬膜下血肿发生的风险[9]。

长期服用抗凝和抗血小板药物的患者在脑脊液分流术后，需要通过临床检查和影像学检查严密监测。目前有一些研究结果表明 NPH 患者在脑脊液分流术后使用华法林不会增加硬膜下血肿的风险。除此之外，还有研究提出围术期停用华法林，并且将患者凝血系列指标维持在正常水平，不会增加患者血栓栓塞并发症的发生风险[9]。目前的研究由于试验设计的限制，很难提供很明确的建议。这需要将来进一步的研究为这一领域的工作提供指导。

脑室外引流及颅内压力监测

脑室外引流（EVD）及颅内压（ICP）监测的使用在神经外科很常见。在很多神经外科疾病中，这是很重要的诊断和治疗方法。在神经外科疾病中，有很多原因可以导致急性脑积水的出现，包括急性动脉瘤破裂导致的蛛网膜下出血、外伤性脑损伤、脑内和脑室内出血、手术源性脑积水、术后脑脊液漏。EVD 和 ICP 设备通常放置于重症监护病房（ICU）或急诊室的床旁。EVD 和 ICP 也常用于长期使用抗血小板或抗凝药物的神经外科疾病患者。医生需要掌握患者使用的抗血小板或抗凝药物与 EVD 和 ICP 导致的颅内出血之间的关系，但是目前的相关研究很少。

与其他手术一样，放置 EVD 或 ICP 时也有颅内出血的风险。已有研究证明 EVD 和 ICP 导致的颅内出血估计在 1%~8%。大多数影像学阳性的 EVD/ICP 相关性颅内出血患者，其临床症状却并不明显，仅有 2% 的患者是有症状的[10-11]。尽管相关研究较少，但是许多动脉瘤性蛛网膜下腔出血的患者需要放置 EVD，且相关研究很多，可以从中获取一些有用的信息。动脉瘤破裂导致的蛛网膜下腔出血患者常常需要床旁放置 EVD 来预防急性脑积水的发生。同时随着血管内介入技术的发展，弹簧圈栓塞或支架辅助的弹簧圈栓塞技术可以治愈越来越多的动脉瘤患者。那些支架植入的患者需要在围术期使用阿司匹林和氯吡格雷来预防支架相关性血栓形成。Kung 等发现有支架植入的患者放置 EVD 后，影像学阳性的出血率高达 32%[11]。这些患者中有 8% 的患者会出现临床症状。而对照组动脉瘤患者仅接受了弹簧圈栓塞，没有服用阿司匹林或者氯吡格雷，放置 EVD 后发生症状性颅内出血的风险仅为 0.9%[11]。

长期接受抗血小板或抗凝治疗的患者如果出现脑实质内出血或脑室内出血，常需要立即进行脑脊液引流或 ICP 监测来预防颅内情况的恶化。尽管没有 1 级证据的相关指南，但是一般认为这类患者需要停用抗凝和抗血小板药物，且在大多数情况下会在放置 EVD 或 ICP 之前迅速纠正患者的抗凝状态。建议针对长期使用抗血小板药物的患者，需及时输注血小板；针对长期使用抗凝药物的患者，需在放置 EVD 或 ICP 之前输注凝血因子或新鲜冰冻血浆和维生素 K 来纠正患者抗凝状态。详细的拮抗药物以及它们的药理机制已在第 14 章详细讲述。在手术前患者需进行多次的实验室检查来确保正常的血小板功能和凝血连锁反应。如果患者病情危重，没有时间纠正患者的抗凝状态，医生需要慎重权衡手术的风险收益比，并且与患者家属协商确定最后的治疗方案。

脑室内出血患者需要放置 EVD 预防急性脑积水，但是经常会遇到血块堵塞外引流管。尽管一些外引流管堵塞可以通过床旁的冲洗，清除血凝块，使引流通畅，但是很多情况下冲洗后导管依然引流不通畅，且可能会反复堵塞。在紧急情况下，当患者 ICP 持续增加且引流管没有脑脊液流出时，需在对侧脑室再放置一个 EVD。如果患者 ICP 稳定，病情不紧急，常使用重组组织纤溶酶原激活剂（rtPA）鞘内注射[12]。注射方法是先抽出 6ml 的脑脊液，将 1mg 的 rtPA 融入 1ml 的无菌生理盐水中并通过引流管注射，然后用 5ml 生理盐水将 rtPA 冲进脑室，最后夹闭 EVD1h。在这 1h 内，需要持续监测患者 ICP。如果患者 ICP 增加到 20mmHg 以上，在使用过其他降颅内压的方法后可以打开外引流。每 12h 可注射一次 rtPA，可以通过头部 CT 检查来确定患者脑室内血凝块是否溶解。尽管仍存在争议，但是有一些研究证明这一方法可以改善患者的长期预后[12]。

需要放置 EVD 进行脑脊液分流或者放置 ICP 监测高颅压的患者常常病情危重。同时这类患者也有极高的 DVT 风险。迄今为止，没有确切的研究评估对放置 EVD 或 ICP 的患者使用预防 DVT 的药物的安全性及有效性。作者的做法是常规在患者放置 EVD 或 ICP 后复查头部 CT。如果患者没有导管相关性出血，可在术后 24h 开始皮下注射肝素（SQH）来预防 DVT。根据尚未发表的回顾性研究数据，SQH 不会增加放置 EVD 或 ICP 的患者的出血风险。再次强调，间歇性充气压力治疗是预防 DVT 非常重要的辅助手段。如果放置 EVD 或 ICP 的患者出现 DVT 或者 PE，并不建议全剂量的抗凝。需要根据患者具体情况进行风险收益评估，一部分患者可以先拔除 EVD 或者 ICP，然后进行系统性抗凝治疗。对于不能进行系统性抗凝治疗的患者而言，可以植入下腔静脉过滤器预防 PE[13]。

腰大池置管和腰椎穿刺

腰大池置管外引流（LD）可用于很多的临床情况，是神经外科常用的手术操作。它的应用范围广泛，可用于术后脑脊液引流，外伤性脑脊液漏，颅内动脉瘤手术中的常规放置和其他颅底手术。腰大池置管外引流也常用于患者术前的诊断性检查和 NPH 患者的评估[14]。近期，有研究证据支持主动脉瘤支架植入的患者需行腰大池置管，脊柱手术的患者进行腰大池置管可以增加患者术后的脊髓血液灌注[15]。尽管腰大池置管应用广泛，但是对于长期接受抗血小板或抗凝治疗的患者行腰大池置管的安全性，目前很少有相关试验进行研究。

使用 LD 的主要风险包括腰椎硬膜外血肿以及过度引流和低颅压导致的颅内硬膜下血肿。

患者放置 LD 后需要严密监测，如果患者出现相关神经功能障碍，提示有并发症的发生。患者在术前需要进行运动和感觉检查，并且翔实地记录下来，在术后需要严密监测患者运动和感觉变化。脑脊液收集系统可以在单位时间内限制脑脊液引流量，它的出现减少了过度引流引起的相关并发症，包括低颅压性头痛及颅内硬膜下血肿[14]。尽管现在的操作技术安全性大幅提升，但是一旦患者放置 LD 后出现任何神经功能的变化，医生应该给予重视，并立即进行临床检查及影像学检查。

如果长期使用抗血小板或抗凝药物的患者需要放置 LD，医生需要注意一些问题。目前没有直接的研究评估脑脊液引流的患者使用药物预防 DVT 时发生出血的风险。在开始使用预防剂量的抗凝药物之前，医生需要根据患者不同情况考虑用药的风险收益比。例如一位严重脑损伤后卧床不起的患者，放置 LD 后具有很高的 DVT 风险，但是一位 NPH 患者放置 LD 后能早期下床活动，该患者的 DVT 风险显著降低。NPH 患者放置 LD 后，预防 DVT 的方法包括皮下注射肝素，每天两次，这种方法具有很低的出血并发症发病率[14]。一些脑血管手术的相关研究资料发现，放置 LD 的患者在脑血管手术中进行全身肝素化不会增加硬膜外血肿或硬膜下血肿的风险[15]。

对于这些放置 LD 的患者，如何使用抗血小板或抗凝药物，处理方案与 VP 分流的患者基本相似。放置 LD 前需停止用药，患者的凝血指标也需达到正常水平。拔除 LD 后，患者可以恢复术前的抗凝状态，且不需要进行影像学复查，除非患者出现病情恶化或出现新的症状。对于需要紧急放置 LD 的患者，医生需要迅速制订合适的方案，立即纠正患者的抗凝状态。

另一个和 LD 技术相似的常用操作是腰椎穿刺（LP）。LP 是应用非常广泛的床旁操作，其适应证很广泛。LP 可作为诊断性操作，也可以作为治疗性干预，并且操作成本低，相对安全。同样很少有研究关注长期使用抗血小板或抗凝药物的患者进行 LP 的出血风险。和 LD 一样，在进行 LP 之前确定患者凝血及血小板功能正常是很重要的。如果长期接受抗血小板或抗凝治疗的患者需要行 LP，那么必须在操作前适当纠正患者抗凝状态。如果患者术后出血风险较高，必须密切监测，警惕患者任何神经功能的变化。和 LD 一样，LP 操作也会有出现腰椎硬膜下或硬膜外血肿的风险。尽管与持续性脑脊液外引流相比，LP 主要用于脑脊液样本的采集，但是也有一小部分患者会在术后出现脑脊液持续引流至硬膜外间隙，因此 LP 也有过度引流导致颅内硬膜下血肿的风险。如果患者 LP 术后仍有过度引流的症状，则需要在硬膜外腔注射自体静脉血[16]。

其他考虑

脑内和椎管内的植入手术不仅仅局限于脑脊液分流、EVD、ICP 监测和 LD，还有很多其他操作，包括脑深部电刺激，癫痫的硬膜下电极监测及致痫灶的孤立手术，颅内及腰椎鞘内给药等。关于前面提到的脑和脊髓的导管置入，很少有研究关注放置这些导管的患者出现出血并发症的风险。抗血小板及抗凝药物的使用不可避免地会增加出血风险，确定这些药物的使用对脑内或椎管内有植入物的患者的影响是很重要的。

尽管脑内或椎管内有植入物的患者要避免所有的出血风险是不切实际的，但是掌握患者的凝血状态以及围术期对患者抗血小板和抗凝治疗的适当处理可以降低这一风险。出血并发症和血栓栓塞并发症之间的平衡取决于围术期患者明确的风险分级、用药的时机和药物的选择。密切监测患者临床状态可以早期确定并发症的出现，并进行合适的治疗。针对长期接受抗凝或抗血小板治疗的患者，最佳的治疗干预还需要进一步的研究数据收集。

── 关键点 ──

- 脑脊液分流、脑室外引流、ICP 监测或 LD 患者，在术前或术后是否常规用药预防 DVT，医生需要根据患者的不同情况权衡风险收益比
- 医生应该鼓励患者早期下床活动，并且重视间歇性充气压力

治疗，因为这是预防 DVT 以及 PE 的主要方法

· 如果长期服用抗凝或抗血小板药物的患者需要进行脑脊液分流术，须在术前评估患者停药后的风险

· 术后患者如何恢复抗凝或抗血小板治疗，需要基于患者术前的风险分级和患者的临床情况

· 在紧急情况下，长期服用抗血小板或抗凝药物的患者如果需要放置脑室外引流、ICP 监测或 LD，医生在术前需迅速纠正患者的抗凝状态，使患者的凝血指标达到正常水平

回顾性问题

1.VP 分流术患者，插入脑室内导管后，下列哪项是正确的？

A.5% 患者会出现症状性脑室导管相关性出血

B.1% 患者会出现症状性脑室导管相关性出血

C.5% 患者会出现无症状性脑室导管相关性出血

D.1% 患者会出现无症状性脑室导管相关性出血

E. 症状性脑室导管相关性出血是罕见的

2. 关于 VP 分流手术的治疗方案，下面哪种陈述是正确的：

A. 术前 7d 应停用阿司匹林

B. 术前 3d 应停用氯吡格雷

C. 术前 6h 应停用普通肝素

D. 术前 24h 应停用 LMWH

E. 术前 1d 应停用达比加群

3. 关于脑室外引流或者 ICP 监测的使用，下面的表述哪项是正确的？

A.8% 的患者会出现症状性导管相关性出血

B.2% 的患者会出现症状性导管相关性出血

C.8% 的患者会出现无症状性导管相关性出血

D.2% 的患者会出现无症状性导管相关性出血

E. 症状性导管相关性出血是罕见的

4. 在紧急情况下,进行脑室外引流或 ICP 监测的说法,下面的选项哪项是正确的?

A. 在这种情况下,阿司匹林不能显著增加症状性或无症状性出血的风险

B. 在这种情况下,氯吡格雷不能显著增加症状性或无症状性出血的风险

C. 在这种情况下,使用阿司匹林或氯吡格雷的患者发生无症状性出血的风险高达 32%

D. 在这种情况下,使用阿司匹林或氯吡格雷的患者发生症状性出血的风险为 8%

E. 长期使用阿司匹林或氯吡格雷的患者在术前应接受血小板输注和去氨加压素(DDAVP)用药

5. 关于维持脑室外引流管通畅,下面哪项表述正确?

A. 血凝块可以从通过冲洗引流管清除

B. 可换一个引流管

C. 可以插入第 2 个引流管

D. 如果患者可以耐受夹闭引流管 1h,就可以用重组组织纤溶酶原激活剂(rtPA)冲洗引流管。rtPA 可以每 12h 重复使用一次

6. 关于有脑室外引流管的患者,下面的陈述哪项是正确的?

A. 放置外引流后,患者需要复查头部 CT,观察是否存在导管相关性出血

B. 在脑室外引流管放置之前、之间或之后,可以运用机械设备来预防 DVT

C. 普通肝素预防 VTE 可以在脑室外引流管放置 24h 后开始使用

D. 使用 LMWH 在预防 VET,可以在脑室外引流管放置之前、之间、之后进行

E. 如果患者有使用抗凝药物的禁忌证,下腔静脉滤器是一种减少患者出现 DVT 的有效方法

参考文献

[1] Collen JF, Jackson JL, Shorr AF, et al. Prevention of venous thromboembolism in neurosurgery: a meta analysis. Chest, 2008, 134:237–249

[2] Kanclasamy J, Jenkinson MD, Mallucci CL. Contemporary management and recent advances in paediatric hydrocephalus. BMJ, 2011,343:d4191

[3] Toma AK, Stapleton S, Papadopoulos MC, et al. Natural history of idiopathic normal-pressure hydrocephalus. Neurosurg Rev, 2011, 34:433–439

[4] Zhou F, Liu Q, Ying G, et al. Delayed intracerebral hemorrhage secondary to ventriculoperitoneal shunt: two case reports and a literature review. Int J Med Sci, 2012, 9: 65–67

[5] Misaki K, Uchiyama N, Hayashi Y, et al. Intracerebral hemorrhage secondary to ventriculoperitoneal shunt insertion-four case reports. Neurol Med Chir (Tokyo), 2010, 50:76–79

[6] Seicean A, Schlitz NK, Seicean S, et al. Use and utility of preoperative hemostatic screening and patient history in adult neurosurgical patients. J Neurosurg, 2012, 116:1097–1105

[7] Chassot PG, Marcucci C, Delabays A, et al. Perioperative antiplatelet therapy. Am lam Physician, 2010, 82:1484–1489

[8] Zemack G, Romner B. Adjustable valves in normal-pressure hydrocephalus: a retrospective study of 218 patients. Neurosurgery, 2002,51:1392–1400, discussion 1400–1402

[9] Goodwin CR, Kharkar S, Wang P, et al. Evaluation and treatment of patients with suspected normal pressure hydrocephalus on long-term warfarin anticoagulation therapy. Neurosurgery, 2007,60:497–501, discussion 502

[10] Bauer DF, Razdan SN, Bartolucci AA, et al. Meta-analysis of hemorrhagic complications from ventriculostomy placement by neurosurgeons. Neurosurgery, 2011,69: 255–260

[11] Kung DK, Policeni BA, Capuano AW, et al. Risk of ventriculostomy-related hemorrhage in patients with acutely ruptured aneurysms treated using stent-assisted coiling. J Neurosurg, 2011, 114:1021–1027

[12] Dunatov S, Antoncic I, Bralic M, et al. Intraventricular thrombolysis with rt-PA in patients with intraventricular hemorrhage. Acta Neurol Scand, 2011, 124:343–348

[13] Imberti D, Ageno W, Dentali F, et al. Retrievable vena cava filters: a clinical review. J Thromb Thrombolysis, 2012, 33:258–266

[14] Governale LS, Fein N, Logsdon J, et al. Techniques and complications of external lumbar drainage for normal pressure hydrocephalus. Neurosurgery, 2008, 63(4, Suppl 2):379–384, discussion 384

[15] Estrera AL, Sheinbaum R, Miller CC, et al. Cerebrospinal fluid drainage during thoracic aortic repair: safety and current management. Ann Thorac Surg, 2009, 88:9–15, discussion

[16] Vos PE, de Boer WA, Wurzer JA, et al. Subdural hematoma after lumbar puncture: two case reports and review of the literature. Clin Neurol Neurosurg, 1991, 93:127–132

问题答案

1. A：错误；B：错误；C：错误；D：正确；E：正确
2. A：正确；B：错误；C：正确；D：正确；E：错误
3. A：错误；B：正确；C：正确；D：错误；E：错误
4. A：错误；B：错误；C：正确；D：正确；E：正确
5. A：正确；B：正确；C：正确；D：正确
6. A：正确；B：正确；C：正确；D：错误；E：错误

第 28 章
小儿神经外科手术失血的预防与治疗

Julia Sharma, John R.W. Kestle, and Ash Singhal

小儿神经外科手术的失血问题是神经外科医生需要重点关注的，尤其是在颅缝早闭、脊柱侧弯和颅内肿瘤的手术中。在小儿神经外科手术中，例如颅缝早闭手术，患儿术后会一直伴有血红蛋白低下，并且手术失血占全身总血量的比例较成人高。这是因为幼儿要到出生后 8~12 周，血红蛋白浓度才能达到生理值的下线（9~12g/L）[1]。婴儿的头部供血占全身总血量的比例比成人高 [2]，所以小儿颅脑手术造成的失血比例较成人高。另外，胎儿血红蛋白的携氧能力强，向组织细胞转运的氧气较少，所以新生儿和婴儿失血的后果较成人更加严重 [3]。

小儿失血可导致许多并发症。根据小儿围术期心跳骤停（POCA）注册表，12% 的术中心跳骤停儿童是由于手术失血导致血容量降低引起的，其中大部分的病例出现在神经外科手术中 [4]。这说明小儿神经外科医生需要慎重考虑手术的失血问题，并且制订最佳的手术策略降低患儿的手术风险。

与成年人相比，儿童出现输血不良事件的概率相对较高 [5]。根据英国输血风险调查数据，儿童最常见的输血不良事件是输注不正确的血液成分，占全部不良事件的 82.2%[6]。其他不良事件包括急性输血反应、迟发性输血反应、输血相关性急性肺损伤（TRALI）、输血相关性移植物抗宿主病及输血性传染病等 [6]。尤其是婴儿有着更高的输血风险，其不良反应的发病率是成年人的 3 倍。成年人中，每输注 100 000U 的红细胞就有 13 例输血不良事件发生；在年龄 <18 岁的患

者中，输血不良事件的发病率约为 18 ∶ 100 000；而在年龄 <12 个月的婴儿中，输血不良事件的发病率增加至 37 ∶ 100 000[6]。虽然输血相关并发症的总发病率比较低，但是许多内科医生和普通大众仍然很关注输血问题，尤其是儿童输血问题[7]。因此，减少手术失血和减少同种异体输血在小儿神经外科中至关重要。目前关于如何预防和处理小儿神经外科手术失血的研究很多。本章总结了目前广泛应用的相关血液学辅助方法和近期的循证医学证据。

静脉血栓栓塞不良事件（深静脉血栓或肺栓塞）在小儿神经外科中很罕见，故在本章中不进行重点讨论。

术前策略

术前有许多方法可以减少小儿神经外科手术中的输血需求。血细胞比容（Hct）可以作为患儿对输血需求的预测，故术前患儿的 Hct 值必须达到最佳状态[8]。另外，如果患儿术前 Hct 值维持在较高水平，可以进行术前自体血储备（PABD），这种方法可以避免同种异体输血的风险。PABD 将在下文重点讨论。

1 补充铁剂

术前补充铁剂可以减少术中输血的患者比例，这在成人患者中已经被证明[9]。补充铁剂可以采用口服或静脉输注的方式。尽管这种方法还没有充足的证据支持其在术前常规使用，但是铁剂价格便宜，已作为促红细胞生成素治疗的辅助方法，在小儿手术前广泛使用，用来提高患儿的 Hct 水平[10-11]。

2 促红细胞生成素

促红细胞生成素治疗可以在术前升高患儿的 Hct 水平。Krajewski 等进行了一项随机对照试验[12]，对于需要接受颅缝早闭手术的患儿在术前 3 周开始皮下注射促红细胞生成素或普罗克瑞（一个提高促红细胞生成素水平的重组蛋白），血液检查发现患儿术前 Hct 水平增加了 56.2%。另外，促红细胞生成素治疗联合 PABD，可以显著降低同种异体输血率（5% *vs* 对照组的 100%），同时也可以显著减少每个患儿的平均输血量（0.05 *vs* 对照组的 1.74 儿科单位）。在小儿脊柱手术领域也做过相似的研究[13]。促红细胞生成素适合用于不能或不愿输血的患者。

3　PABD

PABD 是患者术中输注自体血的一种方法，这可以减少患者同种异体输血的需求。在儿科手术中，如果术前预测术中失血量有可能达到总血容量的 20%，会在术前进行 PABD[14]。在小儿神经外科手术中，PABD 主要用于脊柱侧凸手术，因为这类患儿的年龄相对较大，对 PABD 的耐受性较强。PABD 一般用于体重 >20kg 的患儿，但也有病例报道用于年龄 <3 个月，体重 <5.8kg 的患儿[15-16]。这种方法减少了患儿对同种异体血液的需求。在术中，PABD 相对自体血液回收有很大优势，PABD 不用等待收集足够的失血后再进行回输。有一篇关于儿童 PABD 的综述总结了 17 项研究结果，提出 PABD 可以使63%~95% 的患儿避免同种异体输血[14]。目前对 PABD 的最佳时间仍存在一些争议。血液储备完成和手术之间的时间间隔延长，患儿可以通过补充促红细胞生成素来升高 Hct，但是同时因延长了自体血液的储存时间而增加了溶血的风险。

PABD 的使用也存在不足。首先患儿会有打针恐惧症，其次自体血收集可能会使患儿出现失血的症状。

4　定向献血

定向献血是患者家庭成员在术前献血，为患者手术做准备。许多人认为这种方式可以降低输血性传染病的风险，但是多伦多儿童医院调查发现患儿亲属献血导致患儿感染传染病的概率是志愿者献血的 10倍[17]。但是，定向献血确实可以降低患儿接受不同捐赠者血液的概率，当儿童接受多种不同捐赠者的血液时容易产生抗体，所以定向献血对儿童患者来说意义重大。还有一些研究者提出定向献血会增加移植物抗宿主病的风险，这种并发症非常罕见，且致死率高。因为人类白细胞抗原（HLA）纯合型更常见于直系家属成员中[18]。另外从医学伦理方面而言，定向献血的捐赠者和接受者都没有匿名，许多捐献者是迫于情感压力而献血的。因此，定向献血并没有在大多数的医疗机构常规使用。

术中策略

1 术中血液回收

术中血液回收系统是常用的血液储存技术，患者术中的失血可以被收集，经过滤后回输至患者体内。一项调查研究估计这一技术已应用于 26% 的颅骨早闭手术[19]。儿童的血液回收系统已被开发应用。针对成年人，近期一项荟萃分析提出术中自体血液回收与同种异体输血相比，可以减少 21% 的风险[20]。在小儿神经外科手术中，Cell Salvage 可以明显减少患儿接受同种异体输血的概率，如脊柱侧弯和颅骨早闭手术[12,21-22]。根据文献报道，经自体血液回收的血样本，微生物污染率为 38.5%~68.4%[23-24]。尽管回收血似乎有很高的污染率，但是患者术后血培养却是阴性的，没有发现同一种类的细菌，这提示这种污染可能不会影响患者的临床状态。

2 高容量血液稀释

高容量血液稀释（HH）是采用胶体液来稀释患者血液的，常用的是羟乙基淀粉。这种技术可以稀释患者的循环血，因此患者术中的失血仅有较低的 Hct，这样患者丢失的红细胞数量将会减少。另外，HH 可以降低患者血液黏度并导致外周阻力下降，因此可以增加组织灌注。有研究证明，HH 可以明显减少小儿脊柱侧弯手术的同种异体输血量[25]。

3 急性等容量血液稀释

急性等容量血液稀释（ANH）是采用血液稀释的原理并联合自体血液回收。它与 HH 不同，ANH 是在患者麻醉后预先采集一定量的血液，同时输入等量的晶体液和胶体液以维持血容量大致正常，在手术后期再将预采的血液回输该患者。ANH 技术的优势在于可以及时给患者回输血液，而不需要等待回收足够数量的血液后再回输。尽管 ANH 存在这些理论上的优势，但是目前还没有充分的研究证据支持 ANH 技术的常规使用[26]。在一项关于小儿颅缝早闭手术的随机对照研究中，发现 ANH 技术的使用对患儿同种异体血液输注量、同种异体输血的风险以及出院时 Hct 并没有影响[27]。另外，HH 比 ANH 更方便，数学模型提示 HH 可以达到 ANH 的相同效果，但比 ANH 更加安全，尤其是当患儿失血量 / 总血量比小于 40% 时[28]。

4　控制性降压

控制性降压是指在手术过程中将血压调至较低水平，进而减少术中失血量，这种技术目前存在很大争议。在儿科，控制性降压的目标是将患儿的平均动脉压（MAP）维持在 50~65mmHg 或将 MAP 降低 20%[21]。这种技术有发生缺血的风险，对于血容量过低、高颅压、终末器官血流量较少的患者是禁忌使用的。尽管控制性降压技术可能对接受脊柱手术的大龄儿童有益，但是在小儿颅脑手术中是限制使用的，因为控制性降压会影响患儿的脑灌注。

5　抗纤溶药物

纤维蛋白是血栓形成基本成分。抗纤溶药物可以通过阻止纤维蛋白的降解来减少围术期出血。最常用的抗纤溶药物包括蛋白酶抑制剂，氨甲环酸、甘氨酸。

蛋白酶抑制剂是来源于牛肺的非选择性丝氨酸蛋白酶抑制剂。它通过对纤溶酶、胰蛋白酶、血浆血管舒缓素和组织血管舒缓素的直接抑制来发挥作用[29-30]。氨甲环酸和 ε - 甘氨酸是人工合成赖氨酸类似物，可以竞争性地抑制纤溶酶原向纤溶酶的转化，其中纤溶酶可以使纤维蛋白降解。

一些临床研究已经证明在小儿神经外科手术中，抗纤溶药物如蛋白酶抑制剂、氨甲环酸和甘氨酸可以明显减少手术失血和输血量[31-32]。一篇关于小儿脊柱侧凸手术的综述提出抗纤溶药物组与安慰剂组相比，患儿的输血风险无明显差异，但是抗纤溶药物组患儿的输血量和失血量较对照组减少[30]。也有研究证明蛋白酶抑制剂相较于其他抗纤溶药物，更能有效地减少术中失血量[33-34]。但是，2007年加拿大抗纤溶药物试验发现蛋白酶抑制剂会增加患者30d内的死亡率，并且与其他抗纤溶药物相比，患者出现心血管不良事件的风险增加[33]。这使得蛋白酶抑制剂退出了全球市场。

6 重组凝血因子Ⅶa

重组凝血因子Ⅶa（rFⅦa）是一种止血剂，可在损伤部位促进凝血酶的产生，激活血小板，进而加强血小板在损伤部位的黏附和聚集[35]。近期rFⅦa被批准用于血友病患者的治疗。对于在需要控制术中出血或新生儿颅内出血等特定情况下的非血友病患者，rFⅦa可以超越说明书范畴使用[36-37]。支持rFⅦa术中用药的证据很少，大部分证据都是基于其止血能力的主观评价。在一项近期的回顾性研究中，388例患儿接受了rFⅦa用药，经医生主观评价有82%的患儿在用药后出血减少[35]。在小儿神经外科领域中，仅有一些病例报道和一项多病例分析评价rFⅦa的使用效果，但是结果提示该药的使用前景很好[38-40]。Hesel等进行了一项多病例分析[38]，有8例患儿为了控制住致死性大出血，静脉注射了rFⅦa，这种出血很难通过标准神经手术技术及输注血液制品来控制。除1例外，其他患儿接受rFⅦa后，成功地控制了出血，并完成了手术。使用rFⅦa时需要注意的问题是患者发生血栓栓塞相关不良事件的风险。但是有2篇关于小儿病例的综述提出，小儿使用rFⅦa发生血栓的风险很低，介于0.8%~5.4%[35,41]。

7 醋酸去氨加压素（DDAVP）

醋酸去氨加压素（二氨基–8–D–精氨酸加压素，DDAVP）是一种用于血友病、获得性血小板紊乱性疾病及尿毒症患者的血管加压素类似物，可以缩短患者的出血时间，加强术中止血效果[42]。对于非凝血功能异常的患者而言，DDAVP也可以用于一些心脏手术或者复杂的脊柱手术的术中止血。针对成人患者，预防性应用DDAVP已被证明可减少手术失血量和输血量[43]。在小儿脊柱侧凸的研究中，一项随机对照试验提示诱导麻醉后立即给予DDAVP可以使患儿总失血量减少19%[42]。

输血方案

　　不同的医疗中心输血指标也不同，并且输血方案取决于患儿当时的临床状态。在患儿快速失血的情况下，血流动力学参数可作为输血的指标。例如，低血红蛋白或 Hct 的低血压、心动过速、代谢性酸中毒，外周灌注减少或少尿中存在血红蛋白 / 红细胞压积水平较低均可以作为输血的适应证。

　　一些医疗机构采用的是绝对输血指标。普遍认为当血红蛋白浓度须低于 7~8g/dl 或者 Hct 小于 0.21~0.3 时才能输血 [12,44]。在作者所在的医疗机构，为了减少输血率，患儿的血红蛋白浓度须达到 5g/dl 时才给予输血。摒弃严格的输血指标，再结合技术的辅助，在作者所在的医疗机构行矢状面颅缝早闭手术的输血率从 42% 降低至 11%[7]。

　　越来越多的证据证明运用输血指标可以减少同种异体输血量[45-46]。在一项包含 637 例危重症儿童的随机试验中，以 7g/dl 为输注红细胞的指标降低了 44% 的输血需求，并且没有增加发生不良事件的风险[46]。

　　很多临床医生提议摒除自由输血策略，仅在血红蛋白达到最低指标时再输血（如血红蛋白 7g/dl），同时结合患者血流动力学不稳定的临床证据。

结　论

　　预防和处理术中失血是小儿神经外科手术的关键，因为小儿即使是少量出血也会占总血容量的较高的比例。另外，儿童更容易出现输血相关性不良反应，故减少同种异体血制品的输注是围术期管理的关键。在一些情况下，促红细胞生成素和铁剂可以在术前提高患儿 Hct 水平。在特定情况下也可以考虑术前自体血储备。血液稀释方法可以有效减少同种异体输血的风险，因为这种方法可以减少单位失血量的红细胞的丢失。术中自体血液回收目前在小儿手术中广泛应用，有证据证明这种方法可降低同种异体血液输注率。当术中出血很难控制时，可以采用其他药物如抗纤维蛋白酶原、rFⅦa 及去氨加压素等来达到止血目的。最后，合理的输血指标和方案可以减少儿童输血率，应该长期贯彻实行。

关键点

- 静脉血栓栓塞不良事件（深静脉血栓和肺栓塞）在神经外科小儿患者中不常见
- 婴儿在出生后 8~12 周时，血红蛋白浓度才能达到生理值的下限（9~12g/L），这会影响患儿对手术失血的耐受
- 与成年人相比，儿童（尤其是婴儿）更容易出现输血相关性不良反应，但是其发病率仍很低，在（18~37）：100 000
- 减少同种异体输血的术前策略包括给予铁剂、促红细胞生成素以及大龄儿童的术前自体血储备
- 当前，大部分医疗机构并没有常规使用定向献血
- 减少同种异体输血的术中策略包括术中血液回收系统，高容量血液稀释和抗纤维蛋白溶酶的使用
- 输血标准和方案对术前、术中、术后的输血指导很重要。合理的输血标准和方案可以在不影响患者预后的情况下减少同种异体输血

回顾性问题

1. 对错题：

A. 小儿手术中 12% 的心跳骤停继发于失血导致的低血容量。

B. 儿童输血相关不良反应的发病率为 18：100 000

C. 婴儿输血相关不良反应的发病率为 37：100 000

D. 成年人输血相关不良反应的发病率为 13：100 000

2. 对错题：

A. 一般在患者术前 3~4d 使用促红细胞生成素

B. 术前补充铁剂被建议用于所有的儿科神经外科手术中

C. 小儿脊柱侧凸手术建议采用自体血回输

D. 定向献血常规用于所有小于 3 岁的小儿神经外科手术患儿

3. 对错题：

A. 术中血液回收可以用于所有的小儿神经外科手术中

B. 术中血液回收在脊柱侧凸和颅缝早闭的手术中能有效减少同种异体输血

C. 术中回收血样的微生物污染很少引起临床症状

D. 高容量血液稀释方法是术前血液移除联合胶体液输注

E. 高血容量血液稀释方法是术前胶体液的输注

4. 对错题：

A. 急性等容量的血液稀释方法是术前血液移除和晶体或胶体液替代

B. 急性等容量的血液稀释方法是晶体或胶体液的输注

C. 同种异体输血风险较高的患儿可以进行高容量血液稀释

D. 同种异体输血风险较高的患儿可以进行等容量血液稀释

E. 同种异体输血风险较高的患儿可以进行控制性降压减少患儿的血液丢失

5. 对错题：

A. 抗纤溶药物通过增加纤维蛋白的降解来减少围术期出血

B. 氨甲环酸和 ε - 甘氨酸阻止纤溶酶原活化为纤溶酶

C. 蛋白酶抑制剂直接阻止纤维蛋白

D. 没有证据支持对同种异体输血高风险患者选择使用抗纤溶药物可减少失血

E. 抗纤溶药物不能影响输血的风险，但是可以减少输血量及失血量

6. 关于在小儿神经外科的输血，下面哪项陈述是正确的？

A. 在患儿没有低血压、少尿，周围静脉灌注减少的情况下，不应该进行输血

B. 普遍认为血红蛋白为 9g/dl 时，需要输血

C. 普遍认为血红蛋白 <7g/dl 时，需要输血

D. 当血红蛋白 <7g/dl 时，如果患者血流动力学不稳定，需要输血

E. 合理的输血标准可以安全的减少同种异体输血率

参考文献

[1] Marks PW. Approach to anemia in the adult and child//Hoffman F, Benz EJ, Silberstein LE, et al, eds. Hematology: Basic Principles and Practice. 6th ed. Philadelphia: Elsevier Saunders, 2013:418–426

[2] Stricker PA, Shaw TL, Desouza DG, et al. Blood loss, replacement, and associated morbidity in infants and children undergoing craniofacial surgery. Paediatr Anaesth, 2010, 20:150–159

[3] Steinberg MH, Benz EJ Jr, Adewoye AH, et al. Pathobiology of the human erythrocyte and its hemoglobins//Hoffman F, Benz EJ, Silberstein LE, et al, eds. Hematology: Basic Principles and Practice. 6th ed. Philadelphia: Elsevier Saunders, 2013:406–417

[4] Bhananker SM, Ramamoorthy C, Geiduschek JM, et al. Anesthesia-related cardiac arrest in children: update from the Pediatric Perioperative Cardiac Arrest Registry. Anesth Analg, 2007, 105:344–350

[5] Harrison E, Bolton P. Serious hazards of transfusion in children (SHOT). Paediatr Anaesth, 2011, 21:10–13

[6] Stainsby D, Jones H, Wells AW, et al; SHOT Steering Group. Adverse outcomes of blood transfusion in children: analysis of UK reports to the Serious Hazards of Transfusion scheme 1996-2005. Br J Haematol, 2008, 141:73–79

[7] Hentschel S, Steinbok P, Cochrane DD, et al. Reduction of transfusion rates in the surgical correction of sagittal synostosis. J Neurosurg, 2002, 97:503–509

[8] Faris PM, Spence RK, Larholt KM, et al. Tile predictive power of baseline hemoglobin for transfusion risk in surgery patients. Orthopedics, 1999, 22(1, Suppl): s135–s140

[9] Beris P, Mufioz M, García-Erce JA, et al. Perioperative anaemia management: consensus statement on the role of intravenous iron. Br J Anaesth, 2008,100:599–604

[10] Fearon JA, Weinthal J. The use of recombinant erythropoietin in the reduction of blood transfusion rates in craniosynostosis repair in infants and children. Plast Reconstr Surg,

2002, 109:2190–2196

[11] Vitale MG, Privitera DM, Matsumoto H, et al. Efficacy of preoperative erythropoietin administration in pediatric neuromuscular scoliosis patients. Spine, 2007, 32:2662–2667

[12] Krajewski K, Ashley RK, Pung N, et al. Successful blood conservation during craniosynostotic correction with dual therapy using Procrit and cell saver. J Craniofac Surg, 2008, 19: 101–105

[13] Vitale MG, Levy DE, Park MC, et al. Quantifying risk of transfusion in children undergoing spine surgery. Spine J, 2002,2:166–172

[14] Lauder GR. Pre-operative predeposit autologous donation in children presenting for elective surgery: a review. Transfus Med, 2007, 17:75–82

[15] Longatti PL, Paccagnella F, Agostini S, et al. Autologous hemodonation in the corrective surgery of craniostenosis. Childs Nerv Syst, 1991, 7:40–42

[16] Fukahara K, Murakami A, Ueda T, et al. Scheduled autologous blood donation at the time of cardiac catheterization in infants and children. J Thorac Cardiovasc Surg, 1997, 114: 504–505

[17] Wales PW, Lau W, Kim PCW. Directed blood donation in pediatric general surgery: Is it worth it? J Pediatr Surg, 2001,36:722–725

[18] Anderson KC, Weinstein HJ. Transfusion-associated graft-versus-host disease. N Engl J Med, 1990,323:315–321

[19] Stricker PA, Cladis FP, Fiadjoe JE, et al. Perioperative management of children undergoing craniofacial reconstruction surgery: a practice survey. Paediatr Anaesth, 2011, 21:1026–1035

[20] Carless PA, Henry DA, Moxey AJ, et al. Cell salvage for minimising perioperative allogeneic blood transfusion. (Review) Cochrane Database Syst Rev, 2010, 4:CD001888

[21] Bowen RE, Gardner S, Scaduto AA, et al. Efficacy of intraoperative cell salvage systems in pediatric idiopathic scoliosis patients undergoing posterior spinal fusion with segmental spinal instrumentation. Spine, 2010, 35:246–251

[22] Mirza AH, Aldlyami E, Bhimarasetty C, et al. The role of perioperative cell salvage in instrumented anterior correction of thoracolumbar scoliosis: a case-controlled study. Acta Orthop Belg, 2009, 75:87–93

[23] Kudo H, Fujita H, Hanada Y, et al. Cytological and bacteriological studies of intraoperative autologous blood in neurosurgery. Surg Neurol, 2004, 62:195-199, discussion 199–200

[24] Feltracco P, Michieletto E, Barbieri S, et al. Microbiologic contamination of intraoperative blood salvaged during liver transplantation. Transplant Proc, 2007, 39:1889–1891

[25] Chen YQ, Chen Y, Ji CS, et al. Clinical observation of acute hypervolemic hemodilution in scoliosis surgery on children. Zhonghua Yi Xue Za Zhi, 2008, 88:2901–2903

[26] Segal JB, Blasco-Colmenares E, Norris EJ, et al. Preoperative acute normovolemic hemodilution: a meta-analysis. Transfusion, 2004, 44:632–644

[27] Hans P, Collin V, Bonhomme V, et al. Evaluation of acute normovolemic hemodilution for surgical repair of craniosynostosis. J Neurosurg Anesthesiol, 2000, 12:33–36

[28] Singbartl K, Schleinzer W, Singbartl G. Hypervolemic hemodilution: an alternative to acute normovolemic hemodilution? A mathematical analysis. J Surg Res, 1999, 86:206–212

[29] Henry DA, Carless PA, Moxey AJ, et al. Anti-fibrinolytic use for minimising perioperative allogeneic blood transfusion. Cochrane Database Syst Rev, 2011;3:CD001886 10.1002/14651858.CD001886.pub4

[30] Tzortzopoulou A, Cepeda MS, Schumann R, et al. Antifibrinolytic agents for reducing blood loss in scoliosis surgery in children. Cochrane Database Syst Rev, 2008, 3: CD006883 10.1002/14651858.CD006883.pub2

[31] Cole JW, Murray DJ, Snider RJ, et al. Aprotinin reduces blood loss during spinal surgery in children. Spine, 2003, 28:2482–2485

[32] Schouten ES, van de Poi AC, Schouten AN J, et al. The effect of aprotinin, tranexamic acid, and aminocaproic acid on blood loss and use of blood products in major pediatric surgery: a meta-analysis. Pediatr Crit Care Med, 2009, 10: 182–190

[33] Fergusson DA, Hébert PC, Mazer CD, et al; BART Investigators. A comparison of aprotinin and lysine analogues in high-risk cardiac surgery. N Engl J Med, 2008, 358:2319–2331

[34] Brown JR, Birkmeyer NJ, O'Connor GT. Meta-analysis comparing the effectiveness and adverse outcomes of antifibrinolytic agents in cardiac surgery. Circulation, 2007, 115: 2801–2813

[35] McQuilten ZK, Barnes C, Zatta A, et al; Haemostasis Registry Steering Committee. Off-label use of recombinant factor VIIa in pediatric patients. Pediatrics, 2012, 129: el 533–el 540

[36] Altuncu E, Berrak S, Bilgen H, et al. Use of recombinant factor VIIa in a preterm infant with coagulopathy and subdural hematoma. J Matern Fetal Neonatal Med, 2007, 20:627–629

[37] Tancabelic J, Haun SE. Management of coagulopathy with recombinant factor VII a in a neonate with echovirus type 7. Pediatr Blood Cancer, 2004, 43:170–176

[38] Heisel M, Nagib M, Madsen L, et al. Use of recombinant factor VII a (rF VII a) to control intraoperative bleeding in pediatric brain tumor patients. Pediatr Blood Cancer, 2004, 43:703–705

[39] Hartmann M, Sucker C, Messing M. Recombinant activated factor VII in the treatment of near-fatal bleeding during pediatric brain tumor surgery. Report of two cases and review of the literature. J Neurosurg, 2006, 104(1, Suppl):55–58

[40] Stricker PA, Petersen C, Fiadjoe JE, et al. Successful treatment of intractable hemorrhage with recombinant factor VIIa during cranial vault reconstruction in an infant. Paediatr Anaesth, 2009, 19:806–807

[41] Herbertson M, Kenet G. Applicability and safety of recombinant activated factor VII

to control non-haemophilic haemorrhage: investigational experience in 265 children. Haemophilia, 2008, 14:753–762

[42] Letts M, Pang E, D'Astous J, et al. The influence of desmopressin on blood loss during spinal fusion surgery in neuromuscular patients. Spine, 1998, 23:475–478

[43] Crescenzi G, Landoni G, Biondi-Zoccai G, et al. Desmopressin reduces transfusion needs after surgery: a meta-analysis of randomized clinical trials. Anesthesiology, 2008, 109:1063–1076

[44] Hughes C, Thomas K, Johnson D, et al. Anesthesia for surgery related to craniosynostosis: a review. Part 2. Paediatr Anaesth, 2013, 23:22–27

[45] Mallett SV, Peachey TD, Sanehi O, et al. Reducing red blood cell transfusion in elective surgical patients: the role of audit and practice guidelines. Anaesthesia, 2000, 55:1013–1019

[46] Lacroix J, Hébert PC, Hutchison JS, et al; TRIPICU Investigators; Canadian Critical Care Trials Group;Pediatric Acute Lung Injury and Sepsis Investigators Network. Transfusion strategies for patients in pediatric intensive care units. N Engl J Med, 2007, 356:1609–1619

问题答案

1. A：正确；B：正确；C：正确；D：正确
2. A：正确；B：错误；C：正确；D：错误
3. A：错误；B：正确；C：正确；D：错误；E：正确
4. A：正确；B：错误；C：正确；D：错误；E：错误
5. A：错误；B：正确；C：错误；D：错误；E：正确
6. A：错误；B：错误；C：正确；D：正确；E：正确

第 29 章

小儿神经外科特殊病例分析

Mark G.Hamilton, John R.W.Kestle

抗凝治疗在小儿神经外科中并不常见。小儿患者面临的主要风险是失血，这与小儿的体重、血容量和不成熟的造血系统有关[1]。本章通过展示一些特殊病例来着重讨论减少小儿患者的手术失血和同种异体输血的治疗策略[2]。每例病例都是按标准的形式来阐述临床上经常遇到的问题。每例病例都附有简短的讨论来解释治疗的过程，同时提出其他合理的建议。

病例 1：颅缝早闭（大出血风险低）

1 病 史

一位 6 个月的男孩，因颅缝早闭至医院就诊。患儿除了矢状缝早闭导致的头颅形状异常外，无其他体格检查上的异常。行头部 CT 检查确诊颅骨矢状缝早闭（图 29.1）。如果患儿临床诊断很明确，CT 并不是常规使用的检查。头部 CT 结果明确了患儿头颅形状特征和融合的矢状缝。需手术纠正颅顶畸形。

2 手 术

术前，患儿体重 8.3kg，血红蛋白 12.2g/dl，预计总血容量为 660ml。血小板计数、国际标准化比值（INR）、部分凝血活酶时间（PTT）均正常。术前未进行定向献血。与麻醉师共同制定了患儿术中的输血方案。开放了两条静脉通道（一条中心静脉）和一条动脉通道。术前

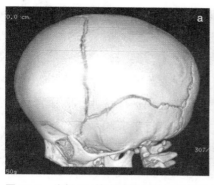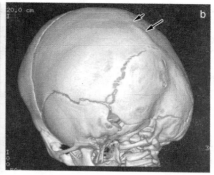

图 29.1　头部 CT 检查确诊颅骨矢状缝早闭　a. 患儿头颅的三维（3D）CT 显示左侧明显的冠状缝、人字缝和鳞缝。额部隆起正常存在。b. 头颅 3D CT 显示左侧后方成像的冠状缝、人字缝和鳞缝。矢状缝的骨性联合处有明显的隆起（箭头处）

输注晶体液进行高容量血液稀释[3]。输血标准设定为血红蛋白 6~7g/dl，同时结合患儿的生理学参数 [血压、心率、中心静脉压（CVP）、尿量]。65ml 的出血可导致患儿 10% 的总血容量的丢失。手术间在患儿完全苏醒之前一直保持温暖，并同时给予保温毯保温。在整个手术中，患儿体温一直维持在正常范围。通过外科止血海绵的吸血能力和重量来计算失血量。

　　手术采用冠状切口进行部分额顶骨切除和部分颞骨去除，重建颅骨形状。术中谨慎止血。头皮切开后用单级（用尖针）或双极电凝分离皮下组织，控制头皮出血。骨蜡控制颅骨出血。通过一个小的颅骨孔来进行颅骨切除手术。骨孔边缘出血采用骨蜡止血。硬脑膜的渗血通过氧化纤维素、可吸收性明胶海绵等材料处理。手术完成后重建帽状腱膜结构，并用皮肤缝合线缝合头皮。

　　术中患儿血红蛋白为 9.2g/dl 和 8.9g/dl（高于输血标准）。术后第 3 天血红蛋白为 7.0g/dl，但是患儿一般状况良好，生理学参数正常，故不需要输血。患儿出院后开始补充铁剂（持续 2 个月）。

3　讨　论

　　在小儿神经外科手术中，可能很少量的出血就需要进行输血。神经外科医生术前需要与麻醉医生共同预测患儿术中的失血量，并制订减少失血和输血的方案，同时制订输血的标准以避免不必要的血液输注。高容量血液稀释需在术前开始进行。这并不影响患儿的凝血功能，但是可以减少患儿术中总红细胞的丢失。

手术室温度必须可控，避免患儿出现低体温。建立充分的静脉通路，方便及时输注晶体液或胶体液。术中必须估计患儿的失血量，并监测生理学参数。术中必须谨慎止血，任何过量或超预期的出血必须通知麻醉师。在进行颅骨切除时，可引起大出血，因为离矢状窦较近，但是发病率很低。

与小儿重症监护病房（ICU）医生共同讨论输血标准，以避免不必要的血液输注，这一点非常重要。患儿出院后开始补充铁剂。

此病例没有使用抗纤溶药物和术中血液回收系统[4]。在作者所在的医疗机构，抗纤溶药物的使用并不是手术常规治疗方案。该患儿术中出血较少，也没有达到术中血液回收的标准，术中大部分的出血已被纱布和可吸收性明胶海绵吸附。

除此之外，对于年龄较小的患儿而言，使用内镜进行颅穹窿重建更能够缩短手术时间并减少出血。

病例 2：高度血管化的脑肿瘤（大出血风险高）

1 病 史

一名 5 岁女孩，近 3 个月表现为头痛，并渐进性加重，伴晨起呕吐和嗜睡。既往没有相关病史。患儿嗜睡时，给予刺激可唤醒。伴有右侧第 VI 脑神经部分瘫痪及双侧视盘水肿，无面瘫。患儿有共济失调但是可以独立行走。头部 CT 显示严重的脑积水，左侧脑室后角的高密度肿瘤，且供血丰富（图 29.2a）。MRI 提示肿瘤高度强化，有多条供血动脉，最大的供血动脉在肿瘤前方，为脉络膜血管，且有肿瘤内存在大血管（图 29.2b, c）。高度怀疑脉络丛乳头状癌，也可能为脉络丛乳头状瘤。脊髓 MRI 未发现肿瘤。建议立即行手术治疗，并给予地塞米松。请神经介入医生会诊确定是否可以行术前肿瘤血管内介入栓塞，但是该患儿不适合行介入栓塞术。

2　手　术

术前患儿体重 18.5kg，血红蛋白 14.2g/dl，预计患儿总血容量为 1500ml。血小板计数、INR、部分凝血活酶时间（PTT）均正常。术前和麻醉师共同制订术中输血方案。开放两条静脉通道（一条中心静脉）和一条动脉通道。术前输注晶体液和胶体液进行高容量血液稀释。术前给予氨甲环酸。术中输血的标准设定为血红蛋白 7g/dl，同时结合患儿的失血速度及生理学参数（血压、心率、CVP、尿量）。150ml 的失血可导致 10% 总血容量的丢失。手术间在患儿完全苏醒之前一直保持温暖，联合保温毯保温。在手术中，患儿体温一直维持在正常范围。通过外科止血海绵的吸血能力和重量来计算失血量。

手术通过左侧顶叶颅骨切开，经皮层切除肿瘤。通过导航定位肿瘤，并制订手术入路到达肿瘤前方的血管。但是术中阻断肿瘤前方的供血动脉后，肿瘤仍然供血丰富。切除肿瘤后总失血量为 500ml（35% 的总血容量）。当估计的失血量达 150ml 时，患儿接受了同种异体输血（250ml 浓缩红细胞）。患儿术中生理学参数平稳。凝血指标（血小板、INR、PTT）在手术中保持正常水平。小的出血通过使用氧化纤维素，可吸收性明胶海绵等材料来处理。手术全切肿瘤。在手术结束时放置脑室外引流（EVD）。最后重建帽状腱膜结构，并用皮肤缝合线缝合头皮。

患儿最终的病理结果是脉络丛乳突状癌。患儿拔除了 EVD，但是后来需要行脑室 – 腹腔分流术。随后患者接受了化疗等辅助治疗，5 年后复查未见肿瘤复发（图 29.2d）。患儿预后良好，无运动、感觉、语言障碍和明显的认知障碍。

3　讨　论

该患儿的手术出血量较大，并且需要输血。神经外科医生需要在术前与麻醉医生共同预测手术失血量，并制订最佳治疗方案减少同种异体输血，同时制订输血标准，以避免不必要的输血。术前输注晶体液和胶体液进行高容量血液稀释，这不影响患儿的凝血功能，但是可以减少术中红细胞的丢失。术前确定了输血标准，但是也需要参考

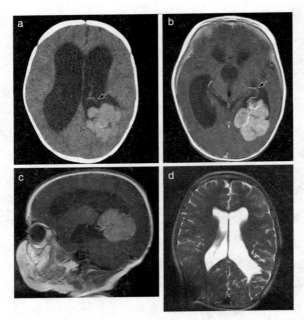

图 29.2 高度血管化脑肿瘤 a.头部 CT 检查显示脑积水和左侧侧脑室后角较大的高密度肿块，且肿块前方有一条大血管（箭头）。b.头部 MRI（T1 增强成像轴位）显示脑积水和左侧侧脑室后角一个较大的高强化肿块，且肿块前面有一条大血管（箭头），有血管穿过肿瘤组织。c.头部 MRI（T1 增强成像矢状位）显示脑积水和左侧侧脑室后角一个较大的高强化肿块，且肿块前面有一条大血管。d.5 年后，患儿行头部单次激发快速自旋回波（HASTE）MRI 显示脑室扩大，右侧脑室分流管伪影，在左侧侧脑室处无肿瘤残存。行 MRI 平扫和增强（脊髓和颅脑）未发现肿瘤复发

患儿术中的失血速度，在患儿大出血的情况下可以不用等血红蛋白下降到预定水平再给予输血。术中随时监测患儿血小板计数及凝血指标，并将其保持在正常水平。术前需准备凝血因子、新鲜冰冻血浆（FFP）和血小板，但不一定会用到。该患儿术中失血量达到总血容量的 1/3，需要在术中输血。术后第一次检测血红蛋白为 80g/L。术前给予氨甲环酸，但是似乎并未在术中发挥明显的止血作用。

　　手术间保持温暖非常重要，这样可以确保患儿不会出现低体温。建立充分的静脉通路，以便可以及时输注晶体液或胶体液。术中需随时估计患儿的失血量，监测生理学参数。术中谨慎止血。任何过量的

或超预期的出血必须通知麻醉师。此病例在全切肿瘤的过程中，出血较多。

　　与小儿 ICU 医生共同讨论输血标准，以避免不必要的血液输注，这一点非常重要。

　　此病例在术中没有使用血液回收系统。因为切除肿瘤的时候不能使用术中血液回收系统。此外，术前也考虑过进行肿瘤介入栓塞，但是该患儿不是很适合。

病例 3：动静脉畸形（AVM）导致颅内出血（大出血风险高）

1　病　史

　　一位 12 岁男孩，突发剧烈头痛，随后立刻出现癫痫，并持续了一段时间。入院后首次临床检查显示格拉斯哥评分（GCS）为 13 分，双侧瞳孔等大等圆，对光反射灵敏，没有明显的侧向运动体征。头部 CT 显示右侧额叶大面积脑出血伴脑室内出血（图 29.3a）。头部 CTA 显示脑 AVM，Spetzler-Martin 分级 2 级（图 29.3b）。术前在全身麻醉下行血管造影术评估血管畸形，并确定是否可行术前介入栓塞术。血管造影证实了血管畸形的存在，未发现任何颅内动脉瘤，该患儿不适合行术前介入栓塞（图 29.3c），立即送入手术间进行急诊手术。

2　手　术

　　术前患儿体重 51kg，血红蛋白 15.2g/dl，预计总血容量为 4000ml。血小板计数、INR、PTT 均正常。术前和麻醉师共同制订术中输血方案。开放两条静脉通道（一条中心静脉）和一条动脉通道。术前输注晶体液和胶体液进行高容量血液稀释。和麻醉师共同探讨术中血压控制方案，目标是将血压维持在平均血压 ±10mmHg 的范围。术中输血的标准设定为血红蛋白 8g/dl，同时结合患儿术中失血的速度及生理学参数（血压、心率、CVP、尿量）。术中 400ml 的失血可导致 10% 总血容量的丢失。手术间在患儿完全苏醒之前一直保持温暖，联合保温毯保温。在手术中，患儿体温一直维持在正常范围。通过外

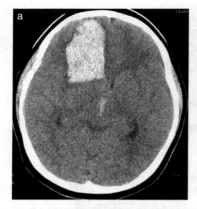

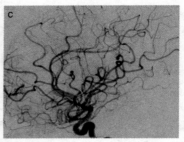

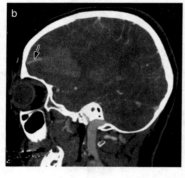

图 29.3　脑动静脉畸形（AVM）导致颅内出血　a. 头部 CT 显示右侧额叶血肿，出血破入脑室（这一层面显示的是第三脑室，其他层面的右侧侧脑室也存在出血）。b. 矢状位头部 CTA 显示右侧额叶血肿，在血肿的前方有一条异常血管（箭头处）。c. 血管造影显示 AVM 的异常血管（箭头处）

科止血海绵的吸血能力和重量来计算失血量。

　　手术进行右侧额叶颅骨切开，经皮质清血肿降低颅内压力，然后找到 AVM 供血动脉，全切 AVM。开放右侧脑室额角，吸除脑室内出血后放置脑室外引流管（EVD）。术中总失血量为 300ml（9% 总血容量）。该患儿不需要进行同种异体输血。术中患儿生理学参数平稳。凝血指标（血小板、INR、PTT）保持正常水平。小的出血通过使用氧化纤维素，明胶海绵等材料来处理。最后重建帽状腱膜结构，并用皮肤缝合线缝合头皮。

　　该患儿术后恢复良好。术后复查血管造影证实 AVM 全部切除。患儿术后拔除 EVD，不需要行脑室腹腔分流术。AVM 切除术后 2 年，患儿状态一直良好，未出现运动、感觉、语言障碍或显著的认知障碍。

3　讨　论

AVM 切除手术出血风险较高，随时可能需要输血。神经外科医生需要在术前与麻醉师共同预测手术失血量，并制订最佳治疗方案减少同种异体输血，同时制订输血标准，以避免不必要的输血。术前输注晶体液和胶体液进行高容量血液稀释，这不影响患儿的凝血功能，但是可以减少术中红细胞的丢失。术前确定了输血标准，但是也需要参考患儿术中的失血速度，在患儿大出血的情况下可以不用等血红蛋白下降到预定水平再给予输血。术中随时监测患儿血小板计数及凝血指标，并将其保持在正常水平。术前需准备凝血因子、新鲜冰冻血浆（FFP）和血小板，但不一定会用到。患儿手术总失血量为 400ml，占总血容量的比例小于 10%，该患儿术中生理学参数一直保持平稳。

手术间保持温暖非常重要，这样可以确保患儿不会出现低体温。建立充分的静脉通路，以便可以及时输注晶体液或胶体液。术中需随时估计患儿的失血量，监测生理学参数。术中谨慎止血，任何过量的或超预期的出血必须通知麻醉师。此病例在切除 AVM 和清除脑内血肿的过程中，患儿出血较多。

与小儿 ICU 医生共同讨论输血标准，以避免不必要的血液输注，这一点非常重要。

此病例没有使用抗纤溶药物和术中血液回收系统。在作者所在的医疗机构抗纤溶药物的使用并不是手术常规治疗方案。术中血液回收系统的使用不能完全避免同种异体输血的可能性，但是它可减少输血量。但是在此病例中，没有评估术中血液回收系统应用于这种类型手术（紧急 AVM 切除术）的实际价值。除此之外，该患儿血红蛋白正常，估计总血容量为 4000ml。

病例 4：Chiari 1 畸形伴脑积水和脊髓空洞症（大出血风险低）

1　病　史

一名 16 岁男孩，有 2 年的头痛病史，并逐渐加重。起病初期头痛是间断性发作，与紧张、弯腰、咳嗽、体力活动有关。后来的头痛发作越来越频繁，影响到患者参与校内和校外活动。患者呈踵趾步态，其他神经功能无障碍。无视乳头水肿。行 MRI 检查发现 Chiari 1 畸形伴脑积水和脊髓空洞症（图 29.4）。并建议行后颅窝颅骨切除术＋硬膜重建减压术。

2 手 术

术前患者体重 65kg，血红蛋白 15.8g/dl，预计总血容量为 5200ml。血小板计数、INR、PTT 均正常。术前和麻醉师共同制订术中输血方案。开放了两条静脉通道和一条动脉通道。术中输血的标准设定为血红蛋白 7g/dl，同时结合患者术中失血的速度及生理学参数（血压、心率、CVP、尿量）。患者术中 500ml 的失血可导致 10% 总血容量的丢失。手术间在患儿完全苏醒之前一直保持温暖，联合保温毯保温。在手术中，患儿体温一直维持在正常范围。通过外科止血海绵的吸血能力和重量来计算失血量。

手术进行后颅窝颅骨切除术联合 C1 椎板切除术，用人工材料进行硬脑膜重建。手术沿颈后部中线行肌肉切开，这一步骤中有少量出血。将肌肉从枕骨和 C1 后弓上分离，直到 C2 顶端。使用高速骨钻和咬骨钳切除骨质。使用骨蜡控制骨质出血。未损伤患者硬膜外静脉。硬膜外腔的渗血通过使用氧化纤维素，明胶海绵等材料来处理。Y 字

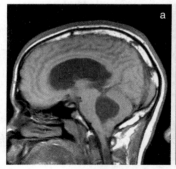
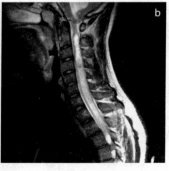

图 29.4　Chiari 1 畸形伴脑积水和脊髓空洞症　a. 矢状位头颅 MRI T1 加权成像显示 Chiari 1 畸形伴脑积水。b. 矢状位颈椎 MRI T2 加权成像显示 Chiari 1 畸形，伴脑积水（四脑室扩大）和 C2 至 T4 的脊髓空洞（在其他层面，脊髓空洞延至 T8）

形打开硬脑膜。硬膜开口下至 C1 水平，上至枕骨大孔上方 1cm 处。锐器切开硬脑膜后，迅速电凝硬膜出血。切开后颅窝硬脑膜有出血风险，因为在枕骨大孔水平有可能存在静脉窦环，与窦汇相通的枕窦有可能连接此静脉窦环。手术需掌握任何潜在的静脉或静脉窦解剖学变异，避免损伤血管导致出血。准备止血夹和双极电凝非常关键。硬膜补片与切开的硬脑膜缝合。蛛网膜保持完整。在硬脑膜上垫可吸收性明胶海绵，并且用可吸收缝线多层缝合手术切口。

患者总失血量少于 50ml（<1% 总血容量）。患者不需要进行输血。在手术过程中患者生理学参数保持稳定。凝血指标（血小板、INR、PTT）在术中没有再次评估。

患者术后恢复良好。患者术后 4 周头痛症状缓解。术后 3 个月复查 MRI 显示 Chiari 1 减压效果明显，脑积水明显减轻，脊髓空洞消失。该患者未进行脑积水的其他治疗。2 年后患者仍恢复良好，未出现头痛和感觉运动障碍，以及严重的认知功能障碍。

3 讨 论

该患者的手术出血风险较低，输血可能性也较小。神经外科医生需要在术前与麻醉师共同预测手术失血量，并制订最佳治疗方案减少同种异体输血，同时制订输血标准，以避免不必要的输血。

与小儿 ICU 医生共同讨论输血标准，以避免不必要的血液输注。但该患者术中出血较少，术后没有任何输血指征。

在本病例中没有使用抗纤溶药物和术中血液回收系统，患者术中失血很少，这两种方法都不考虑使用。

参考文献

[1] Stricker PA, Shaw TL, Desouza DG, et al. Blood loss, replacement, and associated morbidity in infants and children undergoing craniofacial surgery. Paediatr Anaesth, 2010, 20: 150–159

[2] Stainsby D, Jones H, Wells AW, et al; SHOT Steering Group. Adverse outcomes of blood transfusion in children: analysis of UK reports to the serious hazards of transfusion scheme 1996-2005. Br J Haematol, 2008, 141:73–79

[3] Chen YQ, Chen Y, Ji CS, et al. Clinical observation of acute hypervolemic hemodilution in scoliosis surgery on children. Zhonghua Yi Xue Za Zhi, 2008, 88:2901-2903

[4] Schouten ES, van de Pol AC, Schouten AN J, et al. The effect of aprotinin, tranexamic acid, and aminocaproic acid on blood loss and use of blood products in major pediatric surgery: a meta-analysis. Pediatr Crit Care Med, 2009, 10:182-190